Radiologische Mammadiagnostik

Radiologische Mammadiagnostik

Herausgegeben von

Daniël J. Dronkers
Jan H. C. L. Hendriks
Roland Holland
Gerd Rosenbusch

mit Beiträgen von

H. Aichinger
L. V. A. M. Beex
Carla Boetes
Petra A. M. Bun
D. J. Dronkers
J. H. C. L. Hendriks
Sylvia H. Heywang-Köbrunner
R. Holland
J. Hoogenhout
W. J. Hoogenraad
N. Karssemeijer
J. W. Th. Muller
Henny Rijken
B.-P. Robra
G. Rosenbusch
M. Säbel
A. Stargardt
M. A. O. Thijssen
A. L. M. Verbeek
T. von Volkmann
Th. Wobbes
Harmine M. Zonderland

261 Abbildungen in 492 Einzeldarstellungen
13 Tabellen

1999
Georg Thieme Verlag
Stuttgart · New York

Die Deutsche Bibliothek – CIP-Einheitsaufnahme

Radiologische Mammadiagnostik : 13 Tabellen / hrsg. von Daniël J. Dronkers ... Mit Beitr. von H. Aichinger ... – Stuttgart ; New York : Thieme, 1999

Wichtiger Hinweis: Wie jede Wissenschaft ist die Medizin ständigen Entwicklungen unterworfen. Forschung und klinische Erfahrung erweitern unsere Erkenntnisse, insbesondere was Behandlung und medikamentöse Therapie anbelangt. Soweit in diesem Werk eine Dosierung oder eine Applikation erwähnt wird, darf der Leser zwar darauf vertrauen, daß Autoren, Herausgeber und Verlag große Sorgfalt darauf verwandt haben, daß diese Angabe **dem Wissensstand bei Fertigstellung des Werkes** entspricht.

Für Angaben über Dosierungsanweisungen und Applikationsformen kann vom Verlag jedoch keine Gewähr übernommen werden. **Jeder Benutzer ist angehalten,** durch sorgfältige Prüfung der Beipackzettel der verwendeten Präparate und gegebenenfalls nach Konsultation eines Spezialisten festzustellen, ob die dort gegebene Empfehlung für Dosierungen oder die Beachtung von Kontraindikationen gegenüber der Angabe in diesem Buch abweicht. Eine solche Prüfung ist besonders wichtig bei selten verwendeten Präparaten oder solchen, die neu auf den Markt gebracht worden sind. **Jede Dosierung oder Applikation erfolgt auf eigene Gefahr des Benutzers.** Autoren und Verlag appellieren an jeden Benutzer, ihm etwa auffallende Ungenauigkeiten dem Verlag mitzuteilen.

Rüdigerstraße 14
D-70469 Stuttgart

Unsere Homepage: http://www.thieme.de

Printed in Germany

Zeichnungen von: Friedrich Hartmann, Nagold
Umschlaggrafik von: Martina Berge, Erbach-Ernsbach
Satz: Druckhaus Götz GmbH, Ludwigsburg
Gesetzt auf CCS Textline (Linotronic 630)
Druck: Staudigl-Druck, D-86609 Donauwörth

ISBN 3-13-115661-9 1 2 3 4 5 6

Vorwort

Die heutige Diskussion in Deutschland über die Einführung mammographischer Screeningprogramme führt zu einem zunehmenden Interesse für die radiologische Mammadiagnostik. Dem Vorschlag von Herrn Dr. Th. Scherb vom Georg Thieme Verlag zur Herausgabe eines deutschsprachigen Lehrbuchs der radiologischen Mammadiagnostik sind wir deshalb gerne nachgekommen.

Es schien uns ratsam, uns nicht nur auf die in Nijmegen erworbene Kenntnis und Erfahrung auf dem Gebiet der Mammographie zu stützen, sondern eine breitere Basis zu suchen unter Beteiligung von Experten anderer Zentren in den Niederlanden und in Deutschland. Das Ziel war, letztlich ein neues Lehrbuch der klinischen Mammographie vorzustellen.

Von der Anatomie und Pathologie ausgehend, sollte die Radiodiagnostik der Mamma möglichst übersichtlich und klar dargestellt werden, wobei der Akzent auf Instruktion gelegt und weniger nach Vollständigkeit eines Nachschlagewerks gestrebt wurde.

Der großen Bedeutung der technischen Erfordernisse an die Apparatur und der Wichtigkeit der Einstelltechnik wurde Rechnung getragen. Die Mammographie ist heute die perfektionierteste konventionelle Röntgenuntersuchung. Auch nach der Einführung neuerer Techniken wie Ultraschall und Magnetresonanztomographie ist die Mammographie bis heute die wichtigste radiologische Untersuchung der Mamma geblieben.

Die radiologische Diagnostik der Mammaveränderungen zielt vor allem auf die Entdeckung des Mammakarzinoms, das entsprechend im Zentrum dieses Buchs steht. Daneben werden auch nichtradiologische Aspekte des Mammakarzinoms wie klinische Diagnostik, Behandlung, Epidemiologie und Risikofaktoren besprochen. Die Wiederholung mancher Einzelheiten erleichtert das Studium nur einzelner Kapitel.

Zusätzlich zur kurativen Mammographie wird auch auf das mammographische Screening eingegangen. Nach den 1975 in Nijmegen und Utrecht ausgeführten Probereihenuntersuchungen wurde 1988 in den Niederlanden mit dem landesweiten Screening begonnen. Das führte zu Errichtung des landesweiten Referenzzentrums für Brustkrebsscreening (LRCB = Landeligk Referentiecentrum voor Bevolkingsonderzoek Op Borstkanker) in Nijmegen. Hier erfolgen neben der wissenschaftlichen Untersuchung die technische Qualitätsüberwachung aller 55 Screeningstationen in den Niederlanden und die Weiterbildung aller Radiologen, Pathologen und MTRA, die am landesweiten Screeningprogramm auf Mammakarzinom beteiligt sind. Auf die darauf aufgebaute Expertise wird in diesem Buch zurückgegriffen.

Wir möchten allen Mitarbeitern dieses Buches für ihre Beiträge und ihre Bereitwilligkeit, alles zu einem Ganzen zusammenfügen zu können, herzlich danken. Dem Institut für Radiodiagnostik des AZN (Vorstand: Prof. Dr. J. H. J. Ruijs) und der Stichting Vroege Opsporing Kanker Oost Nederland (SVOKON) sind wir für ihre Unterstützung dankbar. Besonderer Dank gehört Frau Charlotte Suripatty-Mikx für ihre Sorgfalt bei der Anfertigung des Manuskripts. Die Herren Ing. K. Sikman und W. Veldkamp, beide im LRCB in Nijmegen beschäftigt, sorgten für die Digitalisierung der Abbildungen. Die Zusammenarbeit mit dem Verlag und seinen Mitarbeitern, insbesondere Frau S. Huiss, Frau C. Güner und Herrn F. Hartmann, war sehr angenehm und fruchtbar.

Herr Prof. Dr. W. H. A. M. Penn hat das Screening auf Brustkrebs in den Niederlanden sehr gefördert, Herr Prof. W. Hoeffken trug wesentlich zur Durchsetzung der Mammographie bei.

Diesen beiden Herren sei das Buch gewidmet!

Nijmegen, im Frühjahr 1999 — Die Herausgeber

Anschriften

Aichinger, H., Dr. rer. nat.
früher: Siemens AG
Bereich Medizinische Technik, Grundlagenforschung
Henkestr. 127
D-91050 Erlangen
privat: Unterfarrnbacher Str. 32
D-90766 Fürth

Beex, L. V. A. M., Dr. med.
Academisch Ziekenhuis
Afd. Onkologie
Postbus 9101
NL-6500 HB Nijmegen

Boetes, Carla, Dr. med.
Academisch Ziekenhuis
Afd. Radiodiagnostiek
Postbus 9101
NL-6500 HB Nijmegen

Bun, Petra A. M., Dr. med.
Leids Univ. Medisch Centrum
Afd. Radiologie
Albinusdreef 2
NL-2333 ZA Leiden

Dronkers, D. J., Dr. med., Radiologe
Alteveerselaan 8
NL-6881 AV Velp

Hendriks, J. H. C. L., Dr. med.
Academisch Ziekenhuis
LRCB
Postbus 9101
NL-6500 HB Nijmegen

Heywang-Köbrunner, Sylvia H., Prof. Dr. med.
Martin-Luther-Universität
Klinik für Radiologische Diagnostik
Magdeburger Str. 16
D-06097 Halle

Holland, R., Prof. Dr. med.
Academisch Ziekenhuis
LRCB
Postbus 9101
NL-6500 HB Nijmegen

Hoogenhout, J., Dr. med.
Academisch Ziekenhuis
Afd. Radiotherapie
Postbus 9101
NL-6500 HB Nijmegen

Hoogenraad, W. J., Dr. med.
Academisch Ziekenhuis
Afd. Radiotherapie
Postbus 9101
NL-6500 HB Nijmegen

Karssemeijer, N., Dr. med.
Academisch Ziekenhuis
Afd. Radiodiagnostiek
Postbus 9101
NL-6500 HB Nijmegen

Muller, J. W. Th., Dr. med.
Diakonessen Ziekenhuis
Afd. Radiodiagnostiek
Bosboomstraat 1
NL-3582 KE Utrecht

Rijken, Henny
Academisch Ziekenhuis
LRCB
Postbus 9101
NL-6500 HB Nijmegen

Robra, B.-P., Prof. Dr. med.
Otto-von-Guericke-Universität
Institut für Sozialmedizin
Leipziger Straße 44
D-39110 Madgeburg

Rosenbusch, G., Prof. em. Dr. med.
Kopseweg 11
NL-6522 KB Nijmegen

Säbel, M., Prof. Dr. rer. nat.
Universitäts-Frauenklinik
Medizinische Physik
Universitätsstr. 21/23
D-91054 Erlangen

Stargardt, A., Dr. rer. nat.
Klinikum der RWTH
Klinik für Radiologische Diagnostik
Pauwelstr. 1
D-52057 Aachen

Thijssen, M. A. O., Dr.
Academisch Ziekenhuis
Afd. Radiodiagnostiek und LRCB
Postbus 9101
NL-6500 HB Nijmegen

Verbeek, A. L. M., Prof. Dr. med.
Academisch Ziekenhuis
Vakgroep Epidemiologie
Postbus 9101
NL-6500 HB Nijmegen

von Volkmann, T., Dr. rer. nat.
Kodak AG
GB Medizin
Hedelfinger Straße 54 – 60
D-70327 Stuttgart

Wobbes, Th., Prof. Dr. med.
Academisch Ziekenhuis
Algemene en onkologische Chirurgie
Postbus 9101
NL-6500 HB Nijmegen

Zonderland, Harmine M., Dr. med.
Leids Univ. Medisch Centrum
Afd. Radiologie
Albinusdreef 2
NL-2333 ZA Leiden

Inhaltsverzeichnis

4 Epidemiologie und Behandlung des Mammakarzinoms 39

5 Physikalisch-technische Aspekte der Mammographie 59

Abkürzungen

A., Aa-	Arteria, Arteriae
CC	kraniokaudal
CIS	Carcinoma in situ
CT	Computertomographie
DCIS	duktales Carcinoma in situ
FNA	Feinnadelaspirationszytologie
IDC	invasives duktales Karzinom
ILC	invasives lobuläres Karzinom
LCIS	lobuläres Carcinoma in situ
M., Mm.	Musculus, Musculi
MLO	mediolaterale Schrägaufnahme
MRT	Magnetresonanztomographie
R., Rr.	Ramus, Rami
TDLU	terminale duktulolobuläre Einheit, Terminal duct lobular unit, Syn.: peripheres duktuolobuläres Segment
US	Ultraschall
V., Vv.	Vena, Venae

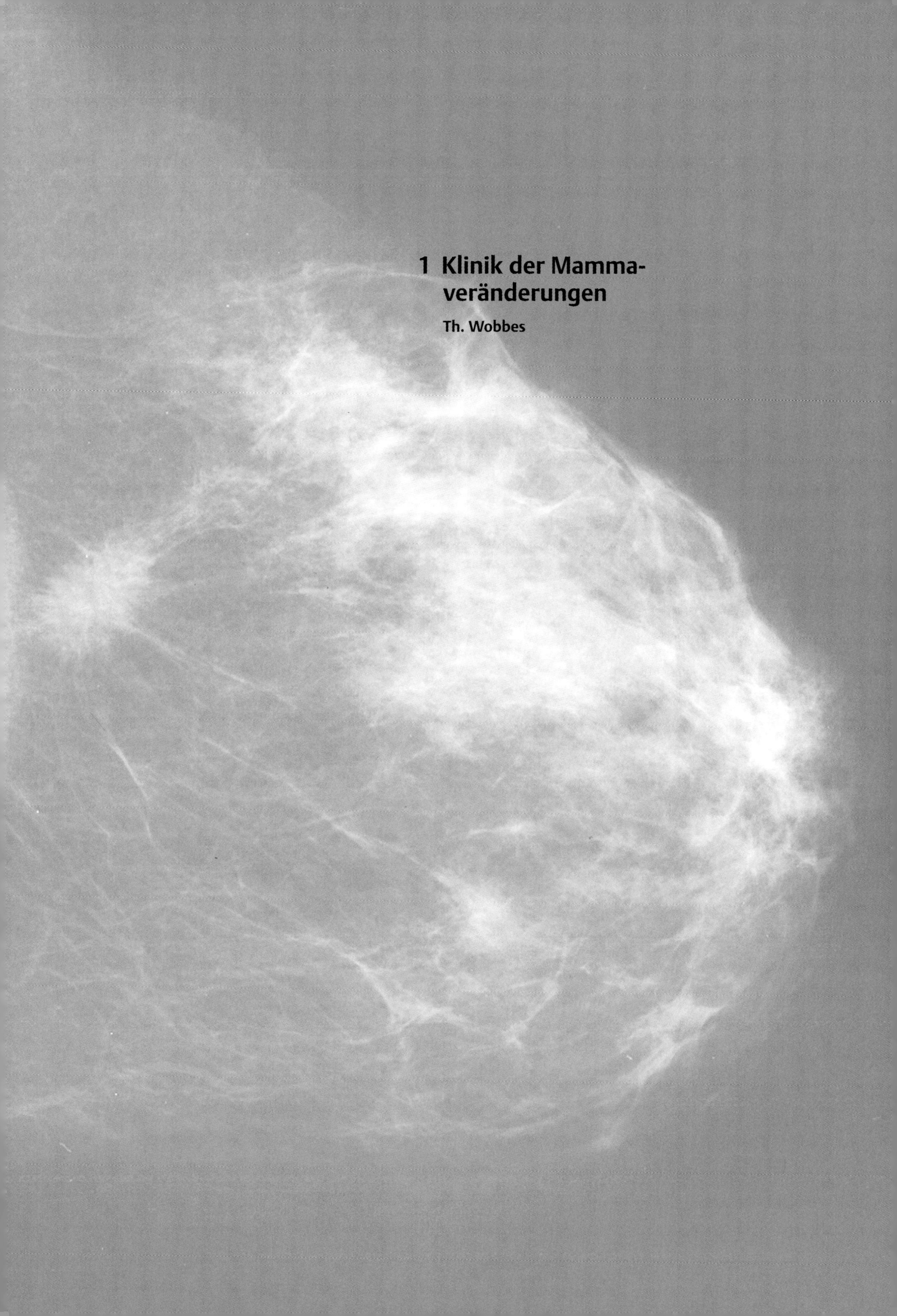

1 Klinik der Mammaveränderungen

Th. Wobbes

Von Frauen werden viele Veränderungen in der Mamma als unangenehm empfunden. Die Angst, daß ein Karzinom der Grund sein könnte, führt zu großer psychischer Belastung. Gerade die Angst, ein Mammakarzinom zu haben oder zu bekommen, ist für viele Frauen mit Mammabeschwerden eine große psychische Belastung. Daher sind Mammabeschwerden, ob es nun Schmerzen oder Schwellungen betrifft, immer als ernst anzusehen. Ärztliche Strategie muß es sein, jeden palpablen Knoten in der Mamma als maligne anzusehen, bis das Gegenteil bewiesen ist. Mit der heutigen, modernen radiologischen Diagnostik ist dieser Nachweis zumeist möglich, ohne daß in allen Fällen eine chirurgische Biopsie erforderlich ist.

Um keine maligne Veränderung zu übersehen, muß die Aussagekraft der verschiedenen diagnostischen Methoden bekannt sein.

Typische Beschwerdemuster und spezifische Untersuchungsergebnisse in der täglichen Praxis sind in Tab. 1.**1** aufgelistet.

Tabelle 1.**1** Typische Beschwerdemuster und spezifische Untersuchungsergebnisse

- Physiologische Schwellungen und Empfindlichkeit:
  - Mastalgie (Mastodynie)
- Knotenbildung
- Lokale Schwellungen:
  - Karzinom
  - Fibroadenom
  - Zyste
- Mamillensekretion
- Entzündungen:
  - (peri-)subareolär
  - puerperal
  - Morbus Mondor
- Haut- und Mamillenveränderungen:
  - Ekzem
  - Einziehung
  - Ödem

Physiologische Schwellungen und Empfindlichkeit

■ Mastalgie (Mastodynie)

Während der Geschlechtsreife stehen die Mammae unter ständigem, zyklischem, hormonellem Einfluß. Nahezu die Hälfte der Frauen spürt während der lutealen Zyklusphase eine Zunahme der Empfindlichkeit der Mammae bis zu Schmerz und zugleich eine gewisse Vergrößerung.

Häufig sind die normal vorhandenen Knötchen ausgeprägter, besonders in den lateralen Oberquadranten. Dies ist als physiologisch anzusehen. Es besteht bei Frauen mit solchen zyklischen Beschwerden kein erhöhtes Risiko auf ein Mammakarzinom. Diese Mammaschmerzen müssen nicht immer mit Knötchen einhergehen. Schmerzen können sowohl diffus als auch lokalisiert und nur in einer Mamma vorkommen und treten zumeist bei Frauen nach dem 30. Lebensjahr auf. Wahrscheinlich hängen die Schmerzen mit einer Schwellung während der lutealen Zyklusphase zusammen infolge Zunahme des Flüssigkeitgehalts der Drüsenkörper. Aufgrund des häufigen Vorkommens betrachtet man eine Mastalgie als physiologisch, obwohl 5 % der Frauen damit große Probleme haben. Daneben gibt es Frauen, die die Mastalgie nicht im eindeutigen Monatsrhythmus haben, sondern immer über brennende oder stechende Mammaschmerzen klagen.

Knotenbildung

Während eine Schwellung der Mammae in bestimmtem Umfang als physiologisch anzusehen ist, zeigen manche Frauen zyklisch oder ständig einen deutlich knotigen Drüsenkörper. Nicht selten sind diese Knoten, die hauptsächlich im lateralen Oberquadranten gelegen sind, schmerzempfindlich. Besonders bei einer Asymmetrie der Schwellung ist die Grenze zwischen normal und pathologisch schwierig. Für manche Ärzte ist es bereits pathologisch, wenn die Knötchen und der Schmerz mindestens 1 Woche andauern. Es gehört zur Aufgabe des Arztes, hierbei rechtzeitig ein sich entwickelndes Mammakarzinom im frühesten Stadium zu entdecken, auch wenn das klinische Bild keinen direkten Anhalt dafür gibt. In einer solchen Mamma ist eine Malignität sowohl mit der Palpation als auch mit der Mammographie nur sehr schwer nachzuweisen. Bei einer deutlichen Schwellung, die sich auch während des Menstruationszyklus nicht verändert und die sonographisch solide ist, ist immer eine Biopsie angezeigt.

Lokale Schwellungen

Lokale Schwellungen sollten immer ernst genommen werden, denn Karzinome können in jedem Lebensalter vorkommen. *Fibroadenome* werden vor allem bei jüngeren Frauen (20–30 Jahre) beobachtet, während *Zysten* häufig bei etwas älteren Frauen (35–50 Jahre) auftreten. Bei Frauen unter 20 Jahren kommt das sog. *Riesenfibroadenom* vor. Es ist manchmal kaum zu ertasten, sondern wird zumeist durch die Beobachtung einer einseitig vergrößerten Mamma (sog. asymmetrische Mamma) festgestellt.

Mammakarzinom

Ein Karzinom manifestiert sich meistens als *nichtschmerzhafte Schwellung* und ist schwer vom umgebenden Gewebe abzugrenzen. Nahezu 70% der Karzinome befinden sich oben in der Mamma, und zwar zentral oder lateral. Bei der Mehrheit der Patientinnen sind äußerlich an der Mamma keine Veränderungen wahrzunehmen. *Hautveränderungen* können aber auftreten, wenn der Tumor mit der Haut Verbindung hat. Neben einer Hauteinziehung kann auch eine *Rötung* als Zeichen einer Infiltration der Haut auftreten. Sehr selten kommt es zu einer *Ulzeration*. Vereinzelt ist eine *Schwellung* sichtbar. Bei oberflächlicher Lage des Tumors tritt lokal gelegentlich ein *Lymphödem der Haut* auf (Apfelsinenschalenhaut). Vereinzelt manifestiert sich die Geschwulst als eine diffuse Verhärtung des Mammagewebes, die selbst zu einer Verkleinerung der Mamma führen kann. Wenn der Tumor retromamillär gelegen ist, tritt häufig eine *Einziehung der Mamille* auf. Eine Sonderform des Mammakarzinoms ist die *Mastitis carcinomatosa*. Dies ist ein Krankheitsbild, bei dem eine Rötung der Haut im Vordergrund steht. Die Rötung wird durch Infiltration von Tumorzellen in die Haut bzw. oberflächliche Lymphgefäße verursacht (Lymphangitis carcinomatosa). Bei der Palpation fühlt sich die ganze Mamma fester an, ohne Anzeichen einer lokalen Schwellung. Die befallene Mamma ist häufig wärmer als die nichtbefallene.

Bei dem Verdacht auf ein Karzinom müssen grundsätzlich die regionalen Lymphdrüsenstationen abgetastet werden (axillar, supra- und infraklavikular).

Eine andere Form des Mammakarzinoms ist der *Morbus Paget*. Hierbei handelt es sich um eine ekzematöse Veränderung der Mamille, der manchmal Juckreiz und ein etwas schmerzhaftes Gefühl der Mamille vorausgeht. Die Mamillenveränderung deutet auf ein CIS der größeren Milchgänge hin, manchmal kann sich dahinter auch ein invasives Karzinom verbergen.

Fibroadenom

Das Fibroadenom ist eine glatte, bewegliche und gut abzugrenzende Geschwulst. Es liegt „lose" in der Mamma. Meistens mißt es nicht mehr als 1–3 cm, bei jungen Mädchen kann die Größe manchmal mehr als 10 cm erreichen. Das Fibroadenom ist meistens schmerzlos. Größere, glatte Geschwülste bei Frauen um das 30. Lebensjahr lassen auch an einem Phylloidestumor denken. Es handelt sich hierbei um einen Tumor, der einerseits biologisch vollkommen benigne sein kann, andererseits jedoch auch maligne. Bei der benignen Variante ist eine genügend große Exzision ausreichend, bei der malignen Variante hingegen ist eine Ablation erforderlich.

Mammazyste

Zysten treten vor allem zwischen dem 35. und 50. Lebensjahr auf. Eine Zyste läßt sich manchmal bei der Palpation schwer von einem Karzinom unterscheiden, obwohl sie gewöhnlich eine glatte Oberfläche hat. Bei größeren Zysten ist manchmal eine Fluktuation zu fühlen, vor allem dann, wenn der Zysteninhalt unter nicht zu hohem Druck steht. Zysten treten in derselben Mamma oft multipel auf. Zysten sind meistens symptomfrei, bei schnellem „Wachstum" und bei einfacher Entzündung jedoch auch sehr schmerzhaft. Die Diagnose wird durch das Aspirieren von Flüssigkeit bestätigt.

Mamillensekretion

Ein milchartiger Ausfluß (Galaktorrhö) kommt physiologisch vor und tritt häufig doppelseitig auf. Nicht selten ist die Ausscheidung klar, meistens jedoch etwas gefärbt (braun, grün, schwarz) – hinweisend auf Duktektasien – was ebenfalls keine pathologische Bedeutung hat. Eine blutige oder serosanguinolente Ausscheidung kann auf eine Erkrankung der Milchgänge hindeuten:

- Duktektasie,
- benignes intraduktales Papillom,
- Mammakarzinom.

Es ist wichtig festzustellen, ob eine palpable Abweichung vorliegt, da diese auf ein Karzinom hindeuten kann. Mit der Mammographie kann gelegentlich ein klinisch okkultes Karzinom nachgewiesen werden. Bei höchstens 5% der Patientinnen mit einer blutigen Mamillensekretion kommt ein Mammakarzinom vor.

Entzündungen

Entzündungen der Mammae kommen häufig vor, besonders in der Laktationsperiode. Bei nahezu 10% der stillenden Frauen treten mehr oder weniger starke Entzündungen der Mammae auf, fast immer im 1. Monat nach der Entbindung. Die Frauen klagen über Mammaschmerzen, haben Fieber und sie fühlen sich unwohl. Bei einer beginnenden *Mastitis* ist häufig keine Veränderung festzustellen. Beim voll entwickelten Erkrankungsbild sind nahzu immer eine deutliche Rötung und Schwellung und später, bei oberflächlichen Abszessen, eine Fluktuation zu beobachten. Wurde die Mastitis mit Antibiotika behandelt, so kann ein Abszeß nicht erkennbar sein und nur mit Hilfe des US nachgewiesen werden.

Außerhalb der Laktationsperiode kommt die *(peri-) subareoläre Mastitis* vor. Sie tritt vorwiegend prämenopausal auf. Die Entzündung ist neben und hinter der Mamille lokalisiert und verursacht eine örtliche Rötung. In der Anfangsphase sind meistens noch keine Bakterien nachzuweisen. Trotz offensichtlich adäquater Behandlung rezidiviert die Entzündung in vielen Fällen. Eine Entzündung kann auch Zysten der Mamma betreffen. Klinisch handelt es sich hierbei um einen Abszeß.

Der *Morbus Mondor* ist eine oft schmerzhafte Entzündung einer oberflächlichen Vene (Thrombophlebitis), häufig im lateralen Oberquadranten. Im Verlauf der Vene tritt eine Rötung auf, und das Gebiet ist induriert. Nach einiger Zeit wird hier eine längsverlaufende Einziehung sichtbar. Diese Entzündung kann auch an anderen Stellen des Körpers auftreten.

Eine besondere Form der Mastitis ist eine aggressive Manifestation des Mammakarzinoms, die Mastitis carcinomatosa. Im Gegensatz zu einer echten Mastitis geht dieses Krankheitsbild nicht mit Fieber einher.

Haut- und Mamillenveränderungen

Haut- und Mamillenveränderungen können auf eine Entzündung hinweisen, aber auch Ausdruck eines malignen Tumors sein.

Ekzem. Ein Ekzem der Mamille kann auf der Paget-Erkrankung beruhen. Meist ist der zugrundeliegende Tumor ein DCIS, aber auch ein invasives Karzinom kann zum Paget-Bild führen.

Einziehung. Wenn Einziehungen der Haut und/oder der Mamille oder eine Asymmetrie auftreten, weist dies auf ein Mammakarzinom hin. Breitet sich der Tumor auch in die Muskelschicht aus, wird bei Anspannung des M. pectoralis oder Hochheben des Arms die Einziehung der Haut deutlicher.

Ödem. Ödeme der Haut (Apfelsinenschalenhaut) sind fast immer Zeichen eines Karzinoms. Nicht selten besteht gleichzeitig eine Rötung.

Literatur

1 Beelen, van K. J., K. Welvaart: Tepeluitvloed. Ned. T. Geneesk. 135 (1991) 2171 – 2173
2 Hughes, L. E., R. E. Mansel, D. J. T. Webster: Benign Disorders and Diseases of the Breast. Baillière Tindall, London 1989
3 Love, S. M., S. J. Schnitt, J. J. Connolly, R. L. Shirley: Benign breast disorders. In Harris, J. R., et al.: Breast Diseases, Lippincott, Philadelphia 1987 (pp. 15 – 53)
4 Milligan, D., J. O. Drife, R. V. Short: Changes in breast volume during normal menstrual cycle and after oral contraceptives. Brit. med. J. 4 (1975) 494 – 496

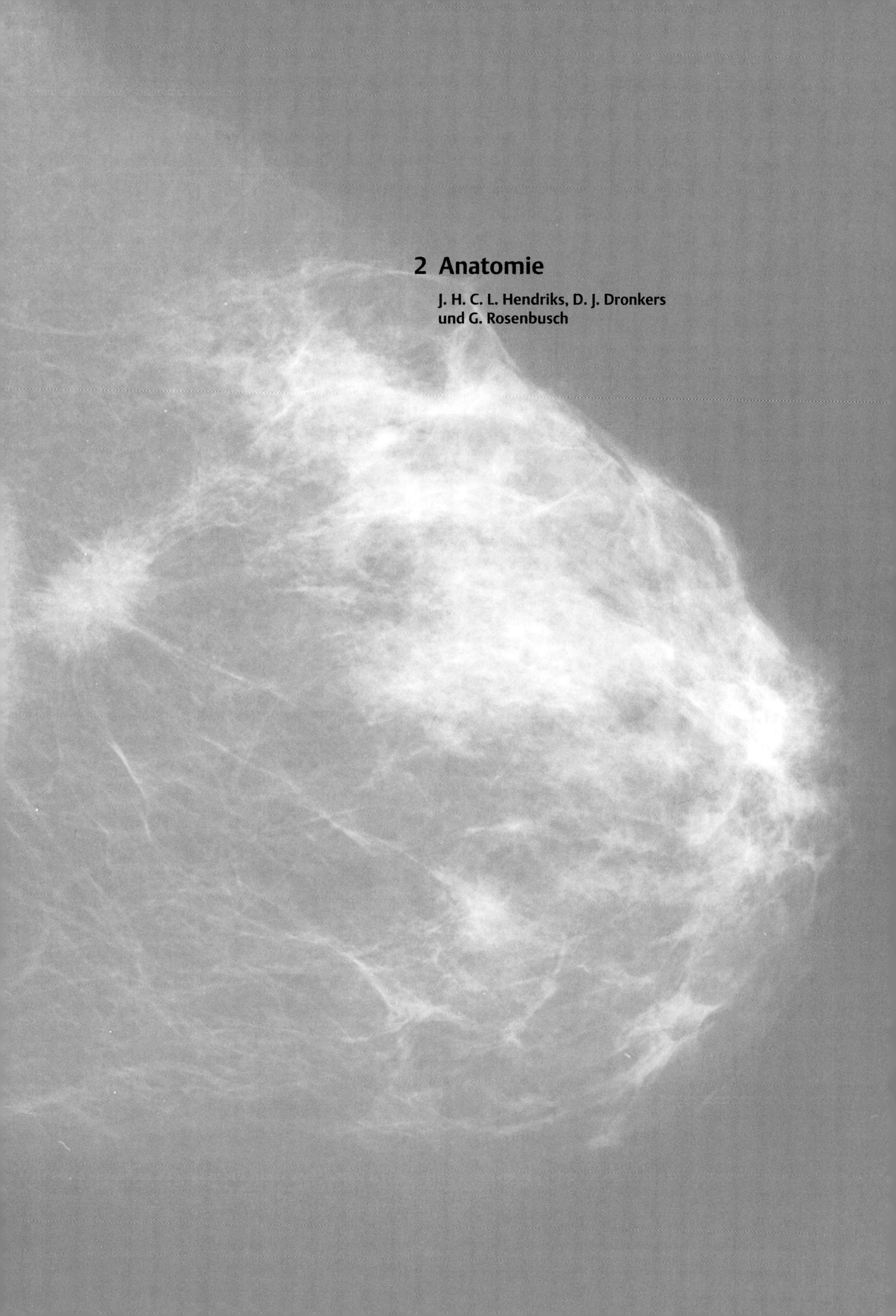

2 Anatomie

J. H. C. L. Hendriks, D. J. Dronkers
und G. Rosenbusch

Das Mammagewebe verändert sich nicht nur in der Schwangerschaft und der Laktationsperiode, sondern auch während des Menstruationszyklus, allerdings diskret. Zudem ist die Mamma lebenslang Veränderungen unterworfen. Die normale Anatomie der Mamma zeigt deshalb eine große Variationsbreite, die sich dann auch auf den Mammographien zeigt.

Die Mammastrukturen der Frau sind erst nach der ersten voll ausgetragenen Schwangerschaft komplett entwickelt. Nach der Stillperiode wird bei den meisten Frauen das Mammagewebe teilweise durch Fettgewebe ersetzt. Retroglanduläres Fettgewerbe hebt den Drüsenkörper vom M. pectoralis ab. Die Mamma ist gegenüber dem M. pectoralis major leicht verschieblich. Die Verschieblichkeit ist kaudal und lateral am größten. Diese Tatsache spielt eine wichtige Rolle bei der Positionierung der Mamma bei der Mammographie (s. S. 100).

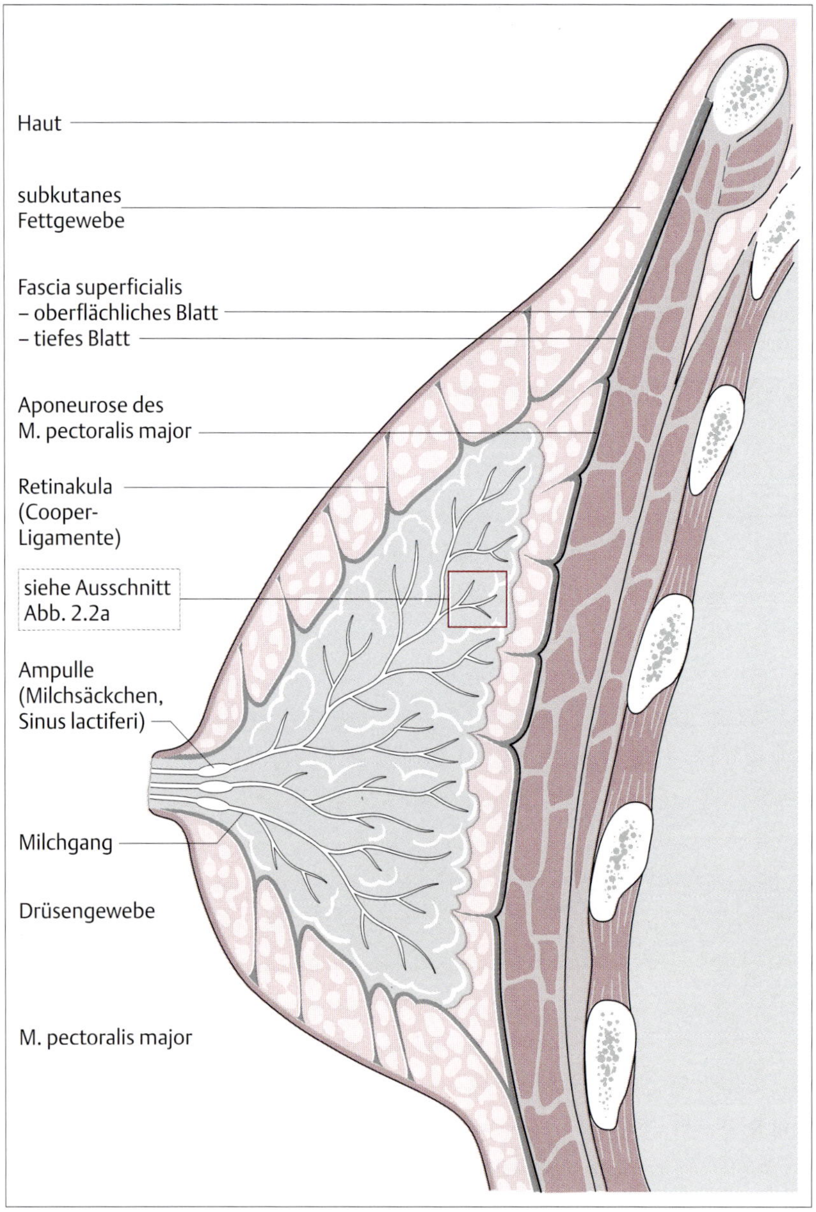

Abb. 2.1 a, b **Drüsen- und Stützgewebe sowie Faszien der Mamma:**
a Schematische Darstellung.
b Galaktographie mit Füllung von 2 Segmenten des Milchgangsystems.

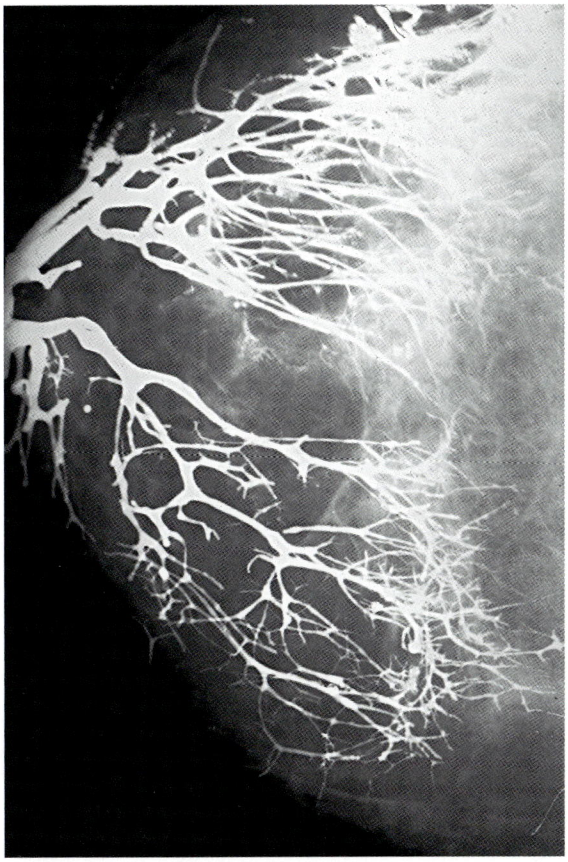

Abb. 2.1 **b**

Drüsenkörper (Abb. 2.**1**)

Der Drüsenkörper besteht aus *15–20 Lappen* (Lobi, Segmente) mit je 1 Milchgangsystem. Die Milchgänge (Ductus lactiferi) konvergieren zur Mamille. Retromamillär vereinigen sich 2 oder 3 Milchgänge, so daß etwa 5–8 Sammelröhrchen auf der Oberfläche der Mamille ausmünden. Die Milchgänge sind mammographisch lineare oder gering noduläre Verdichtungen, die von der Mamille radiär in die Mamma ziehen. Sie haben einen Durchmesser von 1–2 mm, retromamillär bis zu 4 mm, lokal leicht erweitert als Ampulle (Sinus lactiferi, Milchsäckchen) und nahe der Mamille mammographisch oft nicht als einzelne Strukturen erkennbar. Die Ausführungsgänge der Azini bilden die Ductuli lactiferi und diese wiederum die oben erwähnten Ductus lactiferi). Das sekretorisch aktive Drüsengewebe ist somit vor allem peripher lokalisiert.

Die *TDLU* (Abb. 2.**2**) ist die grundlegende histologische Einheit. Dieses Segment besteht aus dem extra- und intralobulären terminalen Gang und den blindendigenden Ductuli in den Azini (Synonym: Alveoli). Ein Lobulus ist aus 25–35 Azini aufgebaut. *Binde-* und *Fettgewebe* umgeben die duktalen und lobulären Strukturen und bilden den Großteil des Mammagewebes (s. unten). *Zylinderepithel* kleidet die Gänge aus. Zwischen den Zylinderepithelzellen und der Basalmembran liegen *Myoepithelzellen.* Die *Basalmembran* (Grenzmembran) ist somit die Grenze zwischen Bindegewebe einerseits, Epithel- und Myoepithelzellen andererseits. Sie ist das Bindemittel zwischen Drüsengewebe und Stroma. Die Basalmembranbeurteilung ist für die Feststellung wichtig, ob ein CIS oder ein invasives Karzinom vorliegt. Zur Mamille hin gehen die Zylinderzellen in *Plattenepithelzellen* über. Die Lobuli sind 0,5–1(–2) mm groß und röntgenologisch nur im Fettgewebe als kleine Fleckschatten (Noduli) abgrenzbar, durch Überprojektion von mehreren Lobuli meist konfluierend, unterschiedlich groß und haben verschiedene Formen. Im geschlechtsreifen Alter beträgt die Anzahl der Lobuli mehrere hundert in einem Lobus.

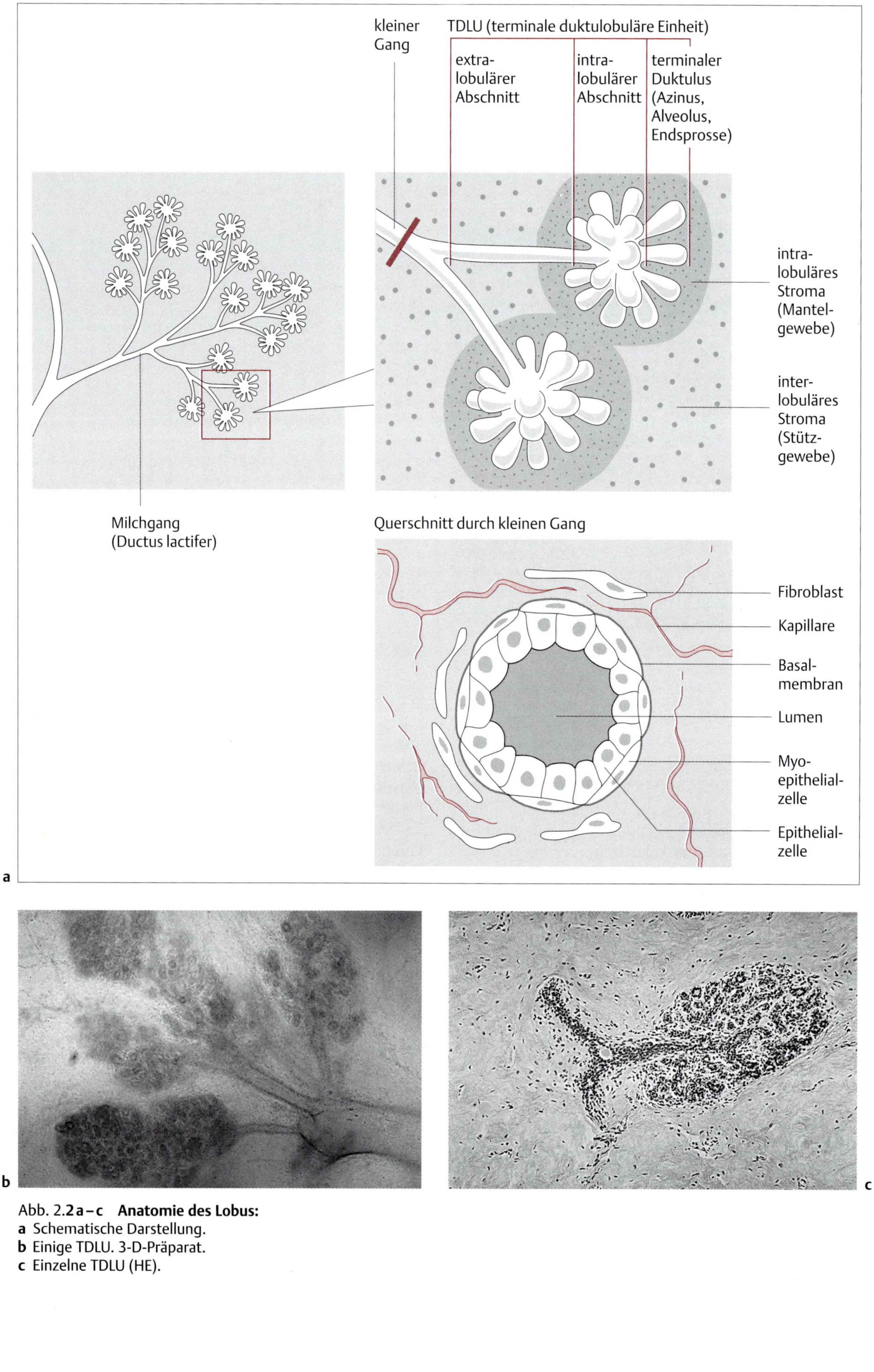

Abb. 2.2 **a–c** **Anatomie des Lobus:**
a Schematische Darstellung.
b Einige TDLU. 3-D-Präparat.
c Einzelne TDLU (HE).

Faszien, Bindegewebe

Der Drüsenkörper ist von dem tiefen und oberflächlichen Blatt der Fascia superficialis umgeben. Eine Verschiebeschicht aus Fett- und Bindegewebe hinter dem tiefen Blatt sorgt für eine lockere Verbindung mit der Aponeurose des M. pectoralis. Das Bindegewebe setzt sich aus inter- und intralobulären Anteilen zusammen. Die Retinakula bzw. Cooper-Ligamente (Synonym: Cooper-Bänder) sind feine Septen des oberflächlichen Blatts der Fascia superficialis und bilden den Aufhängeapparat für das Drüsen-, Stütz- und Fettgewebe. Die Cooper-Ligamente sind bogen- bzw. girlandenförmig, laufen durch das Fettgewebe und verankern den Drüsenkörper in Unterhautfett- und Bindegewebe.

Normalerweise sind die Cooper-Ligamente nicht verdickt und zeigen ein regelmäßiges Muster. Das Bindegewebe bedingt die Form und Konsistenz der Mamma.

Das intralobuläre Bindegewebe (auch Mantelgewebe genannt) umgibt das TDLU. Es stellt die aktive, reaktionsfähige Bindegewebskomponente dar. Während des Menstruationszyklus reagiert es unter hormonellem Einfluß mit Ödembildung, ist Wachstumszone für die Proliferation der Gänge, Reaktionsort bei Entzündung und Ausgangsort von mesenchymalen Neoplasien wie Fibroadenom und Sarkom.

Die Lobuli sind z.B. bei Adenose, sklerosierender Adenose, fibrozystischen Veränderungen usw. ebenfalls vergrößert. Die einzelnen Lobuli sind mammographisch nur am Rand involuierten Mammagewebes zu erkennen. Weiter zentral sind sie überlagert, so daß sie größer oder selbst als homogene Verdichtungen erscheinen.

Das TDLU ist das Gebiet, in dem die meisten benignen und malignen Tumoren entstehen; offensichtlich hängt dies damit zusammen, daß die Zellen in diesem Abschnitt durch die hormonellen Einwirkungen während des Menstruationszyklus und der Schwangerschaft einem häufigen funktionellen und damit morphologischen Wechsel ausgesetzt sind.

Normalerweise sind die Drüsenkörper bei der Frau in beiden Mammae relativ symmetrisch. Eine Asymmetrie kommt jedoch vor, was manchmal eine weitere Untersuchung erforderlich machen kann. Mit zunehmendem Alter wird das Parenchym durch Fettgewebe ersetzt.

Parenchymmuster

Wolfe (1976) hat das mammographische Mammaparenchym aufgrund der relativen Menge der röntgenologischen Verdichtungen, die dem Binde- und Epithelgewebe entsprechen, in 4 Parenchymmuster (Tab. 2.**1**) eingeteilt, wovon bei P2 und DY offensichtlich ein beinahe 3- bis 4,5mal größeres Risiko auf die Entwicklung eines Karzinoms besteht. Die prozentuale Mammadichte auf der gesamten Mammafläche wird mit der CC-Aufnahme bestimmt. Bemerkenswert ist, daß das Parenchymmuster fast immer symmetrisch auftritt.

Nullipara haben häufiger ein Parenchymmuster mit höherem Risiko auf Karzinom als Multipara. Mit der Zahl der Geburten nimmt das Parenchymmuster mit höherem Risiko weiter ab. Die Oberhaut (Epidermis und Korium) ist 0,5 – 2 mm dick, kaudal und am Übergang zur Achselfalte 2 – 4 mm. In weniger dichten Partien der Mamma kann die Hautstruktur bei gutem Kontrast auf der Röntgenaufnahme netzartig erscheinen. Diese netzartige Zeichnung wird nicht durch die Poren der Haut verursacht, sondern wahrscheinlich durch die Papillen der Lederhaut (Korium) und die in die Lederhaut vordringenden Haftkämme (Abb. 2.**3**). Die Papillen bestehen aus relativ röntgendurchlässigem blutgefäßführendem Bindegewebe, während die Haftkämme aus weniger röntgendurchlässigem mehrschichtigem verhornendem Plattenepithel aufgebaut sind und die Papillen umgeben. Den Papillen entsprechen somit die zentralen Aufhellungen, den Haftkämmen die dichtere netzartige Struktur. Normalerweise stammt aufgrund der Aufnahmegeometrie die netzartige Zeichnung von der filmnahen Haut.

Tabelle 2.**1** Parenchymmuster nach Wolfe (nach Byrne u. Mitarb.)

Muster	Mammographisches Bild
N1	als normal anzusehen, vorwiegend aus Fett mit Trabekeln und nur geringen röntgenologischen Verdichtungen; geringstes Risiko auf Mammakarzinom; Mammadichte 1 – 24 %
P1	vorwiegend aus Fett mit hervortretenden Milchgängen, die als noduläre und lineare Verdichtungen imponieren, vor allem retromamillär lokalisiert sind; Mammadichte 25 – 49 %
P2	prominente Gänge, die mehr als die Hälfte des Drüsenkörpers einnehmen; P1 und P2 beruhen histologisch auf verschiedengradiger Hyperplasie des Bindegewebes, das die Milchgänge umgibt; Mammadichte 50 – 74 %
DY	schlecht abgrenzbare größere Verdichtungen, durchdrungen von Fettgewebe, keine erkennbaren Milchgänge; in starker Ausprägung mammographisch ziemlich homogenes Mammagewebe; Epithelveränderungen von Hyperplasie bis Atypie; Mammadichte über 75 %

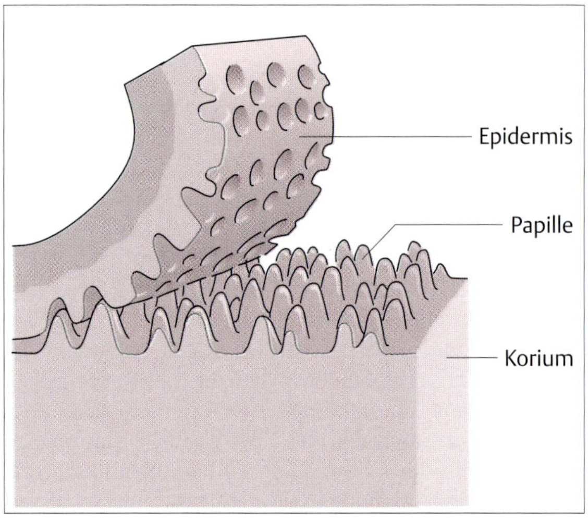

a

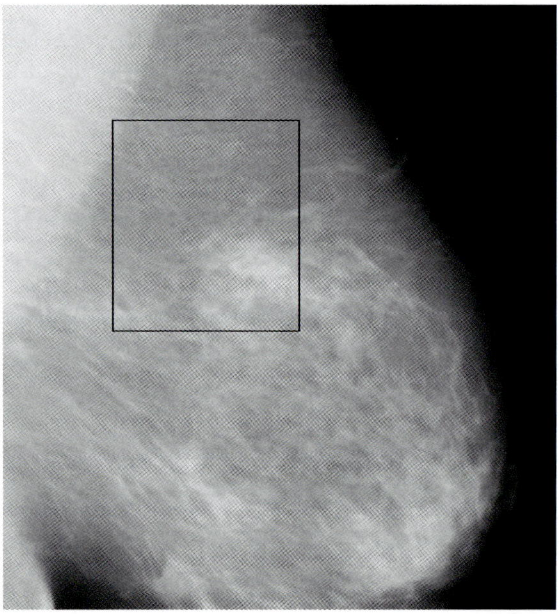

b

c

Abb. 2.3 a–c **Netzförmige Zeichnung auf Mammogramm:**
a Papillen der Lederhaut (Korium), die in Vertiefungen der Epidermis verankert sind, führen zu netzförmiger Zeichnung auf dem Mammogramm. Schematische Darstellung.
b Schrägaufnahme der linken Mamma.
c Detail von Abb. **b** mit netzförmiger Zeichnung.

Blutversorgung, Lymphabfluß

Die Gefäßversorgung der Mammae erfolgt aus Ästen der Aa. subclavia (A. mammaria interna), axillaris (A. thoracica lateralis, A. mammaria externa), thoracica interna und intercostales. Kleinere Arterien verlaufen häufig entlang der größeren Milchgänge und bilden ein kapillares Netzwerk in Höhe der Lobuli. Auf dem Mammogramm imponieren größere Arterien als lineare Verdichtungen, die nicht zur Mamille ziehen. Verkalkte Gefäßwände sind immer Arterien zuzuordnen. Venen durchziehen als 2–4 mm breite Bänder weitbogig das Fettgewebe und den Drüsenkörper. Im äußeren oberen Quadranten sind die Venén oft von größerem Kaliber als in den anderen Mammaabschnitten. Im subkutanen Fettgewebe werden anatomisch ein transversales und ein longitudinales Venensystem unterschieden. Das transversale Venensystem konvergiert nach medial, das longitudinale nach kraniomedial (Abb. 2.**4**).

Im periduktalen zell- und gefäßreichen Stroma sind Lymphgefäße (Abb. 2.**5**) angeordnet. Sie sind mammographisch nicht sichtbar. Ihr Abfluß erfolgt tief im Mammagewebe in die regionären Lymphknoten, mindestens in 75% der Fälle in die axillaren Lymphknoten und in den übrigen Fällen in die parasternalen Lymphknoten (intrathorakal). Außerdem besteht ein oberflächliches Lymphsystem mit subareolärem Plexus, der Bestandteil des subkutanen Plexus der Thoraxwand ist. Das tiefe und das oberflächliche System haben untereinander Verbindungen. Bei 25% der Mammae werden im Präparat und

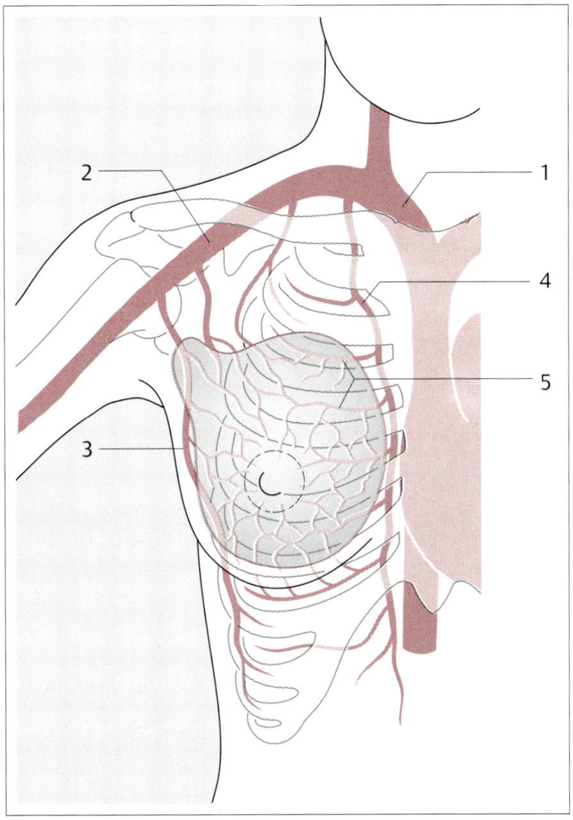

Abb. 2.4 **Venen der Mamma.**

1 V. anonyma
2 V. axillaris
3 V. thoracoepigastrica
4 V. mammaria interna
5 Vv. intercostales mit Vv. perforantes

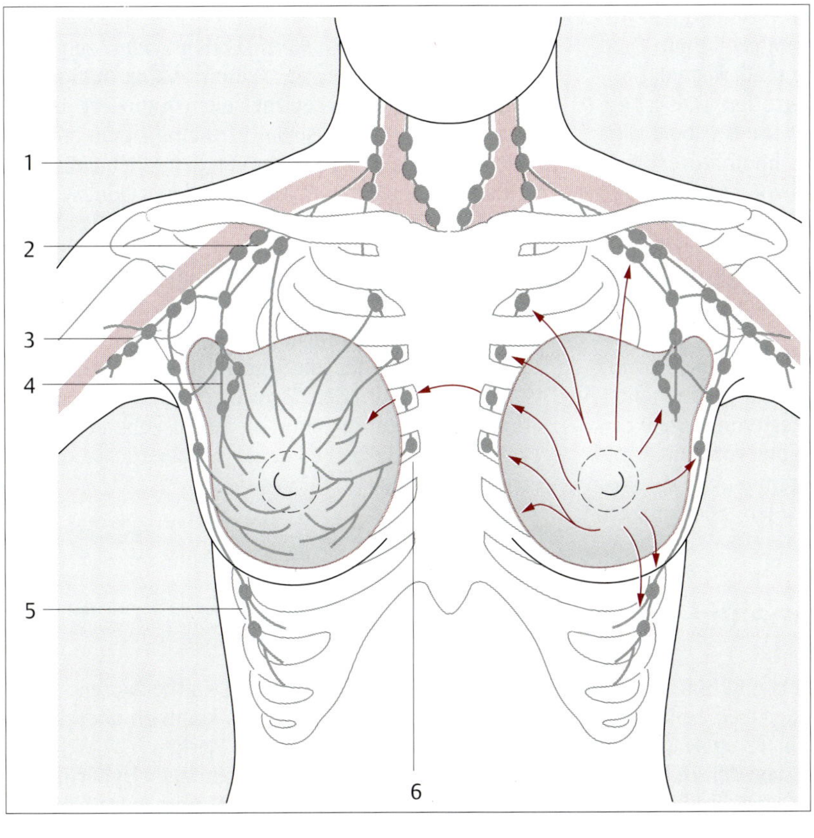

Abb. 2.5 **Regionale Lymphknoten und Lymphabflußwege der Mamma** (nach Bässler).

1 Noduli lymphatici cervicales profundi
2 Noduli lymphatici infraclaviculares
3 Noduli V. axillaris
4 Noduli lymphatici axillares
5 Lymphknoten zur Bauchwand
6 Noduli lymphatici parasternales (intrathorakal gelegen)

mammographisch nur bei 5% intramammäre Lymphknoten angetroffen, häufiger im äußeren oberen Quadranten als in den übrigen Quadranten. Sie können auch multipel auftreten. Aufgrund der Definition müssen intramammäre Lymphknoten von fibroglandulärem Gewebe umgeben sein, um sie von axillaren Lymphknoten unterscheiden zu können. Auch die intramammären Lymphknoten zeigen mammographisch das typische Bild von Lymphknoten: sie sind kleiner als 0,5 – 1 (– 0,5) cm im maximalen Durchmesser, oval oder rund, abhängig von der Projektion. Die Einbuchtung entspricht dem Hilus der Lymphknoten. Fehlt die Einbuchtung, müssen differentialdiagnostisch das Fibrom, die Zyste, das Hämangiom und auch das Mammakarzinom abgeklärt werden. Enthält der Lymphknoten Fett („fettige Degeneration"), ist dies ein zuverlässiges mammographisches Zeichen für einen benignen Lymphknoten. Bei zunehmendem Fettgehalt kann der Lymphknoten auch größer als 1,5 cm werden.

Intramammäre Lymphknoten können bei einem Mammakarzinom auch Metastasen enthalten. So können intramammäre Lymphknoten Krebszellen enthalten und axillare Lymphknoten negativ sein.

Mamma während verschiedener Lebensphasen

- Bereits 1 – 2 Jahre vor der *Menarche* tritt eine Größenzunahme durch Vermehrung des Bindegewebes auf. Mit Eintreten der Menarche kommt es zum Längenwachstum der Milchgänge und Sprossenbildung am Milchgangsystem und der terminalen Milchgangsegmente.
- Bei *jungen Frauen*, die noch nicht schwanger waren, bestehen die Mamma vorwiegend aus Stützgewebe, weshalb die Mammographie homogene dichte Mammae zeigt. Die Lobuli sind noch nicht voll entwickelt und die fettige Infiltration ist gering.
- Mit Eintritt der *Menopause* involuiert das Parenchym mit seinem Stützgewebe. Auch das interlobuläre Bindegewebe wird im Alter atrophisch. Die Quadranten zeigen mammographisch eine unterschiedliche Involution: zuerst wird meist der untere innere Quadrant, dann der obere innere und schließlich der untere äußere und obere äußere betroffen. Dies ist ein relativ symmetrischer Vorgang. Im 6. Lebensjahrzehnt kommt es zunehmend zu lipomatöser Atrophie. Da die Milchgänge nicht involuieren, werden sie durch die Zunahme des Fettgewebes besser sichtbar. Während einer hormonellen Ersatztherapie ist die Involution des Drüsengewebes in etwa 20% der Fälle reversibel, d. h. das Drüsengewebe wird reaktiviert.
- Während der ersten Hälfte der *Schwangerschaft* kommt es unter synergistischer Wirkung von mehreren Hormonen (Östrogen, Progesteron, Prolaktin) zum Wachstum und zur Verzweigung von den terminalen Anteilen des Milchgangsystems sowie zur Proliferation der Azini. Die Azinuszellen sind kubisch, werden während der *Laktation* zylindrisch. In ihnen entstehen Bestandteile der Milch, die in den Ductulus sezerniert werden. Nach der Laktation nehmen die Azinusepithelzellen wieder ihre kubische Form an. In der Wachstumsperiode, die besonders stark in der ersten Hälfte der Schwangerschaft stattfindet, tritt eine Infiltration des Bindegewebes mit Lymphozyten, Plasma- und eosinophilen Zellen auf. In der zweiten Hälfte der Schwangerschaft ist die Vergrößerung der Mammae vor allem auf eine Vergrößerung der Drüsenzellen und Distension der Ductuli durch vermehrte Sekretion zurückzuführen. Die Mammae erscheinen auf dem Mammogramm sehr dicht, wodurch die Strukturen unscharf und schwer beurteilbar werden.
- Auch während des *Menstruationszyklus* zeigt die Mamma Veränderungen: Früh im Menstruationszyklus sind die Azinusepithelzellen reduziert, bilden einen soliden Strang, so daß ein Lumen nicht erkennbar ist. Die Azini sind kaum von den Milchgängen zu unterscheiden. Spät im Menstruationszyklus werden Azinusepithelzellen kubisch oder niedrig zylindrisch, ein Lumen tritt auf und das Bindegewebe ist stärker vaskularisiert. Die Größenzunahme der Mammae bzw. das Spannungsgefühl sind auf den erhöhten Blutfluß, die erhöhte Drüsenaktivität und das geringe Ödem des Bindegewebes zurückzuführen. Auch außerhalb der Schwangerschaft und Laktationsperiode produzieren die Azinuszellen etwas eiweißreiches Sekret, das aber wieder rückresorbiert wird.

Embryologie und Anomalien

Im 2. Embryonalmonat entsteht rechts und links an der Seitenwand des Rumpfs eine ektodermale Leiste, die sich zur Milchleiste verdickt. Von ihr dringen Epithelzapfen in die Tiefe. Ihre Anzahl hängt von den zu bildenden Mammae ab. Bei der Frau werden gewöhnlich links und rechts je 1 Mamma aus den Epithelzapfen (meist 4. Epithelzapfen) gebildet, jedoch kommen überzählige Anlagen wie braun pigmentierte Flecken (Hyperthelie), warzenähnliche Gebilde oder Mammae (Hypermastie, Polymastie) vor. Die überzähligen Mammae sind in einer

Linie von der Achselhöhle bis zur Inguinalfalte angeordnet (Abb. 2.**6**).

Akzessorisches Mammagewebe. Bei etwa 2–3% der Frauen findet sich mehr oder weniger zusätzliches Mammagewebe axillar oder als axillarer Ausläufer, vollständig getrennt vom Drüsenkörper. Dieses Mammagewebe kann sich bis hoch in die Axilla ausdehnen (Processus axillaris) (Abb. 2.**7** u. 2.**8**), hat aber einen Milchgang, der in das Gangsystem der Mamma drainiert. Von der Patientin wird häufig erst in der Schwangerschaft eine atypische Schwellung in der Axilla bemerkt, die auf einen Processus axillaris hinweist. Seltener ist akzessorisches Mammagewebe kaudal der Mamma lokalisiert. *Cave:* Akzessorisches Mammagewebe darf nicht mit einem Tumor verwechselt werden! Allerdings treten auch im akzessorischen Mammagewebe maligne Tumoren auf. Der Eindruck besteht, daß sich akzessorisches Mammagewebe bei der Involution des Drüsengewebes später zurückbildet, wodurch mammographisch ein tumorähnliches Bild vorgetäuscht wird. Es kommen auch akzessorische Mammae mit eigener Mamille vor (Hyperthelie).

Neben den Überschußbildungen, von denen einige bereits oben erwähnt wurden, bestehen Defektbildungen.

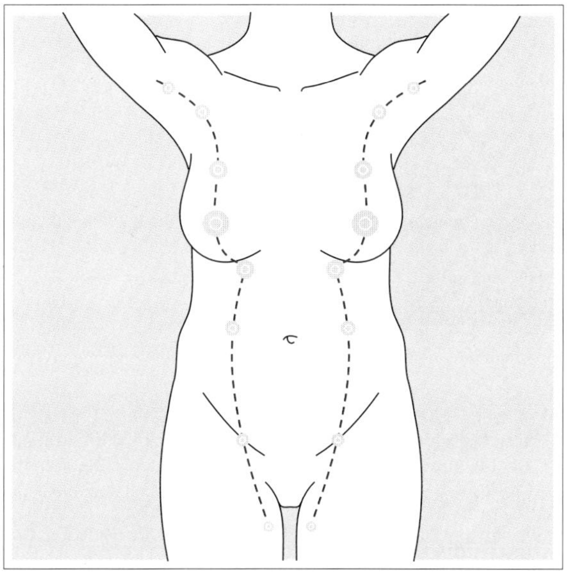

Abb. 2.6 **Darstellung der embryonalen Milchleisten, in deren Verlauf Brustdrüsengewebe auftreten kann.**

Defektbildungen:

- Amastie (Agenesie von Drüsenkörper und Mamille),
- Athelie (fehlende Anlage der Mamille bei vorhandener Anlage des Drüsenkörpers),
- Mikromastie (Hypoplasie, bilateral-symmetrische Hypoplasie wird bei Gonadendysgenesie im Rahmen des Turner-Syndroms beobachtet),
- Anisomastie (ungleich große Brustdrüsen infolge einseitiger Hypoplasie oder Makromastie).

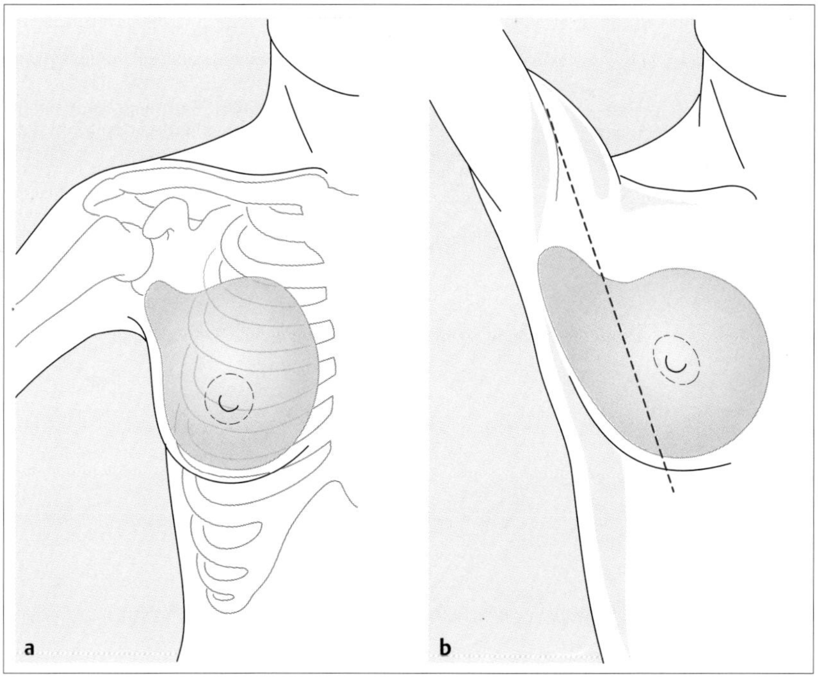

Abb. 2.7 a, b **Schematische Darstellung des axillaren Ausläufers der Mamma („tail of Spence“).**

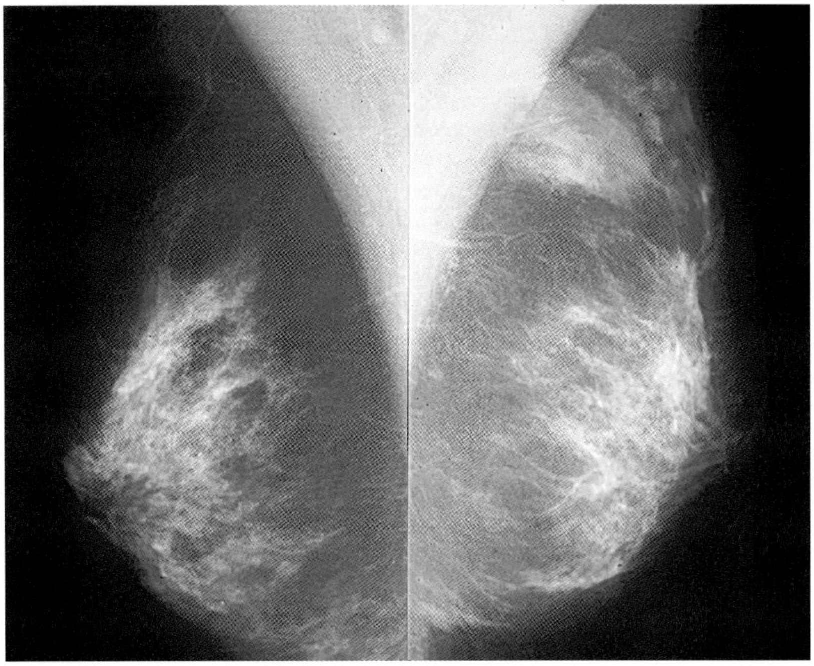

Abb. 2.8 **Ektopisches Drüsengewebe kranial in der linken Mamma.**

Literatur

1 Bässler, R.: Mamma. In Remmele, W.: Pathologie Band 3. Springer, Berlin 1984

2 Barth, V.: Die Feinstruktur der Brustdrüse im Röntgenbild. Thieme, Stuttgart 1979

3 Byrne, C., Schairer, C., Wolfe, J., Parekh, N., Salane, M., Brinton, L.A., Hoover, R.N., Haile, R.: Mammographic features and breast cancer risk: effects with time, age and menopause status. Journal of the National Cancer Institute 87 (1995) 1622 - 1629

4 Cyrlak, D., C. H. Wong: Mammographic changes in postmenopausal women undergoing hormonal replacement therapy. Amer. J. Roentgenol. 161 (1993) 1177 - 1183

5 Egan, R. L.: Breast embryology, anatomy and physiology. In Eagan, R. L.: Breast Imaging: Diagnosis and Morphology of Breast Diseases. Saunders, Philadelphia 1988

6 Gils, van C. H., J. D. M. Otten, A. L. M. Verbeek, J. H. C. L. Hendriks: Short communication: breast parenchymal patterns and their changes with age. Brit. J. Radiol. 68 (1995) 1133 - 1135

7 Meyer, J. E., F. A. Ferraro, T. H. Frenna, P. J. DiPoro, C. M. Denison: Mammographic appearance of normal intramammary lymph nodes in an atypical location. Amer. J. Radiol. 161 (1993) 779 - 780

8 Osborne, M.: Breast development and anatomy. In Harris, J. R., et al.: Diseases of the Breast. Lippincott, Philadelphia, 1996 (pp. 1 - 14)

9 Page, D. L., T. J. Anderson: Diagnostic Histopathology of the Breast. Churchill Livingstone, Edinburgh 1987

10 Wellings, S. R., H. M. Jensen, R. G. Marcum: A hypothesis of the origin of human breast cancer from the terminal ductal lobular unit. Pathol. Res. Pract. 166 (1975) 515 - 535

11 Wolfe, J. N.: A study of breast parenchyma by mammography in the normal woman and those with benign and malignant disease of the breast. Radiology 89 (1967) 201 - 205

12 Wolfe, J. N.: Breast patterns as an index of risk for developing breast cancer. Amer. J. Radiol. 126 (1976) 1130 - 1139

13 Wolfe, J. N., A. F. Saftlas, M. Salane: Mammographic parenchymal patterns and quantitative evaluation of mammographic densities: a case-control study. Amer. J. Radiol. 148 (1987) 1087 - 1092

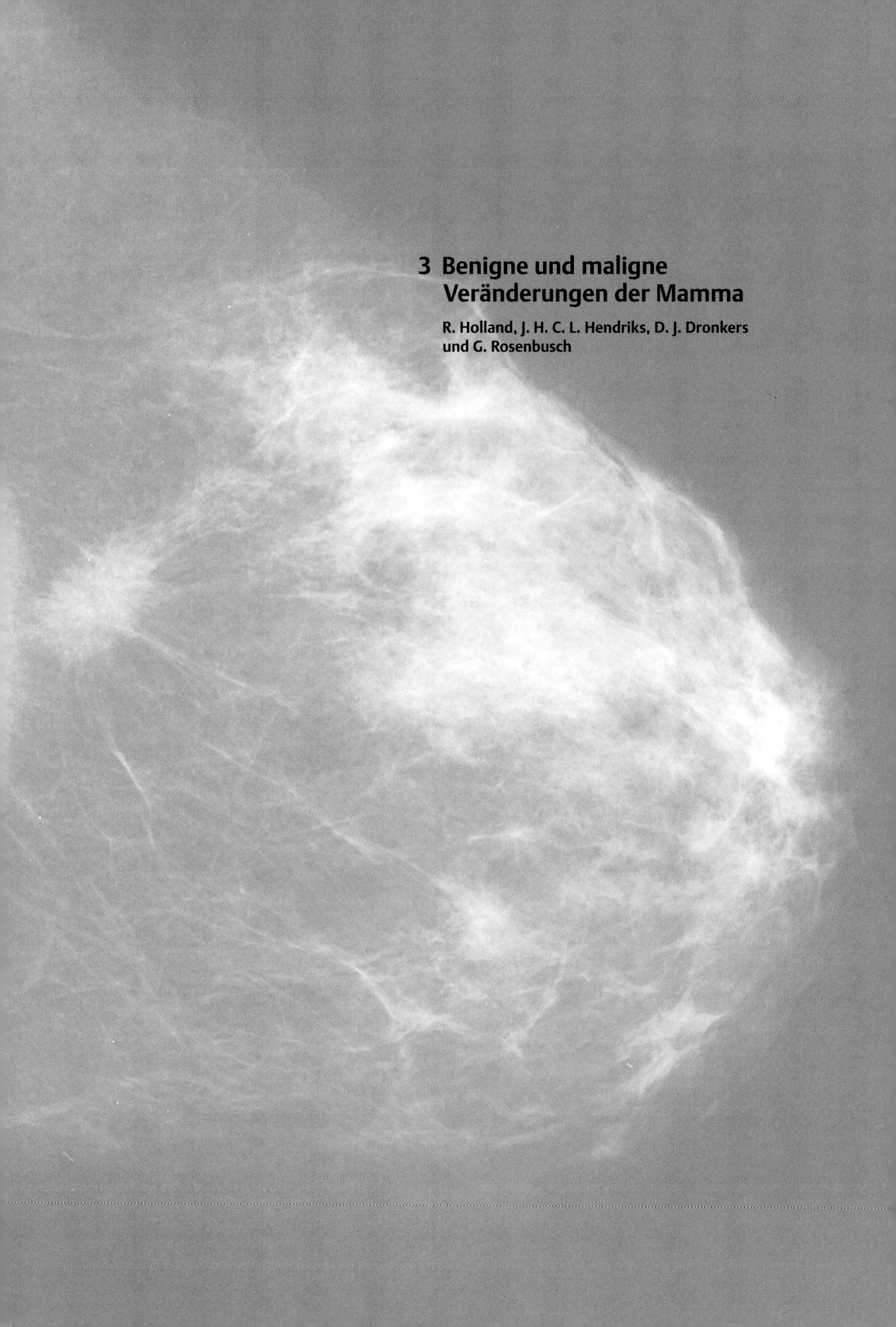

3 Benigne und maligne Veränderungen der Mamma

R. Holland, J. H. C. L. Hendriks, D. J. Dronkers
und G. Rosenbusch

Benigne Veränderungen

Es besteht eine Vielzahl von benignen Veränderungen der Mamma. Bei einigen Veränderungen ist der benigne Charakter mammographisch leicht erkennbar, andere können dagegen einem Mammakarzinom ähneln.

Im folgenden werden die wichtigsten benignen Veränderungen beschrieben:

Mastopathie

Der Begriff Mastopathie (Synonym: Mastopathia cystica fibrosa, engl. mammary dysplasia, fibrocystic change) umfaßt verschiedene Veränderungen der Mamma, die nur wenig vom normalen Alterungsprozeß abweichen können und oft durch eine Drüsenhyperplasie charakterisiert sind.

Veränderungen der Mamma:

- Zysten,
- Epitheliose,
- Adenose,
- radiäre Narbe.

Zysten

Anhand der Zystengröße werden *Mikro-* und *Makrozysten* unterschieden. Die Grenze liegt bei 3 – 5 mm. Eine Sekretstauung infolge fibröser Obliteration der Lumina oder durch Epithelhyperplasie und fehlender Rückresorption führt zu Druckerhöhung in den TDLU (Abb. 3.**1**). Benachbarte Lobuli sind bei zunehmender Größe mitbeteiligt, so daß schließlich größere Zysten entstehen können. Die Zysten sind mit einem abgeflachten Epithel ausgekleidet, oft mit apokrinen Zellen.

Makrozysten

Die Zysten können bis zu 6 – 10 cm groß werden und sind ein- oder mehrkammerig. Ihr Inhalt ist trüb, milchig und kann Kalksalze enthalten, die mammographisch rundlich, amorph-körnig oder schollig sind. Wenn die Zyste länger besteht, wird der Inhalt durch Denaturierung der Eiweißketten dunkel gefärbt (hellgelb oder hellgrün bis tief schwarz). Der Inhalt ist dann hygroskopisch, so daß die Zyste prallgefüllt bleibt. Eine sterile entzündliche Reaktion tritt bei der Ruptur von Zysten in das Stroma auf, als Reaktion auf das denaturierte Eiweiß des Zysteninhalts.

Größere unter Spannung stehende Zysten (*Tensionszysten*) sind palpabel und in der prämenstruellen Phase durch weitere Druckzunahme schmerzhaft. Sie sind bei

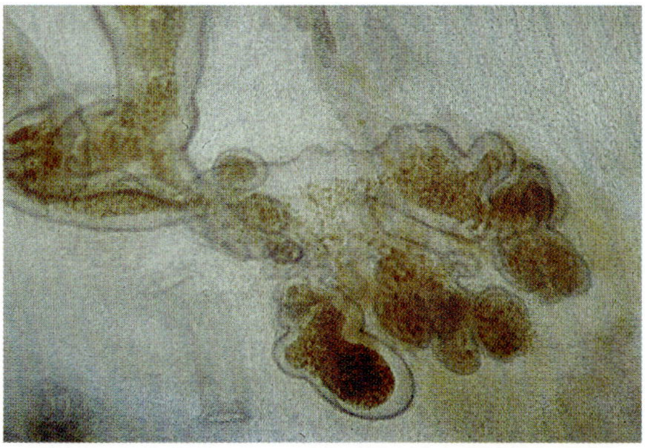

a

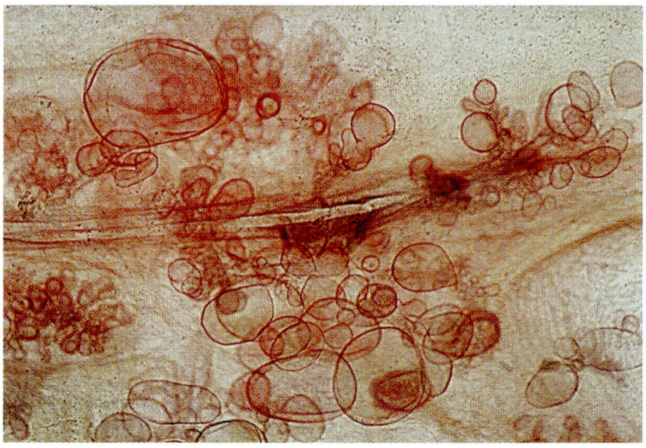

b

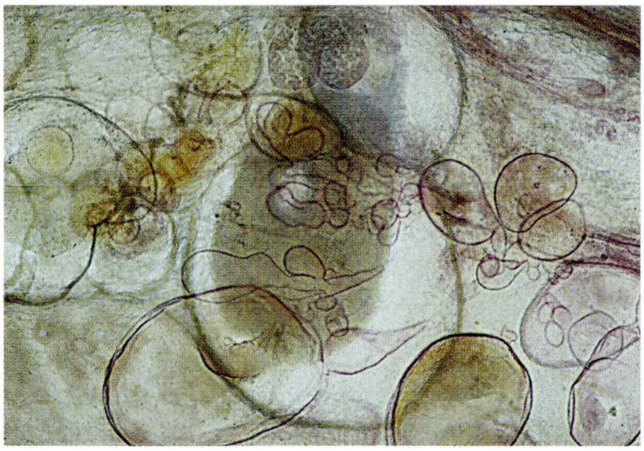

c

Abb. 3.**1 a – c** **Entstehung von Zysten:**
a TDLU. Beginnende Dilatation von Lobuli durch Hypersekretion. 3-D-Präparat.
b Multiple Mikrozysten und ein Ductus bei fibrozystischen Veränderungen. 3-D-Präparat.
c Multiple Zysten bei fibrozystischen Veränderungen. 3-D-Präparat.

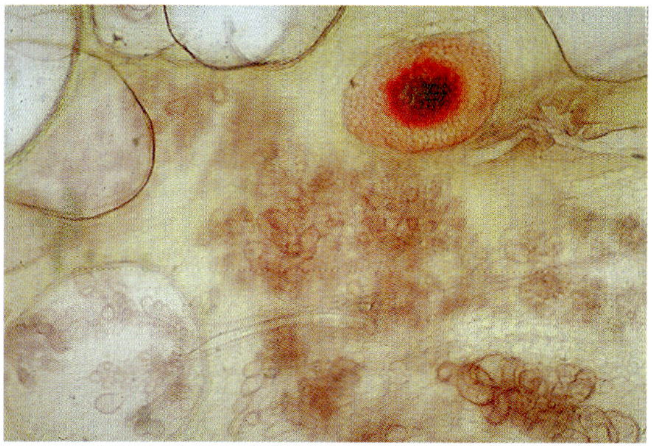
a

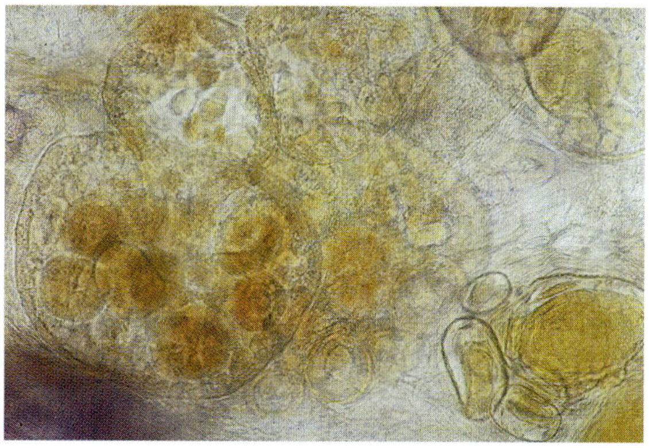
b

Abb. 3.2 a, b **Verkalkungen in Zysten:**
a Mikrozyste mit solitärer lamellierter Verkalkung.
b Zysten mit multiplen kristallinen Verkalkungen.

etwa 7% der Frauen mit nachgewiesenen Zysten symptomatisch und können aber auch spontan kleiner werden und sogar verschwinden. Dies ist besonders in der Menopause der Fall. Mammographisch sind die einzelnen größeren Zysten je nach Spannung rund bis oval und glatt begrenzt. Um die Zysten ist häufig eine schmale Aufhellungszone (sog. Halo) sichtbar, die auf Verdrängung von Fettgewebe oder auf dem Mach-Effekt beruht. Verkalkungen können auch in den Wänden von größeren Zysten auftreten.

Der US gibt meistens schnell und zuverlässig Auskunft darüber, ob bei dem mammographisch gefundenen Rundschatten eine Zyste vorliegt: Sie sollte glatt begrenzt und echofrei sein und eine dorsale Echoverstärkung durch die erhöhte Transmission aufweisen.

Mikrozysten

Multiple kleine Zysten (Mikrozysten) ergeben mammographisch ein noduläres Bild. Nur wenn der Inhalt dieser Zysten aus Kalkmilch besteht, sind sie mammographisch von einer Adenose zu unterscheiden. Auf der CC-Aufnahme imponiert die Kalkmilch rundlich (Abb. 3.**2**), auf der Schrägaufnahme mit horizontalen Strahlen, also unabhängig von der Position der Patientin bzw. der Mamma als halbmondförmiger kalkdichter Schatten, der mit der konkaven Seite infolge der Sedimentation nach kranial gerichtet ist („Teetassenphänomen" nach Lanyi) (Abb. 3.**3** u. Abb. 8.**15**).

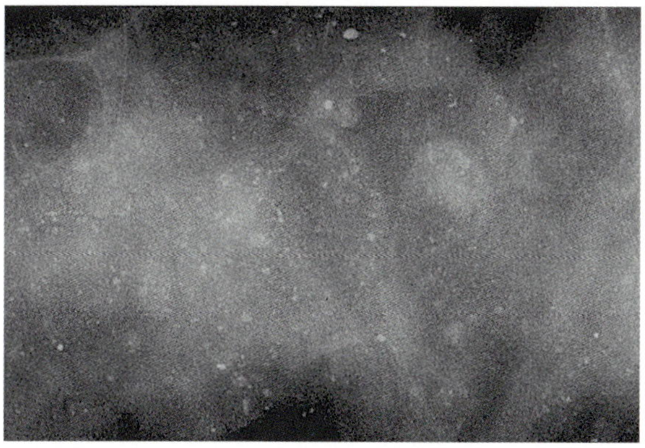
a

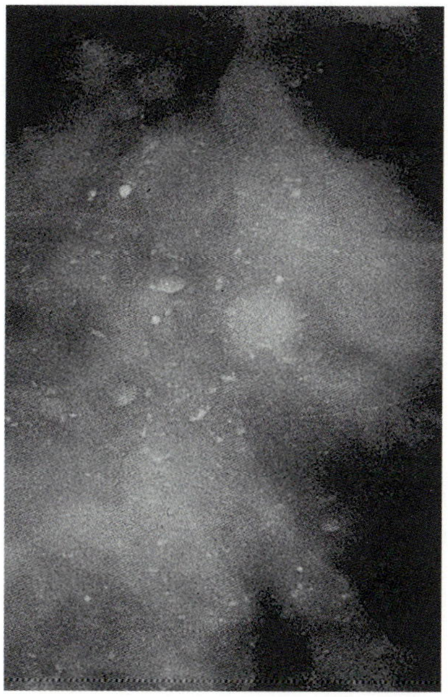
b

Abb. 3.3 a, b **Diffus verteilte Kalzifikationen in Mikrozysten (Kalkmilch):**
a CC-Aufnahme mit punktförmigen Verkalkungen.
b Schrägaufnahme mit sedimentierten Mikroverkalkungen, dadurch Spiegelbildung (sog. Tea-cup-Phänomen).

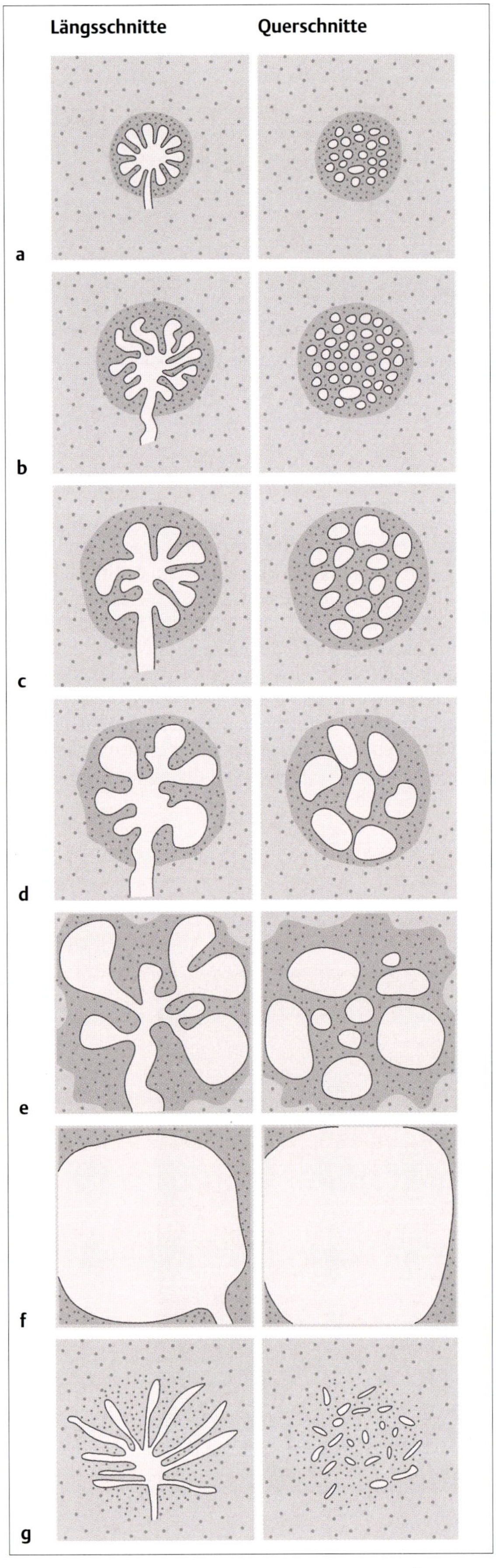

◀ Abb. 3.**4 a–g** **Schematische Darstellung der Adenose-Formen** (nach Lanyi):
a Normaler Lobulus.
b Einfache Adenose.
c Blunt-duct-Adenose.
d Klein- oder mikrozystische Adenose.
e Fortgeschrittene klein- oder mikrozystische Adenose.
f Spannungszyste.
g Sklerosierende Adenose.

Epitheliose

Die Epitheliose (Synonyme: duktale Epithelhyperplasie, Papillomatose) betrifft die Proliferation von Epithel- und oft auch von Myoepithelzellen der Gänge der TDLU. Die proliferierenden Epithelzellen füllen das Lumen teilweise oder vollständig aus, dazwischen liegen zellreiche Gebiete. Wenn diese Zellen ein bizarres Aussehen haben (atypische duktale Hyperplasie [ADH]), müssen sie histologisch von einem DCIS differenziert werden. Mammographisch sind die Epitheliose, ADH, einfache Adenose und Blunt-duct-Adenose nicht erkennbar.

Adenose

Bei der Adenose (Abb. 3.**4**) kommt es zu einer Zunahme der Azini in den Lobuli, was manchmal mit einer Hyperplasie der Epithel- und Myoepithelzellen einhergeht. Die Hyperplasie erfolgt relativ harmonisch oder eine Komponente herrscht vor.

Formen der Adenose:

- Einfache Adenose,
- Blunt-duct-Adenose,
- mikroglanduläre (mikro- oder kleinzystische) Adenose,
- sklerosierende Adenose.

Einfache Adenose

Bei der einfachen Adenose nehmen die Lobuli in Größe und Anzahl zu, wodurch der normale Aufbau akzentuiert ist. Der Lobulus mißt ca. 1 mm im Durchmesser.

Mikroglanduläre (mikro- oder kleinzystische) Adenose

Bei der mikroglandulären Adenose liegt eine Proliferation von Drüsen im Binde- und Fettgewebe vor, mit zystischer Erweiterung der Ductuli. Mammographisch sind 3–5 mm große Fleckschatten erkennbar. Eine Differenzierung von den Mikrozysten ist durch den Kalkinhalt oder den US möglich.

Blunt-duct-Adenose

Bei der Blunt-duct-Adenose führen die proliferierten kleinen Gänge zu einer Dilatation mit Myoepithelzellenhyperplasie. Gleichzeitig kann auch eine Epitheliose vorliegen. Ein Kalkniederschlag kann in den pseudopapillären Gebilden erfolgen. Der Lobulus mißt etwa 1 – 2 mm im Durchmesser.

Sklerosierende Adenose

Bei der sklerosierenden Adenose führt die Sklerose um die Ductuli der hyperplastischen Lobuli zur Einengung der Lumina. Dies führt zu Distorsion der Architektur auf mikroskopischem Niveau. Eine Knotenbildung ist selten. Mammographisch zeigt das Krankheitsbild eine irreguläre Verdichtung, eine sternförmige Läsion oder eine umschriebene Verdichtung, manchmal typische kleine runde Verkalkungen.

Radiäre Narbe

Die radiäre Narbe (Synonyme: strahlige Narbe, herdförmige proliferierende, tubuläre und sklerosierende Adenose, indurative Mastopathie, Pseudoszirrhus, engl. radial scar, complex sclerosing lesion) besteht aus einem fibrotischen Kern mit spikulaartigen Ausläufern. Es können verschiedene benigne Proliferationen innerhalb einer radiären Narbe vorhanden sein.

Benigne Proliferationen:

- Sklerosierende Adenose,
- Zyste,
- obliterierte Gänge durch Epitheliose,
- Duktektasien.

Bei der histologischen Untersuchung ist das Zentrum manchmal nur schwer von einem invasiven tubulären Karzinom zu unterscheiden. Daher sind Schnellschnitte bei mammographischer Verdachtsdiagnose einer radiären Narbe abzulehnen. Das Mammogramm (Abb. 3.**5**) zeigt eine sternförmige Verdichtung ohne deutlichen Kern, sogar oft mit strahlendurchlässigen Anteilen durch Fett. Mikrokalzifikationen sind meist nicht vorhanden. Die Differentialdiagnose zum invasiven tubulären Karzinom ist fast unmöglich. Die Läsion ist nicht palpabel (s. auch S. 215).

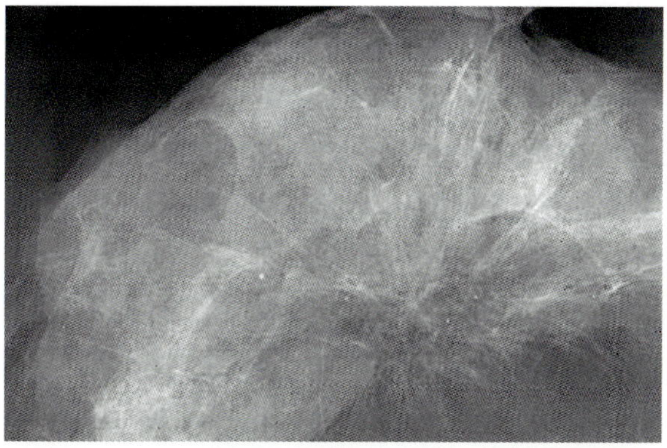
a

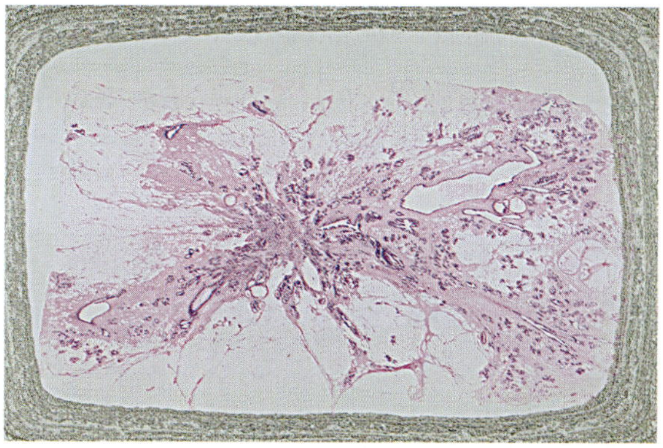
b

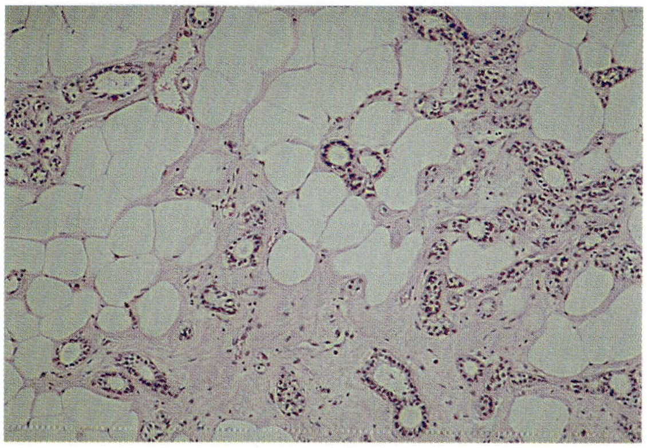
c

Abb. 3.**5** **a – c** **Radiäre Narbe (radial scar):**
a Sternförmige Struktur ohne zentrale Verdichtung. Relativ dünne und lange Spikulä. Vergrößerungsaufnahme.
b Originalgröße des histologischen Schnitts.
c Der zentrale Anteil der radiären Narbe mit benigner Adenose, so daß Ähnlichkeit mit einem tubulären Karzinom besteht, besonders bei Schnellschnittdiagnostik, wodurch Gefahr der Fehldiagnose und Überbehandlung.

Benigne Tumoren

Fibroadenom

Das Fibroadenom ist der häufigste umschriebene solide Tumor der Mamma vor der Menopause. Es tritt bei mehr als 25% aller Frauen auf, am häufigsten im 3. Lebensjahrzehnt. Schwangerschaft und Laktation stimulieren das Wachstum, in der Menopause zeigt es eine Regression. Es handelt sich um eine fibroepitheliale Proliferation, die zu einem palpablen prallelastischen, evtl. lobulierten, gut beweglichen Tumor führen kann. Das Fibroadenom ist unterschiedlich groß (meist 1 – 5 cm) (Abb. 3.**6**), kann schmerzhaft sein, tritt meist uni- aber auch bilateral (3 – 5%) auf, meist solitär, seltener multipel (10 – 17%). Fibroadenome neigen zu Hyalinisierung und Verkalkung, besonders in der Menopause. Ein Karzinom in einem Fibroadenom tritt sehr selten auf (1/1000 Fälle) und dann meistens als LCIS.

Mammographisch ist das Fibroadenom rund oder oval, auch lobuliert, glatt begrenzt. Die Verkalkungen sind meistens grobschollig. Bei einer Randreaktion und spikulaartigen Konturen infolge von Hyalinisierung bestehen Schwierigkeiten in der Differentialdiagnose zum Karzinom. In der Differentialdiagnose zu den ebenfalls glattbegrenzten muzinösen und medullären Karzinomen oder zur Zyste hilft der US mit Punktion weiter.

Phylloidestumor

Der Phylloidestumor (Synonyme: Cystosarcoma phylloides) weist gegenüber dem Fibroadenom ein hyperzelluläres Stroma mit Spaltenbildungen auf, worin oft Epitheliose besteht. Er tritt überwiegend im 4.–5. Lebensjahrzehnt auf. Die Phylloidestumoren sind meist groß, solitär, unilaterial und zeigen ein schnelles Wachstum. Die meisten Phylloidestumoren sind benigne, neigen jedoch bei unvollständiger Entfernung zum Rezidiv. In etwa 3 – 12% der Fälle sind Metastasen nachweisbar. Mammographisch sind die Phylloidestumoren homogen dicht, glatt begrenzt und ohne Verkalkungen. Sie können sehr groß werden und aus Einzelknoten bestehen.

Wenn Mitosen $>$ 10/10 HPF (high power field) nachweisbar sind, weist dies auf eine Malignität hin, wenn $<$ 3/10 HPF nachweisbar sind, weist dies auf eine Benignität hin.

Intraduktales Papillom

Das intraduktale Papillom (Synonym: papilläres Adenom) ist eine benigne, oft baumförmig verzweigte Proliferation des Epithels eines größeren Milchgangs. Histologisch besteht es aus einem fibrovaskulären Zentrum mit einer Epithellage. Das Papillom kann einen Gang ausfüllen, eine Sekretretention und Gangektasie verursachen, wodurch sich eine palpable Schwellung ergeben kann. Das *solitäre intraduktale Papillom* tritt am häufigsten gegen Ende des 5. Lebensjahrzehnts auf, ist subareolär lokalisiert, äußert sich oft in seröser oder blutiger Mamillensekretion, kann zu Sklerose, Verkalkungen und Infarzierung führen. Das *multipel auftretende intraduktale Papillom* (Papillomatose) führt nur in 20% der Fälle zur Mamillensekretion, tritt oft auch bilateral auf, ist meistens zentral gelegen und kommt bei Frauen um das 40. Lebensjahr vor.

Das solitäre Papillom ist eine Läsion mit niedrigem Karzinomrisiko, während die Papillomatose mit einem größeren Karzinomrisiko verbunden ist und zu einem DCIS führen kann. Da das intraduktale Papillom meist

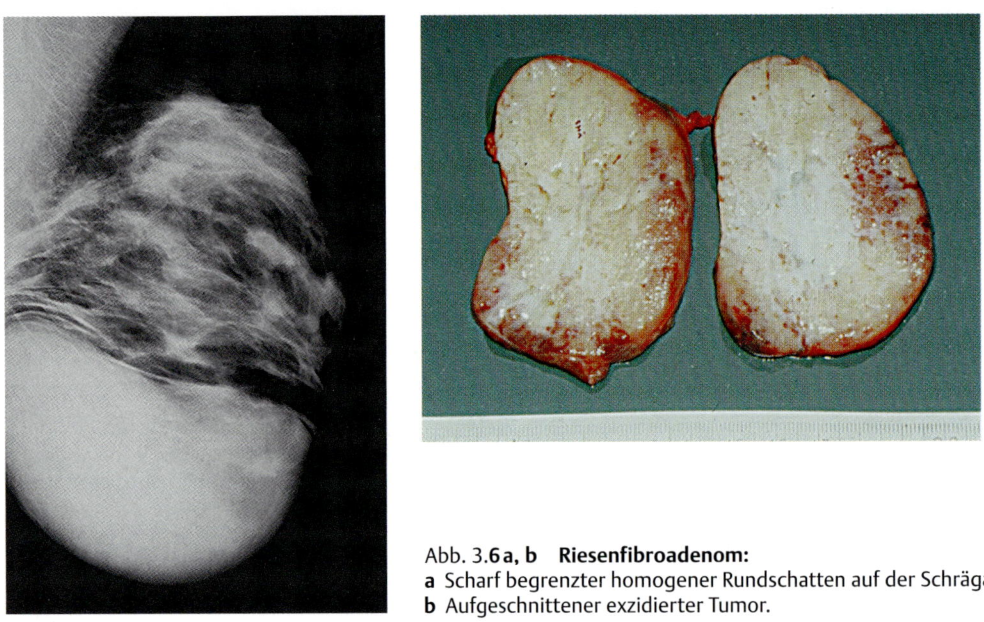

a b

Abb. 3.6 a, b **Riesenfibroadenom:**
a Scharf begrenzter homogener Rundschatten auf der Schrägaufnahme.
b Aufgeschnittener exzidierter Tumor.

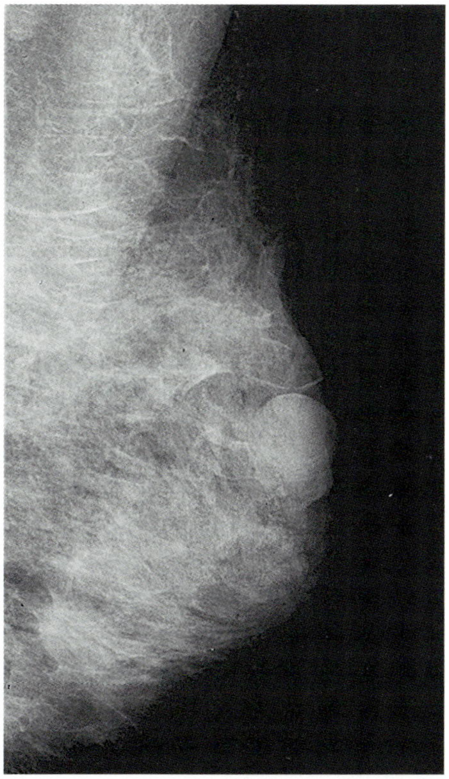

a

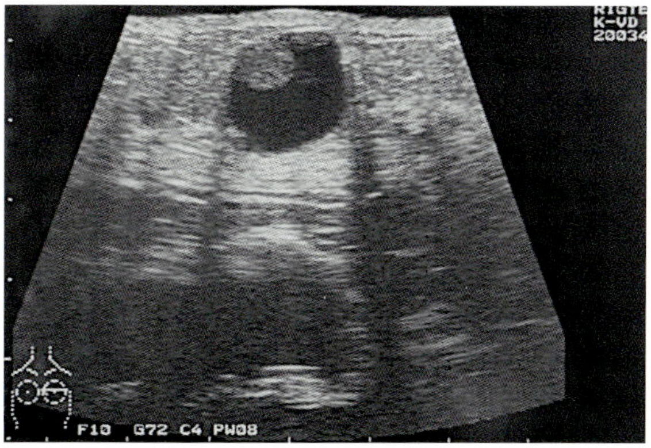

b

Abb. 3.**7** a, b **Intrazystischer solider Prozeß:**
a Scharf begrenzter Rundschatten auf der Schrägaufnahme.
b Intrazystische Proliferation im US. Histologisch: benignes Papillom.

nur einige Millimeter groß ist, kann es allenfalls eine leichte Ausbuchtung eines retromamillären Milchgangs bewirken. Erreicht das Papillom eine bestimmte Größe, kann es zu einer länglichen nodulären Verdichtung führen. Papillome können auch in Zysten auftreten (Abb. 3.**7**).

Juveniles multiples intraduktales Papillom

Das juvenile multiple intraduktale Papillom (juvenile Papillomatose) kommt meistens bei jungen Frauen (20. Lebensjahr) vor. Es kann zu einem palpablen Tumor führen und ist unilateral lokalisiert. Ein präkanzeröses Potential wird angenommen.

Lipom

Das Lipom ist bei der Palpation weich und schlecht abgrenzbar. Mammographisch ist es rund oder gelappt, zeigt Fettdichte und hat eine sehr dünne Pseudokapsel, wodurch es gut erkennbar ist.

Fibroadenolipom

Das Fibroadenolipom (FAL), gelegentlich auch als Hamartom bezeichnet, ist eine Zwischenform von Lipom und Fibroadenom. Mammographisch sind innerhalb des strahlendurchlässigen eingekapselten Fettgewebes Verdichtungen durch fibroadenomatöse Elemente sichtbar.

Seltene benigne Tumoren

Seltene benigne Tumoren der Mamma:

- (Adeno-)Myoepitheliom,
- juveniles Fibroadenom,
- laktierendes Adenom.

Sie zeichnen sich nicht durch ein besonderes mammographisches Bild aus, sondern sie imponieren als Rundschatten.

Entzündungen und Abszesse

Entzündungen. Eine akute Mastitis kommt meistens in der Laktationsperiode vor (*Mastitis puerperalis*) und ist vom klinischen Bild meist deutlich. Erreger ist zumeist der Staphylococcus aureus haemolyticus. Eine akute Mastitis außerhalb der Laktation, z. B. auch in der Menopause, wird durch eine mangelhafte Abflußmöglichkeit infolge eines Sekretstaus (*Retentionsmastitis*) verursacht. Mammographisch kann ein Karzinom (*Mastitis carcinomatosa*) durch erhöhte Dichte des Parenchyms mit Hautverdickung und Vergrößerung der axillaren Lymphknoten vorgetäuscht werden.

Abszesse. Abszesse erscheinen mammographisch als Verdichtung mit Spikulä oder mit unscharfer Begrenzung. Sie sind mit Antibiotika und Punktion/Drainage gut zu behandeln und bilden sich dann schnell zurück.

Duktektasie

Die chronische Entzündung der Wände der großen Gänge und ihrer unmittelbaren Umgebung (*periduktale Mastitis*) hat die Schwächung der Wände einschließlich Elastizitätsverlust zur Folge, was zu Dilatation der Gänge führt. Es kann nur ein Segment betroffen sein. Auch Papillome oder ein DCIS können Ursache einer Duktektasie (Synonyme: periduktale Mastitis, Plasmazellmastitis, Mastitis obliterans) sein. Das Sekret dickt ein, die Wände werden fibrotisch, der Gang obliteriert (*Mastitis obliterans*). Eine Duktektasie tritt häufig in der Menopause auf. Klinisch besteht in etwa 20% der Fälle eine Mamillensekretion (Galaktorrhö). Die Patientinnen können über Schmerzen retromamillär klagen. Die meisten Patientinnen sind jedoch asymptomatisch. Die Assoziation mit einem Karzinom ist inzidentell. Mammographisch können dilatierte, verdickte größere Milchgänge als tubuläre serpiginöse Strukturen, die zur Mamille laufen, retromamillär beobachtet werden. Lineare und linear verzweigende Verkalkungen können vorhanden sein und die Diagnose erhärten.

Bei Auftreten einer periduktalen Entzündung und Fibrose entsteht das Bild der Plasmazellenmastitis, bei der histologisch Plasmazellen vorherrschen. Verkalkungen treten im retinierten Sekret der dilatierten Gänge und in den Gangwänden selbst auf. Mammographisch sind es lineare, scharf begrenzte, nadelförmige Verkalkungen, die sich auch verzweigen können (Abb. 8.**17**). Die Komedoverkalkungen sind hingegen irregulär und verschieden dicht.

Mondor-Krankheit

Bei der Mondor-Krankheit liegt eine Thrombophlebitis der V. thoracoepigastrica und ihrer Äste vor. Die Erkrankung tritt zwischen dem 20.–55. Lebensjahr auf, und zwar häufiger links. Druck- und Spontanschmerzen treten entlang der bis bleistiftdicken phlebitischen Stränge auf. Eine rinnenförmige Hauteinziehung oberhalb der obliterierten Vene ist pathognomonisch. Oft kommt es zur spontanen Heilung. Die Mammographie ist nicht aussagekräftig, kann aber notwendig sein, um ein Karzinom auszuschließen. Der US kann diagnostisch sein (Abb. 8.**43 b**).

Hämatom

Ein Hämatom kann durch eine Biopsie, eine Operation oder auch durch Traumen (Sicherheitsgurte bei Autounfällen) entstehen und kann spontan bei einer Thrombozytopenie bzw. Antikoagulanzientherapie auftreten.

Mammographisch äußert sich das Hämatom als schlecht begrenzte, diffuse Verdichtung, im späten Stadium als hämorrhagische Zyste, die dichter ist als eine gewöhnliche Zyste. Spikulä, wie sie beim Karzinom auftreten, fehlen, ebenso Mikrokalzifikationen. Die Läsionen bilden sich spontan unter Zurücklassung von Narbenbildung, Distorsion und evtl. Verkalkungen zurück.

Fettgewebsnekrose

Eine Fettgewebsnekrose entsteht nach einer Biopsie, einer Operation oder anderen externen Traumen, auch infolge von Traumen hervorgerufen durch Sicherheitsgurte bei einem Autounfall. Die Patientinnen klagen dann über umschriebene Schmerzen parasternal. Die Fettgewebsnekrose kann einzeln oder multipel auftreten. Durch die lokale Destruktion von Fettzellen entstehen zähflüssige Lipide. In diesem „öligen Material" treten Schaumzellen auf. Das mammographische Bild ist entsprechend dem morphologischen Bild unterschiedlich. Eine fibrotische Reaktion kann im späteren Stadium als irregulär begrenzte Verdichtung einem Karzinom ähneln. Wenn eine zentrale Höhle mit „öligem Material" entsteht, liegt eine sog. *Ölzyste* vor. Bei einer Ölzyste umgibt eine dünne Kapsel das strahlentransparente Zentrum. Auch gekrümmt linienförmige (kurvilineare) Verkalkungen in der Wand der Kapsel oder dystrophische Verkalkungen sind nicht selten. Wenn die Fettgewebsnekrose relativ dicht zur Haut liegt, was häufig ist, kann die Fibrose zu einer Hauteinziehung führen.

Carcinoma in situ und invasives Karzinom

Von entscheidender Bedeutung bei der Karzinomdiagnostik ist, ob der Tumor noch präinvasiv (CIS) ist, oder bereits invasiv (Abb. 3.**8**). In diesem Fall können (Lymphknoten-)Metastasen bestehen, wodurch die Therapie intensiver erfolgen muß. Allgemein wird angenommen, daß alle invasiven Karzinome aus nichtinvasiven Vorstufen (CIS) entstehen. Jedoch nicht jedes CIS wird invasiv.

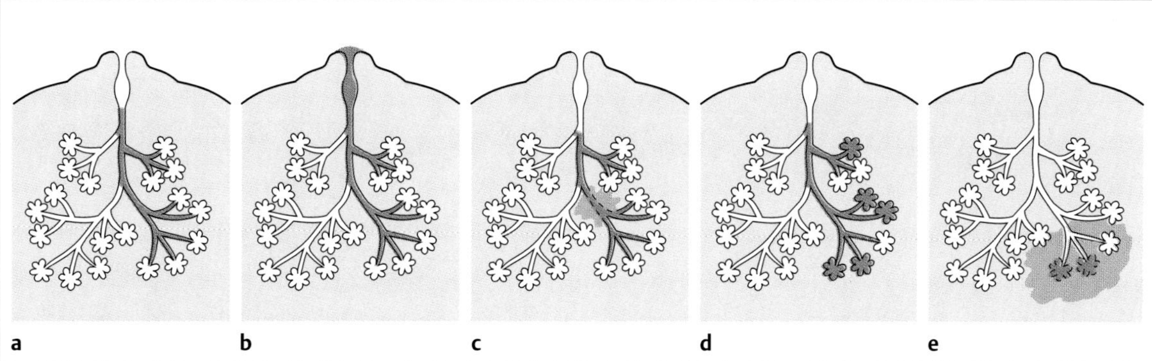

Abb. 3.**8** a–e **Schematische Darstellung der Ausbreitung duktaler und lobulärer Karzinome** (nach Bässler):
a Duktales Karzinom ohne Invasion.
b Duktales Karzinom mit Morbus Paget (Paget-Karzinom) ohne Invasion.
c Duktales Karzinom mit Invasion.
d Duktales Karzinom mit Ausbreitung in die Lobuli.
e Lobuläres Karzinom mit Invasion.

Carcinoma in situ

Das CIS der Mamma ist ein präinvasives Karzinom, das charakterisiert ist durch die Proliferation von maligne erscheinenden Zellen entweder innerhalb der Ductus (DCIS) oder der Lobuli (LCIS) ohne Invasion des umgebenden Bindegewebes bei lichtmikroskopischer Untersuchung, d. h. die Basalmembran des Ductus oder Lobulus darf nicht unterbrochen sein. Nur durch sorgfältige Untersuchung des Präparats kann das Übersehen kleiner Invasionsgebiete weitgehend ausgeschlossen werden. Trotz sorgfältiger Untersuchung besteht das Risiko eines Sampling error, so daß eine Mikroinvasion unerkannt bleibt. Das erklärt, daß nach Lumpektomie wegen eines DCIS doch noch später in 1% der Fälle Lymphknotenmetastasen auftreten.

Duktales Carcinoma in situ

Während früher das DCIS nur gelegentlich (3–5% der Mammamalignitäten) diagnostiziert wurde, und zwar bei Mamillensekretion oder Knoten, wird es heute besonders mittels mammographischem Screening auf ein Mammakarzinom in Form von Mikrokalzifikationen bei klinisch okkultem Befund viel häufiger entdeckt (15–20% aller beim Screening entdeckten Mammamalignitäten). Das DCIS ist morphologisch nicht homogen, sondern es handelt sich um eine heterogene Gruppe von Veränderungen mit Unterschieden in der Morphologie und im biologischen Verhalten (Tab. 3.**1**). Die Unterteilung in die beiden Hauptgruppen *Komedo-* und *Nichtkomedo-DCIS* stellte eine Verbesserung dar, ist aber unzureichend; der Ausdruck Komedo wird für das intraduktale Karzinom mit Nekrose verwendet. Durch Druck auf das aufgeschnittene Operationspräparat tritt der nekrotische Tumor aus den Milchgängen gleichsam wie Mitesser der Haut. Eine Nekrose kann auch bei anderen CIS auftreten.

Untergruppen des Nichtkomedo-CIS:

- Cribriform,
- mikropapillär,
- solide,
- Mischformen.

Aufgrund der zytonuklearen und architektonischen Differenzierung sowie des biologischen Verhaltens wurde folgende Klassifikation erarbeitet (Holland u. Mitarb. 1994):

Schlecht differenziertes DCIS (Abb. 3.**9**). Zellen mit pleomorphen, irregulär angeordneten Nuklei mit grobem, verplumptem Chromatin, hervortretende Nukleoli und häufig Mitosen. Die Differenzierung aufgrund der Architektur fehlt oder ist gering. Die Wachstumsform ist meistens solide, kann aber auch pseudocribriform und -mi-

Tabelle 3.**1** Kriterien des DCIS (nach EORTC-Consensus Meeting 1992)

- Vom infiltrierenden duktalen Karzinom ist das DCIS durch das Fehlen lichtmikroskopischer Zeichen stromaler Invasion außerhalb der Basalmembran zu unterscheiden
- Inzidenz nimmt zu, wenn Sceeningmammographie im größeren Rahmen angewendet wird
- Nicht alle Läsionen, die durch unvollständige Exzisionsbiopsie behandelt werden, gehen in eine invasive Läsion über.
- Die Läsionen sind fast immer unizentrisch, d. h. es betrifft ein Gebiet und nicht 2 voneinander getrennte Gebiete; die Läsionen können sehr ausgedehnt sein
- Die Behandlung der regionalen Lymphknoten ist nicht notwendig
- Das DCIS betrifft heterogene Läsionen:
  - histologisch
  - radiologisch
  - biologisch

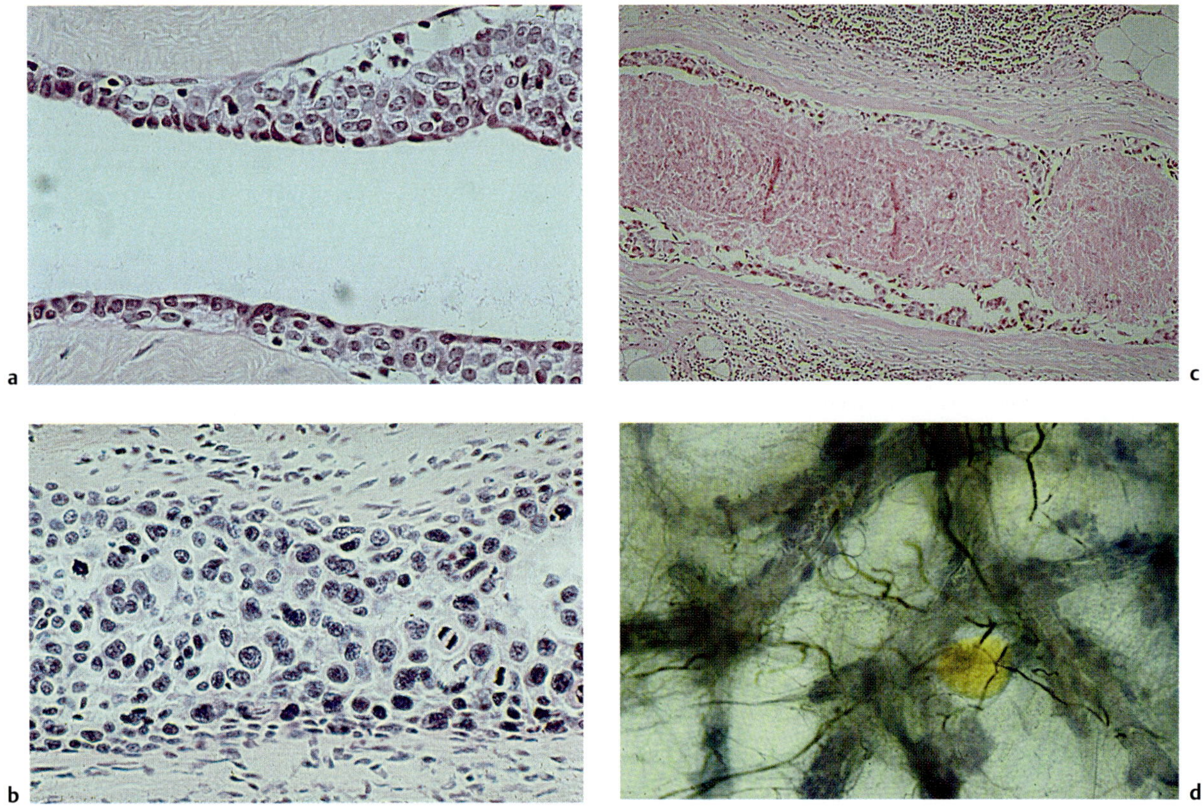

Abb. 3.**9a–d** **Schlecht differenziertes DCIS:**
a Beginnende Tumorbildung im Gangepithel.
b Fortgeschrittene Tumorproliferation, die zu Obstruktion des Ganglumens führt.
c Zentraler Anteil des DCIS ist nekrotisch.
d Schlecht differenziertes DCIS mit kontinuierlicher Ausbreitung im Gangsystem. 3-D-Präparat.

kropapillär sein. Eine zentrale Nekrose in intraduktalen Tumorsträngen ist meist vorhanden. Sie enthält häufig amorphe Verkalkungen. Auf dem Mammogramm erscheinen die Verkalkungen linear (Abb. 3.**10**), verzweigend oder grobgranulär. Die betroffenen Ductus sind häufig distendiert und weisen eine periduktale Fibrose und eine lymphozytäre Reaktion auf. Eine Vorstufe wurde bis jetzt noch nicht entdeckt. Die schlecht differenzierten DCIS entwickeln sich in den meisten Fällen zu einem gering bis schlecht differenzierten IDC.

Gut differenziertes DCIS (Abb. 3.**11**). Hierbei handelt es sich um Zellen mit monomorphen, regelmäßig angeordneten kleinen Nuklei, die feines Chromatin, unverdächtige Nukleoli und nur wenige Mitosen enthalten. Die Zellen zeigen eine deutliche Polarisation mit Ausrichtung ihrer Spitzen zu Interzellularräumen, so daß cribriforme, mikropapilläre und rosettenartige Muster entstehen. Es können auch solide Muster auftreten. Das Auftreten einer Nekrose ist ungewöhnlich. Treten Kalzifikationen auf, beruhen diese nicht auf einer Nekrose, sondern sie entstehen durch Sedimentation oder Kristallisation von eingedicktem Sekret außerhalb der Tumorzellen. Mammographisch treten gruppierte Verkalkungen auf, die feingranulär sind und einen benignen Aspekt haben. Sie sind häufig multifokal. Eine Vorstufe ist die atypische Hyperplasie. Das gut differenzierte DCIS wird häufiger in Kombination mit einem invasiven tubulären, invasivem lobulären und gut differenziertem IDC gefunden. Nicht jedes gut differenzierte DCIS führt zu einem invasiven Karzinom. Diese Progression kann dann viele Jahre dauern.

Intermediär differenziertes DCIS. Die Zellen zeigen einen geringen Pleomorphismus, aber nicht so ausgeprägt wie bei der gering differenzierten Gruppe. Die Variation in Form, Größe und irregulärer Oberfläche ist gering. Mitosen sind selten. Eine Polarisation um die Interzellularräume besteht jedoch meistens, allerdings geringer als bei der gut differenzierten Gruppe. Eine Nekrose kann fehlen bzw. vorhanden sein. Kalzifikationen sind nicht häufig, und wenn sie vorhanden sind, dann sind sie psammomähnlich innerhalb von Sekreten oder von amorphen Teilchen in nekrotischem Material. Mammographisch sind die Kalzifikationen grobgranulär oder feingranulär, aber auch linear.

Mischformen treten selten auf. Das intermediär differenzierte DCIS kann sich durch einen Differenzierungsverlust zu einem schlecht differenzierten DCIS entwickeln.

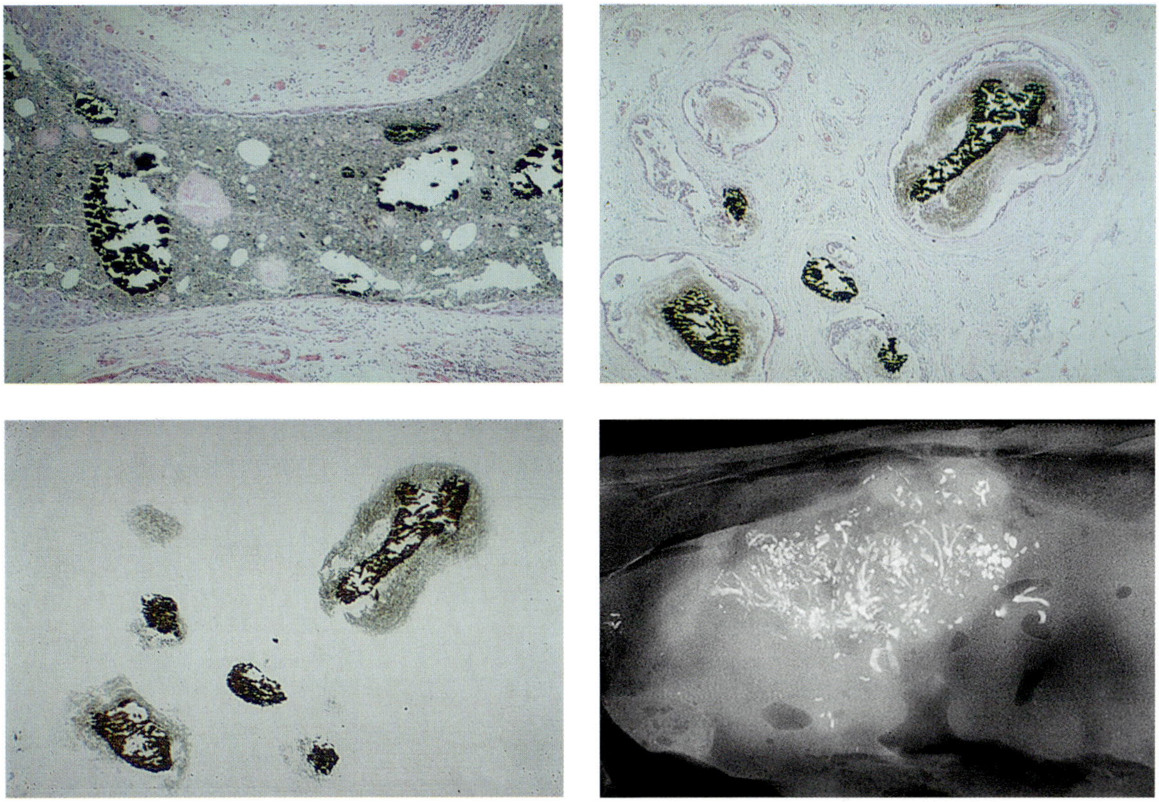

a c b d

Abb. 3.**10 a – d Verkalkungen in schlecht differenziertem DCIS:**

a Grobe Verkalkungen im nekrotischen Anteil des DCIS, das den gesamten Ductus ausfüllt (HE und von Kossa).

b Lineare und grobgranuläre Verkalkungen. Nur Verkalkungen sichtbar (Färbung nach von Kossa). Es zeigt sich, daß auch im nekrotischen Material bereits Kalk abgelagert ist.

c Gleiches Präparat wie Abb. **b**, jedoch Färbung nach von Kossa und mit HE. Die dystrophischen Verkalkungen sind im nekrotischen Gebiet des DCIS entstanden. Die Verkalkungen sind unregelmäßig in der Form. Um die dichten Verkalkungen puderartige Verkalkungen, wodurch mammographisch eine leichte Unschärfe entsteht (Abb. 3.**10 d**).

d Präparatradiographie. Multiple linear verzweigende und grobgranuläre Verkalkungen, typisch für schlecht differenziertes DCIS.

Das DCIS ist beinahe immer unizentrisch und segmental beschränkt. Bei großen Prozessen ist oft die subareoläre Region beteiligt. Da nicht das ganze DCIS Verkalkungen enthält, ist die mammographische Ausdehnung häufig geringer als die histologische, denn mammographisch manifestiert sich das DCIS nur durch Verkalkungen. In etwa 15 – 20% der Fälle in der Untersuchung von Holland u. Mitarb. (1994) betrug der Unterschied zwischen histologischer Ausdehnung und der mammographischen Größe mehr als 2 cm.

Lobuläres Carcinoma in situ

Beim LCIS liegt eine Proliferation von kleinen Zellen in den Azini innerhalb eines Läppchens (Lobulus) vor. Die Zellen haben kleine, runde bis ovale Nuklei. Die Zellen füllen und distendieren die Ductuli, so daß das Lumen obliteriert. Manchmal ist die Abgrenzung zu einem gut differenzierten soliden DCIS schwierig. Das LCIS ist oft eine zufällige histologische Diagnose, denn klinisch, mammographisch oder makroskopisch ist es nicht erkennbar, d. h. es wird bei Biopsien, Operationen usw. diagnostiziert. Es tritt in etwa 70% der Fälle multizentrisch und in 30% der Fälle bilateral auf. Das LCIS kommt häufig bei Frauen in der Prämenopause vor.

Das relative Risiko auf ein invasives Karzinom beträgt 1% kumulativ pro Jahr, wobei anzumerken ist, daß das Risiko für beide Mammae fast gleich ist und sich merkwürdigerweise nicht nur ein ILC, sondern auch ein IDC entwickeln kann.

Das LCIS hat kein typisches mammographisches Bild. Wenn Verkalkungen Anlaß für die Durchführung einer Biopsie waren und ein LCIS diagnostiziert wird, finden sich die Verkalkungen auch neben dem LCIS.

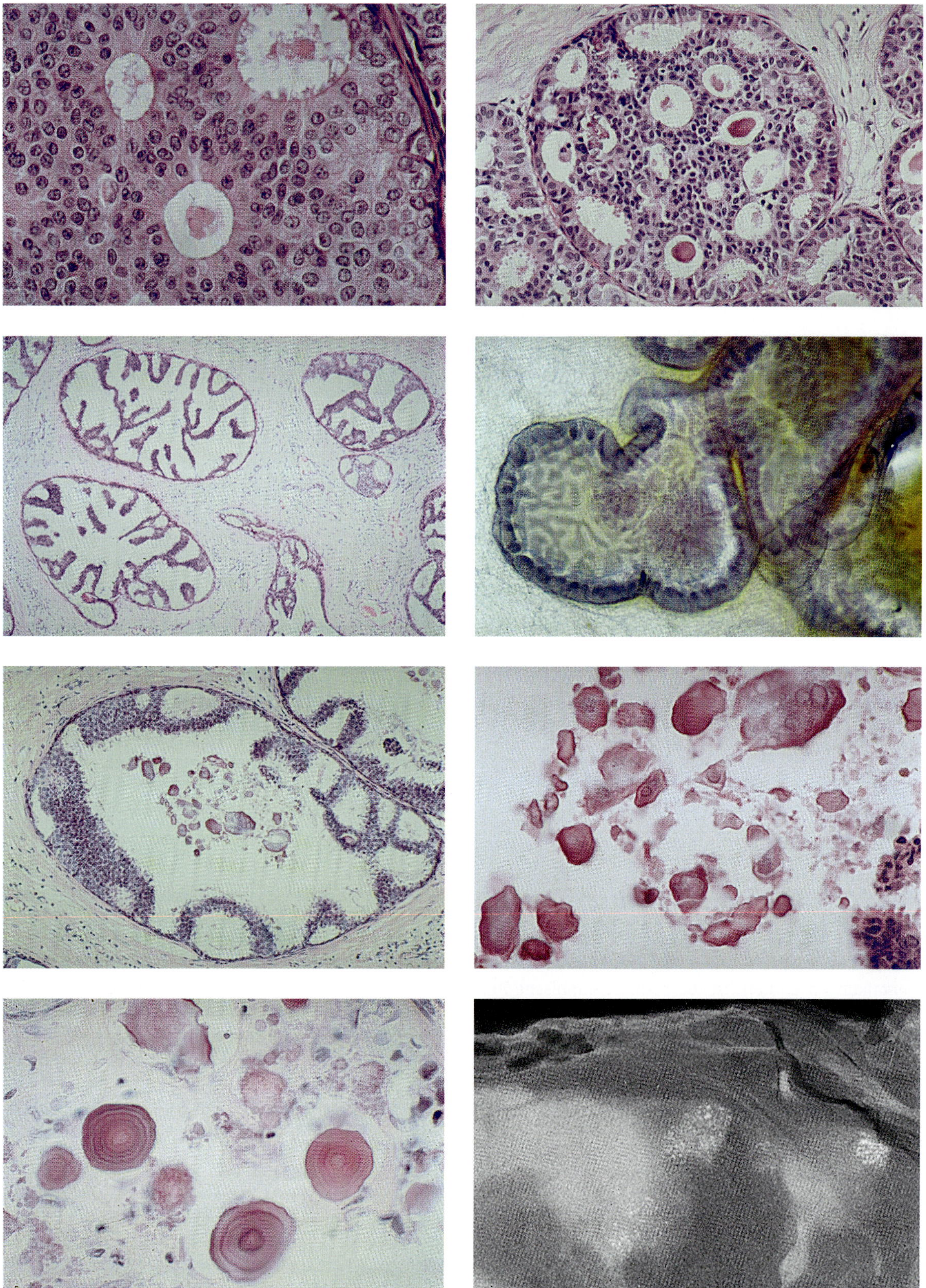

a b c d e f g h

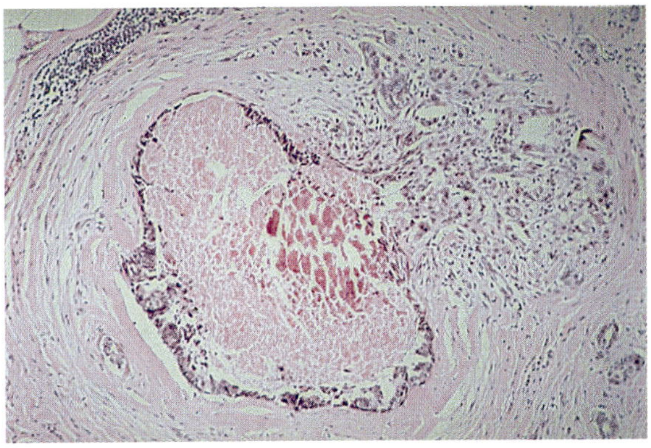

a

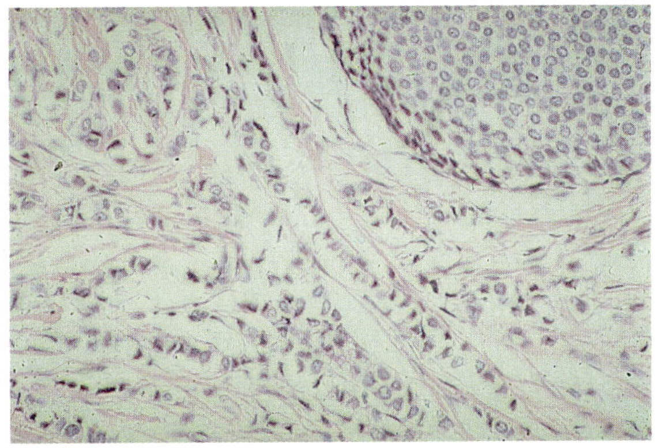

b

Abb. 3.**12** a, b **In-situ-Karzinom mit beginnendem invasiven Wachstum:**
a Beginnende Invasion der Wand (Basalmembran) eines DCIS. **b** ILC mit seiner In-situ-Vorstufe rechts oben.

Invasives Mammakarzinom

Die meisten der invasiven Mammakarzinome sind Adenokarzinome vom duktalen oder lobulären Typ (Abb. 3.**12**).

Wichtigste übrige invasive Mammakarzinome:

- Tubuläres Karzinom,
- medulläres Karzinom,
- muzinöses (Kolloid-, Gallert-)Karzinom,
- papilläres Karzinom.

Aus pathologischer Sicht können die in Tab. 3.**2** aufgelisteten Typen der infiltrierenden Karzinome unterschieden werden.

◀ Abb. 3.**11** a–h **Gut differenziertes DCIS mit Verkalkungen:**
a Gut differenziertes (Non-Komedo-) DCIS mit Rosettenbildung mit regelmäßig angeordneten kleinen Nuklei (HE).
b Gut differenziertes (sog. cribriformes) DCIS mit multiplen Verkalkungen (HE).
c, d Gut differenziertes (sog. mikropapilläres Non-Komedo-) DCIS:
c (HE).
d 3-D-Präparat (HE).
e Gut differenziertes (sog. Clinging-Non-Komedo-) DCIS mit „Römischen Brücken".
f Zentraler Anteil (stärkere Vergrößerung von Abb. **e**) mit kristallinen Mikroverkalkungen.
g Lamellierte runde Verkalkungen eines gut differenzierten (Non-Komedo) DCIS. Die Verkalkungen haben die gleiche lamellierte Struktur wie in Mikrozysten (Abb. 3.**2**).
h Präparatradiogramm mit multiplen Grüppchen feingranulärer Mikroverkalkungen bei lobulärer Ausbreitung. Histologisch: gut differenziertes (Non-Komedo-) DCIS.

Invasives duktales Karzinom

Bei ³/₄ aller invasiven Mammakarzinome handelt es sich um IDC. Tumorzellen wuchern beim IDC nicht nur in den Gängen, wie bei DCIS, sondern auch in deren Umgebung. Makroskopisch ist es polyzyklisch, von dessen Zentrum radiäre Ausläufer ausgehen, was mammographisch zu einer sternförmigen Konfiguration führt. Diese Ausläufer bestehen nicht nur aus Tumorzellen, sondern vor allem aus Bindegewebe (Abb. 3.**13**). Histologisch kann das Karzinom faserreich und oft, aber nicht ausschließlich, tumorzellarm sein. Es ist deshalb relativ fest. Durch re-

Tabelle 3.**2** Typen der infiltrierenden Karzinome

Special types:
- sie haben ein geringes malignes Potential und eine relativ gute Prognose: 90 – 95 % 5-Jahres-Überlebensrate
- zu den Special types gehören:
  - tubuläre Karzinome,
  - muzinöse Karzinome
- sie werden häufig bei der Screeninguntersuchung entdeckt

No-special types (NST) oder Not-other specified types (NOS) (auch „vom duktalen Typ", engl. Common types):
- hierunter fällt die Mehrzahl der infiltrierenden Karzinome
- es ist oft eine Ausschlußdiagnose; es sind die Karzinome, die nicht in die Special types passen
- meist und besonders im radiologischen Schrifttum wird vom invasiven duktalen Karzinom gesprochen
- histologisch ist eine große Variation von Mustern vorhanden ohne die Uniformität, wie sie bei den Special types beobachtet wird
- sie haben die schlechteste Prognose aller infiltrierenden Karzinome: 5-Jahres-Überlebensrate < 60 %
- es sind häufig „echte" Intervallkarzinome, d. h. Karzinome, die aufgrund ihres schnellen Wachstums zwischen einem 2-Jahres-Screening klinisch gefunden werden

Intermediate types:
- hierunter fallen das medulläre, das rein lobuläre und das Karzinom mit vorherrschender Insitu-Komponente
- sie zeigen einen mittleren Malignitätsgrad
- die 5-Jahres-Überlebensrate beträgt 70 – 80 %

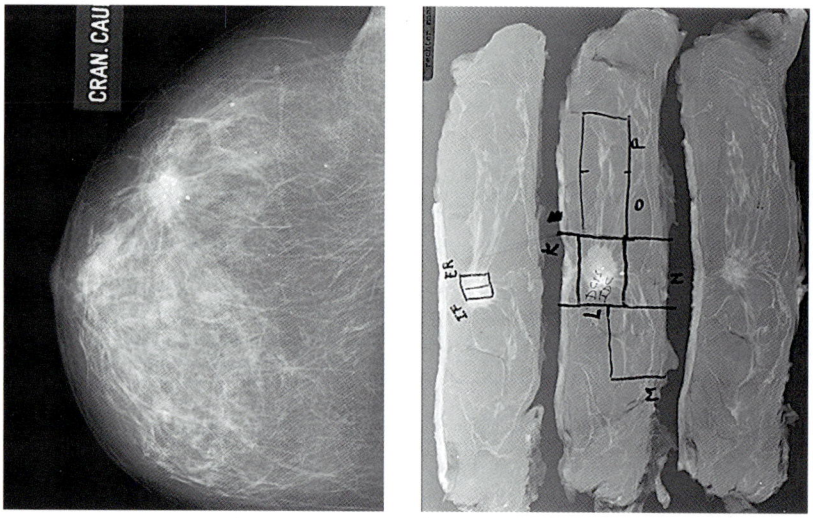

a b

Abb. 3.**13** **a, b** **Tumorschatten mit Spikulä bei einer 54jährigen Frau:**
a CC-Mammographie.
b Radiographie des lamellierten Mastektomiepräparats. Histologisch: IDC und DCIS (intermediärer Typ) im Tumorschattengebiet. Die Spikulä enthalten kein Tumorgewebe, sondern bestehen nur aus Bindegewebe. Außerdem liegen typische DCIS-Verkalkungen vor. 4 axillare Lymphknoten positiv.

trahierende Wirkung des Stromas kann es zu einer Einziehung der Haut und der Mamille kommen. Mammographisch stellt sich das IDC als Verdichtung dar, oft unscharf begrenzt oder mit strahligem Aspekt. Mikrokalzifikationen inner- oder außerhalb des IDC beruhen oft auf einer ausgedehnten intraduktalen Komponente. Einzelne Gänge können durch intraluminales Tumorwachstum verbreitert sein, besonders bei einer Lokalisation etwas peripher im Drüsenkörper. Bei dichtem Parenchym ist das zentral lokalisierte Karzinom mammographisch schwer nachzuweisen.

Verkalkungen sind nicht nur in den Lumina der Ductuli der ursprünglichen In-situ-Komponente sondern auch im Tumorgewebe selbst vorhanden. Meist erfolgen die Verkalkungen auf dem Boden einer Nekrose und gelegentlich durch die Veränderung des lokalen Milieus. Aufgrund der unterschiedlichen Entstehung können die Tumorverkalkungen polymorph und grobschollig sein.

Invasives lobuläres Karzinom

Etwa 10–15% aller invasiven Mammakarzinome sind ILC. Das ILC stellt das zweithäufigste infiltrierende Mammakarzinom dar. Es infiltriert in schmalen Reihen längs der Ductus und Ductuli und Blutgefäße das Stroma, so daß die ursprüngliche Mammaarchitektur weitgehend erhalten bleibt. Es handelt sich um monomorphe kleinkernige Tumorzellen. Durch den Verlust des Zellskeletts verändern sich die Tumorzellen so, daß sie durch die Poren der Basalmembran wandern können und sich im Stroma weiter teilen. Die desmoplastische Reaktion ist gering, so daß nicht nur im Anfangsstadium die Entdekkung durch Palpation und Mammographie schwierig ist. Durch die geringe Bindegewebsvermehrung kann das ILC weniger gut vom umgebenden Drüsengewebe abgegrenzt werden bzw. ist das neu auftretende Bindegewebe ähnlich dem in den Lobuli, was ebenfalls die geringe Dichte erklärt (Holland u. Mitarb. 1983). Es fehlt eine umschriebene Verdichtung. Das ILC manifestiert sich als klinisch palpabler Tumor nur in 68,5–89% der Fälle (Hilleren u. Mitarb. 1991, Newstead u. Mitarb. 1992), aber selbst große Tumoren müssen nicht palpabel sein.

Der wesentliche Unterschied in der Diagnostik zum IDC ist, daß das ILC wegen der besseren Kompressionsmöglichkeit bei der CC-Aufnahme oft nur auf dieser sichtbar ist (9%) und häufiger und damit überrepräsentiert okkult ist (etwa 6–16%). Die meist geringere Dichte und die schlechte Abgrenzbarkeit sowie die Orientierung des Tumorwachstums um die ligamentösen Strukturen werden dafür verantwortlich gemacht. Nach Hilleren u. Mitarb. (1991) sind auf der lateralen Aufnahme und der Schrägaufnahme die wichtigsten radiologischen Zeichen nur halb so oft als auf der CC-Aufnahme vorhanden. Etwa die Hälfte der ILC weisen mammographisch maligne Zeichen auf, während etwa $^1/_4$ nur malignitätsverdächtige Veränderungen hat, in 8% der Fälle Malignität nicht ausgeschlossen werden kann, und in etwa 16% der Fälle die Mammographie normal ist oder benigne Veränderungen zeigt.

Häufigste mammographische Zeichen in abnehmender Häufigkeit:

- Eine schlecht abgrenzbare Verdichtung (Dichte kann gleich dem fibroglandulären Gewebe sein oder geringer),
- Herd mit Spikulä,
- Parenchymasymmetrie,
- Distorsion der Architektur.

Mikroverkalkungen treten nur in etwa $^1/_4$ der Fälle auf, wovon die Hälfte in benignen oder auch anderen malignen Tumoren als dem ILC, wie z. B. im IDC und bei sklerosierender Adenose, vorkommt. Die Mikroverkalkungen erfordern dann eine weitere Analyse, sind aber nur ein unspezifischer Befund. Häufig können ILC mammographisch nur durch indirekte (sekundäre) Malignitätszeichen erkannt werden.

Indirekte Malignitätszeichen:

- Hauteinziehung (21%),
- Hautverdickung (15%),
- Mamilleneinziehung (12%),
- axillare Lymphknoten (1,5%),
- diffuses Ödem (1,5%).

Bei vielen Patientinnen mit einem ILC werden aufgrund eines malignitätsverdächtigen Palpationsbefunds Biopsien durchgeführt, allerdings wird in etwa $^{1}/_{3}$ der Fälle nur eine Verdickung gefühlt wie bei den fibrozystischen Veränderungen oder der Induration.

Symptome eines lokal fortgeschrittenen Karzinoms:

- Hautverdickung,
- Hauteinziehung,
- Mamillenretraktion.

Das ILC ist häufig schwer erkennbar, daher müssen die subtilen und nichtspezifischen Zeichen mit dem Palpationsbefund korreliert werden. Danach müssen die Untersuchungen weitergeführt werden.

Beim Nachweis von fokalen soliden Läsionen, insbesondere bei palpablen Läsionen ohne mammographische Zeichen, ist der US hilfreich.

Wenn angenommen wird, daß 16% aller ILC mammographisch okkult sind, die ILC insgesamt 10% aller invasiven Mammakarzinome ausmachen, dann würde sich ergeben, daß die nicht erkannten ILC nur 1,6% aller Mammakarzinome ausmachen (Holland u. Mitarb. 1983).

Ein multizentrisches Auftreten ist sehr selten, während Multifokalität praktisch zum ILC gehört:

- LCIS in > 75% der Fälle,
- synchrone invasive Fokusse in 45% der Fälle,
- Bilateralität in > 1,5% der Fälle.

Mit zunehmender Tumorgröße sind häufiger positive axillare Lymphknoten anzutreffen: bei einem Tumordurchmesser von 21 – 30 mm in 50% der Fälle, bei mehr als 30 mm Durchmesser in 83% der Fälle (Hilleren u. Mitarb. 1991).

Invasives tubuläres Karzinom (Abb. 3.**14**)

Das invasive tubuläre Karzinom macht etwa 2 – 6% aller Karzinome aus und wird aufgrund seines relativ langsamen Wachstums häufiger mammographisch entdeckt, vor allem bei Screeninguntersuchungen. Mikroskopisch bilden die hochdifferenzierten Karzinomzellen Tubuli, die nur aus einer einzigen Zellreihe bestehen, umgeben von reichlich Bindegewebe. Nur bei erheblich weniger als der Hälfte der Patienten wird wegen eines Palpationsbefunds eine Mammographie durchgeführt. Mammographisch zeigt sich eine kleine Verdichtung mit Spikulä. Selten sind Mikrokalzifikationen vorhanden. Der US ist in der weiteren Abklärung wenig hilfreich. Das invasive tubuläre Karzinom hat eine bessere Prognose als das IDC. In der Differentialdiagnose sind Adenose, radiäre Narbe und das IDC anzuführen.

Invasives medulläres Karzinom

Das invasive medulläre Karzinom macht 5 – 7% aller Mammakarzinome aus. Sie zeigen histologisch schlecht differenzierte Karzinomzellen mit polymorphen Nuklei, Lymphozyten- und Plasmazelleninfiltration und sind gut umschrieben. Mammographisch ist das Karzinom eine ziemlich gut umschriebene ovale bis rundliche, auch lobulierte, Verdichtung, die glatt oder schlecht definiert begrenzt ist (Abb. 3.**15**). Ein Halo ist teilweise vorhanden. Aufgrund der Pseudokapselbildung ist die mammographische Differentialdiagnose zum Fibroadenom und der Zyste manchmal sehr schwierig. US und Punktion sind erforderlich. Der US zeigt innere Echos und gelegentlich auch eine Verstärkung dorsal der Hinterwand durch erhöhte Transmission. Trotz des schnellen Wachstums ist die Metastasierungstendenz gering.

Invasives muzinöses Karzinom (Kolloid-, Gallert-Karzinom) (Abb. 3.**16**)

Das invasive muzinöse Karzinom macht etwa 3% aller Mammakarzinome aus. Es ist eine reichliche Muzinansammlung um Gruppen von Tumorzellen vorhanden. Es wächst langsam und expansiv und kommt häufig im höheren Alter vor. Mammographisch liegt eine umschriebene lobulierte bzw. mikrolobulierte Läsion vor, deren Dichte gering ist (Strukturen können durch den Tumor hin gesehen werden!), teilweise unscharf begrenzt ist und kaum einen Halo zeigt. Die Größe wird zwischen 7 – 35 mm angegeben. Verkalkungen sind selten. Die Entdeckung erfolgt meist durch die Screeninguntersuchung. Palpabel ist der Tumor nur in etwa $^{1}/_{3}$ der Fälle.

Papilläres Karzinom

Das papilläre Karzinom macht bis zu 2% aller Mammakarzinome aus. Es wächst relativ langsam in den Milchgängen, ist meist zentral und subareolär lokalisiert, von weicher Konsistenz und oft von Blutungen durchsetzt. Mammographisch betrifft es meistens multinoduläre

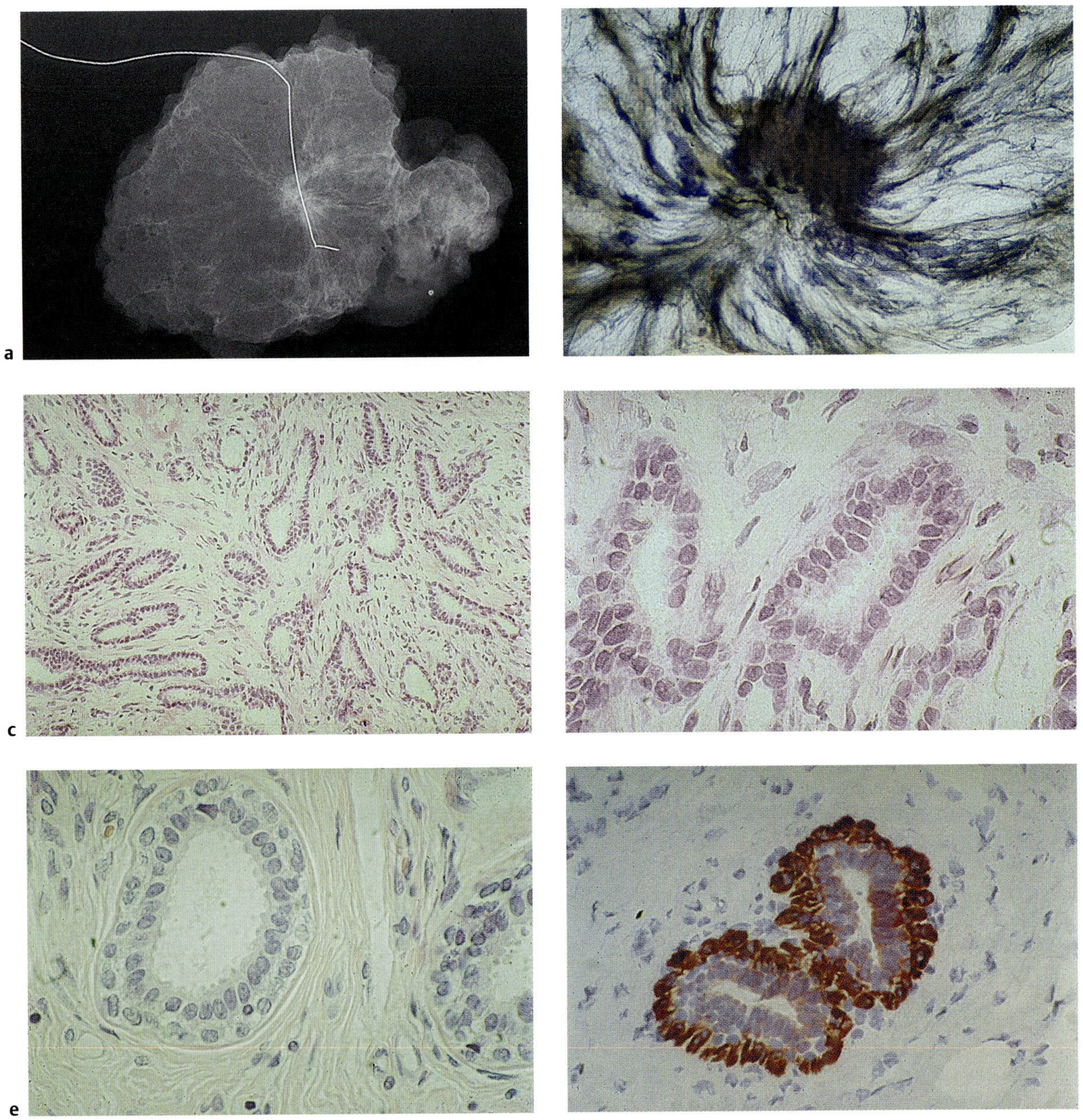

Abb. 3.**14a–f** **Invasives tubuläres Karzinom:**

a Präparatradiogramm. Tumorverdichtung mit kleinen Spikulä. Präoperativ eingebrachter Markierungsdraht.

b 3-D-Präparat zeigt längere Spikulä des Tumors.

c Tubuläres Karzinom mit Ductuli. Dieses Bild kann leicht für eine radiäre Narbe gehalten werden.

d Tubuläres Karzinom gleicht einem normalen Ductulus, es fehlt aber die äußere myoepitheliale Zellschicht (vgl. Abb. **e** und **f**).

e Normaler Ductulus mit 2 Zellschichten: innen Epithel, außen myoepitheliale Zellen.

f Nachweis der äußeren Zellschicht durch myoepithelialen Marker (α-SM 1), wodurch ein tubuläres Karzinom praktisch ausgeschlossen ist.

oder solitäre Verdichtungen. In etwa $^{1}/_{3}$ der Fälle finden sich Mikroverkalkungen in der Peripherie der Läsion. Die Differentialdiagnose zu multiplen Papillomen ist nicht möglich.

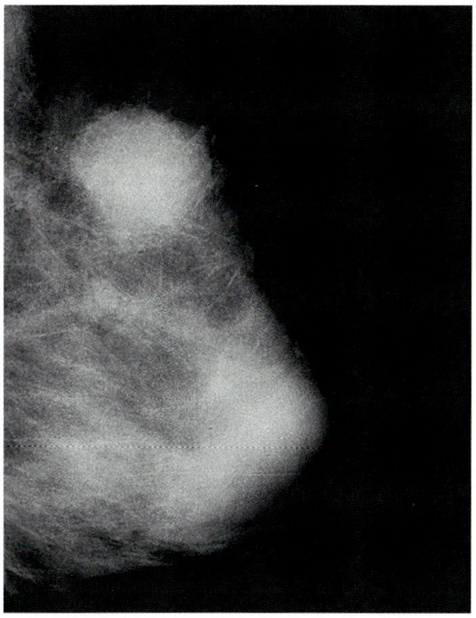

a

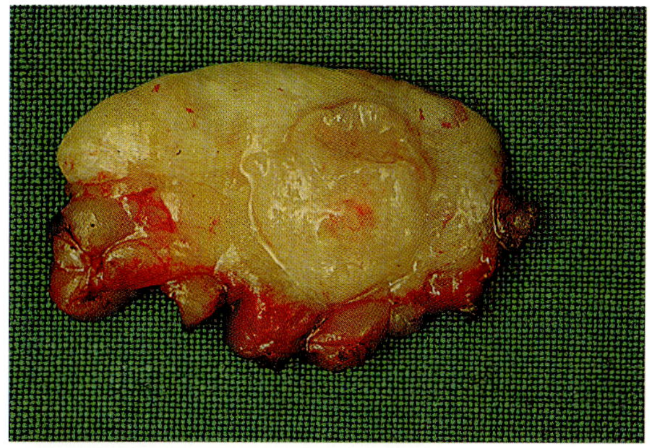

b

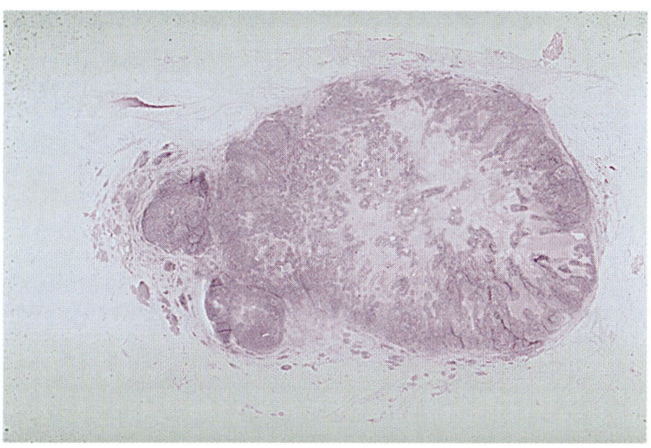

c

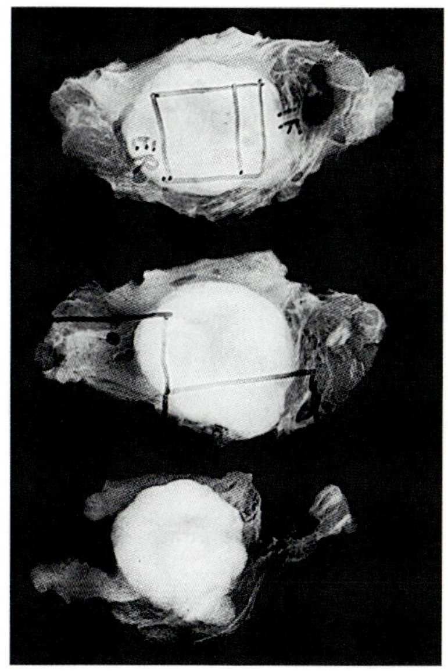

d

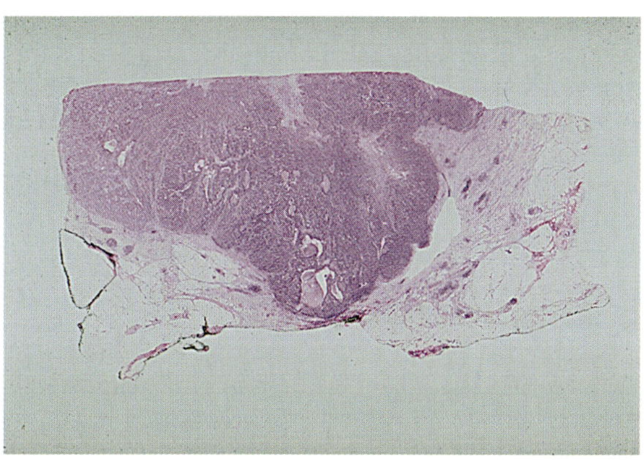

e

Abb. 3.**15 a–e** **Medulläres Karzinom:**
a Ziemlich gut begrenzte runde Verdichtung auf der CC-Aufnahme.
b Chirurgisches Exzisionspräparat mit Tumor.
c Die Histologie zeigt expansives, infiltratives Wachstum (HE).
d Radiogramm des lamellierten Exzisionspräparats. Gut umschriebener Tumor.
e Exzisionsrand histologisch tumorfrei (HE).

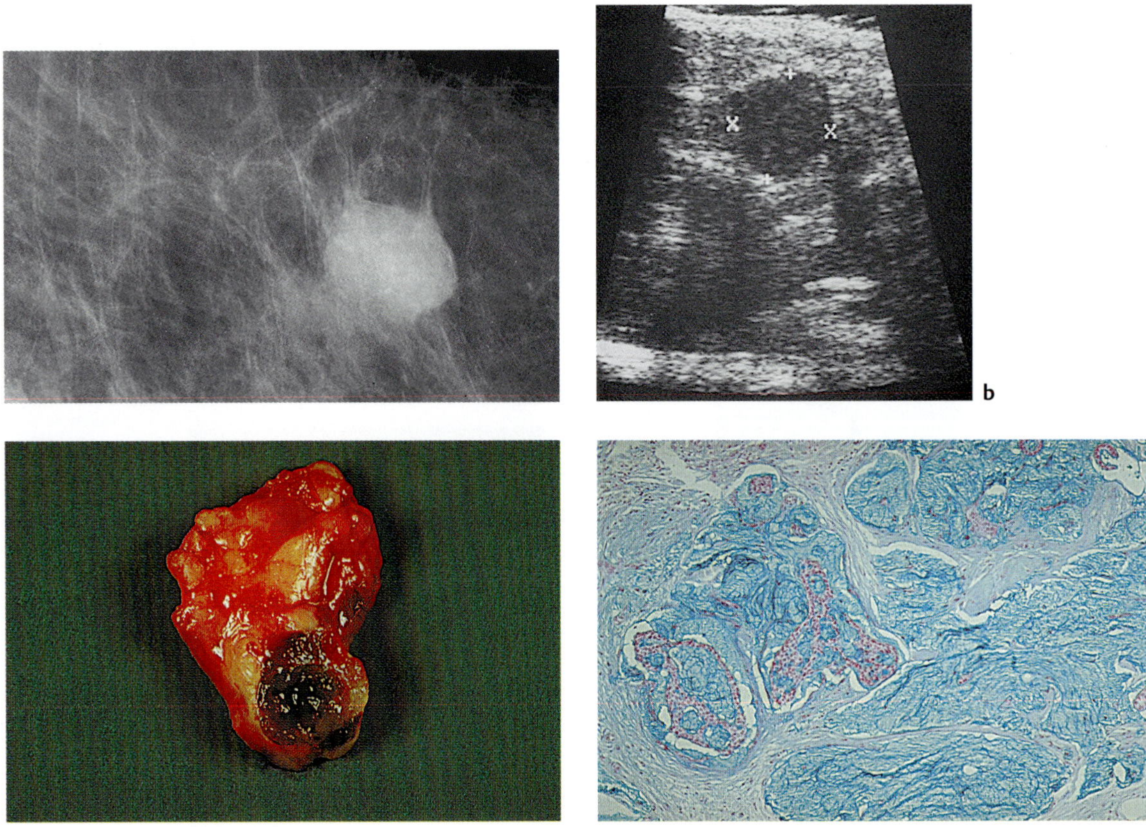

Abb. 3.**16a–d** **Gallert-Karzinom:**
a Vergrößerung bei Schrägprojektion mit teilweise unscharfer rundlicher Tumorverdichtung.
b Echoarmes Bild ohne Schallschatten.
c Chirurgisches Exzisionspräparat mit dem gallertigen Tumor.
d Histologisch Schleimseen, worin sich Gruppen von Tumorzellen befinden (HE).

Selteneres Auftreten des Karzinoms

Intrazystisches Karzinom (Abb. 3.**17**)

Es betrifft Karzinome verschiedener Histologie.

Die Histologie des Tumors sollte immer angegeben werden. Meist liegt ein papilläres Karzinom der Zyste vor. Solange das Karzinom die Zystenwand (= Basalmembran) nicht durchbrochen hat, liegt ein CIS (intrazystisches CIS) vor, anderenfalls ein invasives Karzinom. Der Durchmesser der Zysten kann bis zu 10 cm betragen. Bei weniger als 0,1 % der Zysten wird in der Praxis ein intrazystisches Karzinom gefunden. Ergibt der US eine intrazystische Vegetation, sollte die Zyste exzidiert werden und nicht punktiert, obwohl nicht alle intrazystischen Vegetationen maligne sind.

Beim intrazystischen DCIS zeigt die Mammographie das gewöhnliche Bild einer Zyste. Ist das intrazystische Karzinom invasiv, sind perizystische Veränderungen vorhanden wie bei einem IDC.

Die Anwendung der Pneumozystograpie ist überholt, da die Gefahr von Impfmetastasen besteht.

Durch eine intrazystische Blutung wird die Zyste mammographisch dichter. Bei dichteren Zysten ist deshalb der Verdacht auf einen intrazystischen Prozeß größer. Das Ergebnis der US-Untersuchung ist daher entscheidend. Es können auch beim nichtinvasiven Karzinom durch eine intrazystische Blutung um die Zyste Gewebereaktionen auftreten, wenn auch geringer als beim invasiven Karzinom. Eine Wandverdickung kann eine weitere Folge der Blutung bzw. der sekundären Entzündung sein.

Morbus Paget der Mamille

Dem Morbus Paget liegt fast immer eine Mammamalignität zugrunde, ein schlecht differenziertes DCIS in etwa 40% der Fälle oder ein schlecht differenziertes IDC in 60% der Fälle. Aber nur 1–3% aller invasiven Mammakarzinome manifestieren sich als Morbus Paget. Karzinomzellen wandern intraduktal in Richtung Mamille, können die Epidermis infiltrieren und eine ekzemartige Reaktion auslösen. Mehr als die Hälfte der Patientinnen klagen über eine Mamillensekretion, Rötung und Ulzeration der Mamille und des Warzenvorhofs. Das mittlere Alter der Patientinnen liegt bei 60 Jahren.

Die Mammographie zeigt in etwa der Hälfte der Fälle keine Veränderungen, selbst ein ausgedehntes DCIS

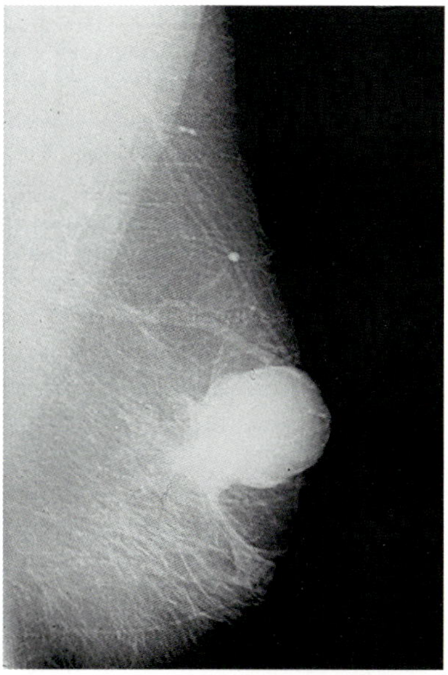
a

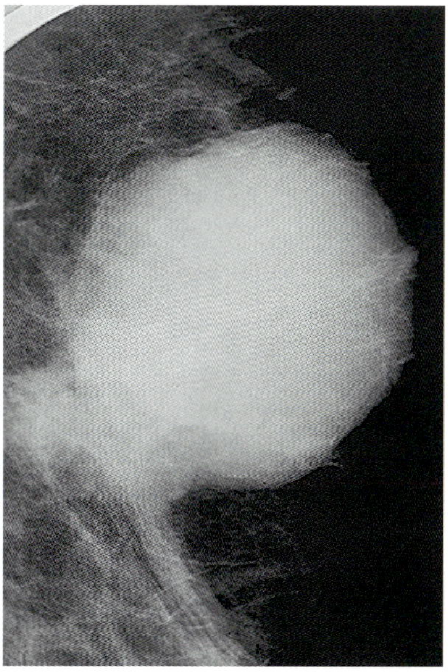
b

Abb. 3.**17 a–d** **Intrazystisches papilläres Karzinom:**
a Schrägaufnahme. Rundschatten mit Ausbuchtung an der kaudomedialen Seite.
b Vergrößerungsaufnahme bei Schrägprojektion.
c US. Beweis einer intrazystischen Proliferation mit Schallschatten.
d Aufgeschnittenes Exzisionspräparat.

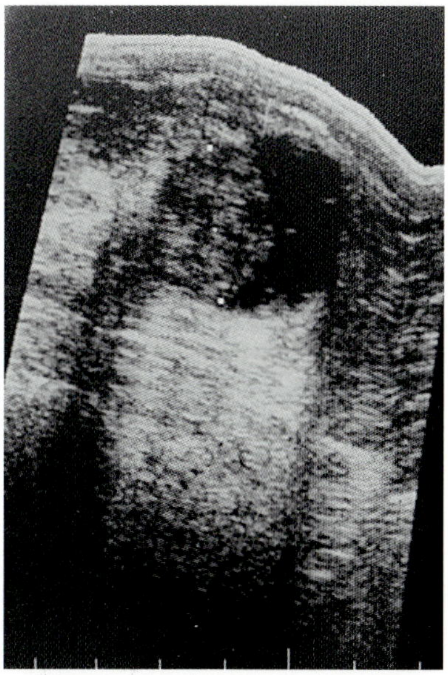
c

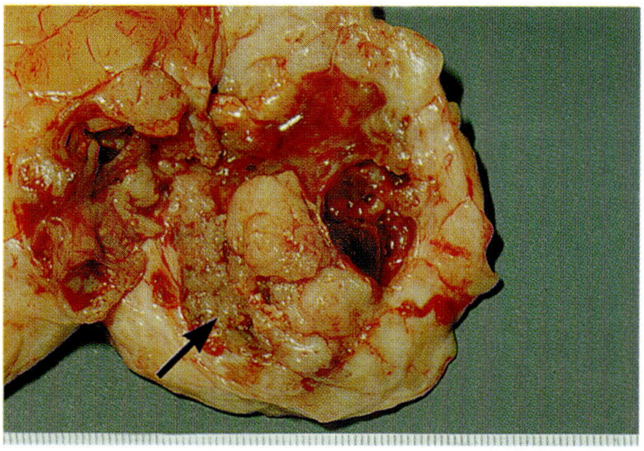
d

kann mit negativer Mammographie einhergehen, besonders wenn keine Mikrokalzifikationen vorhanden sind. Mammographisch können Verdichtungen auftreten und etwas häufiger Kalzifikationen retromamillär. Die Mikroverkalkungen können linear, linearverzweigend, granulär, punktförmig sein. Gleichzeitig können verschiedene Typen von Mikrokalzifikationen vorhanden sein. Eine unspezifische Verdickung der Mamille oder der Areola erfordert eine klinische Untersuchung.

Entzündliches Karzinom der Mamma

Dem sog. entzündlichen Karzinom (Synonyme: Lymphangitis carcinomatosa, dermale Lymphangitis [Lymphangiosis] carcinomatosa, inflammatorisches Karzinom) liegt die oberflächliche Manifestation eines invasiven Karzinoms, meist eines schlecht differenzierten IDC zugrunde. Die Inzidenz beträgt 1–4% aller invasiven Mammakarzinome. Klinisch ist die betroffene Haut der Mamma rot, ödematös und warm. Die Orangenhaut kommt durch ein Ödem der Haut zustande, wobei die Hautporen durch scheinbare Einziehung deutlicher werden. Mehr als die Hälfte der Frauen hat einen palpablen Tumor, der meist diffus ist, und eine Mamillenretraktion. Die mikroskopische Untersuchung der Haut ergibt erweiterte Hautlymphgefäße mit Tumoremboli und eine lymphozytäre Reaktion um die Blutgefäße der Haut.

Mammographische Kennzeichen:

- Hautverdickung,
- unscharfe Begrenzung der Haut vom subkutanen Fettgewebe,
- Vergröberung des Bindegewebes,
- Verdickung der Cooper-Ligamente,
- verstärkte netzförmige Zeichnung im subkutanen Fettgewebe durch die dilatierten Lymphgefäße und/oder erhöhte Densität der gesamten Mamma.

Außerdem können diffus maligne Verkalkungen auftreten.

Die Prognose des entzündlichen Karzinoms ist schlecht. Ein bilaterales Auftreten ist relativ häufig (in 10 - 55% der Fälle). Die Diagnose der Mastitis carcinomatosa ist für die Differentialdiagnose zur banalen Mastitis und die richtige Stadieneinteilung bzw. Behandlung wichtig.

Unilaterale Multifokalität und Multizentrizität

Mit der Einführung der brusterhaltenden Behandlung ist es besonders wichtig, die Ausdehnung des Karzinoms und darüber hinaus mögliche weitere Karzinomherde festzustellen; denn eine unvollständige Resektion kann lokale Rezidive zur Folge haben, selbst nach zusätzlicher Bestrahlung. Wenn weitere Herde (Fokusse) eine direkte Beziehung zum Haupttumor haben, liegt *Multifokalität* vor, wenn hingegen weitere Herde unabhängig in einem Abstand von mindestens 3 - 4 cm voneinander bestehen, liegt *Multizentrizität* vor. Bei dieser Definition ist das multizentrische Karzinom in einer Mamma ungewöhnlich, während multifokales Auftreten häufig vorkommt, wie insbesondere von Holland u. Mitarb. (1985) nachgewiesen wurde. Von 399 Karzinomfällen suchten die Autoren alle Fälle aus, die nach heutigen Kriterien für eine brusterhaltende Behandlung in Frage gekommen wären, bei denen aber in den Jahren 1980 - 1982 eine Mastektomie durchgeführt wurde. Es waren damit Karzinome ausgenommen, die bereits klinisch und/oder mammographisch als multizentrisch diagnostiziert wurden oder an der Thoraxwand fixiert waren. Auch die histologisch als diffuse Karzinome klassifizierten Fälle wurden nicht weiter analysiert, denn letztere sind hauptsächlich ILC, die aus zahlreichen mikroskopischen Tumorherden bestehen und sich außerhalb eines Quadranten ausbreiten. Holland u. Mitarb. (1985) bildeten 2 Gruppen: 282 invasive Karzinome (T1 - T2) und 32 intraduktale Karzinome (CIS. Die histopathologische und mammographische Analyse dieser Fälle ergab, daß von den 282 invasiven Karzinomen 37% keine Tumorherde um den Referenztumor im Präparat zeigten. In 20% der Fälle waren Tumorherde innerhalb von 2 cm und in 43% der Fälle weiter als 2 cm vom Referenztumor entfernt. In 27% der Fälle waren die Tumorherde, die weiter als 2 cm entfernt gelegen waren, histologisch nichtinvasive Karzinome, und in 16% der Fälle invasive Karzinome. Wenn von den 264 invasiven Karzinomen, die 4 cm oder weniger maßen, mit einer Sicherheitszone von 3 - 4 cm entfernt worden wären, wäre in 7 - 9% der Fälle ein invasives Karzinom zurückgeblieben und bei 4 - 9% der Fälle wären noch Herde eines nichtinvasiven Karzinoms vorhanden.

Bemerkenswert ist, daß sich in den weiteren Untersuchungen von Holland u. Mitarb. (1985) das intraduktale Karzinom bei 10% der Patientinnen weiter als 2 cm und in 5% der Fälle selbst mehr als 3 cm in die Umgebung des primären Tumors ausbreitete.

Der Vergleich zwischen Mammographie/klinischer Befund und histologischer Ausbreitung zeigte, daß jeweils die maximale Tumorgröße aufgrund der Ausbreitung der Mikroverkalkungen auf dem Mammogramm dem pathologischen Befund am nächsten kam.

Bilaterales Auftreten

Man spricht von einem *synchronen Auftreten,* wenn die zweite Läsion innerhalb von 6 Monaten nach der ersten diagnostiziert wird, und von einem *metachronen Auftreten,* wenn die Läsion in der kontralateralen Mamma nach mehr als 6 Monaten festgestellt wird. Patientinnen, die bereits ein Karzinom in einer Mamma hatten, gehören zu der Höchstrisikogruppe auf ein Karzinom in der kontralateralen Mamma (5 - 15%). Die bilateralen Karzinome treten etwa in 50% der Fälle synchron und in etwa 50% der Fälle metachron auf (Roubidoux u. Mitarb. 1996). Vor 2 Jahrzehnten war das metachrone Karzinom viel häufiger. Durch die verbesserte Mammographietechnik wird das kontralaterale Karzinom eher entdeckt, wodurch heute die synchronen Karzinome scheinbar häufiger vorkommen.

Ein signifikanter Unterschied im Alter der Patientinnen mit einem uni- und bilateralen Karzinom besteht nicht, allerdings steigt das Risiko auf ein kontralaterales Karzinom, wenn bereits im jüngeren Alter ein Karzinom gefunden wurde.

Mammographisches Bild und Lokalisation der bilateralen Karzinome unterscheiden sich nicht signifikant von dem der unilateralen Karzinome. In etwas mehr als 50% der Fälle ist das kontralaterale Karzinom im spiegelbildlichen Quadranten gelegen. Die Größe der synchronen Karzinome ist ähnlich, während das metachrone Karzinom kleiner ist gegenüber dem ersten, wahrscheinlich aufgrund der früheren Diagnose im Rahmen der Nachsorge.

Das bilaterale Auftreten des Mammakarzinoms verändert die Prognose nicht, d. h. sie wird durch den Tumor mit dem ungünstigsten Stadium bestimmt.

Hilfreiches Kriterium zur Unterscheidung von Metastasen in die kontralaterale Mamma ist ein anderer histologischer Typ. Auch das Vorhandensein eines CIS spricht eher für ein zweites Karzinom als für Metastasen.

Metastasen in den Mammae

Metastasen in der kontralateralen Mamma

Sie machen die meisten der intramammären Metastasen aus. Die Metastasierung in die kontralaterale Mamma erfolgt vor allem auf dem Lymphweg. Die Metastasen sind zunächst meist medial in der Mamma und im Fettgewebe um den Drüsenkörper lokalisiert. Intraparenchymale Metastasen können bei allgemeiner, d. h. hämatogener Metastasierung beobachtet werden. Sie treten auch multipel auf, können aber auch ein Segment der Mamma diffus befallen. Dies sind hilfreiche Kriterien zur Unterscheidung von einem zweiten primären Karzinom. Eine generalisierte Metastasierung spricht ebenfalls mehr für das Vorhandensein einer Metastase als für ein zweites primäres Mammakarzinom.

Intramammäre Metastasen von nichtmammären malignen Tumoren

Grundsätzlich kann jeder maligne Tumor, besonders wenn er mit einer ausgebreiteten Aussaat einhergeht, in die Mamma metastasieren, besonders häufig jedoch Lungenkarzinome, Melanome und maligne Lymphome. Die Metastasen kommen häufig einzeln vor und sind meist im oberen äußeren Quadranten lokalisiert.

Diese Metastasen sind dicht, rundlich, gering lobuliert, häufig relativ gut umschrieben, nur gering unscharf und zeigen, falls vorhanden, kurze Spikulä. Häufiger ist nur eine Mamma betroffen, bei Melanommetastasen jedoch in etwa $^{1}/_{3}$ der Fälle beide Mammae.

Lokales und regionales Rezidiv

Nach Mastektomie

Lokale Rezidive können im *Narbengebiet,* der *Haut* und der *Thoraxwand* aufgrund einer nicht ausreichend radikalen Operation (zurückgebliebene Lymphgefäße mit Tumorthromben) auftreten. Unter regionalen Metastasen versteht man einen Befall der axillaren, supraklavikularen oder parasternalen Lymphknoten. Diese Rezidive können auf das bereits fortgeschrittene Stadium bei der Mastektomie zurückgeführt werden, so daß das Karzinom bzw. Lymphknotenmetastasen zurückgeblieben sind.

Der US hat für die Diagnostik der Thoraxwandrezidive und Lymphknotenmetastasen Bedeutung, denn diese Regionen können mammographisch nach einer Mastektomie nicht oder kaum abgebildet werden. Für die palpable Schwellung im Mastektomiebereich sind US, CT und MRT indiziert.

Nach brusterhaltender Operation

Wie bereits beim multifokalen Karzinom beschrieben, besteht nach brusterhaltender Operation und ungenügender Nachbehandlung (Bestrahlung) das Risiko, daß sich nicht zugrundegegangene Karzinomfokusse weiter entwickeln können. Bei alleiniger Operation sind Rezidivraten bis zu 33% beschrieben, bei zusätzlicher Strahlentherapie in 2–21% der Fälle. Von diesen Rezidiven können etwa 30–50% mittels Mammographie gefunden werden, die übrigen durch Palpation.

Rezidivkarzinome zeigen im wesentlichen das gleiche Bild wie die Primärkarzinome. War der Primärtumor durch Mikroverkalkungen aufgefallen, treten diese wieder auf, bei einer Herdbildung tritt erneut ein solcher auf. Die Mammographie etwa 6 Monate nach Abschluß der Behandlung kann als Ausgangsbefund für spätere Kontrolluntersuchungen dienen. Die nächste Mammographiekontrolle sollte nach 1 Jahr und dann jährlich durchgeführt werden. Durch Operation und Bestrahlung treten Veränderungen auf, die bei späteren Kontrollaufnahmen durch die Vergleichsmöglichkeit als solche erkannt werden können und nicht als Karzinom fehlgedeutet werden: Durch die Bestrahlung tritt eine Hautveränderung auf, der Drüsenkörper und das Stützgewebe werden dichter, bei postoperativen, intramammären Hämatomen kann es zu Verkalkungen, Herdbildung und Distorsion komen (s. Kap. 8).

Orel u. Mitarb. (1993) untersuchten 72 Patientinnen mit einem Rezidiv nach Lumpektomie, Exzision, Segmentresektion und Strahlentherapie. Durchschnittlich vergingen 42,5 Monate (6–158) bis zur Rezidiventstehung. Es ist bekannt, daß in den ersten 5 Jahren die meisten Rezidive auftreten: 1–2,5% pro Jahr, nach 8–10 Jahren 1% pro Jahr. Im 1. Jahr treten relativ wenig Rezidive auf. Die rezidivfreie 5-Jahres-Überlebensrate war 73%. Die Rezidive werden in 47% der Fälle durch Mammographie allein, in 33% der Fälle durch körperliche Untersuchung allein und in 19% der Fälle durch Kombination von Mammographie und körperliche Untersuchung entdeckt.

Die nur mit Hilfe der Mammographie entdeckten Rezidive hatten ein signifikant günstigeres Stadium, wovon 93% ein CIS- oder ein T1-Stadium waren. Bei Patientinnen unter 36 Jahren wurde in 64% der Fälle das Rezidiv nur mit der Mammographie entdeckt. Die Patientinnen, bei denen das Rezidiv durch körperliche Untersuchung gefunden wurde, hatten viel häufiger positive axillare Lymphknoten. Daher sind Mammographie und körperliche Untersuchung im Follow-up der Patientinnen sehr wichtig. Große Bedeutung hat die MRT.

Schwangerschaft und Mammakarzinom

Von einem Mammakarzinom im Zusammenhang mit einer Schwangerschaft spricht man, wenn es während oder bis zu 1 Jahr nach der Schwangerschaft (Laktationsperiode) festgestellt wird. Die Inzidenz beträgt 1 auf 3000–10 000 Schwangerschaften. 1–2% aller Mammakarzinome treten während der Schwangerschaft oder in der Laktationsperiode auf. Bei Frauen unter 35 Jahren mit einem Mammakarzinom soll eine Assoziation mit der Schwangerschaft bzw. der Laktationsperiode bestehen. Die Prognose beim schwangerschaftsassoziierten invasiven Mammakarzinom ist schlecht. Die 5-Jahres-Überlebensrate beträgt höchstens 20%. Dies ist darauf zurückzuführen, daß das Karzinom bei diesen Patientinnen häufig in einem fortgeschrittenen Stadium entdeckt wird.

Liberman u. Mitarb. (1994) erhielten bei der Analyse von 23 Mammakarzinomen, die während der Schwangerschaft/Laktationsperiode auftraten, folgende mammographische Ergebnisse:

- Verdichtung ohne Verkalkung: 17%,
- Verdichtung mit Verkalkung: 39%,
- nur Verkalkungen: 17%,
- diffus erhöhte Parenchymdichte mit Hautverdickung: 4%,
- keine Veränderung: 22%.

Histologisch lag bei 22 der 23 Fälle ein infiltrierendes duktales Karzinom und 1 Fall eines infiltrierenden lobulären Karzinoms vor.

Der US könnte hilfreich sein, wenn bei Palpation, aber nicht bei der Mammographie ein Befund erhoben wird. Wenn ein palpabler Befund nicht mammographisch oder sonographisch festgestellt wird, sollte diese Läsion mit Hilfe der Biopsie untersucht werden.

Wachstumsgeschwindigkeit des Karzinoms

Die Bestimmung der klinischen Wachstumsrate ist zwar modellhaft, gibt aber als sog. Verdoppelungsrate einige Informationen über die Heterogenität des Mammakarzinoms. Das sehr unterschiedliche Verhalten des Mammakarzinoms läßt vermuten, daß die genetische Basis unterschiedlich ist.

Bei einer mittleren Verdoppelungszeit von 150 Tagen benötigt ein Tumor 21 Verdoppelungszeiten, um von einer invasiven Tumorzelle eine Größe von 5 mm zu erreichen, und 25 Verdoppelungszeiten für eine Größe von 1 cm. Allerdings variiert die Verdoppelungszeit: für schnell wachsende Karzinome liegt sie unter 150 Tagen (28%), für durchschnittlich wachsende Karzinome zwischen 150–300 Tagen (39%) und für langsam wachsende Karzinome bei mehr als 300 Tagen (33%). Die mittlere Verdoppelungszeit wird mit etwa 100–180 Tagen angegeben. Wie in Tab. 3.**3** angeführt, zeigen neuere Untersuchungen, daß die Verdoppelungszeit auch vom Alter der Patientinnen abhängig ist (Peer u. Mitarb. 1993). Während ein Tumor erst bei einer Größe von 1,5–2 cm palpabel ist, kann bei einer Screeninguntersuchung bereits ein Tumor von 0,5 cm entdeckt werden. Im günstigsten Fall wird ein Tumor durch die Screeninguntersuchung 2–3 Jahre früher entdeckt.

Tabelle 3.**3** Abhängigkeit der Wachstumsgeschwindigkeit des Brustkrebses vom Alter (nach Peer u. Mitarb.)

Alter (Jahre)	Mittlere Verdopplungszeit
< 50	80 Tage (≅ 2,6 Monate)
50–70	157 Tage (≅ 5,1 Monate)
> 70	188 Tage (≅ 6,1 Monate)

Übersehenes, mammographisch okkultes und Intervallkarzinom

Nichterkanntes Karzinom

Die Ursachen eines nichterkannten Karzinoms auf dem Mammogramm sind:

Einstellungs- und technische Fehler:

Die karzinomverdächtige Veränderung ist als solche nicht zu erkennen:

- überhaupt nicht abgebildet: Einstellungsfehler,
- Belichtungsfehler: Meßkammer der Belichtungsautomatik nicht auf richtiger Stelle,
- Entwicklungsfehler: Entwicklungsmaschine unzureichend eingestellt.

Fehler des Untersuchers:

Das Karzinom ist auf den Aufnahmen sichtbar, wird aber vom Untersucher nicht als solches erkannt:

- ungenügende Erfahrung in der Mammographie,
- Ablenkung von außen während der Beurteilung,
- Konzentrationsabnahme,
- unsorgfältige Beurteilung, besonders wenn die Aufnahmen beider Seiten nicht miteinander verglichen werden,
- schwer erkennbare, d.h. weniger deutliche Zeichen; es betrifft subtile radiologische Zeichen, die von erfahrenen Untersuchern doch noch gefunden werden:
  - Asymmetrie des Mammagewebes bzw. diskrete Störung der Architektur,
  - Verdichtungen im Anfangsstadium des Entstehens,
  - Gruppen von Mikrokalzifikationen, die als benigne gedeutet werden und später doch mit malignen Prozessen assoziiert waren.

Durch Doppelbeurteilung läßt sich die Anzahl der Untersuchungsfehler reduzieren.

Indirekte Zeichen des Karzinoms:

Die indirekten Zeichen des Karzinoms sind häufig sehr gering und bleiben daher häufiger unerkannt:

- einzelner dilatierter Gang hinter der Mamille oder ein ungewöhnlicher Komplex von dilatierten Gängen,
- Gruppen von Verkalkungen (intraduktal, intralobulär),
- zunehmende Dichte,
- zunehmende Asymmetrie des Mammagewebes,
- *Cave:* jede Asymmetrie auf beiden Aufnahmen ist ein wichtiges Zeichen,
- benigne erscheinende Verdichtung auf einem der Mammogramme kann ein wertvolles Zeichen sein, da Fibroadenome im gleichen Parenchymgebiet auftreten wie Karzinome; neben einem Fibroadenom kann ein Karzinom verborgen sein; ein umschriebenes Karzinom kann als Fibroadenom fehlgedeutet werden, besonders das medulläre und muzinöse Karzinom (Kolloid-, Gallert-Karzinom).

Mammographisch okkultes Karzinom

Fast alle Karzinome kleiner als 0,5 cm sind bei der heutigen Mammographietechnik nicht erkennbar. Auch größere Karzinome können in dichtem Drüsengewebe unsichtbar sein, was besonders für das größere diffus wachsende ILC zutrifft, das auch bei optimaler Technik nicht immer erkennbar ist (Holland u. Mitarbeiter 1983). Die Diagnose wird hierbei aufgrund einer palpablen Abweichung oder einer Veränderung in der Umgebung des ILC häufig mit Hilfe der Biopsie gestellt.

Ist ein Karzinom palpabel und mammographisch nicht sichtbar, spricht man von einem mammographisch okkulten Karzinom. Etwa 5% der Karzinome sind mammographisch okkult:

- das Alter der Patientin liegt bei etwa 50 Jahren gegenüber 61 Jahren der übrigen Patientinnen mit einem Karzinom,
- 6% der Patientinnen haben bereits positive axillare Lymphknoten,
- meistens betrifft es ein IDC, etwas seltener das ILC, selten ein muzinöses Karzinom (nach Dronkers).

Im Vergleich ist das ILC unter den okkulten Karzinomen relativ häufiger vertreten.

Hilleren u. Mitarb. (1991) untersuchten 22 ILC, die auf allen 3 Standardprojektionen mammographisch okkult waren: 5 waren kleiner als 5 mm. Die übrigen 17 wurden aufgrund von Palpation, Parenchymmuster und Größe folgendermaßen analysiert: 8 waren suspekt für Malignität, 7 zeigten nichtspezifische Veränderungen, 2 waren normal (bei Mammaplastik und prophylaktisch ausgeführter subkutaner Mastektomie).

Bei 10 der 17 Läsionen lag das Parenchymmuster DY vor, P2 in 3 und N1 in 1 Fall. 6 der 17 Tumoren maßen 5–10 mm, 6 11–20 mm, 2 21–30 mm und 3 sogar mehr als 30 mm. Bei den meisten dieser Fälle veranlaßte ein abnormer Palpationsbefund die Ausführung einer Biopsie. Die Prognose des ILC ist etwas besser als die des IDC.

Intervallkarzinom

Das Intervallkarzinom ist als ein Karzinom definiert, das im Intervall (1 bzw. 2 Jahre) von 2 Screeninguntersuchungen entdeckt wird, oft durch die Frau selbst, denn es ist klinisch manifest geworden. In den Niederlanden beträgt die jährliche Inzidenz des Mammakarzinoms für die Altersgruppe 50–69 Jahre 2,25/1000 Frauen, die 2jährige Inzidenz deshalb 4,5/1000 Frauen. In den Screeninguntersuchungen werden etwa 70% dieser Karzinome entdeckt, d. h. 3–3,5/1000 Frauen. Die nicht entdeckten 30% stimmen mit der Zahl der Intervallkarzinome überein: ca. 1,0–1,5/1000 Frauen in 2 Jahren. Die weitere Analyse der Intervallkarzinome bzgl. Untersucherfehler (15–20%), „echte" Intervallkarzinome (50%), minimale Malignitätszeichen (30%), mammographisch okkulte Karzinome und technische Fehler (5%) erfolgt in Kap. 9.

Für die Qualitätsbeurteilung des Screenings ist die Analyse der Intervallkarzinome unverzichtbar.

Literatur

1 Bässler, R.: Mamma. In Remmele, W.: Pathologie, Band 3. Springer, Berlin 1984
2 Burhenne, H. J., L. W. Burhenne, F. Goldberg et al.: Interval breast cancers in the screening mammography program of British Columbia: analysis and classification. Amer. J. Roentgenol. 162 (1994) 1067–1071
3 Burrell, H. C., D. M. Sibbering, A. R. M. Wilson et al.: Screening interval breast cancers: mammographic features and prognostic factors. Radiology 199 (1996) 811–817
4 Ciatto, S., D. Morrone, S. Catarzi et al.: Radial scars of the breast: review of 38 consecutive mammographic diagnoses. Radiology 187 (1993) 757–760
5 Dongen, van J. A., I. S. Fentiman, J. R. Harris et al.: In situ breast cancer. The EORTC consensus meeting. Lancet 334 (1989) 25–27
6 Dongen, van J. A., R. Holland, J. L. Peterse et al.: Ductal carcinoma in-situ of the breast; second EORTC consensus meeting. Europ. J. Cancer 28 (1992) 626–629
7 Dronkers, D. J.: Mammografisch occult mammacarcinoom. Ned. T. Geneesk. 129 (1985) 1632–1635
8 Faverly, D., R. Holland, L. Burgers: An original stereomicroscopic analysis of the mammary glandular tree. Virchows Arch. Abt. A 421 (1992) 115–119
9 Feig, S. A.: Breast masses: mammographic and sonographic evaluation. Radiol. Clin. N. Amer. 30 (1992) 67–92
10 Gils, van C. H., J. D. M. Otten, A. L. M. Verbeek, J. H. C. L. Hendriks: Short communication: breast parenchymal patterns and their changes with age. Brit. J. Radiol. 68 (1995) 1133–1135
11 Harris, J. R., M. E. Lippman, M. Morrow, S. Hellman: Diseases of the Breast. Lippincott, Philadelphia 1996
12 Helvie, M. A., C. Paramagul, H. A. Oberman, D. D. Adler: Invasive lobular carcinoma: imaging features and clinical detection. Invest. Radiol. 28 (1993) 202–207

13 Hilleren, D. J., T. T. Anderson, K. K. Lindholmn et al.: Invasive lobular carcinoma: mammographic findings in a 10 year experience. Radiology 178 (1991) 149 - 154
14 Holland, R., J. H. C. L. Hendriks: Microcalcifications associated with ductal carcinoma in situ: mammographic pathologic correlation. Semin. diagn. Pathol. 11 (1994) 181 - 192
15 Holland, R., M. Mravunac, J. H. C. L. Hendriks, B. V. Bekker: So-called interval cancers of the breast. Pathologic and radiologic analysis of sixty-four cases. Cancer 49 (1982) 2527 - 2533
16 Holland, R., J. H. C. L. Hendriks, M. Mravunac: Mammographically occult breast cancer. A pathologic and radiologic study. Cancer 52 (1983) 1810 - 1819
17 Holland, R., J. Connolly, R. Gelman et al.: The presence of an extensive intraductal component (EIC) following a limited excision correlates with prominent residual disease in the remainder of the breast. J. clin. Oncol. 8 (1990) 113 - 118
18 Holland, R., J. L. Peterse, R. R. Millis u. Mitarb.: Ductal carcinoma in situ: a proposal for a new classification. Semin. diagn. Pathol. 11 (1994) 167 - 180
19 Homer, M. J.: Imaging features and management of characteristically benign and probably benign breast lesions. Radiol. Clin. N. Amer. 25 (1987) 939 - 951
20 Ikeda, D. M., I. Andersson, C. Wattsgard, L. Janzon, F. Linell: Interval carcinomas in the Malmö mammographics screening trial: radiographic appearance and prognostic considerations. Amer. J. Roentgenol. 159 (1992) 287 - 294
21 Ikeda, D. M., M. A. Helvie, T. S. Frank, K. L. Chapel, I. T. Andersson: Paget disease of the nipple: radiologic-pathologic correlation. Radiology 189 (1993) 89 - 94
22 Lanyi, M.: Diagnosis and Differential Diagnosis of Breast Calcifications. Springer, Berlin 1986
23 Liberman, L., C. S. Giess, D. D. Dershaw, B. M. Deutch, J. A. Petrek: Imaging of pregnancy-associated breast cancer. Radiology 191 (1994) 245 - 248
24 Mellink, W. A. M., R. Holland, J. H. C. L. Hendriks, P. H. M. Peeters, E. J. T. Rutgers, W. A. J. van Daal: The contribution of routine follow-up mammography to an early detection of asynchronous contralateral breast cancer. Cancer 67 (1991) 1844 - 1848
25 Mendelsohn, E. B., K. M. Harris, N. Doshi et al.: Infiltrating lobular carcinoma: mammographic pattern with pathologic correlation. Amer. J. Roentgenol. 153 (1989) 265 - 271
26 Mitnick, J. S., M. F. Vazquez, M. N. Harris, S. Schechter, D. F. Roses: Invasive papillary carcinoma of the breast: Mammographic appearance. Radiology 177 (1990) 803 - 806
27 Moskowitz, M.: Interval cancers and screening for breast cancer in British Columbia. Amer. J. Roentgenol. 162 (1994) 1072 - 1075
28 Murphy, T. J., E. F. Conant, C. A. Hanau, S. M. Ehrlich, S. A. Feig: Bilateral breast carcinoma: mammographic and histologic correlation. Radiology 195 (1995) 617 - 621
29 Newstead, G. M., P. B. Baute, H. K. Toth: Invasive lobular and ductal carcinoma: mammographic findings and stage at diagnosis. Radiology 184 (1992) 623 - 627
30 Orel, S. G., B. L. Fowble, L. J. Solin, D. J. Schultz, E. F. Conant, R. H. Troupin: Breast Cancer recurrence after lumpectomy and radiation therapy for early-stage disease: prognostic significance of detection method. Radiology 188 (1993) 189 - 194
31 Page, D. L., T. J. Anderson: Diagnostic Histopathology of the Breast. Churchill Livingstone, Edinburgh 1987
32 Peer, P. G. M., J. A. A. M. van Dijck, J. H. C. L. Hendriks, R. Holland, A. L. M. Verbeek: Age-dependent growth rate of primary breast cancer. Cancer 71 (1993) 3547 - 3551
33 Peer, P. G. M., A. L. M. Verbeek, H. Straatman, J. H. C. L. Hendriks, R. Holland: Agespecific sensitivities of mammographic screening for breast cancer. Breast Cancer Res. Treatm. 38 (1996) 153 - 160
34 Prechtel, K.: Pathologie der Mastopathie und des Mammakarzinoms. Radiologe 33 (1993) 236 - 242
35 Roubidoux, M. A., M. A. Helvie, N. E. Lai, C. Paramagul: Bilateral breast cancer: early detection with mammography. Radiology 196 (1995) 427 - 431
36 Roubidoux, M. A., N. E. Lai, C. Paramagul, L. K. Joynt, M. A. Helvie: Mammographic appearance of cancer in the opposite breast: comparison with the first cancer. Amer. J. Roentgenol. 166 (1996) 29 - 31
37 Sewell, C. W.: Pathology of benign and malignant breast disorders. Radiol. Clin. N. Amer. 33 (1995) 1067 - 1080
38 Sickles, E. A.: The subtle and atypical mammographic features of invasive lobular carcinoma. Radiology 178 (1991) 25
39 Sickles, E. A.: Nonpalpable, circumscribed, noncalcified solid breast masses: likelihood of malignancy based on lesion size and age of patient. Radiology 192 (1994) 439 - 442
40 Stomper, P. C., J. L. Connolly: Ductal carcinoma in situ of the breast: correlation between mammographic calcification and tumor subtype. Amer. J. Roentgenol. 159 (1992) 483 - 485
41 Tabár, L., N. Faberberg, E. Day et al.: Breast cancer treatment and natural history: new insights from the results of screening. Lancet 339 (1992) 412 - 414
42 Tinnemans, J. G. M., T. Wobbes, J. H. C. L. Hendriks, R. Holland, R. F. van der Sluis, H. H. M. de Boer: The role of mammography in the detection of bilateral primary breast cancer. Wld J. Surg. 12 (1988) 382 - 388
43 Trojani, M.: A Colour Atlas of Breast Histopathology. Chapman and Hall Medical, London 1991
44 Tulusan, A. H.: Breast cancer pathology. In Burghardt, E., M. J. Webb, J. M. Monaghan, G. Kindermann: Surgical Gynecologic Oncology. Thieme, Stuttgart 1993 (pp. 542 - 560)

4 Epidemiologie und Behandlung des Mammakarzinoms

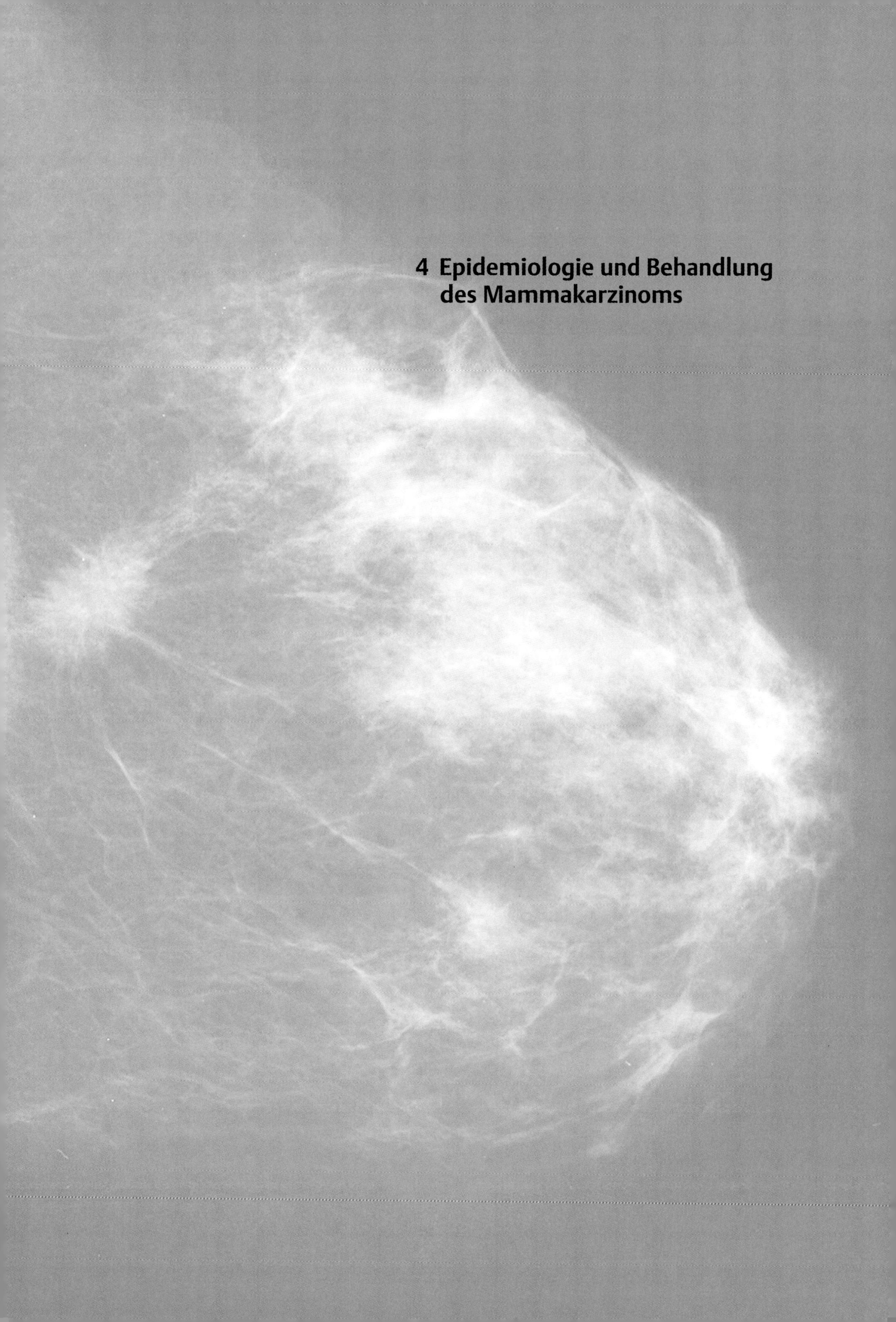

Epidemiologie und Risikofaktoren

B. P. Robra und A. L. M. Verbeek

Epidemiologie

Das Mammakarzinom ist der häufigste maligne Tumor bei Frauen in den meisten Ländern Europas, in Nordamerika, einem großen Teil Lateinamerikas, in Australien und Neuseeland. Brustkrebs ist in diesen Ländern auch die wichtigste Todesursache von Frauen zwischen dem 35. und 54. Lebensjahr (Miller 1987).

Maßzahl für das Auftreten des Brustkrebses ist die *Inzidenz,* d.h. die Anzahl neuer Fälle von Brustkrebs pro Jahr pro 100 000 Frauen.

Die Inzidenz des Mammakarzinoms zeigt geographisch erhebliche Unterschiede. Die höchsten Inzidenzen sind der Abb. 4.**1** zu entnehmen. Die niedrigsten Inzidenzen kommen in Asien vor und sind etwa 4mal niedriger als in Ländern mit der höchsten Inzidenz. Deutschland gehört zusammen mit anderen westeuropäischen Ländern zu den Gebieten mit hoher Brustkrebssterblichkeit. Die Sterblichkeit an einem Mammakarzinom ist allerdings in Deutschland etwas geringer als in England oder den Niederlanden, den Vorreitern auf dem Gebiet des Brustkrebsscreenings.

Während der letzten Jahrzehnte ist in den meisten Ländern eine stetige Zunahme der Inzidenz des Brustkrebses festzustellen. Die Zunahme beträgt durchschnittlich einige Prozente pro Jahr. Auch in Ländern mit einer niedrigen Inzidenz, z.B. Japan, nimmt die Inzidenz zu, sogar stärker als in Ländern mit hoher Inzidenz. Die Zunahme des Brustkrebses betrifft besonders Frauen in der Postmenopause (Harris 1992). Da die Zunahme der Inzidenz bereits vor der breiten Anwendung der Mammographie oder vor Screeningprogrammen auftrat (wodurch man eine zeitliche Erhöhung der Inzidenz erhält, weil Tumoren früher entdeckt werden), steht fest, daß diese Erhöhung nicht durch die Mammographie allein erklärt werden kann. Auch die verbesserte Registrierung neuer Brustkrebsfälle kann diese Zunahme nicht erklären.

Allgemein nimmt man an, daß die Zunahme der Inzidenz auf externe Faktoren wie Einflüsse des Lebensstils und der Umwelt zurückzuführen ist.

Auch die Tatsache, daß die zweite Generation asiatischer Immigranten in den USA etwa dieselbe Inzidenz hat wie weiße amerikanische Frauen, weist auf den

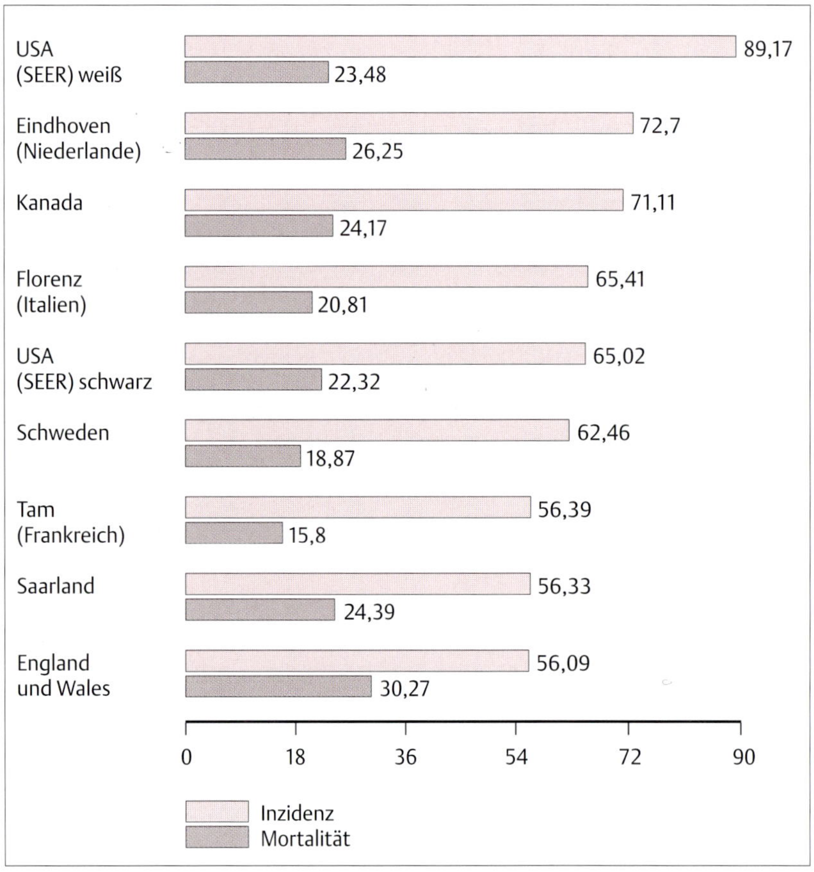

Abb. 4.**1** **Neue Fälle von Mammakarzinom und Mortalität pro 100 000 Frauen in den USA und Europa** (altersstandardisiert auf die Weltbevölkerung, 1983 – 1987) (nach Parkin).

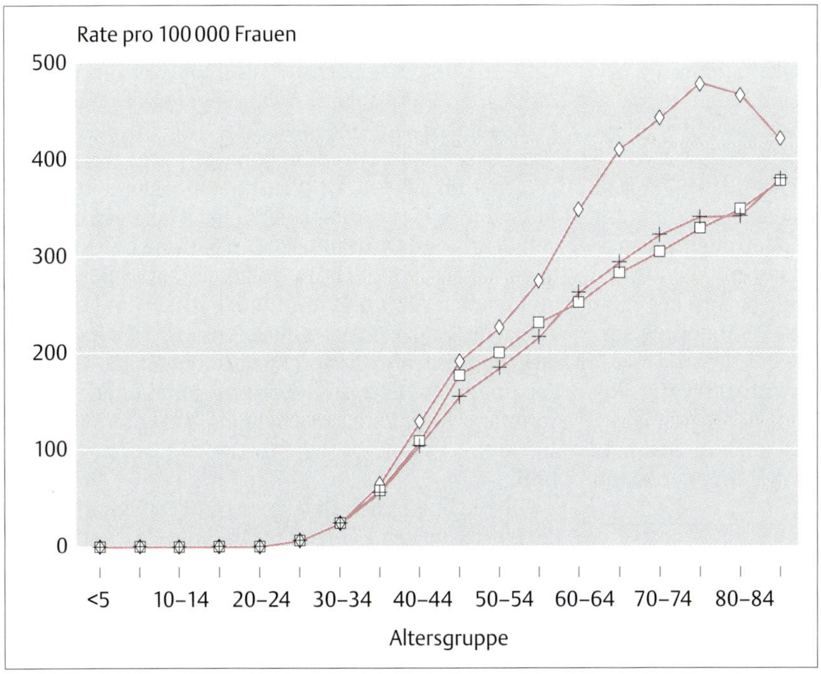

Abb. 4.2 **Durchschnittliche altersspezifische Mammakarzinominzidenzraten bei Frauen in den USA** (1973–1990). Raten pro 100 000 Frauen innerhalb der jeweiligen Altersgruppe (nach Feur).

□ 1973–1977
+ 1978–1981
◊ 1986–1990

wichtigen Einfluß von nichterblichen, externen Faktoren hin (Miller 1987).

Wenn man die Inzidenz per Altersgruppe betrachtet, spricht man von der *altersspezifischen Inzidenz*. Das ist die Inzidenz pro 100 000 Frauen einer bestimmten Altersgruppe (Abb. 4.**2**). Abb. 4.**2** zeigt, daß die altersspezifische Inzidenz erst nach dem 25. Lebensjahr erkennbar wird und mit dem Alter zunimmt.

Es besteht eine kleine zusätzliche Steigung vor der Menopause. Die Spitze dieser Kurve ist als die Ecke von Clemmesen (1948) bekannt. Die Kurven, die sich auf die verschiedenen Registrierungsperioden beziehen, zeigen auch eine Zunahme der Inzidenz in der letzten Periode (1986–1990).

Obwohl man erwarten sollte, daß die zunehmende Inzidenz zu einer höheren Mortalität führt, ist das in der Praxis nicht der Fall. Abb. 4.**3** zeigt diese Diskrepanz in den USA (ACS 1995). Die mehr oder weniger gleichbleibende Mortalität bei zunehmender Inzidenz könnte durch eine der folgenden Ursachen erklärt werden:

Ursachen gleichbleibender Mortalität:

- Die durch Inzidenzzunahme zu erwartende Erhöhung der Mortalität wird vollständig durch die Senkung der Mortalität als Folge verbesserter Behandlungsmethoden kompensiert.
- Die erwartete Mortalitätserhöhung wird durch die mammographische Früherkennung ausgeglichen, wodurch häufiger Tumoren in einem kurablen Stadium entdeckt werden.
- Die Inzidenzerhöhung beruht teilweise auf im Mammographiescreening entdeckten Mammakarzinomen, die nicht in allen Fällen zum Tod führen, wie das gut differenzierte DCIS, das tubuläre und das muzinöse Karzinom.

Risikofaktoren

Bevölkerungsbezogene Studien über das Mammakarzinom haben durch die Charakterisierung von Risikofakto-

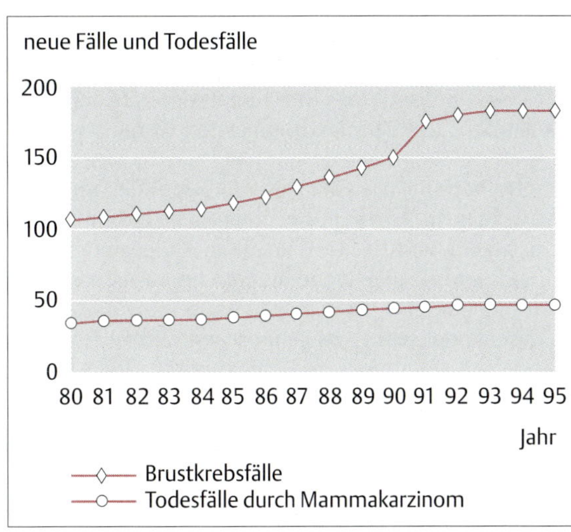

Abb. 4.3 **Schätzung neuer Brustkrebsfälle und Todesfälle durch Mammakarzinom pro 100 000 Frauen.** Frauen in den USA (1980–1995) (nach American Cancer Society).

ren zum besseren Verständnis ätiologischer Prozesse der Karzinogenese beigetragen. Als häufigste maligne Neubildung bei der Frau ist das Mammakarzinom intensiv untersucht worden, wodurch sich eine Reihe von teils erwiesenen und teils unsicheren Risikofaktoren ergeben hat.

Aufgrund der Kenntnis spezifischer Risikofaktoren besteht grundsätzlich die Möglichkeit, bestimmten Frauengruppen gezielt periodische Kontrollen anzuraten. Außerdem bietet die Kenntnis bestimmter Risikofaktoren die Möglichkeit, den Einfluß spezifischer Risikofaktoren zu vermindern, z.B. durch Veränderung von Lebensgewohnheiten.

Das Gewicht eines Risikofaktors wird als *relatives Risiko* angegeben. Dies ist das Verhältnis der Inzidenz bei Frauen mit dem entsprechenden Risikofaktor zur Inzidenz bei vergleichbaren Frauen ohne diesen Risikofaktor (Harris u. Mitarb. 1992).

Risikofaktoren:

- Lebensalter,
- Status nach Mammakarzinom,
- genetische/familiäre Faktoren,
- Östrogendominanz,
- Nahrungsfaktoren,
- Vorgeschichte benigner Mammaveränderungen,
- Exposition durch ionisierende Strahlung.

Lebensalter. Das Lebensalter ist der wichtigste Risikofaktor. Vom 25. Lebensjahr an nimmt die Inzidenz allmählich bis zur Menopause zu, danach ist die Zunahme weniger stark. In den letzten Jahren (1986 – 1990) ist diese Steigerung aber zwischen dem 50. und 70. Lebensjahr keineswegs abgeflacht (Abb. 4.**2**).

Status nach Mammakarzinom. Nach der Feststellung eines Mammakarzinoms besteht ein ungefähr 3mal erhöhtes Risiko auf einen zweiten primären Mammatumor. Dieser kann in der gleichen Mamma nach brusterhaltender Behandlung oder kontralateral auftreten, manchmal kurze Zeit nach dem ersten Tumor.

Genetische/familiäre Faktoren. Eine Familienangehörige 1. Grades mit einem prämenopausalen Mammakarzinom ist ein wichtiger Risikofaktor. Hingegen besteht kein erhöhtes Risiko, wenn bei Familienmitgliedern ein postmenopausales Mammakarzinom aufgetreten ist. Das Vorhandensein eines genetischen Faktors ist so gut wie sicher, wenn mehrere Familienmitglieder 1. Grades ein Mammakarzinom hatten, das sich prämenopausal und evtl. bilateral manifestierte. Das relative Risiko beträgt dann 4 – 6, d. h. das absolute Risiko in solchen Fällen ist 50% und mehr.

Ein Mammakarzinom ist die Folge einer Veränderung der chromosomalen DNA. Eine solche Veränderung kann durch Mutationen oder Beschädigungen der DNA auftreten. Die Beschädigung von bestimmten Tumorsuppressorgenen hat zur Folge, daß die Zellteilung nicht mehr vor der Reparatur der beschädigten DNA unterbrochen wird, so daß die abnormale DNA kopiert wird und das Risiko für das Entstehen einer Malignität besteht.

Es sind inzwischen einige Gene bekannt, die mit dem Mammakarzinom in Verbindung gebracht werden. Bei Trägern von z.B. BRCA 1 (Brustkrebs 1) oder BRCA 2 besteht eine größere Wahrscheinlichkeit auf das Entstehen von Brust- und Ovarialkrebs. Durch diese Gene tritt das Mammakarzinom nicht nur häufiger auf, sondern auch in jüngerem Alter und oft multizentrisch und bilateral. Träger des Ataxie-Teleangiektasie-Gens (1% der Gesamtbevölkerung), die durch reduzierte Kapazität der DNA-Reparatur u.a. eine stark erhöhte Empfindlichkeit für Strahlung haben, zeigen ebenfalls ein erhöhtes Risiko auf Krebs, besonders auf Brustkrebs (Swift u. Mitarb. 1991).

Diese genetischen Defekte vergrößern das Risiko für die Entstehung eines Mammakarzinoms, da weniger zusätzliche Beschädigungen der DNA notwendig sind, um Brustkrebs entstehen zu lassen. Doch beruht nur ein kleiner Prozentsatz (5 – 10%) aller Mammakarzinome auf genetischen Ursachen.

Östrogendominanz. Es wurden folgende Risikofaktoren festgestellt:

- zunehmendes Alter der Mütter bei der Geburt des ersten Kindes,
- Nulliparität,
- Vorverlagerung der Menarche,
- Verspätung der Menopause.

Diese Gruppe von Risikofaktoren läßt sich zusammen mit der protektiven Wirkung einer Ovarektomie vor der natürlichen Menopause unter dem Aspekt der *hormonellen Stimulation des Brustdrüsengewebes* (Östrogendominanz) zusammenfassen. Risikomindernd ist, wenn sich das Drüsengewebe früh vollständig ausdifferenziert, wie es bei einer frühen ersten Schwangerschaft der Fall ist.

Angesichts der epidemiologischen Hinweise auf eine Assoziation zwischen hormonell bedingten Lebensereignissen und dem Brustkrebsrisiko ist die Verwendung *oraler Kontrazeptiva* wiederholt als potentieller Risikofaktor untersucht worden. Sowohl die östrogene wie die gestagene Komponente könnten das Brustkrebsrisiko modifizieren.

Angesichts des außergewöhnlichen Umfangs dieses „Expositionsexperiments" und der Wandlungen der Expositionen im Laufe der Zeit, ist eine größtmögliche Klarheit und Differenzierung der Beurteilung von Risiken und Nutzen wünschenswert – unter Berücksichtigung von Alter, Reproduktionsanamnese und Merkmalen des hormonellen Milieus der Frau einerseits und von Zusammensetzung, Dosis und Einnahmedauer der Produkte andererseits.

Heute steht fest, daß die langfristige Einnahme früherer oraler Kontrazeptiva mit einer hohen Östrogendosis zu einem gering erhöhten (1,3) relativen Mammakarzinomrisiko führen kann. Das relative Risiko von oralen Kontrazeptiva über einen Zeitraum von 4 Jahren oder länger in jungem Lebensalter beträgt 2,1. Die Anwendung oraler Kontrazeptiva vor dem 20. Lebensjahr führt sogar zu einer Erhöhung des relativen Risikos von 1,44/Jahr (Rookus u. van Leeuwen 1994).

Auch die Verschreibung von Östrogenen in/nach der Menopause stellt ein großes Expositionsexperiment dar. Eine postmenopausale Östrogensubstitution soll bei langdauernder Verwendung (10 – 15 Jahre) durch ältere Patientinnen nur eine geringe Erhöhung des Risikos ergeben. Ebenso wie bei den oralen Kontrazeptiva nimmt die Risikoerhöhung schnell ab, wenn die Einnahme abgebrochen wird. Die Kombination von Östrogen mit Progesteron, durch die das Risiko auf ein Endometriumkarzinom reduziert wird, hat wahrscheinlich keinen analog reduzierenden Effekt auf ein erhöhtes Brustkrebsrisiko.

Kinderlosigkeit oder höheres Lebensalter bei der Geburt des ersten Kindes ist risikoerhöhend. Frauen, die ihr erstes Kind nach dem 30. Lebensjahr bekommen, haben ein doppelt so hohes Risiko wie Frauen, die ihr erstes Kind vor ihrem 20. Lebensjahr bekommen.

Eine Menarche vor dem 12. Lebensjahr ist mit einem relativen Risiko von 1,2 verbunden im Vergleich mit der Menarche nach dem 14. Lebensjahr. Dies ist vielleicht eine Erklärung für die großen internationalen Unterschiede. In China ist das mittlere Lebensalter bei der Menarche 17 Jahre, in den USA 12,8 Jahre. Eine Menopause nach dem 55. Lebensjahr bedeutet eine Verdoppelung des Risikos verglichen mit einer Menopause vor dem 45. Lebensjahr.

Nahrungsfaktoren. Ein Vergleich internationaler Mortalitäts- und Inzidenzziffern mit dem durchschnittlichen Verzehr von Fett und anderen Nahrungsbestandteilen ergibt eine deutliche Korrelation zwischen diesen Ernährungsfaktoren und der Brustkrebshäufigkeit. Eine Trennung des Körpergewichts von der Körpergröße ist über den *relativen Gewichtsindex* möglich. Ein erhöhtes relatives Gewicht ist ein Risikofaktor für das Auftreten eines Mammakarzinoms nach der Menopause (Howe u. Mitarb. 1990). Dies wird auf die Hormonproduktion des Fettgewebes zurückgeführt. Der Einfluß der Ernährung kann daher über hormonelle Faktoren vermittelt werden. Protektive Einflüsse hypokalorischer Ernährung und körperlicher Aktivität werden einem ähnlichen Mechanismus zugeschrieben.

Die erreichte Körpergröße gilt als Korrelat einer reichhaltigen Ernährung im Jugendalter. Ein erhöhtes Risiko für große Frauen paßt daher zu den Auswirkungen einer entsprechenden Ernährung im Jugendalter auf die Brustdrüse.

Ernährungsepidemiologische Studien stellen erhebliche methodische Ansprüche hinsichtlich der Abschätzung, in welchem Umfang verschiedene Nahrungsmittel und -bestandteile, die untereinander und mit der Gesamtkalorienaufnahme korreliert sind, aufgenommen werden. Viele Studien haben daher inkonsistente Ergebnisse erbracht (Hunter u. Willet 1996, Greenwald u. Mitarb. 1997, Clavel-Chapelon u. Mitarb. 1997). Dennoch zeigt der Vergleich der Ernährungsgewohnheiten von Patientinnen mit einem Mammakarzinom und Kontrollen in einer Metaanalyse retrospektiver Studien bei Frauen nach der Menopause überwiegend eine risikosteigernde Beziehung zur Aufnahme gesättigter Fette. Der Verzehr von Obst, Gemüse, Vitamin C ergab dagegen eine protektiv gerichtete Assoziation (Howe u. Mitarb. 1990). Bei Frauen vor der Menopause ergaben sich weniger ausgeprägte Befunde. Eine große prospektive Studie fand keine Beziehung zur Aufnahme von Fett, Vitamin C oder E, wohl aber eine signifikante inverse Assoziation mit der Aufnahme von Vitamin A (Hunter u. Mitarb. 1993). Eine prospektive japanische Studie bringt den in Japan selteneren Brustkrebs statistisch überzeugend mit westlichen Ernährungsmustern in Verbindung (Hirayama 1990).

Über den Zusammenhang zwischen Übergewicht und Brustkrebs hinaus bleibt die Analyse des Zusammenhangs zwischen Ernährung und Brustkrebsrisiko ein Feld weiterer Untersuchungen – auch hinsichtlich intermediärer Endpunkte wie Atypie oder benigner Mammaveränderungen oder hinsichtlich spezifischer Teilgruppen des Mammakarzinoms (z. B. ER+ [Östrogenrezeptor]). Dies nicht zuletzt deswegen, weil über ein besseres Verständnis der Zusammenhänge eine potentiell protektive Ernährungsweise („prudent diet") abgeleitet werden kann.

Vorgeschichte benigner Mammaveränderungen. Wenn bei einer früher durchgeführten Biopsie oder Punktion proliferative epitheliale Veränderungen gefunden wurden, ist das Risiko verdoppelt, wenn eine atypische epitheliale Hyperplasie festgestellt wird, vervierfacht. Bei benignen Veränderungen ohne proliferative Veränderungen (wie Zysten und Fibroadenomen) ist das Risiko nicht erhöht (London u. Mitarb. 1992).

Exposition durch ionisierende Strahlung. Frühere therapeutische Röntgenbestrahlungen aufgrund einer Mastitis oder auch häufige langdauernde konventionelle Röntgendurchleuchtungen (ohne Verwendung von Bildverstärkern) bei Lungenprozessen oder Herzfehlern (Herzkatheterisierung) bedeuten ein erhöhtes relatives Risiko eines Mammakarzinoms. Dieses Risiko ist am größten, wenn die Röntgenstrahlung während der starken Entwicklung des Mammadrüsengewebes, z. B. während der Menarche oder während der ersten Schwangerschaftsperiode, angewendet wurde. Eine Bestrahlung der Mammae vor der Menarche hat nur eine geringe Risikoerhöhung zur Folge.

Weitere mögliche Risikofaktoren. In einigen Studien wird der *tägliche Alkoholkonsum*, auch in geringer Menge, als risikoerhöhend angesehen. In anderen Untersuchungen konnte dies nicht bestätigt werden.

Eine ähnliche Kontroverse besteht hinsichtlich des Risikos von *mammographisch sehr dichtem Drüsengewebe.* Sicher ist, daß die Tumordetektion in solchen Mammae schwieriger ist und deshalb das Risiko groß ist, daß der Tumor erst in einem fortgeschrittenen Stadium entdeckt wird. Das Stillen nach der Geburt eines Kindes gibt möglicherweise prämenopausal einigen Schutz. Schließlich sollte noch erwähnt werden, daß Bleiker (1995) untersucht hat, ob ein evtl. Zusammenhang zwischen den *Persönlichkeitsfaktoren* und dem Auftreten eines Mammakarzinoms besteht. Die Autorin fand eine schwache Korrelation mit sog. „Anti-Emotionalität", d. h. Frauen, die sich im täglichen Leben nicht „durch ihr Gefühl leiten lassen".

Zusammenfassung

Zusammenfassend kann festgestellt werden, daß neben einem beschränkten Anteil genetischer Ursachen die nichtgenetischen, externen Faktoren wie Lebensstil und Umwelt oder auch sozioökonomische Einflüsse den wichtigsten Teil der Risikofaktoren ausmachen. Eine überreichliche Ernährung in den ersten Lebensjahren und eine starke Zurückdrängung von Infektionskrankheiten führten zu einem optimalen Wachstum und einem früheren Beginn der geschlechtsreifen Periode bei gleichzeitig längerer Dauer mit dem Resultat einer größeren mittleren Körpergröße und längerer Exposition durch Östrogene. Bei Tieren führt die Einschränkung der Ernährung in den ersten Lebensjahren zu einer starken Reduzierung von Mammatumoren (Welsch 1992).

Sofern Risikofaktoren modifizierbar erscheinen, eröffnen sie ein präventives Potential, eine Brustkrebsentstehung durch Änderung der Lebensgewohnheiten zu vermeiden. Fortschritte in der primären Prävention des Mammakarzinoms erscheinen daher nicht mehr grundsätzlich unmöglich. Insbesondere die Beeinflussung des Mammakarzinomrisikos durch Ernährungsfaktoren gibt zu der Hoffnung Anlaß, eine vernünftige Ernährung könnte zu einer anhaltenden Risikoreduktion führen. Kontrollierte Interventionsstudien stehen noch aus. Sie hätten sicher nicht nur das Mammakarzinom als Zielgröße, sondern würden zusätzlich Veränderungen wie Herz-Kreislauf-Krankheiten und andere Krebslokalisationen einbeziehen.

Behandlung

J. Hoogenhout, Th. Wobbes, W. J. Hoogenraad und L. V. A. M. Beex

Stadieneinteilung

Für eine adäquate Stadieneinteilung und Behandlung ist eine interdisziplinäre Zusammenarbeit zwischen Radiologen, Pathologen, Chirurgen, Strahlentherapeuten und medizinischen Onkologen unerläßlich.

Vor der Operation wird das Stadium der Erkrankung mit Hilfe der TNM-Klassifikation festgestellt. Bei diesem System geben die Buchstaben T, N und M jeweils: die Ausbreitung des Primärtumors (T 1 – 4), die Ausbreitung in die regionalen Lymphknoten (N 1 – 3) und die Anwesenheit von Fernmetastasen (M 0 – 1) an.

Die Bezeichnung pTNM bedeutet, daß es sich um den intraoperativ oder postoperativ histopathologischen Befund handelt. Fehlt der Buchstabe p, wurde der Befund präoperativ klinisch erhoben (Tab. 4.**1**).

Behandlung des Primärtumors

Die Behandlung einer Patientin mit einem invasiven Mammakarzinom kann sowohl *kurativ* als auch *palliativ* erfolgen. Bei einer kurativen Behandlung ist die Behandlung auf eine Heilung der Erkrankung ausgerichtet, während bei einer palliativen Behandlung die Verminderung von Beschwerden und der Erhalt der Lebensqualität im Vordergrund steht. Nach lokaler und regionaler Behandlung ist die Aussicht auf Heilung bei einem weniger ausgebreiteten Tumor (pT 1 – 2; N 0 – 1; M 0) größer, im fortgeschrittenen Stadium (pT 3; N 2 – 3; M 0) sind die Chancen geringer. Bei einem sehr ausgebreiteten Tumor (T4 oder M1) wird nicht kurativ, sondern palliativ behandelt. Die lokale und regionale chirurgische Behandlung und eine evtl. Bestrahlung sind darauf ausgerichtet, zu heilen und gleichzeitig zu verhindern, daß sich örtlich erneut ein Tumor entwickelt. Die Entfernung der Achsellymphknoten dient der Feststellung des Tumorstadiums. Ein ausgedehntes Screening nach Fernmetastasen findet nur bei lokal oder regional ausgebreiteten Tumoren (pT4; pN 2 – 3) sowie aufgrund von Beschwerden oder Untersuchungsergebnissen statt. Es ist noch nicht möglich, die Anwesenheit von Mikrometastasen zuverlässig auszuschließen.

Kurative Behandlung

Die Standardbehandlung bei einem kleinen Tumor (T1, kleiner T2) ist eine *brusterhaltende Behandlung*. Bei einem größeren Tumor (großer T2, T3) ohne Fernmetastasen ist die Standardbehandlung ein *ablativer Eingriff* in der Form einer modifizierten radikalen Mammaamputation.

Brusterhaltende Behandlung. Die brusterhaltende Behandlung besteht aus einer lokalen Exzision des Tumors (Lumpektomie, Quadrantektomie), einer Achsellymphknotendissektion und Strahlentherapie. Das Ziel des Eingriffs ist eine lokoregionale Tumorkontrolle mit Erhalt einer kosmetisch zufriedenstellenden Mamma.

Randomisierte Untersuchungen haben gezeigt, daß bei kleinen Tumoren die brusterhaltende Behandlung eine ebenso gute Aussicht auf lokale Tumorkontrolle und ein gesundes weiteres Leben bietet, wie eine modifizierte radikale Mammaamputation. Das kumulative Risiko eines lokalen oder regionalen Rezidivs beträgt wäh-

Tabelle 4.1 TNM-Klassifikation von Mammakarzinomen

Tis		Carcinoma in situ (DCIS oder LCIS)			
T1		≤ 2 cm			
	T1a	≤ 0,5 cm			
	T1b	> 0,5 – 1 cm			
	T1c	> 1 – 2 cm			
T2		> 2 – 5 cm			
T3		> 5 cm			
T4		Brustwand/Haut			
	T4a	Brustwand			
	T4b	Hautödem/Ulzeration, Satellitenhautknoten			
	T4c	4a und 4b zusammen			
Die pT Kategorien entsprechen den cT Kategorien					
N1		bewegliche axillare Lymphknoten	**pN1**		
				pN1a	Mikrometastasen ≤ 0,2 cm
				pN1b	Makrometastasen
					I 1 – 3 Lymphknoten/> 0,2 – < 2 cm
					II ≥ 4 Lymphknoten/> 0,2 cm – < 2 cm
					III Kapsel durchbrochen/< 2 cm
					IV ≥ 2 cm
N2		fixierte Lymphknoten axillar	**pN2**		
N3		parasternale Lymphknoten (Mammaria-interna-Gruppe)	**pN3**		
M1		Fernmetastasen			

rend der ersten 10 Jahre nach der Behandlung ungefähr 10% (Veronesi u. Mitarb. 1981, 1993, Fisher u. Mitarb. 1985, 1995).

Indikationen:

- Histologisch invasives Mammakarzinom, einschließlich aller Subtypen,
- Stadium pT 1 – 2; pN 0 – 1; M 0,
- lokale Exzision mit einem Rand von 1 – 2 cm über den Tumor hinaus ist kosmetisch verantwortbar.

Kontraindikationen:

- *Absolute Kontraindikationen:*
  - Tumor größer als 5 cm,
  - ausgebreitete Mikrokalzifikationen auf dem Mammogramm,
  - multifokale Tumorlokalisationen in mehr als einem Quadranten,
  - Patientin selbst bevorzugt eine Mammaamputation.
- *Relative Kontraindikationen:*
  - sehr kleine oder sehr große Mammae,
  - sehr peripher oder subareolär lokalisierte Tumoren,
  - während der Schwangerschaft oder Laktation,
  - mit Mammakarzinom vorbelastete Familienanamnese,
  - Tumor größer als 3 cm.

Brusterhaltende chirurgische Maßnahmen:
Bei der brusterhaltenden Behandlung bestehen die chirurgischen Maßnahmen aus einer lokalen Exzision des Tumors mit einer Sicherheitszone von 1 – 2 cm (Lumpektomie, Quadrantektomie) und einer Achsellymphknotendissektion. Ist der Tumor im oberen Quadranten lokalisiert, dann wird eine Inzision in Richtung der Hautspaltlinien empfohlen. Bei einer Lokalisation im unteren Quadranten ist eine radiäre Inzision angezeigt. Durch eine gesonderte Inzision der Achselhöhle wird eine Achsellymphknotendissektion durchgeführt. Das Exzisionsbiopt und das Material aus den verschiedenen Achselhöhlensegmenten (Ebene 1 – 3; mediale Achselspitze) werden gekennzeichnet dem Pathologen zur Untersuchung übergeben. Ursprungsort und Lage sind also jeweils genau anzugeben. Außerdem sollte eine Untersuchung nach dem Rezeptorstatus für Steroidhormone im Tumorgewebe durchgeführt werden.

Brusterhaltende Strahlentherapie:
Für eine optimale Tumorkontrolle und ein kosmetisch zufriedenstellendes Resultat ist eine homogene Dosisverteilung der ionisierenden Strahlen notwendig. Die unterschiedliche 3-dimensionale Form der Mamma verlangt eine individuelle Bestrahlungstechnik für jede einzelne Patientin. Die strahlentherapeutische Abteilung sollte über einen modernen Simulator, ein computergesteuertes Planungssystem und – wenn möglich – sowohl über einen Niedrig- wie auch Hochenergielinearbeschleuniger verfügen. Die Strahlentherapie nach einer brusterhaltenden chirurgischen Maßnahme setzt sich aus 2 Komponenten zusammen: der Bestrahlung der gesamten Mamma und eines Boosts (Aufsättigung des Tumorbetts mit zusätzlicher Strahlendosis).

- Prinzipien der Strahlentherapie: Bei 43% der T1- und T2-Tumoren fanden Holland u. Mitarb. (1985) mehr als 2 cm außerhalb der Grenze des infiltrierenden Tumors histologisch Herde eines invasiven oder nichtinvasiven Karzinoms. Nur bei 37% der Patientinnen mit einer T1- oder T2-Läsion wurden keine additionellen Herde eines Karzinoms festgestellt. Rosen u. Mitarb. (1975) fanden heraus, daß nach einer simulierten partiellen Mastektomie bei 26% der Patientinnen mit Tumoren, die kleiner waren als 2 cm, und bei 38% der Patientinnen mit Tumoren von 2 cm und größer ein Restkarzinom in der Mamma vorhanden

Tabelle 4.**2** Prozentsatz der Lokalrezidive bei Patienten die mit und ohne Bestrahlung der Mamma nach brustschonender Chirurgie behandelt wurden

Autor	Anzahl der Patienten	Primäre Tumorgröße/Stadium	Ergebnis	% lokales Rezidiv mit Bestrahlung	% lokales Rezidiv ohne Bestrahlung	P-Wert
Fisher u. Mitarb. (1995)	1450	≤ 4 cm	Rezidiv nach 8 Jahren	10	39	< 0,001
Clark u. Mitarb. (1987)	1504	T 1 – 4	Rezidiv nach 10 Jahren	14	29	< 0,0001
Kantorowicz u. Mitarb. (1989)	237	T 1 – 3	Rezidiv N. A.	10	30	–

N. A. nicht angegeben

war. Verschiedene, nichtrandomisierte klinische Studien über ausschließlich brusterhaltende chirurgische Maßnahmen ohne anschließende Bestrahlung haben ergeben, daß die Häufigkeit eines lokalen Rezidivs 8 – 10 Jahre nach der Operation zwischen 15 – 37% schwankt (Montgomery u. Mitarb. 1978, Freeman u. Mitarb. 1981, Lagois u. Mitarb. 1983, Greening u. Mitarb. 1988, Kantorowicz u. Mitarb. 1989). Diese Resultate wurden in 3 randomisierten Untersuchungen bestätigt, die eine Abnahme der Häufigkeit lokaler Rezidive von 29 – 39% ohne Bestrahlung der Mamma auf 10 – 14% mit Bestrahlung der gesamten Mamma nachgewiesen haben (Tab. 4.**2**) (Clark u. Mitarb. 1987, Fisher u. Mitarb. 1989, Kantorowicz u. Mitarb. 1989). Die Studien machen deutlich, daß die Bestrahlung der gesamten Mamma das Risiko eines lokalen Rezidivs signifikant verringert. Auch neuere Publikationen von Fisher u. Mitarb. (1995), der Early Breast Cancer Trialists Collaborative Group (1992) und der Scottish Cancer Trials Breast Group (1996) bestätigen den Mehrwert der Bestrahlung nach lokaler Exzision. Die Effektivität der Auffülldosis auf das Tumorbett (Boost) ist weniger deutlich. Tab. 4.**3** zeigt Vergleichsdaten über das Risiko eines lokalen Rezidivs bei Patientinnen mit einem Mammakarzinom nach Lumpektomie und Bestrahlung der gesamten Mamma, mit oder ohne anschließende Auffülldosis auf das Mammabett (Bedwinek u. Mitarb. Chu u. Mitarb. 1984, Harris u. Mitarb. 1984, Nobler u. Venet 1985, Romestaing u. Mitarb. 1989). Zusammenfassend kann man daraus schließen, daß eine ergänzende Bestrahlung das Auftreten eines lokalen Rezidivs nur gering vermindert hat.

Aus diesen klinischen Untersuchungen geht hervor, daß sich mikroskopische Tumorreste in der gesamten Mamma befinden können, jedoch hauptsächlich im Gebiet um den Tumor herum. Radiobiologische Daten weisen auf eine geringe Strahlensensibilität des Mammakarzinoms hin. Die mikroskopischen Tumorreste benötigen deshalb eine Dosis von ungefähr 50 Gy in 25 Einzelgaben, bei Gefahr eines ausgedehnten Resttumors möglicherweise sogar 60 – 66 Gy in 30 – 33 Einzelgaben. Durch sorgfältige Fraktionierung kann der Schaden am gesunden Gewebe begrenzt werden. Die oben genannten Dosierungen bleiben innerhalb der normalen Gewebetoleranz. Radiobiologisch sind in ihrem Effekt auf den Tumor wie auch bzgl. der normalen Gewebetoleranz 50 Gy in 25 Fraktionen äquivalent zu 45 Gy in 18 Fraktionen.

- Bestrahlung der gesamten Mamma: Die Mamma wird mit tangential ausgerichteten Strahlenbündeln bestrahlt. Die medial und lateral vorbeistreifenden

Tabelle 4.**3** Prozentsätze lokaler Rezidive bei Patienten mit einem Mammakarzinom, die mit oder ohne ergänzende Dosis (Boost) auf das Tumorbett behandelt wurden

Autor	Anzahl der Patienten	Primäre Tumorgröße/Stadium	Ergebnis	Follow-up (Jahre) median	% lokales Rezidiv mit Boost	% lokales Rezidiv ohne Boost	P-Wert
Bedwinek u. Mitarb. (1980)	195	≤ 5 cm	Rezidiv	3,4	5	5	N. S.
Chu u. Mitarb. (1984)	154	≤ 5 cm	Rezidiv	4,2	6	19	0,010
Harris u. Mitarb. (1984)	357	T 1 – 4	Rezidiv nach 10 Jahren	4,3	6	12	N. S.
Nobler u. Venet (1985)	161	T 1 – 3	Rezidiv nach 6 Jahren	3,8	6	9	N. S.
Romestaing u. Mitarb. (1989)	384	≤ 3 cm	Rezidiv	N. A.	1	2	N. S.

N. A. nicht angegeben
N. S. nicht signifikant

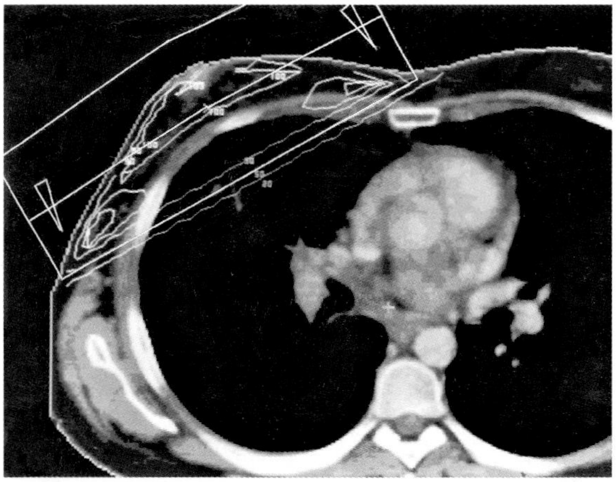

a

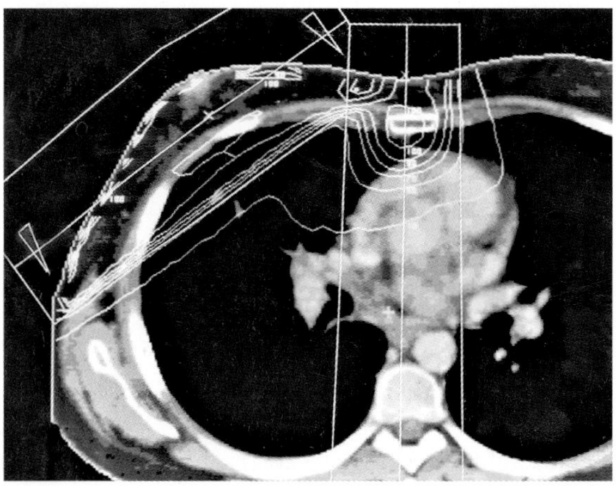

b

Abb. 4.4 **a, b 2 Bestrahlungstechniken mit tangentialen Bündeln für die Bestrahlung der Mamma mit und ohne parasternale Lymphknotenstationen:**
a Dosisverteilung über Isodosenlinien von 2 tangentialen Photonenbündeln (4 MV) für die Bestrahlung der Mamma.
b Dosisverteilung der Kombination von 2 tangentialen Photonenbündeln (4 MV) und eines ventralen Elektronenbündels (13 MeV) für die Bestrahlung der Mamma und der parasternalen Lymphknotenstationen.
Cave: subkutane Überdosierung bei der Überlappung.

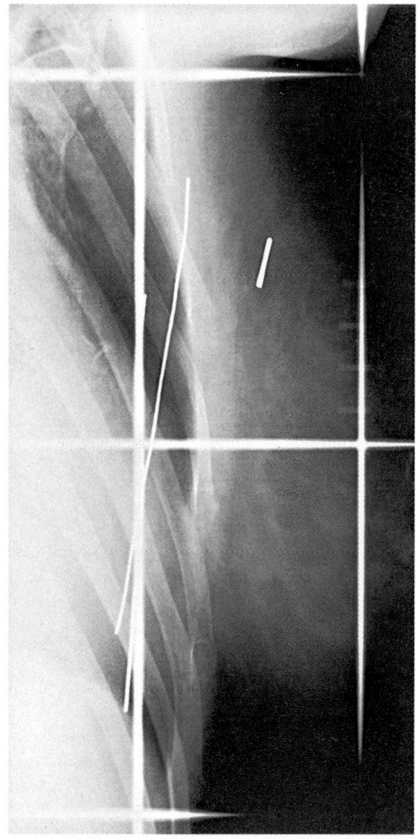

Abb. 4.5 **Beispiel einer Simulationsröntgenaufnahme eines tangentialen Mammafelds.** Der röntgendichte Clip markiert den Boden des Tumorbetts. Ungefähr 2 cm. Lungengewebe ist notwendigerweise in das Bestrahlungsvolumen aufgenommen.

Photonenbündel umfassen sowohl das gesamte Drüsengebiet der Mamma als auch die darunter liegende Thoraxwand. Das Zielgebiet beginnt 5 mm unter der Haut. Hierfür ist ein Linearbeschleuniger mit einer Photonenenergie von 4 - 6 MeV sehr geeignet. Bei einer großen Mamma kann eine höhere Energie mit Hautaufbaueffekt erforderlich sein. Die Bestrahlungstechniken sind in Abb. 4.**4** dargestellt. Abb. 4.**5** zeigt ein vom Simulator angefertigtes Röntgenbild. Die allgemein akzeptierte Strahlendosis beträgt 50 Gy in 25 Einzeldosen auf das Isozentrum.

- Bestrahlung des Tumorbetts (Boost): Zur Bestrahlung des Tumorbetts stehen 3 Bestrahlungstechniken zur Verfügung (Abb. 4.**6**):
  - Photonenbündel mit Keilfilter für einen tief gelegenen Tumor in einer großen Mamma (Abb. 4.**6a**),
  - Implantat zur interstitiellen Brachytherapie mit z. B. ^{192}Ir-Quellen (Abb. 4.**6b**),
  - direktes Elektronenbündel (Abb. 4.**6c**).

  Nach unserer Erfahrung sind für das kosmetische Resultat und die lokale Tumorkontrolle sowohl die Bestrahlung mit Elektronen als auch die interstitielle Brachytherapie gleich gut geeignet. Unseres Erachtens sollte einer Bestrahlung mit Elektronen, aufgrund der relativ einfachen Technik und der geringen Belastung für die Patientinnen, der Vorzug gegeben werden. Das Zielgebiet umfaßt den ursprünglichen Tumor einschließlich einer Marge von ± 2 cm. Die erforderliche Strahlendosis beträgt 10 - 20 Gy in 5 - 10 Fraktionen oder eine Brachytherapie mit 15 Gy und niedriger Dosisrate.
- Bestrahlung der regionalen Lymphknotenstationen: Über die Indikationen für eine postoperative Bestrahlung der regionalen Lymphknoten besteht keine Übereinstimmung. Durch die regionale Bestrahlung werden die Überlebenschancen nicht nennenswert verbessert. Die Anzahl supraklavikularer und axillarer Rezidive wird kleiner, dafür tritt jedoch häufiger ein Armödem auf. Für die axillaren und supraklavi-

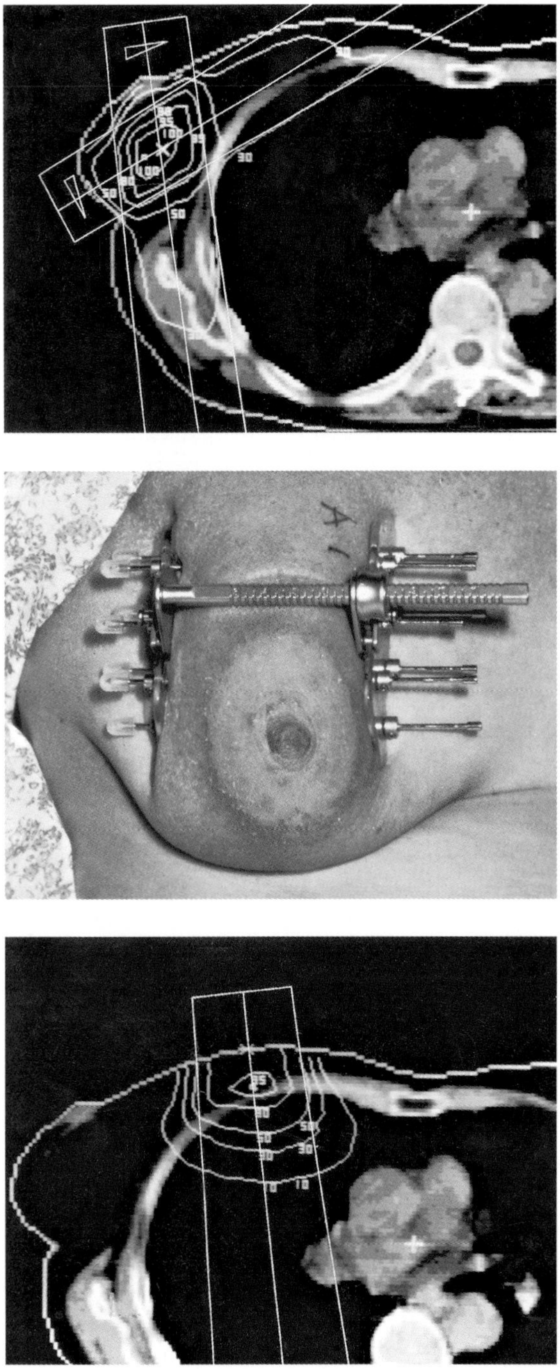

a

b

c

Abb. 4.6 **a–c Übersicht über die Techniken der Bestrahlung des Tumorbetts (Boost):**
a Isodosenkurve von 2 Photonenbündeln (4 MV) mit Keilfilter bei einer relativ geringen Belastung des Lungengewebes. Die spezifische Dosis im Isozentrum nach den Vorschriften von ICRU 29.
b Beispiel eines 2-Flächen-Implantats. Die 7 hohlen rostfreien Stahlnadeln mit einem Durchmesser von 1,5 mm werden zeitweise mit ^{192}Ir-Quellen gefüllt. Die Dosis wird nach dem Pariser System berechnet.
c Beispiel einer Isodosenkurve eines direkten Elektronenbündels (9 MeV).
Berechnung des Dosismaximums nach ICRU 29.

kularen Lymphknotenstationen gilt, daß nach einer Achsellymphknotendissektion die Indikation auf Patientinnen begrenzt bleibt, bei denen aufgrund von extranodalem Wachstum oder Metastasen in mehr als 3 Achsellymphknoten die Achsellymphknotendissektion wahrscheinlich nicht radikal durchgeführt wurde. Angewandt wird eine Bestrahlung nach der McWhirter-Technik mit einer Dosis von 45–50 Gy in 20 bzw. 25 Fraktionen.
Die Bestrahlung der parasternalen Lymphknotenstationen ist noch umstrittener und kommt in vielen Instituten nur bei einem zentral oder medial lokalisierten Tumor mit tumorpositiven Achsellymphknoten zur Anwendung. Nach der Lokalisation mit der Szintigraphie werden die parasternalen Lymphknoten über ein ventrales Bündel mit Elektronen (9 oder 13 MeV) bestrahlt, und zwar bis zu einer Dosis von 45–50 Gy in 20 bzw. 25 Fraktionen (Abb. 4.**4**). Bei einer brusterhaltenden Behandlung kann es durch Überlappung tangentialer und parasternaler Bestrahlungsfelder zu einer so hohen Überdosierung kommen, so daß aus technischen Gründen von der parasternalen Bestrahlung abgesehen werden muß.

Kosmetische Resultate und Nebenwirkungen:
Die bestimmenden Faktoren für das kosmetische Resultat bei einer brusterhaltenden Behandlung sind:

- Weiträumigkeit der Tumorexzision,
- Art der Achsellymphknotendissektion.

Einfluß auf das kosmetische Endresultat haben daneben auch:

- totale Strahlendosis,
- Einzeldosis,
- Homogenität der Dosisverteilung,
- evtl. adjuvante Chemotherapie.

Als Nebenwirkungen können eine lokale Fibrose, ein Armödem und Telangiektasien auftreten. Pierquin u. Mitarb. (1986) stellten in einer großen Studie fest, daß nach Achsellymphknotendissektion und Bestrahlung der Axilla bei 78 von 907 Patientinnen (9%) ein Armödem auftrat. In 2 Untersuchungen wurde nach einer Beobachtungszeit von 5 und 7 Jahren bei 80–90% der Patientinnen mit brusterhaltender Behandlung ein gutes bis sehr gutes kosmetisches Resultat festgestellt (Olivotto u. Mitarb. 1989, Rose u. Mitarb. 1989).

Lokales Rezidiv nach brusterhaltender Behandlung:
Das Rezidiv nach brusterhaltender Behandlung kann aus der invasiven Komponente des Tumors oder aus einem zurückgebliebenen DCIS entstehen.

Neben einem Rezidiv kann es natürlich auch zu einem De-novo-Karzinom kommen.

75% der Rezidive treten in der direkten Umgebung des Primärtumors auf, 10% an anderer Stelle in der Mamma und 15% in der Kutis oder Subkutis.

Wie schon erwähnt, kommt es bei Patientinnen nach einer brusterhaltenden Operation in 8–10% der Fälle zu einem lokalen Rezidiv. Bei Patientinnen mit einem invasiven Karzinom mit ausgebreitetem intraduktalem Anteil (extensives intraduktales Karzinom [EIC]) nimmt die Gefahr eines lokalen Rezidivs bis 28% zu. Man spricht von einem EIC, wenn mehr als 25% des invasiven Primärtumors und/oder des normal aussehenden Mammagewebes in der Umgebung aus einem intraduktalen Karzinom besteht oder wenn in einem intraduktalen Karzinom die Anwesenheit eines Gebiets oder mehrerer Gebiete einer fokalen Invasion festzustellen ist (Boyages u. Mitarb. 1990).

Da die In-situ-Komponente zur Peripherie des Tumors hin abnimmt, wird bei einer weiträumigen Exzision die Gefahr eines Rezidivs verringert. Daß die Exzision manchmal sehr weiträumig sein muß, verdeutlicht eine Untersuchung von Holland u. Mitarb. (1990). Sie fanden bei Vorkommen von EIC bei 30% der Patientinnen noch in 2 cm Abstand deutlich ein CIS. Bei Patientinnen mit einer Quadrantektomie, also einer weiträumigen Exzision, ist das Vorkommen eines Rezidivs bedeutend geringer (Veronesi u. Mitarb. 1990, Vicini u. Mitarb. 1991).

Als Standardtherapie für das lokale Rezidiv nach brusterhaltender Behandlung wird heutzutage die Ablatio simplex angesehen.

Modifizierte radikale Mammaamputation:
Bei Karzinomen, die größer als 3 - 5 cm sind, oder wenn nach brusterhaltender Operation die verbleibende Mamma kosmetisch unakzeptabel ist, stellt die modifizierte radikale Mammaamputation die Behandlung der Wahl dar.

Chirurgische Maßnahmen:
Bei der modifizierten radikalen Mammaamputation werden die gesamte Drüsenscheibe mit der darunter liegenden pektoralen Faszie und daran anschließend die Lymphknoten der Achselhöhle entfernt. Die tiefer liegenden Musculi pectorales major und minor bleiben intakt (Modifikation von Madden-Auchincloss). Bei der Modifikation nach Patey wird der Musculus pectoralis minor entfernt. Bei der radikalen Mammaamputation nach Halsted, die gegenwärtig als überholt gilt, werden beide Muskeln weggenommen.

Postoperative Strahlentherapie der Thoraxwand:
- Indikationen: Eine Bestrahlung der Thoraxwand kommt in Betracht, wenn die Resektionsflächen nicht tumorfrei sind, wenn eine Infiltration in die Haut oder Thoraxwand festgestellt wurde. Bei ausgedehnter Tumorlokalisation in den Lymphbahnen der Mamma besteht keine eindeutige Indikation zur Bestrahlung der Thoraxwand.
- Technik und Dosierung: Abhängig von der Wölbung der Thoraxwand und der Größe der Narbe kann eine adäquate Bestrahlung über ein direktes Elektronenfeld oder über 2 tangentiale Bündel erfolgen (Abb. 4.**5**). Eine computerunterstützte Bestrahlungsplanung ist erforderlich. Es wird eine totale Dosis von 40 - 50 Gy in Fraktionen von täglich 1,8 - 2,5 Gy gegeben.

Postoperative Strahlentherapie der regionalen Lymphknoten:
- Indikationen und Dosierungen: Die Indikationen und Dosierungen für die Strahlentherapie der regionalen Lymphknotenstationen nach modifizierter Mammaamputation sind identisch mit denen, die bei der brusterhaltenden Behandlung beschrieben wurden (S. 47).

Resultate:
Nach einer modifizierten radikalen Mammaamputation und anschließender Strahlentherapie ist das Risiko eines lokoregionalen Rezidivs 8 - 10%. Bei einem lokalen Rezidiv bestehen bei 90 - 95% der Patientinnen klinische oder subklinische Fernmetastasen.

Familiäres oder genetisch bedingtes Mammakarzinom:
In 5 - 10% der Fälle ist Brustkrebs eine erbliche Krankheit. Ursächlich sind 2 Genmutationen bekannt: BCRA 1 und BCRA 2 (Hoskins u. Mitarb. 1995). Eine brusterhaltende Behandlung ist eine relative Kontraindikation bei Frauen mit erblichem Brustkrebs. Für die sekundäre Prävention ist eine besonders gute Beurteilbarkeit des Mammogramms erforderlich (frühe Follikularphase des Zyklus). Für die primäre Prävention kommt nur eine Ablation in Frage.

Adjuvante Chemo-/Hormontherapie:
Mit zunehmender lokaler und regionaler Ausbreitung des Primärtumors steigt das Risiko auf Fernmetastasen. Ein gutes Kriterium ist die Anzahl tumorpositiver Lymphknoten in der homolateralen Achselhöhle. In Tab. 4.**4** ist das Verhältnis zwischen der Anzahl der tumorpositiven Achsellymphknoten und dem Risiko auf Metastasen wiedergegeben. Für das Mammakarzinom mit Fernmetastasen gibt es bis heute keine kurative Behandlung. Auch die häufig beeindruckenden Resultate der palliativen Therapie konnten daran nichts ändern. Letztlich wird das Versagen dieser Behandlung auf eine erworbene oder eine neu entwickelte Therapieresistenz der Tumorklonen zurückgeführt. Die Gefahr einer Resistenzentwicklung wird größer, je weiter der Tumorprozeß fortschreitet. Es wird angenommen, daß Mikrome-

Tabelle 4.**4** Anzahl tumorpositiver Achsellymphknoten und Risiko der Streuung im Zeitraum von 5 Jahren nach der Behandlung eines Mammakarzinoms (Berechnung aufgrund der Daten von Nemoto u. Mitarb.)

Anzahl der Patienten	Anzahl tumorpositiver Achsellymphknoten	Risiko auf Metastasen %
12299	0	19
4192	1 - 3	37
3442	>3	62

Tabelle 4.5 Indikationen für die adjuvante Therapie

Menopausestatus	Achsellymphknoten	Rezeptorstatus	
		positiv	negativ
Prämenopausal	positiv	Chemotherapie + endokrine Therapie	Chemotherapie
Postmenopausal	positiv	endokrine Therapie +/− Chemotherapie	Chemotherapie

Anmerkung: Bei prä- und postmenopausalen Patientinnen mit negativen Achsellymphknoten und erhöhtem Risiko auf Metastasen wegen Tumorgröße und anderer prognostischer Faktoren: Behandlung wie bei lymphknotenpositiven Tumoren

tastasen im Vergleich zu klinisch nachweisbaren Metastasen günstigere zellkinetische Faktoren besitzen und außerdem eine geringere Resistenz gegenüber einer Behandlung entwickeln.

Es ist möglich, mit einer adjuvanten Chemo- und/oder Hormontherapie die Rezidiv- und Sterberate zu verringern. Aus den Resultaten vieler randomisierter Untersuchungen wurde jetzt eine allgemeine Übereinstimmung erzielt hinsichtlich der Indikation und der Art der adjuvanten Therapie bei Patientinnen, die vorsätzlich kurativ behandelt wurden. Diese Ergebnisse sind in Tab. 4.**5** zusammengefaßt.

Adjuvante Chemotherapie:
Es besteht Übereinstimmung darin, daß die adjuvante Chemotherapie bei prämenopausalen Patientinnen mit einem primären Mammakarzinom und tumorpositiven Achsellymphknoten indiziert ist. Mit einer Kombinationstherapie aus Cyclophosphamid, Methotrexat und 5-Fluorouracil oder einem Schema mit Doxorubicin wird während der ersten 10 Jahre nach der Behandlung die Gefahr einer Rezidiventstehung oder der Letalität auf 35% bzw. 27% (Early Breast Cancer Trialists' Collaborative Group 1998 a) zurückgedrängt. Eine chemotherapeutisch induzierte Ausschaltung der Ovarialfunktion oder eine Nachbehandlung mit Tamoxifen kann bei Patientinnen mit einem rezeptorpositiven Tumor wesentlich zum therapeutischen Erfolg beitragen (Beex u. Mitarb. 1988, Early Breast Cancer Trialists' Collaborative Group 1998 b). Obwohl eine Reduktion von Rezidiven bei Behandlung mit adjuvanter Chemotherapie von Patienten mit N-Tumoren nachgewiesen ist, ist die Überbehandlung von fast 80% der Frauen zu beachten (Goldhirsch u. Mitarb. 1995). Patientinnen mit Tumoren, die prognostisch ungünstige Kennzeichen aufweisen, wie z. B. $pT > 1$, hohe Proliferationsgeschwindigkeit, (Lymph-)Gefäßinvasion, schlechter Differenzierungsgrad und negative Hormonrezeptoren, können hierfür in Betracht kommen. Die Resultate der adjuvanten Chemotherapie von postmenopausalen Patientinnen, wie in der Early Breast Cancer Trialists' Collaborative Group-Übersicht (1998 a) veröffentlicht, weisen ebenso auf eine kleine aber signifikante Reduktion der Rezidiventstehung und der Mortalität hin.

Adjuvante Hormontherapie:
Die adjuvante Hormontherapie mit Tamoxifen ist bei postmenopausalen Patientinnen mit einem primären Mammakarzinom und tumorpositiven Achsellymphknoten angezeigt. Auch hierbei beträgt die Reduzierung des Risikos auf eine Rezidiventstehung oder Letalität in den ersten 10 jahren nach der Behandlung ungefähr 35% bzw. 25% (Early Breast Cancer Trialists' Collaborative Group 1992). Ein positiver Rezeptorstatus für Estradiol und/oder Progesteron ist die Voraussetzung für eine günstige Auswirkung auf die Behandlung (Early Breast Cancer Trialists' Collaborative Group 1998 a). Die Behandlungsdauer ist noch immer Gegenstand von Untersuchungen, sie sollte jetzt mindestens 5 Jahre betragen. Für die adjuvante Hormontherapie gilt, daß auch Patientinnen mit einem rezeptorpositiven Primärtumor, aber weiter schlechten prognostischen Kennzeichen, hierfür in Betracht kommen.

Studie zur adjuvanten Therapie:
Die bescheidenen Resultate der adjuvanten Therapie können als Bestätigung der Hypothese aufgefaßt werden, daß Mikrometastasen einer Behandlung gegenüber zugänglicher sind als klinisch nachzuweisende Metastasen. Mittels experimenteller und klinischer Forschung wird die weitere Verbesserung der Resultate für verschiedene Patientengruppen angestrebt. Diese Studie behandelt zur Zeit hauptsächlich folgende Themen (Salmon 1993):

- andere Formen der Hormontherapie als mit Tamoxifen,
- Rolle der kombinierten chemohormonalen Therapie,
- prä- und perioperative Chemotherapie,
- Dosisintensivierung der Chemotherapie mit Hilfe von knochenmarkstimulierenden Wachstumsfaktoren,
- hochdosierte Chemotherapie mit autologer Knochenmarktransplantation oder peripherer Stammzellenreinfusion.

Palliative Behandlung

Ein Mammakarzinom kann für eine modifizierte Mammaamputation infolge der Wucherung des Mammakarzinom in und durch die Haut und die Thoraxwand (T4) oder auch bei Anwesenheit von Lymphknoten, die miteinander verwachsen sind (N2), zu ausgedehnt sein. Prognostisch darf keine Heilung erwartet werden, obwohl ein Überleben von bis zu 5 Jahren in 50% der Fälle möglich ist. Es sollte das Ziel sein, die lokale/regionale Tumorkontrolle so gut und mit so wenig Mutilation und Nebenwirkungen wie möglich durchzuführen.

Chirurgische Maßnahmen:
Im Prinzip wird keine mutilierende ablative Behandlung durchgeführt, es sei denn, daß dies die einzige Behandlungsmodalität ist, die die lokale Problematik korrigieren kann. In dieser spezifischen Situation ist eine Ablatio

simplex, bei der nur der Drüsenkörper gemeinsam mit den pathologischen axillaren Lymphknoten entfernt wird, die Methode der Wahl. Dabei sollte die hormonale Rezeptoraktivität festgestellt werden.

Strahlentherapie:

- Bestrahlungsdosis: Zunächst wird die Mamma mit tangentialen Bündeln (Abb. 4.**5**) bis zu einer Dosis von 45–50 Gy bestrahlt. Daran anschließend wird noch eine Extradosis bis zu einer Gesamthöhe von 60–65 Gy auf das Tumorbett (Boost) gegeben. Bei Vorhandensein von klinisch pathologischen Achsellymphknoten werden zunächst die axillaren und supraklavikularen Lymphknoten mit der McWhirter-Technik bis zu einer Dosis von 45–50 Gy in Einzeldosen von 2 oder 2,5 Gy bestrahlt, nachfolgend dann eine ergänzende Dosis von 10 Gy auf die pathologischen Lymphknoten. Der Wert der Bestrahlung der parasternalen Lymphknoten in dieser Situation wird unterschiedlich beurteilt.
- Nebenwirkungen: Angesichts der erforderlichen hohen Strahlendosis muß bei der Strahlentherapie der Mamma mit einer Fibrose, Telangiektasien und dem Auftreten eines Ödems gerechnet werden. Bei der Bestrahlung der Axilla muß man mit einem vergrößerten Risiko auf ein Lymphödem des Arms, auf eine Fibrose und eine Schädigung des Plexus brachialis rechnen. Diese Nebenwirkungen werden durch eine evtl. Chemotherapie noch verstärkt.

Adjuvante Therapie bei Patientinnen mit einem lokal/regional ausgedehnten Mammakarzinom:

Die Untersuchungen zum Erfolg der adjuvanten Hormon- oder Chemotherapie bei Patientinnen mit einem Mammakarzinom im Stadium III haben bis heute kein eindeutig positives Resultat ergeben. Eine derartige Therapie sollte daher nur im Rahmen einer Studie durchgeführt werden, eine Standardbehandlung ist sie nicht. Eine Ausnahme bildet das inflammatorische Mammakarzinom (= Mastitis carcinomatosa). Die Kombination Chemotherapie/Bestrahlung, zumeist alternierend (sandwich) verabreicht, vergrößert im Vergleich zur einfachen Bestrahlungsbehandlung die Aussicht auf eine gute lokale/regionale Kontrolle des Tumors und die Verlängerung eines erkrankungsfreien Überlebens (Rouesse u. Mitarb. 1986).

Fernmetastasen:

- Krankheitsfreier Zeitraum: Den Zeitraum zwischen der Primärbehandlung und dem Auftreten von ersten Metastasen nennt man krankheitsfreien Zeitraum. Die Dauer dieses Zeitraums ist u. a. von folgenden Faktoren abhängig:
  - Wachstumsgeschwindigkeit des Tumors,
  - Größe der Metastase(n) bei der Primärbehandlung,
  - Effekt der adjuvanten Therapie.

  Die mittlere Dauer eines krankheitsfreien Zeitraums bei Patientinnen, die nach der Behandlung des Primärtumors Metastasen entwickeln, beträgt ca. 24 Monate, bei einer Variationsbreite von 1 bis mehr als 144 Monate (Koenders u. Mitarb. 1991).
- Dominante Lokalisation von Metastasen: Man unterscheidet zwischen Metastasen der oberflächlichen Strukturen wie Haut, regionäre Lymphknoten oder der kontralateralen Mamma (Weichteilmetastasen), des Skeletts (Knochenmetastasen) und anderer Organe (Viszeralmetastasen). Abb. 4.**7** gibt die Frequenz der ersten Metastasierung in den verschiedenen dominanten Lokalisationen in Verbindung mit dem Hormonrezeptorstatus des Primärtumors wieder. Die Prognose für Patienten mit Viszeralmetastasen ist schlechter als für Patienten mit Skelett- oder ausschließlich Weichteilmetastasen. Grund dafür ist, daß während des Verlaufs der Erkrankung nahezu alle Patienten, die Viszeralmetastasen entwickelten, letztlich daran verstarben.

Palliative Behandlung von Metastasen:

- Chirurgische Maßnahmen: Eine palliative chirurgische Behandlung kann insbesondere bei Skelettme-

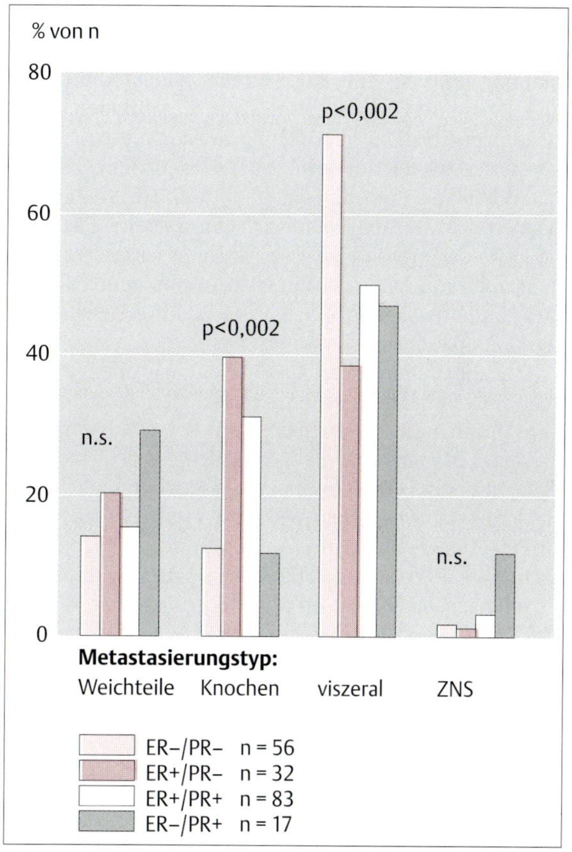

Abb. 4.**7** **Erste Lokalisation einer Metastase in Beziehung zum Rezeptorstatus des primären Tumors** (nach Koenders u. Mitarb.).

ER Östrogenrezeptor
PR Progesteronrezeptor

tastasen mit (drohender) Fraktur angezeigt sein. Ist bei tragenden Knochenteilen der Kortex zu mehr als 50% oder die mediale Seite des proximalen Femurs zu mehr als 30% angegriffen, dann droht das Auftreten einer pathologischen Fraktur. Bei der Operation bemüht man sich um eine stabile Fixation des angegriffenen Knochens oder um die Funktionstüchtigkeit eines Gelenks. Auch bei anderen Lokalisationen wie schmerzhaften oder ulzerierenden Hautläsionen, Peritonealmetastasen mit Darmobstruktion und einer solitären Hirnmetastase kann eine chirurgische Therapie angezeigt sein. Eine Ablatio simplex ist eine gute Palliativoperation bei ulzerierendem Mammatumor.

Strahlentherapie:
Die klassische Indikation für die Palliativbestrahlung ist eine schmerzhafte oder frakturgefährdete Lokalisation des Skeletts. Gegen Schmerzen sind 8 Gy in 1 Fraktion ausreichend. Bei einer sich abzeichnenden Fraktur reicht zumeist eine Dosis von 30 Gy in 10 Fraktionen von 3 Gy oder 20 Gy in 5 Fraktionen von 4 Gy. Eine drohende Querschnittslähmung als Folge von Metastasen muß unverzüglich mit hohen Dosen von Corticosteroiden und einer Sofortbestrahlung mit einer Dosis von z. B. 25 Gy in 5 Fraktionen von 5 Gy behandelt werden. Die Strahlentherapie ist auch bei (multiplen) Hirnmetastasen die Therapie der Wahl. Eine kurze intensive Behandlung mit einer Bestrahlungsdosis von 20 Gy in 5 Fraktionen von 4 Gy kann ausreichend sein. Häufig werden hierbei für eine gewisse Zeit Corticosteroide verabreicht. Eine langanhaltende lokale Kontrolle einer solitären Hirnmetastase kann erreicht werden, wenn nach chirurgischer Exzision das gesamte Zerebrum bis zu einer Dosis von 30 Gy in 10 Fraktionen von 3 Gy bestrahlt wird, nachfolgend evtl. ergänzt mit einer Dosis von 15 Gy in 5 Fraktionen von 3 Gy direkt auf das Gebiet der Metastase.

Eine Bestrahlung kann außerdem von großem palliativen Nutzen bei der Behandlung von Mediastinal- oder Hiluslymphknotenmetastasen, beim Verschluß von Trachea oder Bronchien durch Metastasen, bei obstruktiven Metastasen im Leberhilus, bei meningealem und chorioidealem Befall sowie Hautmetastasen sein. Für eine solitäre Hautmetastase in der Amputationsnarbe gilt, daß nach einer Exzisionstherapie eine Dosis von 45 Gy in Einzeldosen von 2,5 Gy auf die Thoraxwand und die supraklavikularen Drüsen verabfolgt wird, gefolgt von einer Extradosis (Boost) bis zu 60 Gy bei Vorhandensein eines Resttumors.

Palliative Hormon- oder Chemotherapie:
Die palliative Hormon- oder Chemotherapie ist darauf ausgerichtet, die Lebensqualität der Patientinnen zu erhalten oder zu verbessern (Porszolt u. Tannock 1993). Häufig wird dies mit einer Behandlung erreicht, die zu einer meßbaren Abnahme des Tumorgewebes führt (objektive Remission). Remission bedeutet gleichzeitig eine längere Überlebenszeit.

Tabelle 4.**6** Rezeptorstatus und Chance auf Remission bei endokriner Therapie (nach Harris u. Mitarb.)

Rezeptorstatus	Chance auf objektive Remission (%)
ER –; PgR –	< 10
ER –; PgR +	45
ER +; PgR –	35
ER +; PgR +	70

ER Östrogenrezeptor
PgR Progesteronrezeptor

- Palliative Hormontherapie: Alle endokrinen Maßnahmen haben gemeinsam, daß sie mit dem vorhandenen Estradiol auf der Ebene der Tumorzelle interferieren. Eine palliative Hormontherapie ist nur bei Patientinnen mit rezeptorpositiven Tumoren sinnvoll. Der mittlere Wert einer ersten und zweiten Remission liegt in dieser Gruppe bei 50% bzw. 30%. Tab. 4.**6** informiert über die Aussichten auf eine erste Remission in Verbindung mit der Rezeptoraktivität für Estradiol und Progesteron.
  Die Standardbehandlung bei prämenopausalen Patientinnen ist eine Ovarektomie. Als Alternative kommt eine Behandlung mit ausreichend hohen Dosen von Antiöstrogenen (40 mg Tamoxifen täglich) oder auch eine Behandlung mit LH-RH-(luteinisierendes Hormon-Releasing-Hormon)Analogstoffen in Betracht.
  Bei postmenopausalen Patientinnen beginnt die Behandlung mit der Gabe von Tamoxifen (minimal 20 mg täglich). Die Fortsetzung der Behandlung kann aus Aromatasehemmern oder aus hohen Dosen von Progestativa bestehen.
  Die mittlere Dauer einer ersten und zweiten Remission beträgt 12 bzw. 6 Monate, jeweils mit einer Variationsbreite von 3 bis zu mehr als 36 Monaten (Possinger u. Wilmanns 1993).
- Palliative Chemotherapie: Die palliative Chemotherapie wird bei Patientinnen mit Metastasen angewendet, die erhebliche Beschwerden verursachen und auf eine endokrine Therapie nicht (mehr) ansprechen und für lokale chirurgische Maßnahmen und/oder Strahlentherapie zu ausgebreitet sind. Einer kombinierten Chemotherapie wird der Vorzug gegeben. Die Entscheidung darüber ist von der zuvor gegebenen adjuvanten Therapie und dem Zeitraum zwischen dieser und der palliativen Behandlung abhängig. Objektive Remissionen mit einer durchschnittlichen Dauer von 9 Monaten bei einer Variationsbreite von 3 bis zu mehr als 24 Monaten werden in 40–60% der Fälle bei der ersten Therapie und in 20–30% der Fälle bei der zweiten Therapie erreicht (Possinger u. Wilmanns 1993).

Zusätzliche Maßnahmen:
- Biphosphonate: Die Morbidität durch Skelettmetastasen kann mit Hilfe intermittierender (insbesondere bei Hyperkalziämie des Tumors) Maßnahmen

oder auch durch permanente Behandlung mit Biphosphonaten reduziert werden (Müsel u. Scigalla 1992).

- Schmerzbekämpfung: Eine adäquate und sorgfältige Behandlung von Schmerzen ist für die Patientinnen von großem Wert. Zunächst wird die Behandlung kausal orientiert sein, z.B. Bestrahlung einer schmerzhaften Knochenregion. Daneben kommt eine medikamentöse Therapie mit peripher und/oder zentral angreifenden Analgetika in Frage. Von großer Bedeutung ist auch der Zugang zu Zentren, in denen eine intrathekale oder auch epidurale Schmerzbehandlung sowie das Anlegen einer Nervenblockade möglich ist.
- Andere zusätzliche Maßnahmen:
  - Behandlung eines Lymphödems, z.B. mit Lymphdrainage oder elastischem Strumpf,
  - Behandlung von Pleura- und Perikardexsudat,
  - Behandlung von Aszites,
  - terminale Fürsorge,
  - rekonstruktive plastische Chirurgie.

Duktales Carcinoma in situ

Durch die Ausweitung der Screeningprogramme zum Mammakarzinom wird die Diagnose DCIS immer häufiger gestellt. Mit den heutigen mammographischen Techniken manifestiert sich das DCIS als Grüppchen von Mikrokalzifikationen. Es ist bisher noch nicht geklärt, ob sich jedes DCIS zu einem invasiven Karzinom entwickelt. Solange diese Frage unbeantwortet ist, werden alle Patientinnen mit einem DCIS behandelt. Mammographisch können 2 Untergruppen unterschieden werden.

Untergruppen des DCIS:

- Komedotyp,
- Nichtkomedotyp.

Der Komedotyp hat die schlechteste Prognose. In bezug auf die Lumpektomie wurde nur bei zusätzlicher Bestrahlung ein deutlich günstigerer Effekt festgestellt. Nach alleiniger lokaler Exzision variiert der Prozentsatz der lokalen Rezidive von 8–63%, bei zusätzlicher Bestrahlung von 0–33% (Sharma u. Mitarb. 1997).

Chirurgische Maßnahmen:
Die Durchführung einer Biopsie eines nichtpalpablen DCIS besteht aus einer präoperativen Röntgenlokalisation, einer Exzision unter Folgen eines Lokalisationsdrahts und einer Präparatröntgenaufnahme, um während der Operation feststellen zu können, ob das Gebiet mit den Kalzifikationen entfernt ist. Bei einem ausgebreitet diffus wachsenden CIS wird eine Ablatio simplex durchgeführt, wobei nur der Drüsenkörper und die unteren axillaren Lymphknoten entfernt werden.

Strahlentherapie:
Die Patienten werden nach einer ausgedehnten Biopsie mit tangentialen Bündeln auf die gesamte Mamma mit einer Gesamtdosis von 50 Gy in 25 Fraktionen von 2 Gy bestrahlt. Eine Boostdosis wird nicht gegeben.

Ergebnisse:
Mit einer multilierenden Ablatio mammae beträgt die Aussicht auf lokale Kontrolle nahezu 100%. Die Resultate einer ausgedehnten Exzision mit oder ohne Strahlentherapie scheinen für kleine Tumoren mit freien Resektionsflächen gut zu sein. Leider stehen definitive Resultate noch nicht zur Verfügung.

Lobuläres Carcinoma in situ

Die Behandlung des LCIS ist noch umstritten. Entsprechend heutiger Auffassungen kann man sich auf eine genaue und regelmäßige Kontrolle beschränken. Das LCIS ist ein Risikofaktor für ein invasives Karzinom.

Mammakarzinom beim älteren Menschen

Im allgemeinen gilt, daß beim älteren Menschen die Behandlung des primären und metastasierten Mammakarzinoms nicht wesentlich anders aussehen muß als bei jüngeren Frauen. Abhängig vom Allgemeinzustand und der Lebenserwartung sollte die Standardtherapie so häufig wie möglich Anwendung finden. Das bedeutet, daß das Alter an sich keine Kontraindikation für chirurgische Maßnahmen, Strahlen- oder Chemotherapie darstellt. Es muß jedoch insbesondere mit einer physiologischen Verminderung der Leber- und Nierenfunktion gerechnet werden sowie mit dem Gebrauch weiterer Medikamente. Je älter der Patient ist, um so aussichtsreicher ist die Wirkung einer Hormontherapie.

Das Sentinel-Node-Vorgehen

Da Achsellymphknotendissektion sinnlos ist, wenn keine Metastasen darin vorkommen, wird in letzter Zeit das Sentinel-Node-Vorgehen propagiert. Nach intrammärer Injektion von kleinen Mengen Technetium 99-kolloid und Farbstoff, werden mittels eines Gamma-Detektors während der Operation die (1 oder 2) Sentinel-Nodes aufgesucht und für Schnellschnittuntersuchung entfernt. Wenn darin keine Metastasierung gefunden wird, kann man auf Entfernung der übrigen Achsellymphknoten verzichten (sentinel node = erster drainierender Lymphknoten).

Interdisziplinäre Zusammenarbeit in Diagnostik und Behandlung

D. J. Dronkers

Team der Fachleute („Mammateam")

Für die Diagnostik und Behandlung von Mammaveränderungen ist eine enge Zusammenarbeit zwischen Radiologen, Gynäkologen, Chirurgen, Zytologen und Pathologen wünschenswert. Wenn eine nichtpalpable Veränderung vorliegt, ist diese Zusammenarbeit sogar notwendig.

Hierfür müssen Vereinbarungen getroffen werden, die schriftlich in einem *Protokoll* festzulegen sind. Das wichtigste ist hierbei die regelmäßige gemeinsame Vor- und Nachbesprechung aller Fälle.

Reihenfolge weiterführender Untersuchungen

Sowohl bei klinisch als auch bei mammographisch entdeckten Mammaveränderungen sind manchmal neben der Standardmammographie gezielte Detailvergrößerungsaufnahmen angezeigt, wenn nötig ergänzt durch US. Wenn ausschließlich Schräg- und CC-Aufnahmen vorhanden sind, besteht bei nichtpalpablen Veränderungen keine absolute Sicherheit über die genaue Lage der Läsion in der Mamma (Abb. 6.**36**). Eine zusätzliche genaue seitliche (mediolaterale oder lateromediale) Aufnahme bringt Deutlichkeit.

Aufgrund der großen Angst vieler Frauen vor Brustkrebs ist es psychologisch wichtig, möglichst wenig Zeit zwischen der Anfrage und der Ausführung der Untersuchung zu verlieren, um den Befund schnell zu erhalten.

Der Zeitpunkt einer evtl. Punktion im diagnostischen Prozeß muß deutlich protokollarisch festgelegt sein. Eine Punktion kann ein lokales Hämatom zur Folge haben. Hierdurch ist die palpatorische Beurteilung der Veränderung schwieriger. Ein Hämatom durch eine Punktion vor der Mammographie kann deren Beurteilung sogar unmöglich machen. Auch eine US-Untersuchung wird nicht selten durch eine vorhergehende zytologische Punktion gestört, weil das US-Bild nach einer zytologischen Punktion dem einer Malignität ähneln kann. Dies kann selbst zu einer falsch-positiven Tumordiagnose führen. Daher muß auch der US vor der Punktion durchgeführt werden.

Es muß festgelegt werden, wer die zytologische Untersuchung ausführt. Hier ist eine enge Zusammenarbeit zwischen demjenigen erforderlich, der palpiert und punktiert, und demjenigen, der die Präparate herstellt und beurteilt. Die besten Resultate erreicht man, wenn dies alles durch dieselbe Person durchgeführt wird. Aufgrund der engen Beziehung zwischen Zytologie und Histologie sollte der Zytologe auch die Histologie der Mamma beherrschen.

Weiterhin sind eindeutige Vereinbarungen über die Terminologie und die Bedeutung der zytologischen Befunde mit den daraus zu ziehenden Konsequenzen zu treffen. Fällt die zytologische Untersuchung negativ aus, muß feststehen, durch wen und wie das histologische Material gewonnen wird zum Ausschluß eines evtl. falsch negativen zytologischen Befunds. Dies wird schließlich durch den Grad des Verdachts des mammographischen und US-Bilds mitbestimmt.

Bei nichtpalpablen Veränderungen erfolgt die präoperative Lokalisation in der Regel durch den Radiologen, meist durch Einbringen eines Markierungsdrahts unter sonographischer oder mammographischer Führung (Stereotaxie). Vorher muß in Zusammenarbeit mit dem Chirurgen festgelegt werden, welcher Zugangsweg gewählt werden soll und welcher der Zeitpunkt zum Einbringen des Markierungsdrahts günstig ist. Nach der Plazierung des Markierungsdrahts müssen Kontrollübersichtsaufnahmen der entsprechenden Mamma in 2 senkrecht aufeinander stehenden Ebenen erstellt werden und dem Chirurgen übergeben werden. Die Läsion sollte auf den Aufnahmen markiert werden.

Zusammenarbeit bei der Operation

Zwischen dem Chirurgen und Pathologen muß über eine evtl. Schnellschnittuntersuchung während der Operation gesprochen werden. Eine Schnellschnittuntersuchung ist im allgemeinen abzulehnen, besonders bei Läsionen, die nur aus Mikroverkalkungen bestehen, da solche Veränderungen in der Gewebeprobe häufig schwer zu interpretieren sind und bei seiner Anfertigung zu viel wichtiges Material verloren geht.

Nach der Exzision sollte an mindestens 2 Stellen des Präparats eine Markierung erfolgen (evtl. mit Situationsskizze), so daß Radiologe und Pathologe genau die Topographie des Präparats hinsichtlich der Mamma kennen. Anschließend wird eine Präparatradiographie durchgeführt. Der Radiologe berichtet unmittelbar dem Chirurgen, ob die suspekte Läsion vorhanden ist und ob diese vollständig exzidiert wurde. Wenn nötig, muß angegeben werden, in welcher Richtung die Biopsie auszubreiten ist. Wenn bei der Reexzision die Veränderung nicht gefunden wird, muß die Operation meistens beendet werden, und es muß zu einem späteren Zeitpunkt ein Lokalisationsvorgang wiederholt werden.

Das gesamte Exzisionsmaterial wird dann dem Pathologen übergeben. In vielen Fällen wird das Präparat in Schichten von etwa 5 mm lamelliert. Danach erfolgt nochmals eine Präparatradiographie. Vor allem bei nichtpalpablen Läsionen können repräsentative Gewebsschnitte aufgrund der Lamellenpräparatradiographie angefertigt werden. Der Pathologe beurteilt die Art und Ausbreitung der Läsion und formuliert zusammen mit dem Radiologen den definitiven Befund über die Repräsentativität und die Vollständigkeit der Biopsie. Der Pathologe ist für die Entnahme und das Einsenden von repräsentativem Tumorgewebe für die Steroidhormonrezeptorenuntersuchung verantwortlich.

Der Chirurg, zunehmend mit einer brusterhaltenden Behandlung konfrontiert, benachrichtigt aufgrund möglicher Wartezeiten auch den Radiotherapeuten.

Informierung des Radiologen über die histopathologischen Befunde

Die Kenntnis und Erfahrung in der Interpretation von bildgebenden Verfahren bei Mammaveränderungen kann nur weiter entwickelt und ausgebaut werden, wenn der beurteilende Radiologe Kenntnis von den histopathologischen Befunden erhält, besonders über Größe, Art der vorherrschenden Veränderung, evtl. Multifokalität, invasives Wachstum, Typ, Differenzierungsgrad usw. Diese Befunde sollten auch im Team besprochen werden.

Qualitätssicherung und -überwachung

Qualitätssicherung und -überwachung muß alle Aspekte der Diagnostik und der Behandlung umfassen:

- präoperative Lokalisationen: Kontrolle des Abstands zwischen Spitze des Markierungsdrahts zum Zentrum der Veränderung,
- positiver Vorhersagewert der Mammographie und evtl. US,
- positiver Vorhersagewert der Aspirationszytologie,
- positiver Vorhersagewert der Nadelbiopsie,
- positiver Vorhersagewert der Exzisionsbiopsie.

(Technische Aspekte wie Mammographieapparatur, Bildträger und Entwicklungsprozeß werden in Kap. 5 behandelt, Aspekte der Einstelltechnik in Kap. 6.)

Es ist also empfehlenswert, in jedem Krankenhaus oder in jedem Team die Qualität der gesamten diagnostischen und Behandlungsresultate als Ausdruck der gemeinsamen Verantwortung zu evaluieren.

Organisation:

- Ist bei jeder Mammographie der Radiologe anwesend?
- Besteht ein fester Kern von spezialisierten Radiologen und MTRA (medizinisch-technische Röntgenassistentin) in der Abteilung?
- Werden die Aufnahmen immer durch einen Radiologen beurteilt, bevor die Patientin die Abteilung verläßt?
- Besteht ein Protokoll für die Befundung (Beschreibung, Diagnose, Röntgenklassifikation)?
- Gibt der Radiologe der Patientin Auskunft?
- Kann, wenn notwendig, im Anschluß an die Mammographie US durchgeführt werden und ist sogar nach Rücksprache mit dem behandelnden Arzt eine Biopsie möglich?
- Wird der ergänzende US vom Radiologen ausgeführt, der die Mammographie beurteilt hat?
- Sind die schriftlich festgelegten interdisziplinären Vereinbarungen noch gültig?
- Wie funktioniert das Feedback? In welchem Prozentsatz stimmen die Befunde der Operation mit den Mammographiebefunden überein?

Zur Folgediagnostik beim Mammographiescreening s. bei de Wolf u. Perry (1996) in „European Guidelines for Quality Assurance in Mammography Screening“.

Patientenvereinigungen/ Selbsthilfegruppen

Die Patientenvereinigungen bzw. Selbsthilfegruppen können Frauen mit der Diagnose Brustkrebs begleiten. Diese Vereinigungen stellen Aufklärungsmaterial zur Verfügung, vor allem auch hinsichtlich Mammaprothesen und Rekonstruktionsmöglichkeiten. Sowohl behandelnde Ärzte als auch Radiologen können diese wichtige Arbeit durch ihren Beitrag und durch ihre Teilnahme wesentlich unterstützen.

Informationsmaterial zum Thema Brustkrebs sind unter folgender Adresse erhältlich:

Deutsche Krebshilfe e.V.
Postfach 1467
53004 Bonn
Tel. 0228/729990-0
Fax 0228/729990-11

Literatur

Epidemiologie und Risikofaktoren:

1 American Cancer Society: Cancer Facts and Figures 1995. American Cancer Society, Atlanta 1995
2 Bleiker, E. M. A.: Personality Factors and Breast Cancer. Thesis, Amsterdam 1995
3 Broeders, M. J. M., A. L. M. Verbeek: Breast cancer epidemiology and risk factors. In Friedrich, M., E. A. Sickles: Radiological Diagnosis of Breast Diseases. Springer, Berlin 1997 (pp. 1–12)
4 Clavel-Chapelon, F., M. Niravong, R. R. Joseph: Diet and breast cancer: review of the epidemiologic literature. Cancer Detect. Prev. 21 (1997) 426–440
5 Clemmesen, J.: Carcinoma of the breast. I. Results from statistical research. Brit. J. Radiol. 21 (1948) 583–590
6 Feur, E. J., L. M. Wun, C. C. Boring: Probability of developing cancer. In Miller, B. A., L. A. Gloecker-Ries, B. F. Hankey, C. L. Kosary, B. K. Edwards: National Institutes of Health Publication no eds. Cancer Statistics Review 1973–89. 92–2789. National Cancer Institute, Bethesda 1992
7 Goldhirsch, A., W. C. Wood, H. J. Senn, J. H. Glick, R. D. Gelber: Guidelines and recommendations for selection of treatments in primary breast cancer. Europ. J. Cancer 31 a (1995) 1754–1759
8 Harris, J. R., M. E. Lippman, U. Veronesi, W. Willett: Review article: breast cancer. New Engl. J. Med. 327 (1992) 319–329
9 Hirayama, T.: Life-Style and Mortality: a Large Scale Census-Based Cohort Study in Japan. Karger, Basel 1990

10 Howe, G. R., T. Hirohata, T. G. Hislop et al.: Dietary factors and risk of breast Cancer: Combined analysis of 12-case-control studies. J. nat. Cancer Inst. 82 (1990) 561 - 569
11 Hunter, D. J., J. E. Manson, G. A. Colditz, M. J. Stampfer et al.: A prospective study of the intake of vitamins C, E and A and the risk of breast cancer. New Engl. J. Med. 329 (1993) 234-240
12 Hunter, D. J., W. C. Willett: Nutrition and breast cancer. Cancer Causes Control 7 (1996) 56 - 68
13 London, S. J., J. L. Connolly, S. J. Schnitt, G. A. Colditz: A prospective study of benign breast disease and the risk of breast cancer. J. Amer. med. Ass. 267 (1992) 941 - 944
14 Miller, A. B.: Breast cancer epidemiology, etiology and prevention. In Harris, J. R., et al.: Breast Diseases. Lippincott, Philadelphia 1987 (pp. 87 - 103)
15 Parkin, D. M., C. S. Muir, S. L. Whelan, Y-T Gao, J. Ferlay, J. Powell: Cancer Incidence in Five Continents, Vol VI. IARC Scientific Publications 120. IARC, Lyon 1992
16 Rookus, M. A., F. E. van Leeuwen: Oral contraceptives and risk of breast cancer in women aged 20 - 54 years. Lancet 344 (1994) 844 - 851
17 Swift, M., D. Morrell, R. B. Massey, C. L. Chase: Incidence of cancer in 161 families affected by ataxia-telangiectasia. New Engl. J. Med. 325 (1991) 1831 - 1836
18 Welsch, C. W.: Relationship between dietary fat and experimental mammary tumorigenesis: a review and critique. Cancer Res. 52, Suppl. (1992) 2040 s - 2048 s

Behandlung:

1 Bedwinek, J. M., C. A. Perez, S. Kramer: Irradiation as the primary management of Stage I and II adenocarcinoma of the breast: Analysis of the RTOG breast registry. Cancer clin. Trials 3 (1980) 11 - 18
2 Beex, L., M. Mackenzie, J. Raemaekers u. Mitarb.: Adjuvante chemotherapy in premenopausal patients with primary breast cancer; relation to drug induced amenorrhoea, age and progesterone receptorstatus of the tumor. Europ. J. Cancer clin. Oncol. 24 (1988) 719 - 721
3 Boyages, J., A. Recht, J. L. Connelly et al.: Early breast cancer: predictors of breast recurrence for patients treated with conservative surgery and radiation therapy. Radiother. and Oncol. 19 (1990) 29 - 41
4 Chu, A. M., O. Cope, R. Russo, R. Lew: Patterns of local-regional recurrence and results in Stage I and II breast cancer treated by irradiation following limited surgery: An Update. Amer. J. clin. Oncol. 7 (1984) 221 - 229
5 Clark, R. M., R. H. Wilkinson, P. N. Miceli et al.: Breast cancer: experience with conservation therapy. Amer. J. clin. Oncol. 10 (1987) 461 - 468
6 Early Breast Cancer Trialists' Collaborative Group (EBCTCG): Systemic treatment of early breast cancer by hormonal, cytoxic or immune therapy. Lancet 339 (1992) 1 - 15, 71 - 85
7 Early Breast Cancer Trialists' Collaborative Group (EBCTCG): Effects of radiotherapy and surgery in early breast cancer. New Engl. J. Med. 333 (1995) 1444 - 1455
8 Early Breast Cancer Trialists' Collaborative Group (EBCTCG): Tamoxifen for early breast cancer: an overview of the randomised trials. Lancet 351 (1998 a) 1451 - 1467
9 Early Breast Cancer Trialists' Collaborative Group (EBCTCG): Polychemotherapy for early breast cancer: an overview of the randomised trials. Lancet 352 (1998 b) 930 -942
10 EORTC 10853 - DCIS trial: Phase III trial of radiation therapy versus no treatment for patients with in situ ductal carcinoma of the breast. Study Coordinators: Fentiman, I. S. (London) and J. P. Julien (Rouen) in Vorbereitung
11 Fisher, B., M. Bauer, R. Margolese et al.: Five-year results of a randomized clinical trial comparing total mastectom and segmental mastectomy with or without radiation in the treatment of breast cancer. New Engl. J. Med. 312 (1985) 665 - 673
12 Fisher, B., C. Redmond, R. Poisson et al.: Eight-year results of a randomized clinical trial comparing total mastectomy and lumpectomy with or without irradiation in the treatment of breast cancer. New Engl. J. Med. 320 (1989) 822 - 828
13 Fisher, B., S. Anderson, C. K. Redmond, N. Wolmark, D. L. Wikkerham, W. M. Cronin: Reanalysis and results after 12 years of follow-up in a randomized clinical trial comparing total mastectomy with lumpectomy with or without irradiation in the treatment of breast cancer. New. Engl. J. Med. 333 (1995) 1456 - 1461
14 Forrest, A. P., H. J. Stewart, D. Everington et al.: Randomised controlled trial of conservation therapy for breast cancer: 6-year analysis of the Scottish trial. Lancet 348 (1996) 708 - 713
15 Freeman, C. R., N. J. Belleveau, T. H. Kim et al.: Limited surgery with or without radiotherapy for early breast carcinoma. J. Canad. Ass. Radiol. 32 (1981) 125 - 128
16 Greening, W. P., A. C. V. Montgomery, A. B. Gordon et al.: Quadrantic excision and axillary node dissection without radiation therapy: the long-term results of a selective policy in the treatment of Stage I breast cancer. Europ. J. surg. Oncol. 14 (1988) 221 - 225
17 Greenwald, P., K. Sherwood, S. S. McDonald: Fat, caloric intake, and obesity: lifestyle risk factors for breast cancer. J. Amer. diet. Ass. 97, Suppl. 7 (1997) S24 - 30
18 Harris, J. R., G. F. Beadle, S. Hellman: Clinical studies on the use of radiation therapy as primary treatment of early breast cancer. Cancer 53 (1984) 705 - 711
19 Harris, J. R., S. Hellman, I. C. Henderson, D. W. Kinne: Receptors, 2nd ed. Lippincott, Philadelphia 1991
20 Hermaneck, P., L. H. Sobin: International Union Against Cancer: TNM Classification of Malignant Tumors, 2nd ed. Springer, Berlin 1992
21 Holland, R., S. H. J. Veling, M. Mravunac et al.: Histologic multifocality of Tis, T1 - 2 breast carcinomas: Implications for clinical trials of breast-conserving surgery. Cancer 56 (1985) 979 - 990
22 Holland, R., J. L. Connolly, R. Gelman et al.: The presence of an extensive intraductal component following a limited excision correlates with prominent residual disease in the remainder of the breast. J. clin. Oncol. 8 (1990) 113 - 118
23 Holten Verzandvoort, van A., H. M. Kroon, O. L. M. Bijvoet et al.: Palliative pamidromate treatment in patients with bone metastases from breast cancer. J. clin. Oncol. 11 (1993) 491 - 498
24 Hoskins, K. F., J. E. Stopfer, K. A. Calzone et al.: Assessment and counseling for women with a family history of breast-cancer. J. Amer. med. Ass. 273 (1995) 577 - 585
25 Howe, G. R., T. Hirohata, T. G. Hislop, J. M. Iscovich et al.: Dietary factors and risk of breast cancer: combined analysis of 12 case-control studies. J. nat. Cancer Inst. 82 (1990) 561 - 569
26 Kantorowicz, D. A., C. A. Poulter, P. Rubin et al.: Treatment of breast cancer with segmental mastectomy alone or segmental mastectomy plus radiation. Radiother. and Oncol. 15 (1989) 141 - 150
27 Koenders, P. G., L. V. A. M. Beex, R. Langens et al.: Steroid hormone receptor activity of primary human breast cancer and pattern of first metastasis. Breast Cancer Res. Treatm. 18 (1991) 27 - 32
28 Lagois, M. D., V. E. Richards, M. R. Rose et al.: Segmental mastectomy without radiotherapy: Short-term follow-up. Cancer 52 (1983) 2173 - 2179
29 Montgomery, A. C. V., W. P. Greening, A. L. Levene: Clinical study of recurrence rate and survival time of patients with carcinoma of the breast treated by biopsy excision without any other therapy. J. roy. Soc. Med. 71 (1978) 339 - 342
30 Müsel, B., P. Scigalla: Pharmacology and clinical use of biphosphonates in oncology. Onkologie 15 (1992) 444 - 453

31 Nemoto, T., J. Vana, R. N. Bedwani et al.: Management and survival of female breast cancer. Results of a national survey by the American College of Surgeons. Cancer 45 (1980) 2917-2924

32 Nobler, M. P., L. Venet: Prognostic factors in patients undergoing curative irradiation for breast cancer. Int. J. Radiat. Oncol. Biol. Phys. 11 (1985) 1323-1331

33 Olivotto, I. A., M. A. Rose, R. T. Osteen et al.: Late cosmetic outcome after conservative surgery and radiotherapy: analysis of causes of cosmetic failure. Int. J. Radiat. Oncol. Biol. Phys. 17 (1989) 747-754

34 Pierquin, M., J. J. Mazeron, D. Glaubiger: Conservative treatment of breast cancer in Europe: report of the Groupe Europeen de Curietherapie. Radiother. and Oncol. 6 (1986) 187-198

35 Porszolt, F., I. Tannock: Goals of palliative cancer therapy. J. clin. Oncol. 11 (1993) 378-381

36 Possinger, K., W. Wilmanns: Palliative Therapieführung zur Hemmung der Tumorprogression bei Patientinnen mit metastasiertem Mammakarzinom. Internist 34 (1993) 340-350

37 Romestaing, P., C. Carrie, J. M. Ardiet et al.: Conservative treatment of small breast cancer. Relevance of a boost after 50 Gy on the whole breast. Preliminary results of a randomized trial. Proc. 17 th Int. Congr. Radiol., Paris 1989 (abstract 54)

38 Rose, M. A., I. Olivotto, B. Cady et al.: Conservative surgery and radiation therapy for early breast cancer. Arch. Surg. 124 (1989) 153-157

39 Rosen, P. P., A. A. Fracchia, J. A. Urban et al.: „Residual" mammary carcinoma following simulated partial mastectomy. Cancer 35 (1975) 739-747

40 Rouesse, J., S. Friedman, D. Sarrazin et al.: Primary chemotherapy in the treatment of inflammatory breast carcinoma: a study of 230 cases from the Institute Gustave Roussy. J. clin. Oncol. 4 (1986) 1765-1771

41 Salmon, S. E.: Adjuvante Therapy of Cancer. Lippincott, Philadelphia 1993 (pp. 141-257)

42 Sharma, S. S., A. D. K. Hill, E. W. McDermott, O'Higgins: Ductal carcinoma in situ of the breast-current management. Eur. J. Surg. Oncol. 23 (1997) 191-197

43 Veronesi, U., R. Saccozzi, M. Del Vecchio et al.: Comparing radical mastectomy with quadrantectomy, axillary dissection, and radiotherapy in patients with small cancers of the breast. New Engl. J. Med. 305 (1981) 6-11

44 Veronesi, U., A. Banfi, B. Salvadori et al.: Breast conservation is the treatment of choice in small breast cancer: longterm results of a randomized trial. Europ. J. Cancer 26 (1990) 668-670

45 Veronesi, U., A. Luini, M. Del Vecchio et al.: Radiotherapy after breast preserving surgery in women with localized cancer of the breast. New Engl. J. Med. 328 (1993) 1587-1591

46 Vicini, F. A., T. J. Eberlein, J. L. Connolly et al.: Harris: The optimal extent of resection for patients with stages I or II breast cancer treated with conservative surgery and radiotherapy. Ann. Surg. 214 (1991) 200-205

Interdisziplinäre Zusammenarbeit in Diagnostik und Therapie:

1 Herziening Consensus Beeldvormende diagnostiek van de mamma. Centraal Begeleidingsorgaan voor de Intercollegiale Toetsing (CBO), Utrecht 1993

2 Richtlijnen voor de kwaliteitsbewaking bij een bevolkingsonderzoek op mammacarcinoom; Screening en nadere diagnostiek. Centraal Begeleidingsorgaan voor de Intercollegiale Toetsing (CBO), Utrecht 1988

3 de Wolf, C. J. M., N. M. Perry: European Guidelines for Quality Assurance in Mammography Screening, 2 nd ed. Europäische Kommission, Brüssel 1996

5 Physikalisch-technische Aspekte der Mammographie

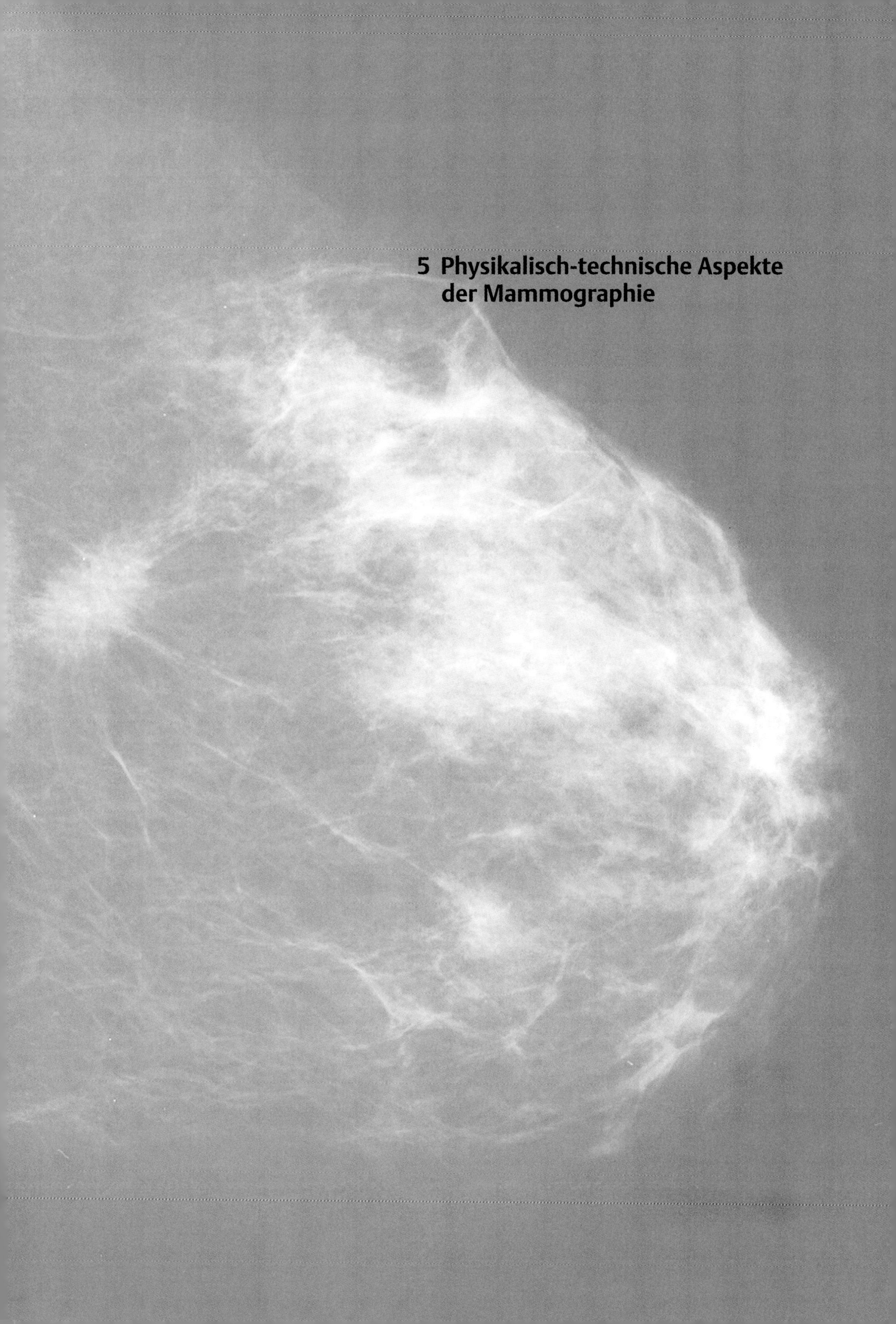

Einleitung

M. A. O. Thijssen

Eine Röntgenaufnahme der Mamma wird angefertigt, um Informationen über die Zusammensetzung, die Struktur und den Typus des Drüsengewebes zu erhalten. Dieses mammographische Bild stellt gewöhnlich die wichtigste und oft auch die einzige Informationsquelle am Beginn der Diagnosefindung dar. Es ist deshalb von allergrößter Bedeutung, den *Informationsgehalt des Röntgenbildes* zu optimieren.

Da die röntgenphysikalischen Eigenschaften von Gewebe, d.h. die der Absorption und Streuung von Röntgenstrahlung bekannt sind, ist es möglich, den Prozeß der Bildentstehung vollständig zu beschreiben. Im Rahmen dieser physikalischen, technischen und zusätzlich durch den Strahlenschutz gegebenen Randbedingungen der Mammographie kann der Radiologe seine Diagnose stellen.

Um die bei den einzelnen Schritten der Bildentstehung beteiligten physikalischen Einflußgrößen (Abb. 5.**1**) zu erklären, beschäftigt sich dieses Kapitel vor allem mit der Entstehung des radiographischen Strahlenbildes, den Eigenschaften des Bildempfängers und der Bildwiedergabe. Der Strahlenschutz und die Qualitätskontrolle vervollständigen das System der mammographischen Bildgebung.

Bildkette

Verfolgt man den Weg von der Erzeugung der Röntgenstrahlung in der Röntgenröhre bis zur Wahrnehmung des Bildes durch den Radiologen, kann man einige Stufen bei der Bildentstehung identifizieren, bei denen Information gewonnen oder modifiziert wird:

Stufe 1: Erzeugung der Röntgenstrahlung. Die Röntgenstrahlung wird beim Anlegen der Hochspannung an die Kathode und die Anode der Röntgenröhre erzeugt. Die Höhe der Röhrenspannung, das Anodenmaterial sowie die Art und Dicke des verwendeten Filtermaterials bestimmen die *Transparenz,* mit der das darzustellende Gewebe im Bild wiedergegeben wird. Form und Größe des Brennflecks legen zusammen mit der Aufnahmegeometrie das mit dem Aufnahmesystem maximal erreichbare *Auflösungsvermögen* fest.

Stufe 2: Entstehung des Strahlenbildes. Die Möglichkeit, Gewebe im Bild wiederzugeben, liegt in den Absorptionseigenschaften des Gewebes für Röntgenstrahlung begründet. Die Intensitätsverteilung der Röntgenstrahlung in der Ebene unmittelbar hinter der Mamma stellt das *Strahlenbild* des Gewebes dar. Die von der Röntgenröhre emittierte Röntgenstrahlung hat bei der Durchdringung des Brustgewebes durch Absorption und Streuung eine Modulation erfahren. *Die aus der Mamma wieder austretende Strahlung enthält in der Intensitäts- und Richtungsverteilung bereits alle mit Röntgenstrahlung erzielbaren Informationen über das Gewebe. Auf dem weiteren Weg bis zur Bildwiedergabe kann keine neue Bildinformation mehr gewonnen werden, es kann nur noch Information bewußt hervorgehoben bzw. unterdrückt werden oder u. U. sogar verlorengehen.*

Stufe 3: Bildverbesserung durch den Streustrahlenraster. Die aus der Mamma austretende Strahlung besteht aus *Primärstrahlung,* die die gesamte Bildinformation enthält, und aus *Streustrahlung.* Die durch Absorption und Streuung (Schwächung) im Gewebe erzeugten Intensitätsunterschiede in der Primärstrahlung (Primärstrahlenkontrast) werden durch die gleichzeitig entste-

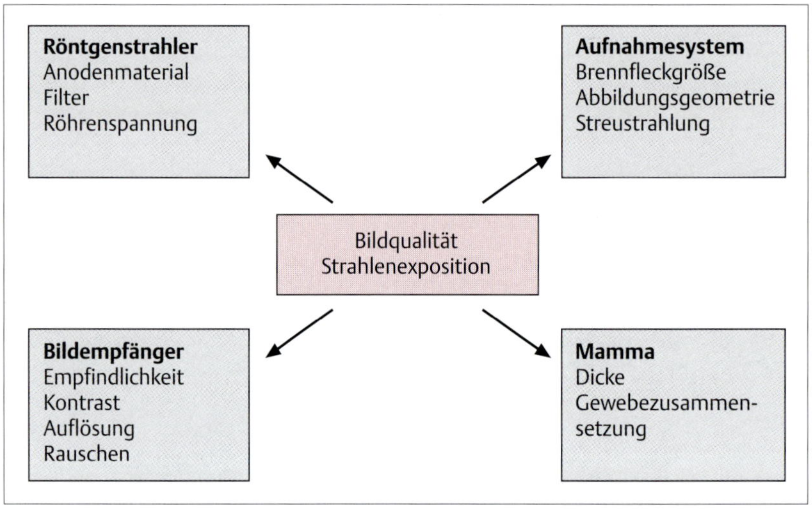

Abb. 5.**1** **Physikalische Einflußgrößen auf Bildgüte und Strahlenexposition.**

hende Streustrahlung vermindert. Bevor die aus der Mamma austretende Strahlung den Bildempfänger trifft, erfährt sie die erste Modifikation: Die Streustrahlung, die der Primärstrahlung überlagert ist, wird durch den Raster teilweise unterdrückt und der Kontrast im Bild verbessert. Das so verbesserte Strahlenbild trifft nun den Bildempfänger.

Stufe 4: Absorption der Strahlung im Bildempfänger. Im Bildempfänger werden die einfallenden Röntgenquanten teilweise absorbiert und die Bildinformation an andere Informationsträger weitergegeben: Bei den Verstärkungsfolien sind dies durch Lumineszenz entstehende *Lichtquanten*, bei einigen digitalen Detektoren sind es *Elektronen*. Je höher das Absorptionsvermögen des Bildempfängers ist, desto besser wird die in der örtlichen Verteilung der absorbierten Quanten enthaltene Information für die folgende Bildkette genutzt. Je mehr Lichtquanten (bei den Verstärkungsfolien) oder je mehr freie Elektronen (bei den direkt umwandelnden digitalen Detektoren) erzeugt werden, desto empfindlicher ist das bildgebende System.

Als physikalische Kenngröße zur Beschreibung des Wirkungsgrads dieser Signalumwandlung wurde die DQE (detective quantum efficiency) eingeführt. Sie bestimmt die Patientendosis, die für eine Aufnahme mit guter Bildqualität benötigt wird.

Stufe 5: Umwandlung der Bildinformation im Detektor. Auch die im Detektor erzeugten Lichtquanten bzw. Sekundärelektronen können nicht direkt zur Bildwiedergabe genutzt werden. Die Information muß an einen weiteren geeigneten Informationsträger übergeben werden. Es können mehrere Schritte notwendig sein, bis ein latentes Bild für die Entwicklung im weiteren Sinn zur Verfügung steht. Das latente Bild bei der Film-Folien-Technik ist die örtliche Verteilung der aktivierten Silberhalogenidkristalle in der Filmemulsion. Das *latente Bild (Rohbild)* bei der digitalen Bildgebung ist die Verteilung der Zahlenwerte je Pixel im Speicher des Bildrechners. Die Zahlenwerte entsprechen der absorbierten Energie pro Pixel bzw. dem daraus resultierenden Signalwert.

Stufe 6: Entwicklung/Bildverarbeitung. Das latente Filmbild kann in der Filmverarbeitung noch durch den Entwicklungsprozeß beeinflußt werden, bevor die Röntgenaufnahme schließlich am Schaukasten betrachtet werden kann. Ähnliches gilt für das digitale Rohbild: es befindet sich im Speicher des Bildrechners und kann dort auch gesichert werden; bis zur Bildwiedergabe am Monitor werden aber noch weitere Bildverarbeitungsschritte benötigt. Die Filmverarbeitung bzw. die digitale Bildverarbeitung fügt keine neue Information zum Bild hinzu, sie macht nur die zur Verfügung stehende Bildinformation für den Radiologen besser zugänglich.

Stufe 7: Bildwiedergabe. Das Filmbild wird am Schaukasten dargeboten, das digitale Bild nach Umsetzung der Zahlenwerte/Pixel in Grauwerte/Pixel am Monitor oder als Hardcopy auch am Schaukasten. Die Übergabe der Bildinformation an den Untersucher ist nun möglich. Das Ergebnis der Diagnose hängt von dem Bildinhalt ab, der nach allen Transformationen übriggeblieben ist, sowie von den Betrachtungsbedingungen am Schaukasten oder Monitor und der Umgebungshelligkeit.

Definitionen

Um die Qualität der Bildkette beurteilen zu können, ist es sinnvoll, die Zahl der Variablen auf die 3 wesentlichsten Kenngrößen Schärfe, Kontrast und Rauschen zu reduzieren.

Schärfe. Die Fähigkeit eines Bildempfängers, kleine Details in einem Bild wiederzugeben, wird durch die Schärfe der Abbildung bestimmt. Was subjektiv als Schärfe empfunden wird, läßt sich quantitativ unter dem Begriff Auflösung bei hohem Kontrast beschreiben. Wenn 2 Details eng nebeneinander liegen, ist es schwierig, sie getrennt voneinander darzustellen. Je besser die *Auflösung* ist, desto kleiner sind die Details, die noch getrennt voneinander erkannt werden können. Die so definierte Detailgröße kann als Maß für die visuelle Auflösung dienen. Diese Auflösung wird für sehr hohe Kontraste erzielt und kann z. B. mit der Abbildung eines Bleistrichrasters (Kontrast Blei-Luft) gemessen werden (Abb. 5.**2**). Der Kontrast zwischen 2 Linien (Blei, Luft) wird durch die Messung der Differenz der optischen Dichte quantitativ erfaßt. Je dünner die Linien sind, desto schwieriger ist es für das bildgebende System, die Linien voneinander getrennt wiederzugeben. Die Messung mit dem Bleistrichtest führt zu reproduzierbaren Ergebnissen. Diese wird auf S. 65 näher beschrieben.

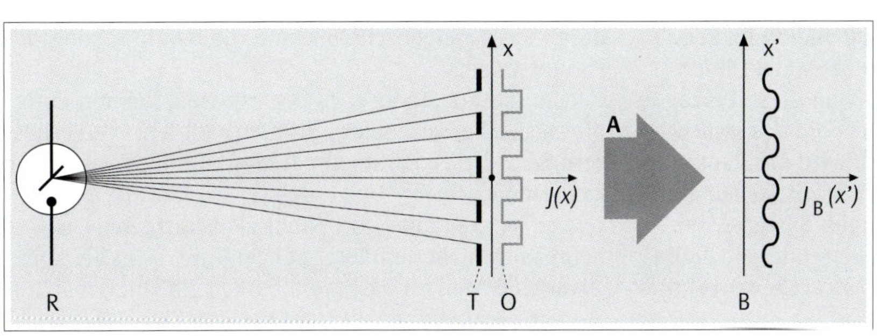

Abb. 5.2 **Abbildung eines aus dünnem Blei gefertigten Testrasters zur Bestimmung des visuellen Auflösungsvermögens** (nach Morneburg).

A Abbildungssystem
B Bildebene
J, J_B Intensitäten
O Objektebene
R Röntgenröhre
T Testraster

Die *Größe des Brennflecks* und die *Intensitätsverteilung der Strahlung im Brennfleck* bestimmen zusammen mit der *Aufnahmegeometrie* das Meßergebnis für das gesamte Röntgenaufnahmesystem. Hinzu kommt noch das *Auflösungsvermögen des Bildempfängers* selbst. Der Aufbau der Verstärkungsfolie und/oder die Pixelgröße des digitalen Detektors sind hier maßgebend. Die höchste Zahl der Linienpaare pro mm (Lp/mm), die noch getrennt wiedergegeben wird, wird als das *visuelle Auflösungsvermögen des Gesamtsystems* bezeichnet.

Kontrast. Die Fähigkeit, kleine Dichteunterschiede im Gewebe in Bildinformation umzusetzen, wird *Kontrastauflösung* genannt. Kontrast wird durch unterschiedliche Schwächung der Röntgenstrahlung im Mammagewebe erzeugt, z. B. durch Fett- und Drüsengewebe, oder durch unterschiedlich dicke Brustbereiche, z. B. Hautbereich und Mittenbereich. Weiterhin wird der Kontrast im Röntgenbild durch das *Röntgenspektrum* beeinflußt, welches seinerseits durch Röhrenspannung, Anodenmaterial und Filterung bestimmt wird. Der Kontrast im Strahlenbild *(Nativkontrast)* enthält alle mit dem gewählten Röntgenspektrum erzielbaren Informationen über die Gewebezusammensetzung und Dicke der Mamma. Über den Bildempfänger wird der *Strahlenkontrast* in Dichteunterschiede in der Röntgenaufnahme (Bildkontrast) bzw. Helligkeitsunterschiede am Monitor (Bildkontrast) umgewandelt. Der *Bildkontrast* wird beeinflußt durch den *Filmgradienten* des Film-Folien-Systems bzw. durch die Einstellung der Fensterlage und -breite beim digitalen Bild. Je größer der Kontrast ist, desto stärker treten die hellen und dunklen Bildbereiche hervor. (Dies ruft den Eindruck eines schärferen Bildes hervor, liefert aber keine zusätzliche Information.)

Rauschen. Rauschen ist der Anteil an der optischen Dichte oder Helligkeit im Bild, der keine Information enthält. Er überlagert die Bildinformation. Rauschen ist an den Fluktuationen der optischen Dichte bzw. der Helligkeit innerhalb homogener Gewebebereiche erkennbar:

Das Röntgenbild weist keinen kontinuierlichen Verlauf der optischen Dichte auf, die Verteilung der einzelnen im Bildfeld absorbierten Röntgenquanten baut das Bild auf. Der Beitrag jedes Quants addiert sich zu dem Gesamtbild. Je mehr Quanten pro Bildfläche absorbiert werden, desto rauschärmer ist das Bild. Die Zahl der aus dem Strahlenbild vom Bildempfänger absorbierten Röntgenquanten bestimmt das *Quantenrauschen.*

Sowohl die Absorption der Röntgenquanten (s. Stufe 4), als auch der Wirkungsgrad der Umwandlung der absorbierten Energie in Lichtquanten bzw. Elektronen (s. Stufe 5) tragen zum Rauschen bei, weil diese Prozesse die Zahl der Lichtquanten begrenzen, die das sichtbare Bild aufbauen (s. Stufe 7). Zusätzlich wird das Rauschen noch durch das *Systemrauschen,* den statistischen Fluktuationen innerhalb des bildgebenden Systems, sei es ein Film-Folien-System (z. B. Körnigkeit) oder ein digitales Bildsystem (z. B. elektrisches Rauschen), erhöht (Tab. 5.**1**).

Tabelle 5.**1** Kontrastdefinitionen

Definition	Linearer Kontrast	Logarithmischer Kontrast
Strahlenkontrast	$C_r = (X_0 - X_b)/X_b$	$C_r = \log X_0 - \log X_b$
Modulation	$C_m = (X_0 - X_b)/(X_0 + X_b)$	$C_m = \log X_0 - \log X_b$
Bildkontrast (Monitor)	$C_L = (L_0 - L_b)/L_b$	$C_L = \log L_0 - \log L_b$
Bildkontrast (Film)	–	$C_D = D_0 - D_b$

0 Objekt
b Background

Bildqualität

Der Informationsinhalt eines Bildes ist durch die Erkennbarkeit der Details der abgebildeten Mamma gegeben, die für die Diagnose wichtig sind. In der Mammographie sind es *kleine Details* wie Mikrokalzifikationen und *größere Details* wie Gewebeverdichtungen:

- Mikrokalzifikationen müssen als kleine helle Punkte vor dem Bildhintergrund erscheinen, damit sie erkennbar sind. Dies ist nur möglich, wenn das bildgebende System auch in der Lage ist, diese kleinen Details getrennt wiederzugeben, d. h. das Bildsystem muß genügend Schärfe besitzen.
- Niedrigkontrastige Gewebeverdichtungen benötigen einen Mindestkontrast gegenüber dem Bildhintergrund, damit man sie erkennen kann. Dieser Schwellenkontrast hängt von der Größe des Details und dem Rauschen des Bildsystems ab, d. h. das System muß ein gutes Kontrastübertragungsverhalten aufweisen.

Die Tatsache, daß kleine Details einen hohen Kontrast erfordern, um erkannt zu werden, während große Details bereits bei einem kleineren Kontrast gesehen werden, kann nach Rose (1973) durch folgende Formel ausgedrückt werden:

$$C \times D = k \qquad \text{(Gleichung 5.1)}$$

Das heißt, das Produkt von Kontrast C und Detailgröße D an der Erkennbarkeitsschwelle ist konstant (Abb. 5.**3**) (Thijssen u. Mitarb. 1989).

Um Bildqualitätsparameter zu quantifizieren, ist die Konstante k wichtig: Wenn die Bildqualität besser ist, dann werden kleinere Details und/oder kleinere Kontraste wiedergegeben. Daraus folgt, daß ein Bildsystem desto besser ist, je kleiner k ist. Grenzen sind gegeben durch Systemeigenschaften und die Beschränkung der Patientendosis.

Um die Konstante k zu beeinflussen, können einige physikalische Parameter optimiert werden. Die Verbesserungen dieser Parameter führen zu einem besseren, kleineren k.

Die Wiedergabe von Niedrigkontrastdetails ist bis heute noch nicht definiert oder genormt. Da es kein physikalisches Maß für die Erkennbarkeit gibt, muß man mit Kenngrößen arbeiten, die meßbar sind (Tab. 5.**2**).

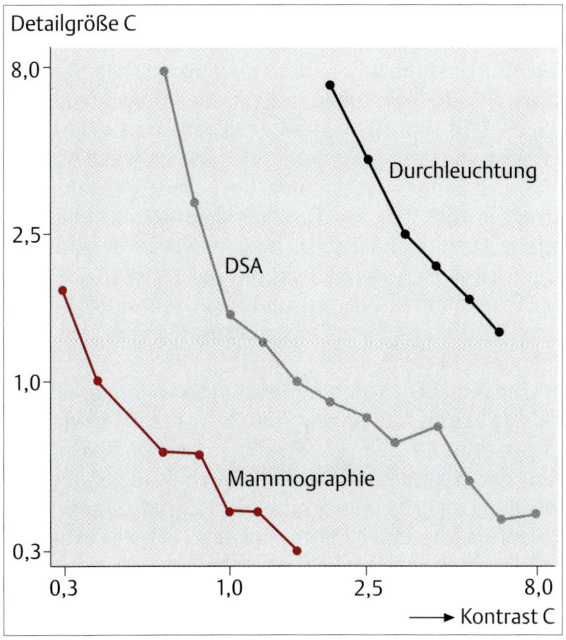

Abb. 5.3 **Beispiele für Kontrast – Detail – Diagramme** (nach Thijssen u. Mitarb.).

- Mammographie
- digitale Subtraktionsangiographie (DSA)
- Durchleuchtung

Tabelle 5.2 Der Einfluß der einzelnen Schritte auf die Bildqualität

Schritt Eigenschaft	**Strahlenbild**	**Folie**	**Film**	**Digital**
Auflösung	Brennfleck Geometrie	Körnigkeit	(Körnigkeit)	Schirmkörnigkeit Pixelgröße
Kontrast	Röhrenspannung Anodenmaterial Filterung	–	Gradient Entwicklung	Fensterung Fensterlage
Rauschen	Dosis	Absorption Wirkungsgrad	Empfindlichkeit	bits/Pixel Elektronik

Medizinische Qualitätskriterien röntgendiagnostischer Untersuchungen der Mamma

M. Säbel

Der medizinische Standard für Röntgenuntersuchungen der weiblichen Mamma wird in den „Leitlinien der Bundesärztekammer zur Qualitätssicherung in der Röntgendiagnostik“ beschrieben, die 1988 erstmals veröffentlicht und 1995 novelliert wurden. In diesen Leitlinien werden für radiologische Basisuntersuchungen – und damit auch für die Mamma – sowohl ärztliche Qualitätsforderungen als auch aufnahmetechnische Leitlinien festgelegt.

Auf die aufnahmetechnischen Leitlinien wird in den folgenden Abschnitten eingegangen.

Die ärztlichen Qualitätsforderungen umfassen charakteristische Bildmerkmale, wichtige Bilddetails und kritische Strukturen (Tab. 5.**3**):

- Charakteristische Bildmerkmale beschreiben für die Mamma typische Bildelemente und Strukturen, die im Röntgenbild bei Wahl der organtypischen Projektionen gut wahrnehmbar und erkennbar dargestellt sein sollten.
- Wichtige Bilddetails geben die Abmessungen von Einzelstrukturen und Musterelementen im Mammogramm an, die als charakteristische Teile des Röntgenbilds wesentliche diagnostische Bedeutung besitzen und ausreichend wahrnehmbar dargestellt sein sollen.
- Kritische Strukturen heben diejenigen Merkmale des Mammogramms hervor, die für die diagnostische Aussage wichtig und für die Qualität des Bilds repräsentativ sind.

Tabelle 5.3 Medizinische Qualitätskriterien röntgendiagnostischer Untersuchungen der Mamma

Leitlinien der Bundesärztekammer zur Qualitätssicherung in der Röntgendiagnostik (1995)

Bildmerkmale:
- Darstellung in 2 Ebenen
- tolerable Mammakompression
- Mamille parallel zum Film
- vollständige Erfassung des Drüsenparenchyms von der Haut bis zur Brustwand
- kontrastreiche Abbildung des Mammagewebes
- scharfe Darstellung feiner linearer Strukturen
- Begrenzung rundlicher Details
- Erkennbarkeit von Mikroverkalkungen
- Erkennbarkeit der Kutis und Subkutis bei Grellicht

Wichtige Bilddetails:
- $\leq 0{,}2$ mm

Kritische Strukturen:
- Mikroverkalkungen in Größe, Form und Anordnung
- rundliche Details und Art ihrer Begrenzung
- Schärfe und Gestalt linearer Strukturen

European Guidelines on Quality Criteria for Diagnostic Radiographic Images (1996)

▶ *CRANIO-CAUDAL PROJECTION*

Image criteria related to positioning:
- visually sharp reproduction of pectoral muscle at image margin
- visually sharp reproduction of retroglandular fat tissue
- visually sharp reproduction of medial breast tissue
- visually sharp reproduction of lateral glandular tissue
- no skinfolds seen
- symmetrical images of left and right breast

Image criteria related to exposure parameters:
- visualisation of skin outline with bright light (but barely without it)
- reproduction of vascular structures seen through most dense parenchyma
- visually sharp reproduction of all vessels and fibrous strands and pectoral muscle margin (absence of movement)
- visually sharp reproduction of skin structures (rosettes from pores) along the pectoralis muscle

Important image details:
- micro-calcifications of 0,2 mm

Das von der Kommission der Europäischen Gemeinschaften veröffentlichte Dokument „Qualitätskriterien für Röntgenaufnahmen in der medizinischen Diagnostik", das 1990 erstmals in deutscher Übersetzung erschien und seit 1996 in einer novellierten englischen Fassung vorliegt, dient demselben Zweck wie die Leitlinien der Bundesärztekammer und weist eine ähnliche Struktur (Tab. 5.**3**) auf. Die dort geforderten medizinischen Qualitätskriterien sind teilweise detaillierter, stimmen jedoch weitgehend mit der Leitlinie der Bundesärztekammer überein und ergänzen sie, z.B. hinsichtlich der Festlegung eines Bezugswerts der Oberflächendosis (S. 92).

Die Angaben zu den Abmessungen wichtiger Bilddetails (Mikroverkalkungen $< 0{,}2$ mm) stellen wichtige Richtwerte für die Entwicklung von Qualitätssicherungsprogrammen dar; außerdem sind sie bei der Entwicklung einer Mammographieeinrichtung eine wichtige Hilfe bei Optimierungsproblemen. Leider ist in beiden Leitlinien nicht festgelegt, unter welchen Bedingungen diese Details ausreichend wahrnehmbar dargestellt sein sollen. Beim gegenwärtigen Stand der Kenntnisse erscheint es sinnvoll, diese Forderungen auf eine mittlere Mamma (Schichtdicke unter Kompression etwa 5 cm) mit einer geweblichen Zusammensetzung von 50% Drüsengewebe/50% Fettgewebe und den dafür typischen Aufnahmebedingungen zu beziehen.

Resultierende Anforderungen an röntgendiagnostische Aufnahmesysteme

H. Aichinger

Die speziellen Anforderungen an Aufnahmesysteme in der Mammographie können von den in Tab. 5.**3** zitierten Leitlinien abgeleitet werden. In jedem Fall können Bildgüte und Dosis nicht getrennt voneinander betrachtet werden. Abb. 5.**1** zeigt die vielfältigen Einflußgrößen. Die beim Strahler und Aufnahmesystem aufgelisteten Größen müssen so auf die medizinischen Anforderungen abgestimmt werden, daß das bildaufnehmende System, z. B. ein Film-Folien-System, ein optimales Bild für die durch die Mamma gegebenen kritischen Strukturen bei möglichst geringer Strahlenexposition überhaupt liefern kann. Nachdem bereits das Strahlenbild (S. 60, Stufe 2) die gesamte Bildinformation enthält, ist es sinnvoll, dieses zunächst theoretisch unter Annahme eines idealen Bildempfängers im Hinblick auf die medizinische Fragestellung zu optimieren und erst dann den entsprechenden realen Bildträger in die Betrachtung mit einzubeziehen (S. 61, Stufe 4–6 u. S. 63, Tab. 5.**2**).

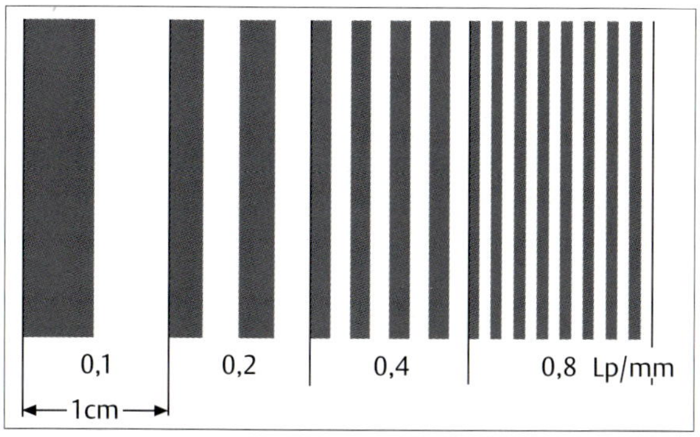

Abb. 5.4 **Prinzipdarstellung eines Testrasters.** Ein Linienpaar besteht aus einem dunklen und einem hellen Streifen. Für die Mammographie werden Bleistrichtestraster mit einer Linienzahl bis 20 Lp/mm verwendet.

Im folgenden werden die in der Einleitung vorgestellten Kenngrößen zur quantitativen Beschreibung der Bildgüte von Mammogrammen im einzelnen erläutert und anschließend die Anforderungen an das Aufnahmesystem abgeleitet:

Schärfe

In der Mammographie sind sehr feine Strukturen (S. 63 u. Tab. 5.**3**) im Bild wiederzugeben. Bei der theoretischen Beschreibung der Bildgebung wird die Detailgröße hierbei häufig durch eine Ortsfrequenz ν ausgedrückt (Abb. 5.**4**), die gleich dem Kehrwert der doppelten Detailgröße ist, also ν = 1/(2mal Detailgröße). Einem Mikrokalk mit einem Durchmesser von 0,2 mm entspricht so eine Ortsfrequenz von 2,5 Lp/mm. Ein bildgebendes System muß mindestens ein Auflösungsvermögen ≥ 2,5 Lp/mm haben, damit dieser Mikrokalk wiedergegeben werden kann (S. 63). Nachdem die Schärfe aber einen hohen Kontrast voraussetzt, den ein Mikrokalk dieser Größe nicht haben kann, muß die Auflösung des gesamten Aufnahmesystems, d.h. einschließlich Brennfleck, Abbildungsgeometrie und Bildempfänger, wesentlich besser sein. In Deutschland wird deshalb mindestens eine Auflösung von 8 Lp/mm gefordert (S. 95), in anderen Ländern (z.B. Niederlande, USA) eine Auflösung von mindestens 12 – 15 Lp/mm.

Die Darstellung von Mikrokalzifikationen gelingt nur, wenn die sog. Modulationsübertragungsfunktion MTF(ν) im Ortsfrequenzbereich von 2 – 5 Lp/mm eine gute Kontrastübertragung ermöglicht. Die MTF gibt die Kontrastwiedergabe von Bilddetails durch das Aufnahmesystem in Abhängigkeit von der Detailgröße bzw. Ortsfrequenz an. In Abb. 5.**5** ist eine typische MTF für eine Brennfleckgröße 0.4 (gemäß IEC 336) und das Film-Folien-System Kodak OM1/MinR angegeben.

Bei der ursprünglichen Definition der MTF (ν) wird das Einbringen eines die Strahlenintensität sinusförmig modulierenden Rasterprofils in den Strahlengang vorausgesetzt (Morneburg 1995). Diese Forderung ist in der Röntgentechnik nur sehr schwer zu realisieren. Man verwendet deshalb bei der meßtechnischen Bestimmung der MTF Bleistrichraster (Abb. 5.**4**), die aus gleich breiten Balken und Zwischenräumen bestehen. Man erhält in der Objektebene eine rechteckige Intensitätsverteilung, die je nach Qualität des bildgebenden Systems in der Bildebene aber mehr oder weniger verschliffen wiedergegeben wird (Abb. 5.**2**). Coltman (1954) hat eine Korrekturformel angegeben, mit der es möglich ist, die richtige MTF (ν) zu ermitteln. Man gibt deshalb an der Abszisse von MTF-Diagrammen als Einheit für die Ortsfrequenz nicht Perioden/mm (Per/mm) an, sondern direkt Linienpaare/mm (Lp/mm).

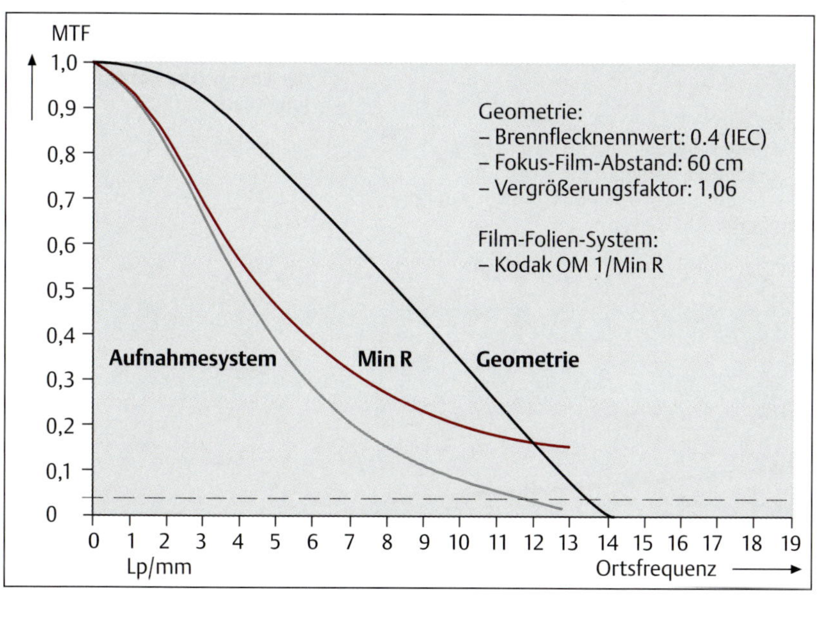

Abb. 5.5 **Modulationsübertragungsfunktion (MTF) der Geometrie, des Film-Folien-Systems und dem gesamten Aufnahmesystem.**

Kontrast

Nachdem sich die Absorptionskoeffizienten von normalem Drüsengewebe, Tumorgewebe und Fett für Röntgenstrahlung nur wenig unterscheiden und mit zunehmender Energie der Röntgenquanten sehr schnell abnehmen (Abb. 5.**6**) (Yaffe 1992), benötigt man sehr energiearme (weiche) Strahlung und steile Film-Folien-Systeme, um einen ausreichenden Bildkontrast zu erzielen. Nachdem die Forderung nach *weicher Strahlung* gleichzeitig zu höherer Strahlenexposition führt, kommt dem Strahlenschutz der Patientin in der Mammographie eine große Bedeutung zu.

Rauschen

Ein Bildsignal wird erzeugt durch die wichtigen Billddetails, wie sie in Tab. 5.**3** beschrieben sind, z. B. durch Mikrokalzifikationen oder runde Strukturen, die gegenüber dem Hintergrund der normalen Mamma für die Erstellung der Diagnose erkennbar sein müssen (Tab. 5.**3**). Erschwert wird die Erkennbarkeit durch Rauschen im Bild, hervorgerufen z. B. durch die statistischen Schwankungen der zum Bildaufbau beitragenden Quantenzahl. Der Unterschied zwischen Signal und Rauschen muß deshalb möglichst groß sein. Bei theoretischen Betrachtungen geht man davon aus, daß der Zahlenwert des Verhältnisses Signal zu Rauschen *(Signal-Rausch-Verhältnis [SRV])* zwischen 3–5 liegen soll, damit ein Detail mit ausreichender Sicherheit vom Auge erkannt werden kann (Rose 1973). Der Wahl des Bildempfängers kommt deshalb eine große Bedeutung zu. Bei der Verwendung hochempfindlicher Film-Folien-Systeme, bei denen für den Bildaufbau weniger Quanten absorbiert werden, macht sich die Quantenstruktur der bildgebenden Strahlung als Bildrauschen bemerkbar und führt hierdurch u. U. schon zu einer Verschlechterung der Erkennbarkeit kontrastarmer, feiner Details.

Für das in Abb. 5.**7** gezeigte einfache Beispiel läßt sich zeigen, daß das SRV proportional ist zur Dicke (t) des Mikrokalkpartikels multipliziert mit dem Unterschied ($\Delta\mu$) seines Absorptionskoeffizienten (μ') zu dem des umgebenden Mediums (μ) und außerdem proportional zur Wurzel aus der im Bildempfänger absorbierten Quantenzahl. Das Bildsignal (ΔE) ist proportional zu N_1, der Anzahl der aus der Mamma austretenden Quanten. Das Rauschen (σ) ist proportional zu der Wurzel daraus ($\sqrt{N_1}$). Das SRV ist deshalb auch proportional zu der Wurzel aus der Quantenzahl N_1:

$$\mathrm{SRV} \propto \Delta\mu \times t \times \sqrt{N_1} \qquad \text{(Gleichung 5.2)}$$

Das SRV im Röntgenbild (ein idealer Brennfleck vorausgesetzt) muß noch mit der MTF (ν) des Bildempfängers, z. B. des Film-Folien-Systems, multipliziert werden:

$$\mathrm{SRV} \propto \Delta\mu\, xt \times \sqrt{N_1} \times \mathrm{MTF}(\nu) \qquad \text{(Gleichung 5.3)}$$

Die in der Einleitung definierten Größen Schärfe, Kontrast und Rauschen bestimmen das SRV, eine abgeleitete Kenngröße, mit der sich die Bildgüte beschreiben läßt (Gleichung 5.3). Eine Optimierung des SRV im Strahlenbild bedeutet also Optimierung der Abbildungsgeometrie (d. h. der MTF), der Strahlenqualität in Abhängigkeit von der Mammadicke (d. h. von $\Delta\mu$), bei gleichzeitiger Minimierung der Dosis unter Beachtung des Quantenrauschens im Bild.

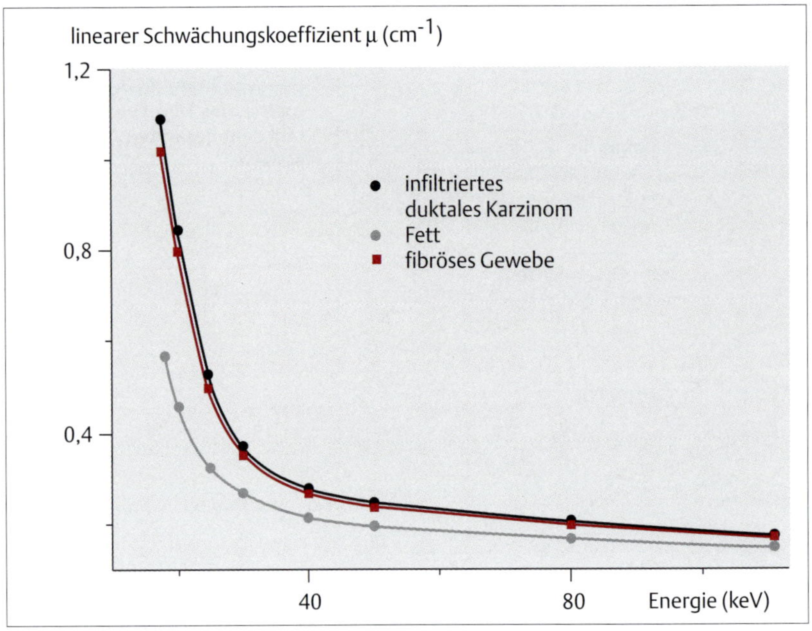

Abb. 5.**6** **Lineare Absorptionskoeffizienten von normalem Drüsengewebe, Tumorgewebe und Fett in Abhängigkeit von der Energie der Röntgenstrahlung** (nach Yaffe).

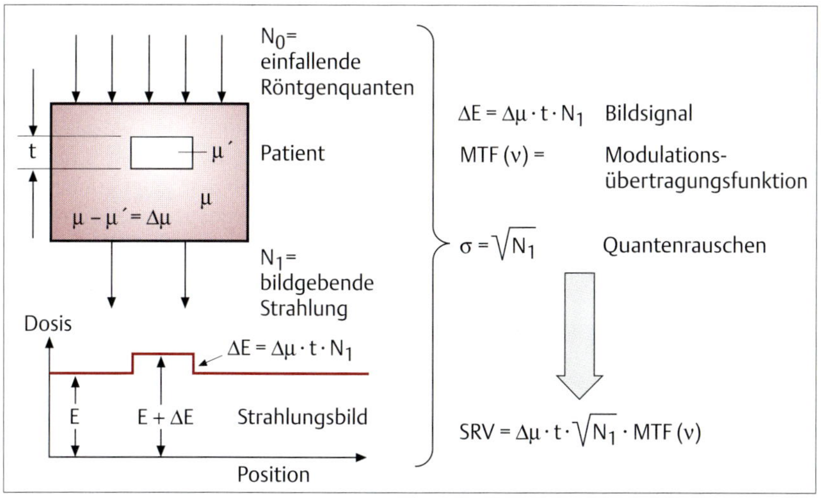

Abb. 5.7 **Ermittlung des Signal-Rausch-Verhältnisses (SRV) für kleine Bilddetails ($\Delta\mu \cdot t \ll 1$); monoenergetische Modellbetrachtung.**

Bildgütezahl

Die Bewertung der Bildqualität unter Einbeziehung des Aspekts der Minimierung der Strahlenexposition kann mit Hilfe der sog. Bildgütezahl erfolgen (Aichinger u. Mitarb. 1994). Die Gütezahl (image quality figure [IQF] oder figure of merit [FOM]) ist definiert als der Quotient aus dem Quadrat des SRV und der Dosis.

Dosis

Bei der Berechnung der Gütezahl z. B. für die Darstellung von Mikrokalzifikationen wird sinnvollerweise die mittlere Parenchymdosis MPD (mean glandular dose) (S. 92) als Bezugsgröße gewählt, weil sie die für das Strahlenrisiko relevante Dosisgröße ist. Mit dem SRV und der Gütezahl stehen die Werkzeuge zur Verfügung, die nötig sind, um die in den folgenden Abschnitten aufgeführten und in Abb. 5.**1** zitierten Einflußgrößen auf Schärfe, Kontrast und Rauschen näher zu beschreiben.

Einfluß des Röntgenaufnahmesystems auf Dosis, Kontrast, Auflösungsvermögen und Rauschen

H. Aichinger

Kontrast

Der Kontrast eines Mammogramms wird wesentlich durch die Strahlenqualität bestimmt (Stufe 1 der Bildkette, S. 60), d. h. durch die beim Röntgenstrahler in Abb. 5.**1** angegebenen physikalischen Kenngrößen wie Anodenmaterial, Filterung und Röhrenspannung, aber auch durch Einflußgrößen des Aufnahmesystems (Raster, Kompressionseinrichtung) und durch die Beschaffenheit der Mamma selbst (Dicke, gewebliche Zusammensetzung). Als Strahlenquelle (Aichinger u. Mitarb. 1994) stehen heute neben dem seit etwa 20 Jahren genutzten System Mo-(Molybdän-)Anode/Mo-Filter folgende Systeme zur Verfügung:

Strahlenquellen:

- Mo-Anode/Mo-Filter,
- Mo-Anode/Rh-(Rhodium-)-Filter,
- W-(Wolfram-)Anode/Mo-Filter,
- W-Anode/Rh-Filter,
- Rh-Anode/Rh-Filter.

Die Abb. 5.**8** u. 5.**9** zeigen als Beispiel die Energieverteilung der mit einem Mo-/Mo- und einem W-/Mo- bzw. W-/Rh-System bei 25 kV und 30 kV resultierenden Röntgenspektren.

Um zu einer Aussage über die optimale Strahlenqualität zu kommen, kann man das Konzept der Gütezahl

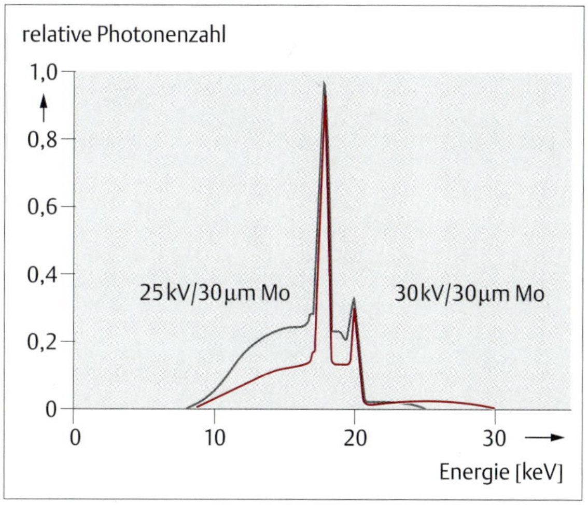

Abb. 5.8 **Mit Molybdän (Mo) gefilterte Röntgenspektren, erzeugt mit einer Molybdänanode bei 25 kV und 30 kV.**

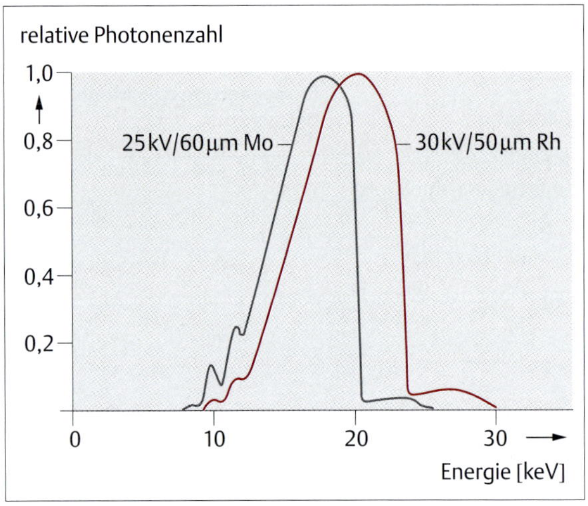

Abb. 5.9 **Mit Molybdän (Mo) bzw. Rhodium (Rh) gefiltertes Röntgenspektrum, erzeugt mit einer Wolframanode bei 25 kV bzw. 30 kV.**

nutzen, indem man diese für den theoretischen Idealfall der Anwendung monoenergetischer Strahlung berechnet. Wie in Abb. 5.**7** angedeutet, ermittelt man in diesem Fall für ein Mikrokalkpartikel zunächst das SRV, dann die mittlere Parenchymdosis (S. 92) und berechnet mit diesen Größen schließlich die Gütezahl.

Abb. 5.**10** zeigt das Ergebnis in Abhängigkeit von der Energie für verschiedene Schichtdicken. Für jede Schichtdicke kann an der Abszisse, bei der die Gütezahl ihr Maximum erreicht, die optimale Energie abgelesen werden. Sie beginnt für 3 cm Schichtdicke bei etwa 17 keV und steigt bis etwa 22 keV für 8 cm Schichtdicke. Bei diesen Energien wird radiologisch gesehen der günstigste Kompromiß zwischen SRV und Strahlenexposition der Patientin erreicht.

Für den realen Fall der Nutzung der Röntgenstrahlung einer Mo- oder W-Röhre (oder auch einer Röhre mit 2 Brennfleckbahnen aus Mo/Rh oder Mo/W) muß man für die Optimierung des SRV versuchen, durch Variation von Röhrenspannung, Filtermaterial und -stärke, dem Idealfall der Anwendung monoenergetischer Strahlung möglichst nahe zu kommen. Abb. 5.**11** zeigt ein Beispiel für eine Zuordnung von Röhrenspannung/Filter zur Mammadicke in Verbindung mit einer Mo-Anode, Abb. 5.**12** ein Beispiel in Verbindung mit einer W-Anode. Mit beiden Röhrentypen (Mo bzw. W) lassen sich qualitativ hochwertige Mammogramme erhalten.

Wie Abb. 5.**11** und 5.**12** zeigen, wäre für sehr kleine Objektdicken auch die Kombination der hier genannten Anodenmaterialien mit Niob (Nb) als Filter interessant. In der Literatur ist darüber berichtet worden (Aichinger u. Mitarb. 1994), in der Praxis werden Mo-/Nb- oder W-/Nb-Systeme aber nicht genutzt.

Dosis

Im Gegensatz zum SRV ist die resultierende mittlere Parenchymdosis stark abhängig vom Anodenmaterial. Die Abb. 5.**13** u. 5.**14** zeigen die mittlere Parenchymdosis in Abhängigkeit von der Schichtdicke für dieselben Anoden-Filter-Systeme wie in den Abb. 5.**11** u. 5.**12**. Als Film-Folien-System wurde hierbei das Kodak MinR/SO177 oder auch das OM1/MinR-System zugrunde gelegt. Ein genauer Vergleich der dargestellten Ergebnisse zeigt, daß – bei vorgegebener Systemdosis – die W-Röhre Vorteile im Vergleich zur Mo-Anode bietet, vor allem im Schichtdickenbereich von 6–8 cm. Gegenüber dem Mo-/Mo-System ist mit dem W-/Rh-System eine Reduktion der mittleren Parenchymdosis um bis zu 50% möglich (S. 92).

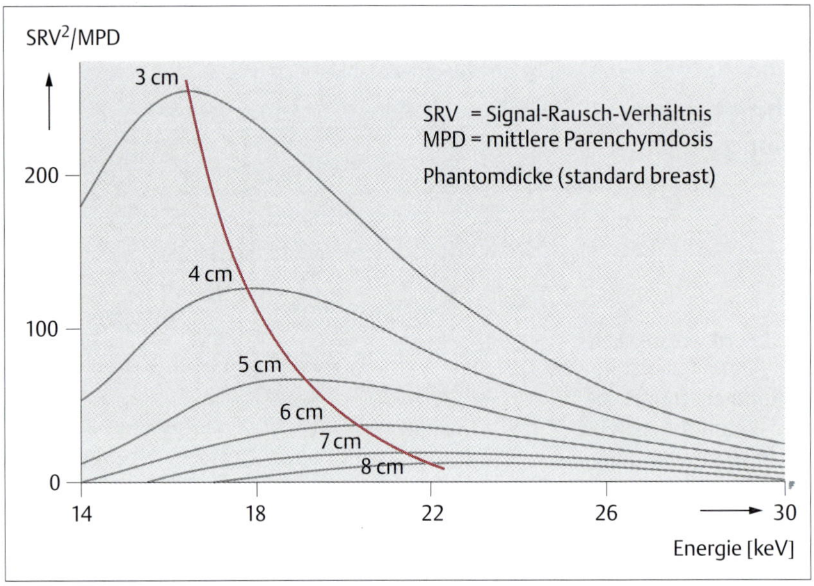

Abb. 5.10 **Gütezahl in Abhängigkeit von der Energie der Röntgenstrahlung für verschiedene Schichtdicken.**

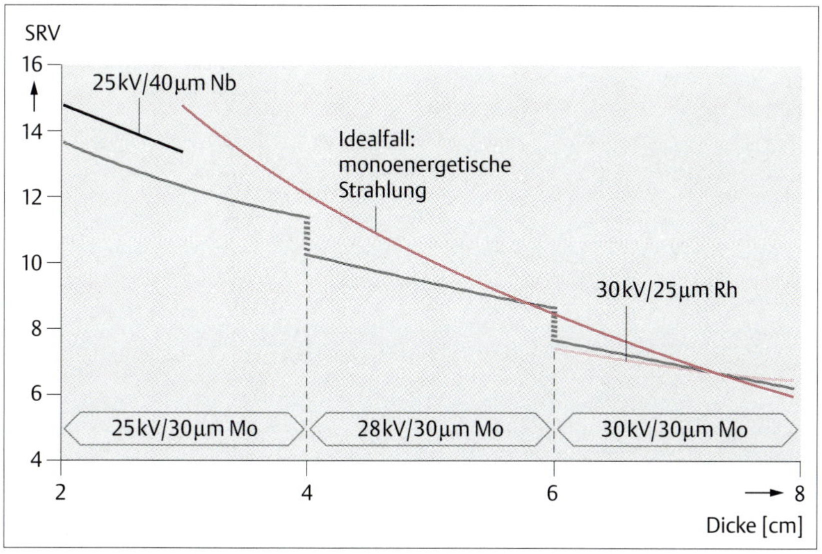

Abb. 5.**11** **Signal-Rausch-Verhältnis in Abhängigkeit von der Phantomdicke: Molybdänanode mit Kantenfilter.**

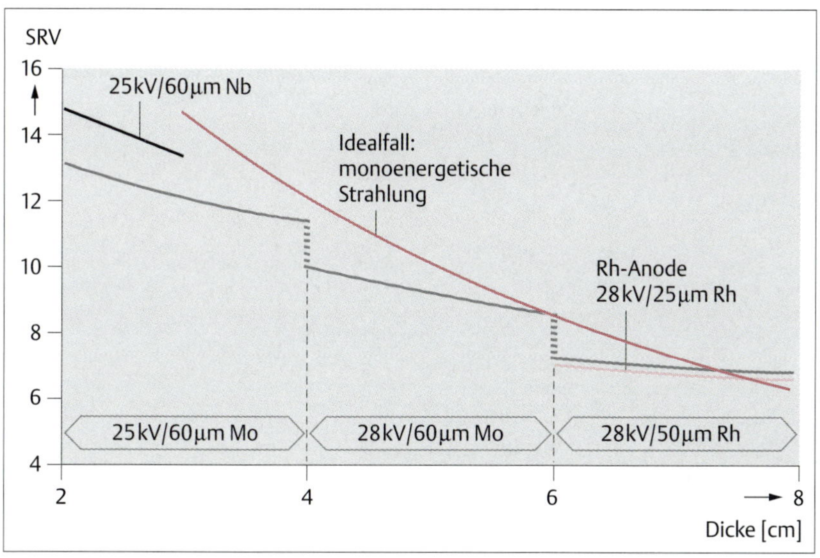

Abb. 5.**12** **Signal-Rausch-Verhältnis in Abhängigkeit von der Phantomdicke: Wolframanode mit Kantenfilter.**

Als *Systemdosis* wird der Betrag der bildgebenden Dosis verstanden, der zu einer mittleren optischen Dichte im Bereich von 1,2 – 1,6 führt. Bei dem Film-Folien-System OM 1/MinR beträgt die Systemdosis beispielsweise etwa 70 µGy, es genügt damit den Aufnahmetechnischen Leitlinien der Bundesärztekammer.

Bestimmung der Systemdosis durch:

- Zahl der in der Verstärkerfolie absorbierten Röntgenquanten,
- Verstärkungsfaktor bzw. Lichtquantenzahl pro absorbiertes Röntgenquant,
- Empfindlichkeit des Films.

Die Zahl der absorbierten Quanten bestimmt ihrerseits das Rauschen im Röntgenbild.

Das Rauschen, d. h. die Fluktuationen der optischen Dichte im Mammogramm relativ zum Mittelwert der absorbierten Quanten, ist proportional zu

$$1/\sqrt{N_1} \qquad \text{(Gleichung 5.4)}$$

Auch über Beziehung (Gleichung 5.4) wird der Zusammenhang von Bildqualität und Dosis (Abb. 5.**1**) deutlich. Ein idealer Bildempfänger würde 100 % der einfallenden Quanten absorbieren, ohne daß sein Auflösungsvermögen darunter leidet. Im Detail werden diese Zusammenhänge auf S. 81 behandelt.

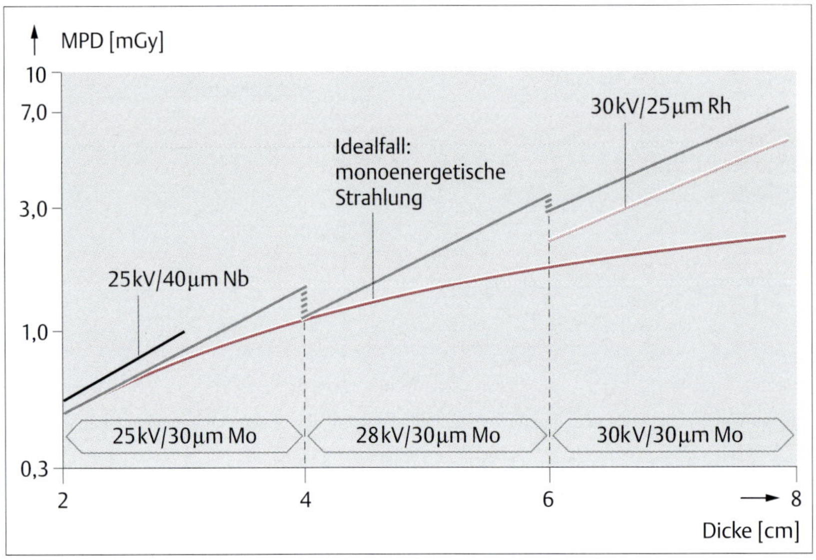

Abb. 5.**13** **Mittlere Parenchymdosis in Abhängigkeit von der Phantomdicke: Molybdänanode mit Kantenfilter.**

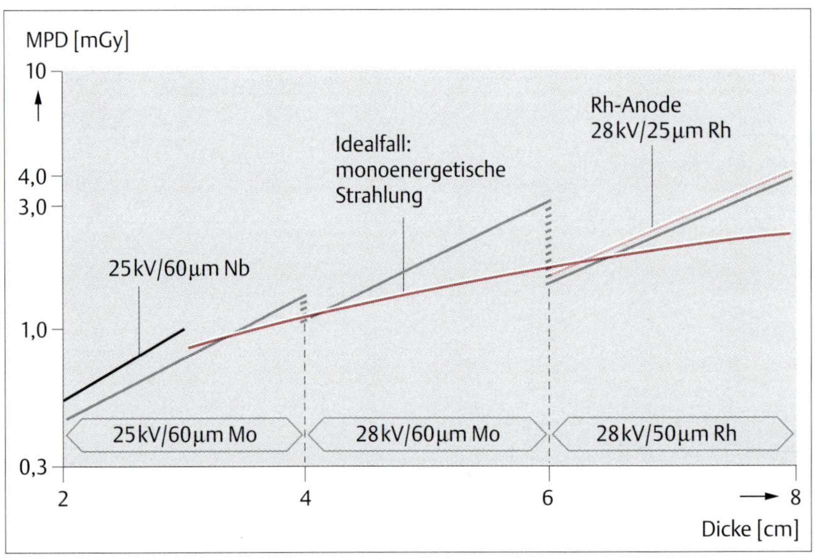

Abb. 5.**14** **Mittlere Parenchymdosis in Abhängigkeit von der Phantomdicke: Wolframanode mit Kantenfilter.**

Kompression

Der Kontrast wird auch durch die Kompressionsvorrichtung beeinflußt (Abb. 5.**1**). Sie ermöglicht die Ruhigstellung der Mamma (und damit eine Verringerung der Bewegungsunschärfe) und die Umwandlung der konischen Form der Mamma in eine weitgehend planparallele Schicht. Die Kompression liefert damit einen Beitrag zur Bildqualität (weniger Streustrahlung, geringere Aufhärtung der Strahlung) und zur Verringerung der Strahlenexposition (kleinere Dicke).

Streustrahlenraster

Der Kontrast der Röntgenbilder läßt sich auch in der Mammographie am effektivsten durch den Einsatz von Streustrahlenrastern verbessern. Streustrahlenraster bestehen aus einer Anordnung von dünnen Bleilamellen und einem möglichst wenig absorbierenden Schachtmedium (Abb. 5.**15**). Ihre Wirksamkeit läßt sich mit den physikalischen Größen Selektivität Σ, Kontrastverbesserungsfaktor K und Buckyfaktor B beschreiben (Morneburg 1995).

Die *Selektivität* Σ ist das Verhältnis von Primärstrahlen- und Streustrahlendurchlässigkeit des Rasters.

Der *Kontrastverbesserungsfaktor K* ist definiert durch das Verhältnis des mit Raster erzielbaren Kontrasts zu dem Kontrast ohne Raster (Abb. 5.**16**).

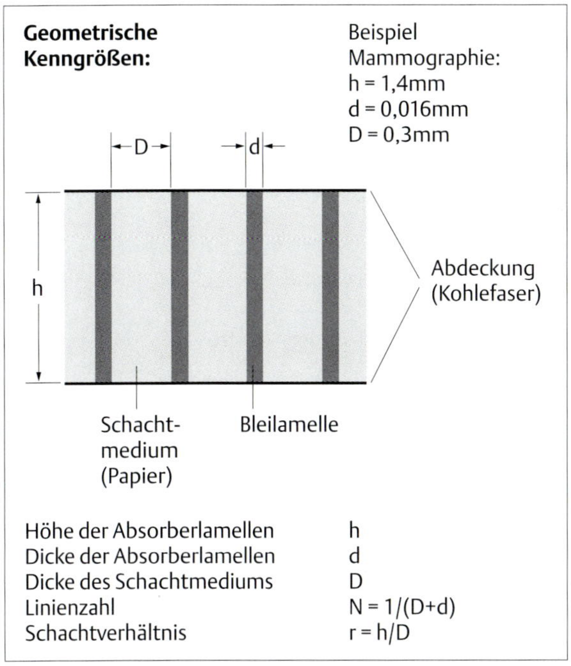

Abb. 5.**15** **Geometrische Kenngrößen eines Streustrahlenrasters für die Mammographie.**

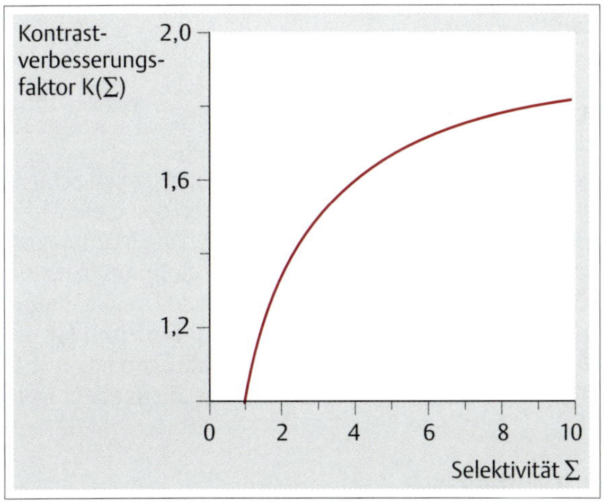

Abb. 5.**16** **Kontrastverbesserungsfaktor als Funktion der Selektivität bei einem Streustrahlenanteil von 50%.**

Der *Buckyfaktor B* (Belichtungsverlängerungsfaktor) gibt an, um welchen Faktor die Einfalldosis mit Raster erhöht werden muß, damit die durch die Reduzierung des Streustrahlenanteils hervorgerufene Verringerung der Belichtung des Films kompensiert wird. Um so höher die Primärstrahlendurchlässigkeit ist, um so kleiner (besser) ist der Buckyfaktor.

Bei der Verwendung eines Rasters muß ein Kompromiß zwischen Bildqualität und Dosiserhöhung gefunden werden. Untersuchungen haben gezeigt, daß es keinen Sinn macht, über ein Schachtverhältnis von r = 4 – 5 hinauszugehen (Friedrich 1975).

Das *Schachtverhältnis r* ist das Verhältnis Bleilamellenhöhe zu Dicke des Schachtmediums (Abb. 5.**15**). Bei Mammadicken < 4 cm sollte zugunsten einer geringeren Strahlenexposition der Patientin auf ein Raster ganz verzichtet werden. Bei einer Mammadicke von 4 cm wird durch den Streustrahlenraster die Patientendosis immerhin in etwa verdoppelt.

Schärfe

Die Auflösung eines Bildsystems charakterisiert dessen Eigenschaften, feine Details unverfälscht und mit guter Schärfe abzubilden (S. 65). Bisher wurde bei der Diskussion zum Thema Kontrast der Einfluß der Detailgröße auf die Detailerkennbarkeit noch nicht betrachtet. Beschrieben wurde die sog. Grobkontrastwiedergabe. Für die Beschreibung der Darstellung feiner Details muß die MTF des gesamten Bildsystems bekannt sein (Abb. 5.**5**). So muß beim Brennfleck nicht nur der Einfluß der geometrischen Abmessungen, sondern auch der der Intensitätsverteilung der Strahlung im Brennfleck auf die MTF berücksichtigt werden. Das Produkt von Kontrast und MTF bestimmt auch das resultierende SRV (Gleichung 5.3).

Im Rahmen der Qualitätssicherung wird in der Regel jedoch nur die Grenzauflösung bewertet. Wie bereits auf S. 64 beschrieben, muß gemäß den Leitlinien der Bundesärztekammer bei der Filmmammographie der Grenzwert des visuellen Auflösungsvermögens > 2,4 Lp/mm sein. Bei der Abnahmeprüfung gemäß Röntgenverordnung wird eine Auflösung von mindestens 8 Lp/mm gefordert, in dem European Protocol for the Quality Control of Technical Aspects of Mammography Screening schließlich 15 Lp/mm. Die Anordnung des zur Messung zu verwendenden Strichrasters erfolgt hierbei brustwandnah in einem definierten Abstand über der Lagerungsplatte. Ähnlich liegen die Anforderungen in den USA. Die unterschiedlichen Grenzwerte spiegeln die Unsicherheit über die Bedeutung der Grenzauflösung für die Bildgüte wider. Aus medizinischer Sicht ist vor allem der Detailkontrast im Ortsfrequenzbereich von 2 – 5 Lp/mm wichtig. In diesem Ortsfrequenzbereich liegen die Detailgrößen von Mikrokalk, die unter optimalen Aufnahmebedingungen noch gesehen werden können.

Aus einer hohen Grenzauflösung kann nicht zwangsläufig auf eine gute Kontrastwiedergabe bei niedrigeren Ortsfrequenzen geschlossen werden. Der gesamte Verlauf der MTF wird auch durch die Intensitätsverteilung der Strahlung im Brennfleck bestimmt. Unerwünscht ist vor allem extrafokale Strahlung außerhalb des Brennflecks. Ein Brennfleck, der vor allem im Bereich von 2 – 5 Lp/mm eine hohe Kontrastübertragung besitzt, liefert bessere Mammogramme als ein Brennfleck mit extrem hoher Auflösung aber mäßigem Detailkontrast im medizinisch interessanten Ortsfrequenzbereich (Abb. 5.**17**).

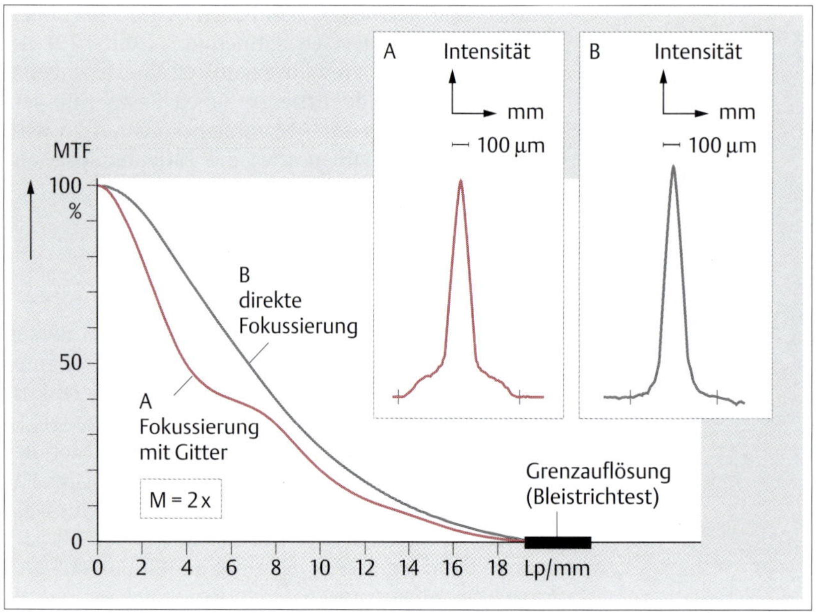

Abb. 5.17 **Modulationsübertragungsfunktion (MTF) eines Mikrobrennflecks 0.1 IEC bei Anwendung verschiedener Fokussierungstechniken.**

Einfluß des Bildempfängers auf Dosis, Kontrast, Auflösungsvermögen und Rauschen

T. von Volkmann

Das Strahlenbild wird in den meisten Fällen mit einem Film-Folien-System als Bildempfänger aufgezeichnet. Zum Film-Folien-System gehören integral auch Kassette und Verarbeitung (Entwicklung) des Films.

Alle 4 Komponenten (Film, Folie, Kassette und Verarbeitung) beeinflussen Dosis und Bildqualität des Mammogramms.

Bei Mammographie-Film-Folien-Systemen wird nahezu ausschließlich nur eine Verstärkungsfolie (als Rückfolie) in Kombination mit einem einseitig beschichteten Film eingesetzt, um – allerdings auf Kosten der Empfindlichkeit – die Folienunschärfe zu reduzieren.

Beschreibung der technischen Bildqualität durch 4 Parameter:

- Optische Dichte,
- Kontrast,
- Unschärfe,
- Rauschen.

Aufbau der Mammographiefilme

Mammographiefilme sind – im Gegensatz zu den Filmen der allgemeinen Röntgendiagnostik – in der Regel nur auf einer Seite der Unterlage mit der lichtempfindlichen Emulsion beschichtet. In der Emulsion befinden sich die lichtempfindlichen Silberhalogenide, eingebettet in Gelatine. Die Unterlage besteht meist aus Polyester. Um die Emulsion vor Beschädigungen zu bewahren, wird auf die Emulsion eine Schutzschicht aufgebracht, die durch spezielle Zusätze auch die Gefahr elektrostatischer Aufladungen reduziert.

Aufbau der Verstärkungsfolien

Verstärkungsfolien bestehen aus einer Leuchtschicht mit dem Leuchtstoff, die auf eine Unterlage, meist Polyester, aufgetragen ist. Derzeit enthalten die Mammographiefolien nahezu aller Hersteller Gadoliniumoxisulfid (Gd_2O_2S: Tb) als Leuchtstoff. Die große Vielfalt unterschiedlicher Leuchtstoffe bleibt charakteristisch für die Verstärkungsfolien der allgemeinen Röntgendiagnostik. Die Leuchtschicht ist mit einer Schutzschicht überzogen.

Dichtekurve

Die Dichtekurve beschreibt den Zusammenhang zwischen Belichtung einschließlich Verarbeitung und der resultierenden optischen Dichte (früher: Schwärzung, im folgenden Dichte genannt) des Films. Aus der Dichtekurve (Abb. 5.**18**) lassen sich wichtige Filmeigenschaften, z. B. der Filmkontrast (Gradation) und die Maximaldichte, ablesen.

Empfindlichkeit des Film-Folien-Systems

Die Empfindlichkeit des Film-Folien-Systems bestimmt entscheidend die Dosis einer Röntgenaufnahme mit.

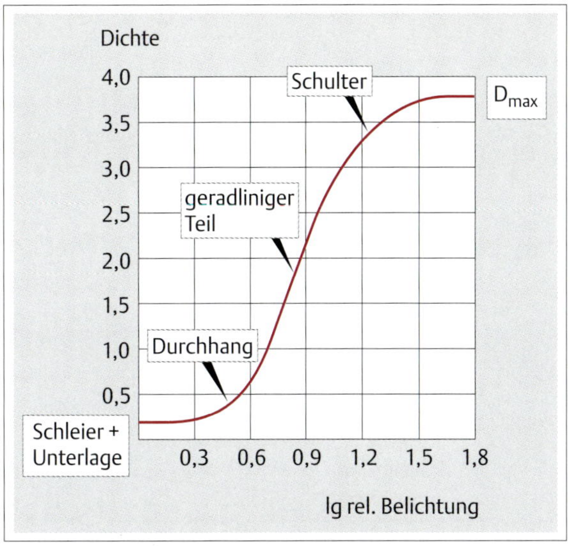

Abb. 5.**18** **Dichtekurve eines Röntgenfilms.**

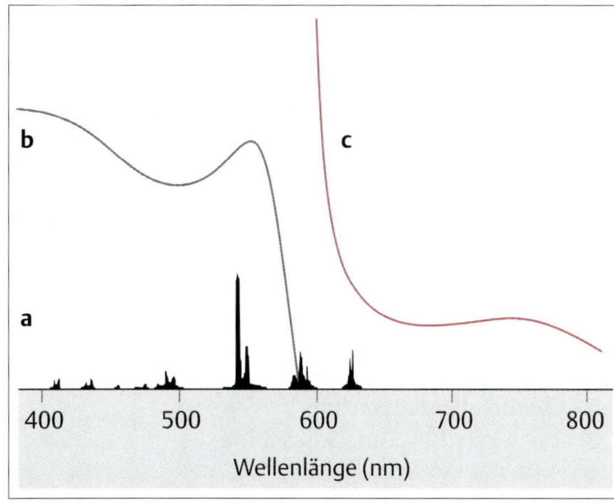

Abb. 5.**19 a – c** **Spektrale Kurven:**
a Emissionsspektrum der Verstärkungsfolie.
b Spektrale Empfindlichkeit eines orthochromatischen Films.
c Spektrale Absorption eines Dunkelraumfilters.

Parameter der Empfindlichkeit:

- Verstärkungsfaktor der Verstärkungsfolie,
- Empfindlichkeit und spektrale Empfindlichkeit (Farbempfindlichkeit) des Films,
- Verarbeitung (Entwicklung),
- angewandte Strahlenqualität (kV-Wert, Anodenmaterial, Filtermaterial).

Die Empfindlichkeit bestimmt auch die Belichtungszeit der Aufnahmen und damit die mögliche Bewegungsunschärfe mit.

Verstärkungsfaktor der Folien

Da die Empfindlichkeit eines photographischen Films für Röntgenstrahlen wesentlich geringer als für sichtbares Licht ist, wird die Röntgenstrahlung durch den Leuchtstoff der Verstärkungsfolie in sichtbares Licht umgewandelt (Lumineszenz), das den Film belichtet. Die für die Aufnahme notwendige Dosis kann dadurch erheblich herabgesetzt werden.

Die Verstärkung wird vom Grad der Absorption der Röntgenstrahlung durch die Verstärkungsfolie und dem Grad der Umwandlung der absorbierten Röntgenstrahlung in sichtbares Licht (Wirkungsgrad) bestimmt. Beide Größen lassen sich durch die Wahl des Leuchtstoffs und den Aufbau der Verstärkungsfolie beeinflussen.

Die Verstärkungsfolien emittieren je nach Typ des Leuchtstoffs Licht unterschiedlicher Lichtfarbe (Wellenlänge). Bei Folien mit Gadoliniumoxisulfid als Leuchtstoff liegt der größte Anteil im grünen Bereich (Abb. 5.**19 a**).

Empfindlichkeit und spektrale Empfindlichkeit des Films

Die Empfindlichkeit eines Röntgenfilms ist, ähnlich wie bei Photofilmen, umgekehrt proportional zur Lichtmenge, die benötigt wird, um den Film zu schwärzen. Die spektrale oder Farbempfindlichkeit des Films beschreibt, für welchen Teil des Lichtspektrums der Film empfindlich ist.

Die Empfindlichkeit eines Films ist keine konstante Größe, sondern hängt auch vom Zustand des Films (Alter, Lagerungsbedingungen, Schleier) und von der Länge der Belichtungszeit (Reziprozitätsfehler) ab. Bei langen Belichtungszeiten sinkt die Filmempfindlichkeit.

Faktoren für lange Belichtungszeiten:

- Unempfindliche Film-Folien-Systeme,
- dicke Mammae,
- Vergrößerungstechnik,
- leistungsschwache Generatoren,
- wenig belastbare Röhren,
- niedrige kV-Werte.

Entsprechend dem im wesentlichen grünen Emissionslicht der Gadoliniumoxisulfid-Folien müssen bei diesen Folien sog. orthochromatische Filme verwendet werden, deren spektrale Empfindlichkeit im blauen und grünen Bereich liegt (Abb. 5.**19 b**).

Die spektrale Empfindlichkeit des Films bestimmt auch die Farbe der zulässigen Dunkelraumbeleuchtung. So dürfen orthochromatische Filme nur rotem Licht ausgesetzt werden (Abb. 5.**19 c**). Eine ungeeignete Dunkelraumbeleuchtung führt zu einem höheren Schleier und einem geringeren Kontrast der Röntgenaufnahme.

Verarbeitung (Entwicklung)

Der Einfluß der Verarbeitung (Entwicklung) auf Dosis und Bildqualität wird häufig unterschätzt. Bekannt und doch oft nicht ausreichend beachtet sind die vielfältigen Einflußgrößen auf die Verarbeitung.

Einflußgrößen auf die Verarbeitung:

- Entwicklertemperatur,
- Entwicklungszeit,
- Bewegung (Antriebsrollen, Filmdurchlauf, Chemikalienumwälzung),
- Typ der Entwicklungsmaschine,
- Aktivität des Entwicklers:
  - Entwicklertyp,
  - Ansatz und Mischung,
  - Konzentration,
  - Regenerierraten,
  - Alter des Entwicklers,
  - Oxidation,
  - Verunreinigung,
  - Art und Menge anderer verarbeiteter Filme.

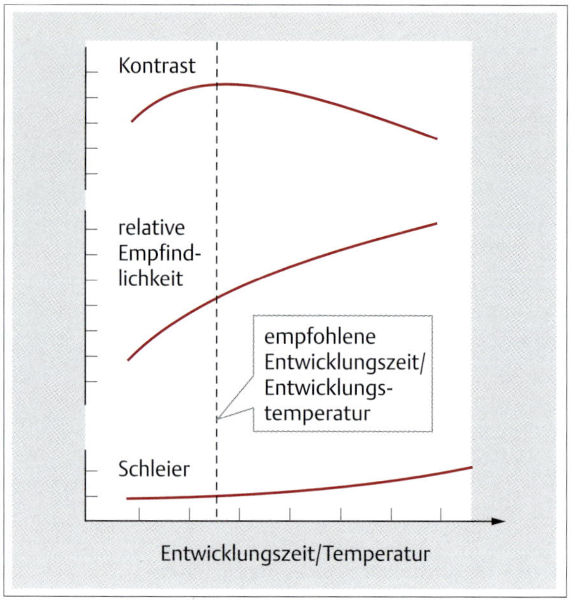

Abb. 5.**20** **Einfluß von Entwicklungszeit und Entwicklertemperatur auf relative Empfindlichkeit, Kontrast und Schleier eines Films (Prinzipdarstellung).** Bei der empfohlenen Entwicklungszeit-Entwicklertemperatur-Kombination in Zusammenhang mit dem spezifizierten Entwickler wird die vom Hersteller angegebene Empfindlichkeit S erreicht.

Die vom Hersteller angegebenen Werte für Empfindlichkeit und Kontrast des Film-Folien-Systems beziehen sich auf die vom Hersteller empfohlenen Verarbeitungsbedingungen. Bei der Funktionsprüfung der Filmverarbeitung nach DIN 6868-55 im Rahmen der Abnahmeprüfung werden die Verarbeitungsbedingungen entsprechend eingestellt. Wird von diesen Verarbeitungsbedingungen abgewichen, können sich Empfindlichkeit (und damit der Dosisbedarf für die Röntgenaufnahme) und Kontrast des Film-Folien-Systems ändern. Wichtig ist der Hinweis, daß jeder Filmtyp anders auf Änderungen der Verarbeitungsbedingungen reagieren kann.

Der Einfluß der Entwicklungsparameter ist exemplarisch für Entwicklertemperatur und Entwicklungszeit in Abb. 5.**20** dargestellt. Dieses Verhalten zeigen grundsätzlich alle Filme, unterschiedlich sind nur Ausmaß und Temperaturbereich, jeweils abhängig von den anderen Entwicklungsparametern.

Empfindlichkeit S eines Film-Folien-Systems

Die Empfindlichkeit S eines Film-Folien-Systems ist dem Kehrwert der Dosis am Bildempfänger proportional, die erforderlich ist, um auf den Film eine Dichte D = 1 über Schleier und Dichte der Unterlage zu erzeugen (DIN 6867-1 bzw. ISO 9236 -1 und ISO 9236-3).

Die Empfindlichkeit S heutiger Mammographie-Film-Folien-Systeme liegt etwa zwischen 10 und 30.

Neben dem S-Wert als genauer Angabe der Empfindlichkeit eines Film-Folien-Systems wird zur groben Orientierung häufig nur auf die Empfindlichkeitsklasse verwiesen. Man versteht darunter die Zuordnung nach einem groben Einteilungsschema, bei dem sich von Klasse zu Klasse die Empfindlichkeit jeweils verdoppelt bzw. halbiert (..., 12, 25, 50, 100, 200, ...), entsprechend ist eine Aussage über den Dosisbedarf nur in demselben groben Rahmen möglich. Eine exakte Dosisberechnung ist nur mit der Empfindlichkeit S möglich.

Nach den Leitlinien der Bundesärztekammer sollen Mammogramme mit Film-Folien-Systemen der Empfindlichkeitsklasse 25, mindestens jedoch mit der Empfindlichkeitsklasse 12, angefertigt werden.

Dichte des Mammogramms

In den Leitlinien der Bundesärztekammer ist beschrieben, mit welcher Dichte Strukturen auf der Röntgenaufnahme dargestellt sein müssen, damit sie gut erkennbar sind, nämlich im Dichtebereich von 0,6-2,2, d. h. wenn der Bildkontrast (s. unten) $\Delta D = 1{,}6$ $(2{,}2 - 0{,}6 = 1{,}6)$ ist (Abb. 5.**21**). Der optimale Dichtebereich eines Mammogramms ist kleiner und liegt zwischen 1,2 und 1,6. Daraus resultiert eine empfohlene mittlere Dichte D = 1,4. Dieser Wert ist etwas höher als für Aufnahmen der allgemeinen Röntgendiagnostik (dort: D = 1,2). In den europäischen Leitlinien wird eine noch höhere mittlere Dichte, u. z. zwischen D = 1,3 und 1,8 empfohlen, was den stärkeren Einsatz der Grelleuchte erfordert (s. unten), aber auch den Belichtungsumfang des Films erhöht (Abb. 5.**21**). Eine hohe mittlere Dichte ist deshalb vor allem bei den modernen kontrastreichen Filmen sinnvoll, deren geringer Belichtungsumfang dadurch erhöht wird.

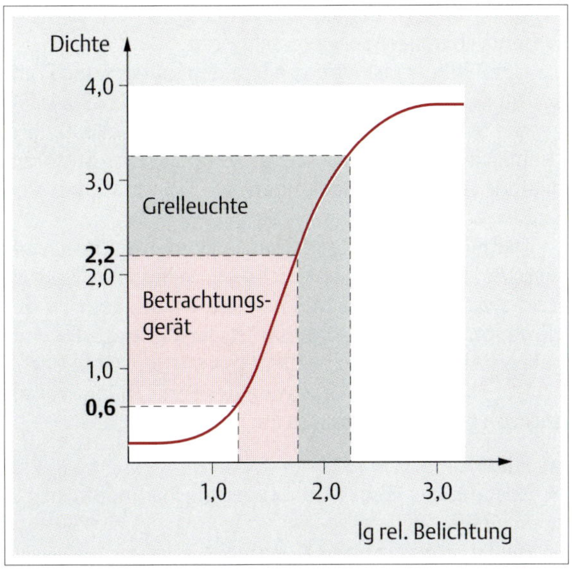

Abb. 5.**21** **Dichtekurve und Arbeitsbereiche des Röntgenfilms.**

Bei Dichten unter 0,6 und über 2,2 ist der Informationsgehalt in der Regel eingeschränkt, weil im unteren Teil der Dichtekurve (unter 0,6) der Filmkontrast (Gradation) niedriger wird (Abb. 5.**22**) und bei hohen Dichten (über 2,2) das Kontrastunterscheidungsvermögen des Auges nachläßt (Abb. 5.**36**). Bereiche mit höherer Dichte können ausgewertet werden, wenn die Grelleuchte eingesetzt wird. Dadurch vergrößert sich der Belichtungsumfang des Films (Abb. 5.**21**).

Diese Dichtewerte ergeben sich aus der Physiologie des Auges, der Helligkeit des Schaukastens und dem Verlauf der Dichtekurve (S. 85).

Die empfohlene höhere mittlere Dichte der Mammogramme führt dazu, daß häufig Kutis und Subkutis, aber auch andere Bereiche, mit einer Dichte über 2,2 dargestellt sind und deshalb, wie in den Leitlinien empfohlen, mit der Grelleuchte betrachtet werden müssen.

Der Mikrokalk erfordert eine gesonderte Betrachtung: Da der Mikrokalk nur in seiner „Größe, (äußeren) Form und Anordnung" dargestellt sein muß, nicht aber in seiner inneren Struktur, kann seine Dichte ohne Informationsverlust auch unterhalb D = 0,6 liegen, sofern er

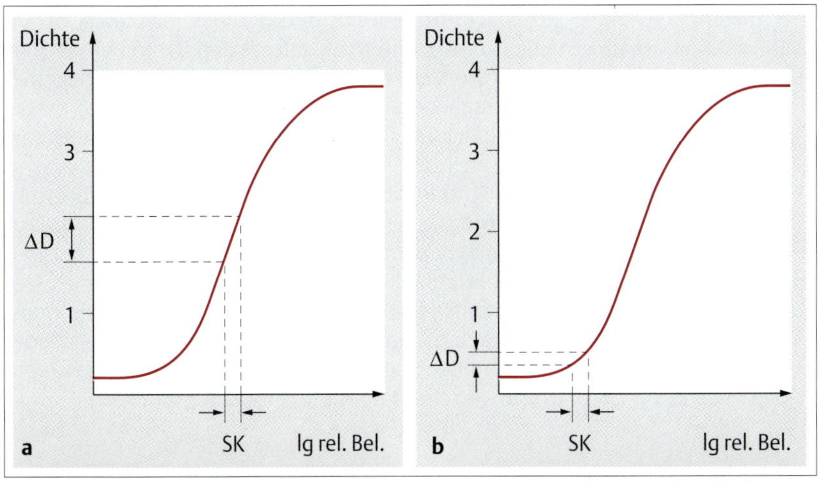

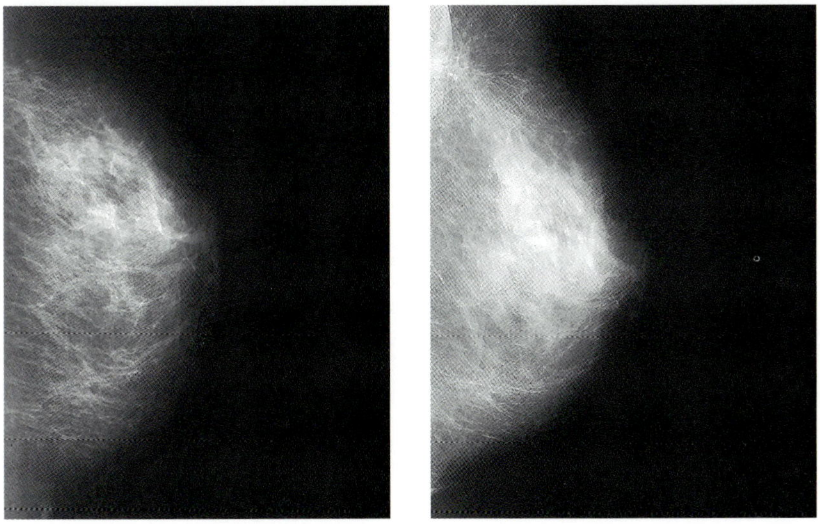

Abb. 5.**22** **a, b** **Einfluß der Dichte auf die Detailerkennbarkeit:**
a Dichte = 1,5, optimal belichteter Bereich: hoher Detailkontrast ΔD, Detail auffällig.
b Dichte = 0,5, unterbelichteter Bereich: geringer Detailkontrast ΔD, Detail wenig auffällig (fälschlich oft als unscharf bezeichnet).
SK Strahlenkontrast eines Details

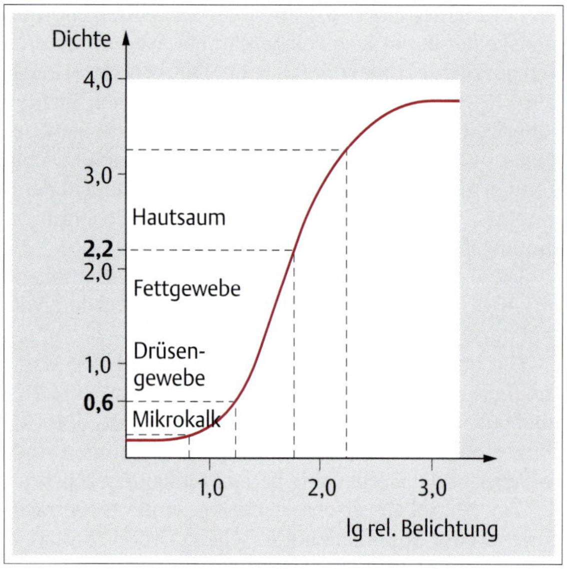

Abb. 5.**23** **Strukturbezogene Dichtewerte eines korrekt belichteten Mammogramms.**

sich nur vom umgebenden Gewebe abhebt, d. h. die Dichte des umgebenden Gewebes sollte nicht unterhalb D = 0,6 liegen.

Die strukturbezogenen Dichtewerte für ein korrekt belichtetes Mammogramm sind in Abb. 5.**23** dargestellt.

Bildkontrast (Kontrast)

Unter Bildkontrast (häufig kurz Kontrast genannt) versteht man den Dichteunterschied ΔD auf der Röntgenaufnahme, betrachtet für ein Detail oder für die gesamte Aufnahme. Wie im Abschnitt Dichte (S. 74) erläutert, soll der Bildkontrast der Aufnahme den Wert von ΔD = 1,6 bezogen auf den diagnostisch wichtigen Bereich nicht wesentlich über- oder unterschreiten.

Der Bildkontrast wird von Strahlenkontrast und Filmkontrast (Gradation des Films) bestimmt (Abb. 5.**24**).

Der *Strahlenkontrast* wird von Objekt (Dicke, Dichte, chemische Zusammensetzung, Kompression), Strahlenqualität (kV-Wert, Anodenmaterial, Filtermaterial) und Streustrahlenanteil beeinflußt.

Der *Filmkontrast (Gradation des Films)* ergibt sich aus dem Verlauf (Anstieg) der Dichtekurve des Films. Je steiler der Anstieg der Dichtekurve ist, desto höher ist der Filmkontrast und desto höher ist der Kontrast der Aufnahme. Als grobe Angabe dient der mittlere Gradient $\bar{G}$.

Der Filmkontrast (Gradation des Films) hängt vor allem von folgenden Punkten ab:

- Filmtyp,
- Zustand des Films (Alter, Lagerungsbedingungen, Schleier),
- Verarbeitung (Entwicklung),
- Dichte der Röntgenaufnahme,
- Belichtung mit/ohne Verstärkungsfolie.

Der Filmkontrast bestimmt den Belichtungsumfang eines Films, d. h. ein wie großer Belichtungsunterschied Δlg Belichtung eines Objekts (Röntgendiagnostik: Strahlenkontrast, s. unten) im geforderten Dichtebereich dargestellt werden kann. In der Röntgendiagnostik liegt dieser Dichtebereich, wie oben erläutert, zwischen D = 0,6 und 2,2. Der Belichtungsumfang definiert somit den darstellbaren Strahlenkontrast (Abb. 5.**24**).

Der Strahlenkontrast ist die Differenz der logarithmischen Intensitäten der Röntgenstrahlung (Dosis), die aus dem Objekt austreten. Die maximale Differenz, der maximale Strahlenkontrast eines Objekts, wird auch Objektumfang genannt. Bei der Mamma ist der Objektumfang durch die Intensität (Dosis) hinter der Kutis oder der Mamille (Maximum) und Mikrokalk oder dichtem Drüsengewebe (Minimum) gegeben (Abb. 5.**25**).

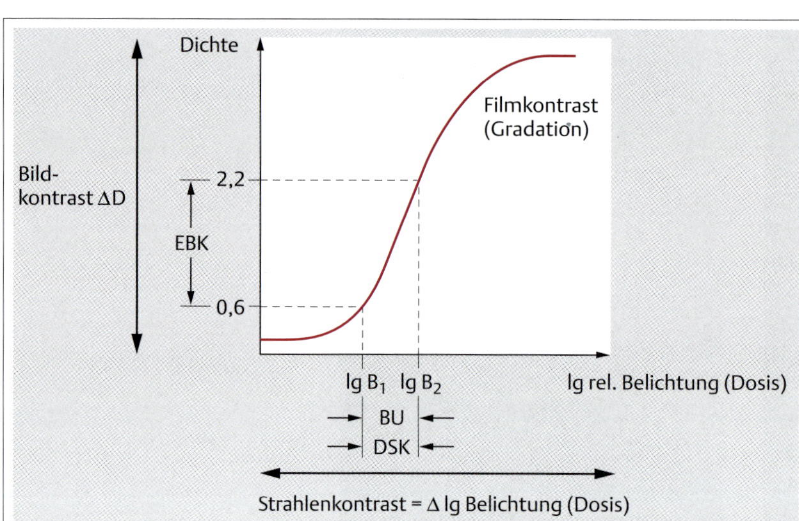

Abb. 5.**24** **Zusammenhang zwischen Strahlen-, Film- und Bildkontrast:**

EBK empfohlener Bildkontrast (Leitlinien der BÄK)
BU Belichtungsumfang
DSK darstellbarer Strahlenkontrast

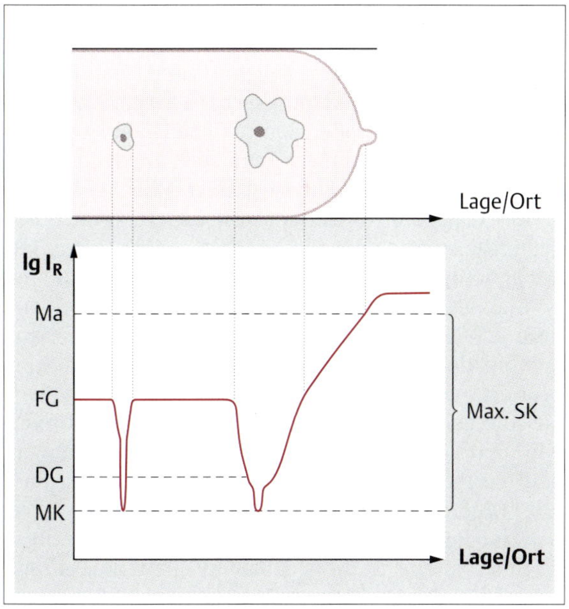

Abb. 5.**25** **Strahlenkontrast der Mamma.**
lg I_R Intensität der Röntgenstrahlung hinter der Mamma
Ma Mamille
FG Fettgewebe
DG Drüsengewebe
MK Mikrokalk

Wie auf S. 62 beschrieben, gibt es für den Strahlenkontrast verschiedene Definitionen. Die hier gewählte Definition hat den Vorteil der Anschaulichkeit und erlaubt eine in sich geschlossene Darstellung.

Der Belichtungsspielraum beschreibt, wie sehr von der exakten Belichtung abgewichen werden darf, ohne daß dies zu fehlbelichteten Aufnahmen führt. Filme mit einer steilen Gradation haben naturgemäß einen engen Belichtungsspielraum, d. h. sie müssen exakt belichtet werden. Die Gefahr von Fehlbelichtungen ist größer.

Von den Filmherstellern werden Mammographiefilme mit unterschiedlichem Filmkontrast (Gradation) angeboten entsprechend den unterschiedlichen Aufnahmebedingungen (Strahlenkontrast) und den Wünschen der Ärzte, die die Mammographie durchführen. Der mittlere Gradient $\bar{G}$ heutiger Mammographiefilme liegt zwischen 2,7 und 3,6.

Hoher und niedriger Filmkontrast haben ihre spezifischen *Vor- und Nachteile*:

Hoher Filmkontrast (steile Gradation):

- Strukturen auffällig,
- schöne, brillante Aufnahmen,
- subjektiv schärfer (Kontrast täuscht Schärfe vor!),
- geringer Belichtungsumfang, d. h. der darstellbare Strahlenkontrast ist eingeengt,
- geringer Belichtungsspielraum,
- zu hoher Filmkontrast: Verlust an Information (Schwarzweißaufnahmen).

Niedriger Filmkontrast (flache Gradation):

- Großer Belichtungsumfang, d. h. großer darstellbarer Strahlenkontrast,
- Strukturen weniger auffällig,
- weniger „schöne", flache, u. U. flaue Aufnahmen,
- subjektiv unschärfer,
- größerer Belichtungsspielraum,
- zu niedriger Filmkontrast: unnötiger Verlust an Auffälligkeit.

Die Wahl des Filmkontrasts (Gradation) soll sich nach dem darzustellenden Strahlenkontrast richten und nicht nach dem subjektiven Geschmacksempfinden (s. unten).

Der Filmkontrast (Gradation) ist keine konstante Größe. Er ändert sich auch bei demselben Filmtyp, vor allem durch Einflüsse der Verarbeitung und mit der Dichte der Aufnahme. Fehlerhaft entwickelte und unter- oder überbelichtete Aufnahmen sind kontrastärmer.

Bei Aufnahmen mit einem zu hohen Bildkontrast ($\Delta D > 1{,}6$, d. h. Schwarzweißaufnahmen), sind u. U. wichtige Strukturen nicht gut oder gar nicht dargestellt, d. h. Informationen gehen verloren. Bei Aufnahmen mit einem zu niedrigen Bildkontrast ($\Delta D < 1{,}6$, d. h. zu flaue Aufnahmen), sind die Strukturen weniger auffällig dargestellt und können übersehen werden.

Das in vielen Jahren erworbene Engramm führt dazu, daß jede Änderung des Kontrastes, auch wenn sie zu objektiv besseren Röntgenaufnahmen führt, gewöhnungsbedürftig ist.

Korrekter Kontrast eines Mammogramms. Ein Mammogramm hat dann den zu fordernden Kontrast, wenn Strahlenkontrast (S. 77) und Filmkontrast (Gradation) so einander angepaßt sind, daß alle diagnostisch wichtigen Bereiche mit einer Dichte zwischen 0,6 und 2,2 dargestellt sind, ausgenommen Kutis/Subkutis und Mikrokalk (Abb. 5.**23**). Kutis und Subkutis können dunkler dargestellt werden, müssen dann jedoch mit der Grelleuchte betrachtet werden, Mikrokalke können heller dargestellt sein, müssen sich aber vom umgebenden Gewebe deutlich abheben.

Der wesentliche Vorteil eines hohen Filmkontrasts, daß Strukturen, die im mittleren Dichtebereich (0,6 – 2,2) liegen, auffällig dargestellt werden, läßt sich nur dann nutzen, wenn der Strahlenkontrast so angepaßt wird, daß alle diagnostisch wichtigen Strukturen in eben diesem Dichtebereich liegen. Diese Möglichkeit ist bei modernen Röntgeneinrichtungen gegeben, bei denen nicht nur die Röhrenspannung (kV-Wert), sondern auch Anoden- und Filtermaterial variiert und somit an die unterschiedlichen Mammae angepaßt werden können. Dies ist für die Erkennbarkeit von Verschattungen (Rundherden) und Mikrokalk, vor allem im dichten Drüsengewebe, besonders wichtig. Als zusätzlicher Vorteil ergibt sich damit eine geringere Dosis, so daß diese Aufnahmetechnik nur zu empfehlen ist.

Das Mammogramm hat dann den richtigen Kontrast, wenn Strahlenkontrast und Filmkontrast so aufeinander abgestimmt sind, daß darzustellender (gegebener) und vom Film darstellbarer Strahlenkontrast genau aufeinander fallen (Abb. 5.**26**).

Bei einer großen und dichten Mamma und zu weicher Strahlenqualität (z. B. 28 kV, Mo/Mo) kann der gegebene Strahlenkontrast den darstellbaren Strahlenkontrast überschreiten. Die Folge ist, daß Teile der Aufnahme zu hell und/oder zu dunkel dargestellt sind (Abb. 5.**27a**). In diesem Fall muß entweder eine härtere Strahlenqualität (z. B. 30 kV, Mo/Rh, Abb. 5.**26**) oder ein flacherer Film (Abb. 5.**27b**) gewählt werden, um den korrekten Kontrast zu erreichen.

Wird für das gegebene Objekt eine zu harte Strahlenqualität gewählt (z. B. 32 kV, Rh/Rh), unterschreitet der gegebene den darstellbaren Strahlenkontrast, die Aufnahme wird kontrastarm, weil der Bildkontrast $\Delta D < 1{,}6$ ist, im Beispiel 1,1 (Abb. 5.**28a**). In diesem Fall muß entweder eine weichere Strahlenqualität oder ein steilerer Film verwendet werden (Abb. 5.**28b**), um den gewünschten korrekten Bildkontrast zu erreichen.

Auflösungsvermögen (Zeichenschärfe)

Neben den geometrischen Bedingungen (Brennfleck, Fokus-Film-Abstand, Objekt-Film-Abstand) und der Bewegung (Belichtungszeit!) führt die Streuung des Lichts in der Folie und im Film zur Unschärfe der Röntgenaufnahme.

Diese 3 Größen der Unschärfe – geometrische Unschärfe, Bewegungs- und Folienunschärfe – sind durch die Gleichmäßigkeitsregel miteinander verknüpft. Sie besagt, daß die einzelnen Teilunschärfen möglichst klein und möglichst gleich sein sollen. Ist eine Teilunschärfe wesentlich größer, bestimmt sie die Unschärfe der Aufnahme, z. B.: eine große geometrische Unschärfe durch einen zu großen Brennfleck kann auch durch eine noch so scharf zeichnende Folie nicht aufgehoben werden.

Ein schlechter Kassettenandruck, verursacht durch defekte Kassetten oder eingeschlossene Luft, kann zu einer unnötigen zusätzlichen Unschärfe führen (s. unten).

Mammographie-Film-Folien-Systeme bestehen nahezu ausschließlich nur aus einer Verstärkungsfolie in Kombination mit einem einseitig beschichteten Film. Die Verstärkungsfolie wird als Rückfolie eingesetzt, weil die Röntgenstrahlung bevorzugt röhrennah absorbiert wird und sich durch diesen Aufbau die Lichtstreuung in der Folie reduziert, was zu einer höheren Zeichenschärfe führt (Abb. 5.**29**).

Das objektive Maß für die Zeichenschärfe eines Übertragungssystems ist die Modulationsübertragungsfunktion (MTF). Als Auflösungsvermögen wird oft der 4%-Wert der MTF angegeben.

Das Auflösungsvermögen heutiger Mammographie-Film-Folien-Systeme liegt über 15 Lp/mm, ausgedrückt als 4%-Wert der MTF.

Das visuelle Auflösungsvermögen, bestimmt mit Bleistrichrastern, ist sehr subjektiv und hängt auch vom Filmkontrast ab. Es ist irreführend, die Abbildungsqualität von Film-Folien-Systemen allein damit zu bewerten, weil ein wesentliches Kriterium, der Belichtungsumfang des Film-Folien-Systems, dabei nicht berücksichtigt wird.

Eine Detailgröße von $\leq 0{,}2$ mm entspricht formal einer Struktur von $\geq 2{,}5$ Lp/mm (S. 65). Dieser Wert kann jedoch nicht mit einem mit Bleistrichrastern ermittelten Auflösungsvermögen verglichen werden, weil periodische Strukturen von Hochkontrastdetails (Blei) leichter

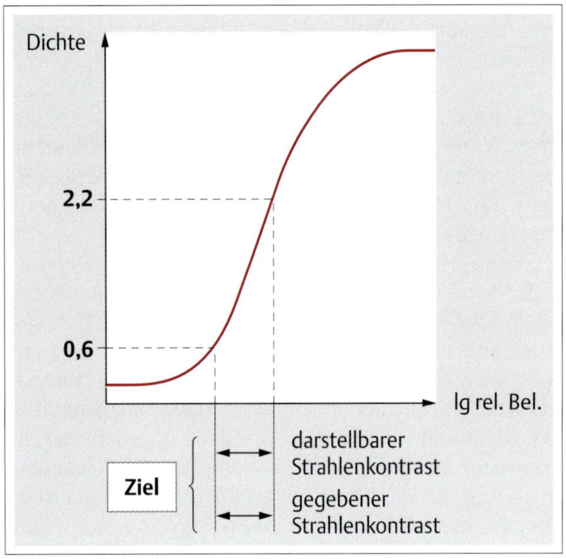

Abb. 5.**26** **Anpassung von Strahlen- und Filmkontrast.**

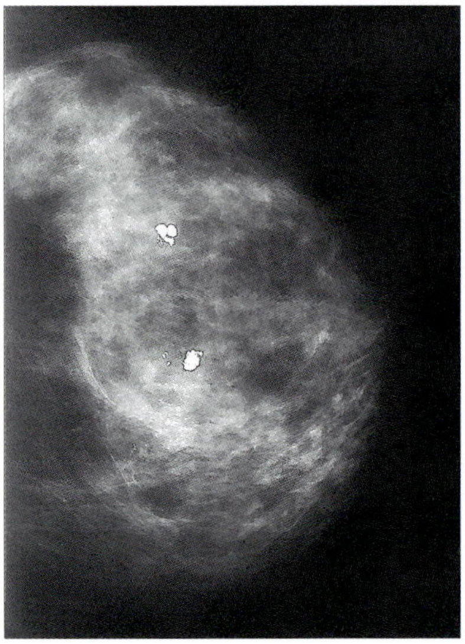

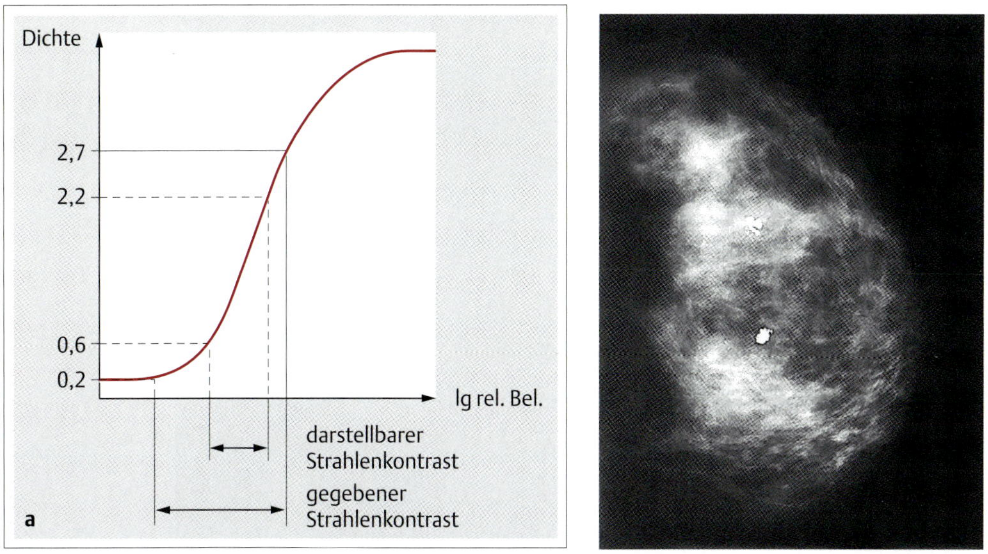

Abb. 5.27 a **Schlechte Anpassung von Strahlen- und Filmkontrast:** Zu großer gegebener Strahlenkontrast für gegebenen Filmkontrast.

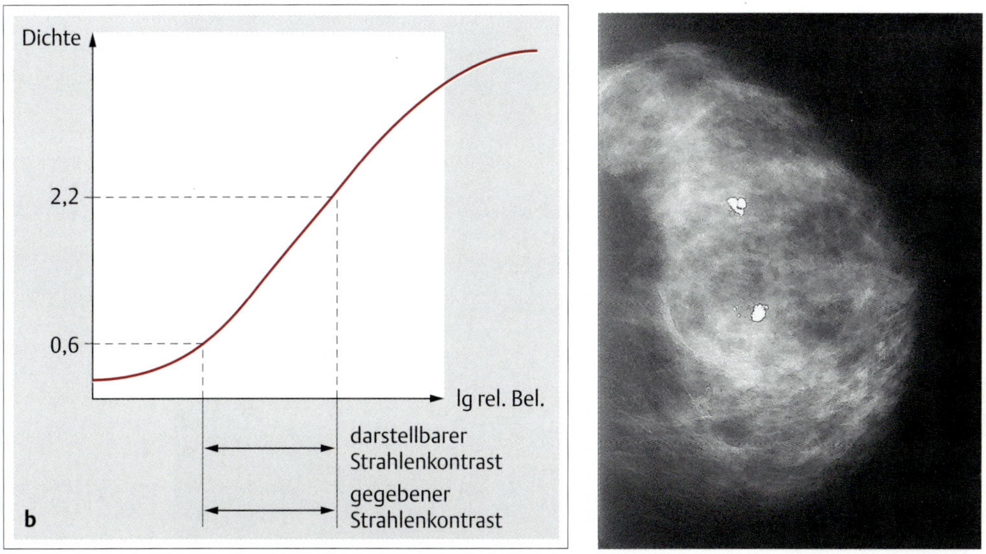

Abb. 5.27 b **Anpassung von Strahlen- und Filmkontrast:** Großer Strahlenkontrast mit flachem Filmkontrast.

zu erkennen sind als ein singuläres Detail mit geringem Strahlenkontrast (Mikrokalk). Da in den Leitlinien der Bundesärztekammer gefordert wird, daß Mikrokalzifikationen dieser Größe nicht nur erkannt werden müssen, sondern in Größe und Form dargestellt sein müssen, ist eine wesentlich bessere Modulationsübertragungsfunktion (MTF) zu fordern. Zur angenäherten Darstellung der Form müssen wenigstens noch Anteile bis etwa zum Dreifachen der Grundschwingung, d. h. Anteile bis 7,5 Lp/mm vorhanden sein. Mindestens diese Anteile muß das Abbildungssystem noch übertragen. Dieser Wert von 7,5 Lp/mm ist in guter Übereinstimmung mit dem Auflösungsvermögen von 8 Lp/mm, das in der Abnahmeprüfung, der Sachverständigenprüfung und den Qualifikationsvoraussetzungen gemäß § 135, Absatz 2, Sozialgesetzbuch (SGB) V der Kassenärztlichen Bundesvereinigung (KBV) bezogen auf die geometrische und die Film-Folien-Unschärfe, gefordert wird. Die europäischen Leitlinien empfehlen sogar ein Auflösungsvermögen von 15 Lp/mm.

Mammographiekassetten bestehen aus Strahlenschutzgründen nicht aus Metall wie die meistens Kassetten der allgemeinen Röntgendiagnostik sondern aus Kunststoffen, die weniger Röntgenstrahlung absorbieren. Kunststoffe aber sind weniger formstabil als Metall. Beim Schließen der Kassette wird evtl. eingeschlossene Luft deshalb weniger schnell herausgepreßt als aus Metallkassetten. Der durch die eingeschlossene Luft verur-

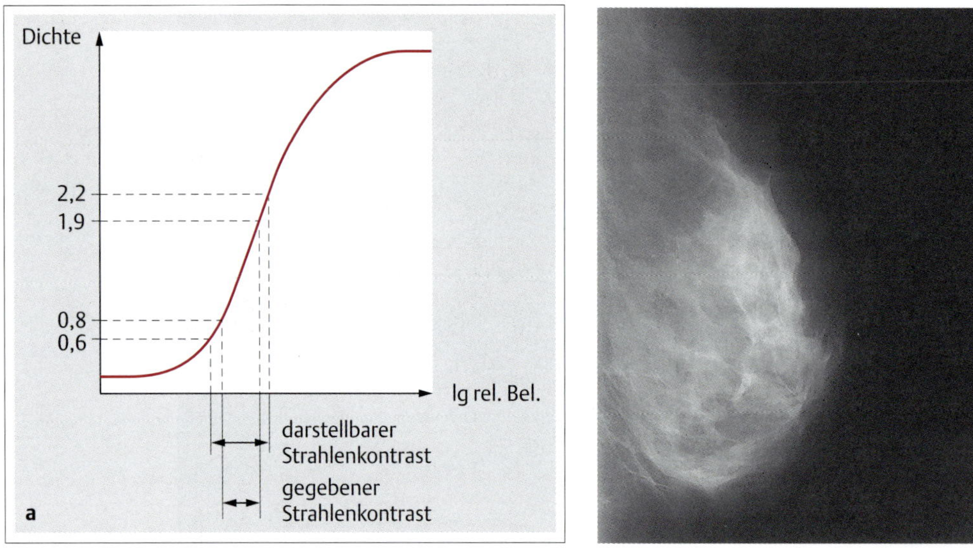

Abb. 5.**28 a** **Schlechte Anpassung von Strahlen- und Filmkontrast:** Zu flacher Filmkontrast für gegebenen Strahlenkontrast.

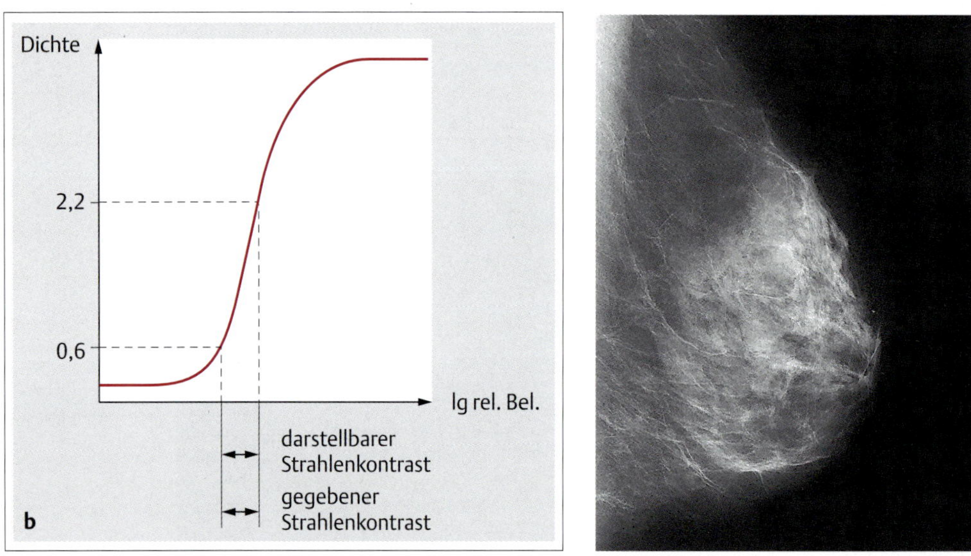

Abb. 5.**28 b** **Anpassung von Strahlen- und Filmkontrast:** Geringer Strahlenkontrast mit steilem Filmkontrast.

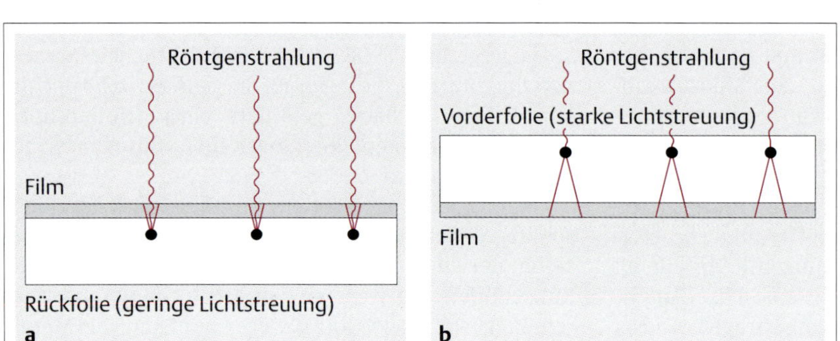

Abb. 5.**29 a, b** **Folienunschärfe.** Einsatz der Verstärkungsfolie als:
- **a** Rückfolie: geringe Folienunschärfe.
- **b** Vorderfolie: große Folienunschärfe.

sachte Abstand zwischen Film und Folie führt zu einer vermeidbaren Unschärfe auf der Aufnahme. Bei Mammographiekassetten soll deshalb je nach Typ eine Wartezeit von 5 – 15 Minuten zwischen Beladen und Anfertigen der Aufnahme eingehalten werden. Die erforderliche Wartezeit sollte in der Gebrauchsanweisung der Kassette angegeben sein.

Rauschen

Die Detailerkennbarkeit wird auch durch das Rauschen („Körnigkeit") der Röntgenaufnahme beeinflußt, wobei dasselbe Rauschen von verschiedenen Betrachtern unterschiedlich störend empfunden wird.

Unter Rauschen versteht man allgemein die „körnige" Struktur der Aufnahmen, d. h. statistisch verteilte Dichteschwankungen, die ihre Ursache nicht im abzubildenden Objekt haben.

Das Rauschen bei Film-Folien-Aufnahmen wird im wesentlichen durch das Quantenrauschen und kaum durch Filmkorn oder Folienstruktur verursacht.

Entgegen weitverbreiteter Meinung hängt das Rauschen nicht von der Empfindlichkeit des Film-Folien-Systems bzw. der Einfalldosis ab, sondern von der Anzahl der Quanten pro Fläche, die von der Folie bildwirksam absorbiert werden, um die Aufnahme zu belichten.

Wenn die Empfindlichkeit des Film-Folien-Systems durch Wahl hoch absorbierender Leuchtstoffe oder durch eine größere Dicke der Leuchtschicht erhöht wird, steigt das Quantenrauschen in erster Näherung nicht an, weil die Anzahl der Röntgenquanten, die absorbiert werden müssen, gleich bleibt. Wenn jedoch die Empfindlichkeit des Film-Folien-Systems durch einen höher empfindlichen Film oder forcierte Verarbeitungsbedingungen erhöht wird, steigt das Rauschen, weil die Anzahl der benötigten Röntgenquanten kleiner wird.

Wichtig ist neben der Höhe des Quantenrauschens seine Auffälligkeit. Diese wird – wie allgemein die Abbildung kleiner Details – von der Schärfe der Folie, dem Kontrast des Films, und der Dichte der Aufnahme bestimmt, d. h. ein Film mit einer steileren Gradation läßt das Rauschen deutlicher hervortreten als ein flacherer Film, ebenso eine Folie höherer Auflösung.

Zusammenfassung

Empfindlichkeit. Nach den Leitlinien der Bundesärztekammer sollen Mammogramme mit Film-Folien-Systemen der Empfindlichkeitsklasse 25, mindestens jedoch mit der Empfindlichkeitsklasse 12, angefertigt werden.

Dichte. Die mittlere Dichte der Mammogramme liegt für die Beurteilung günstig im Bereich von D = 1,2 – 1,8, wobei vor allem bei steilen Filmen eine hohe mittlere Dichte sinnvoll ist. Werte unter 0,6 und über 2,2 gehen in der Regel mit einer Einschränkung des Informationsgehalts einher. Bereiche höherer Dichte, wie z. B. Kutis und Subkutis, müssen mit der Grelleuchte betrachtet werden.

Kontrast. Strahlen- und Filmkontrast sollen einander so angepaßt werden, daß alle diagnostisch wichtigen Stellen mit einer Dichte zwischen 0,6 und 2,2 dargestellt sind, ausgenommen Kutis/Subkutis und Mikrokalk.

Ein hoher Filmkontrast (Gradation) erhöht die Auffälligkeit der Details im empfohlenen Dichtebereich. Gleichzeitig besteht aber die Gefahr, daß andere diagnostisch wichtige Strukturen schlechter oder gar nicht erkennbar sind, weil sie außerhalb dieses Dichtebereichs liegen. Dies läßt sich durch eine objektbezogene Wahl von Röhrenspannung (kV-Wert), Anoden- und Filtermaterial vermeiden.

Schärfe und Rauschen. Schärfe und Rauschen korrelieren nur bedingt und unterschiedlich mit der Empfindlichkeit des Film-Folien-Systems. Durch unterschiedliche Wahl von Film und Folie können die Systeme im Hinblick auf Schärfe oder Rauschen optimiert werden.

Für die einseitigen Mammographie-Film-Folien-Systeme gilt vereinfacht:

- mit zunehmendem Verstärkungsfaktor der Folie sinkt in der Regel die Schärfe (Modulationsübertragungsfunktion [MTF]) bei gleichem Quantenrauschen, da meist nur die Foliendicke geändert wird,
- mit zunehmender Empfindlichkeit des Films steigt das Quantenrauschen bei gleicher Schärfe (Modulationsübertragungsfunktion [MTF]).

Bewertung. Die Bewertung von Film-Folien-Systemen mit Bleistrichrastern allein ist irreführend, besser geeignet sind Kontrastdetaildiagramme.

Hernn Prof. Dr. D. Hoeschen, PTB, Braunschweig, Herrn Dr. H. Schröder, Philips, Hamburg und Herrn Prof. Dr. H.-St. Stender, Isernhagen, danke ich herzlich für die kritische Durchsicht und die anregenden Kommentare.

Bedeutung der Konstanz und Reproduzierbarkeit des gesamten Bildsystems

H. Aichinger

Um die Qualität der Mammogramme zu optimieren, ist es erforderlich, daß jede Aufnahme richtig belichtet wird. Alle Aufnahmeparameter müssen innerhalb enger Toleranzen konstant und reproduzierbar sein. Bei der „Screeningmammographie" ist dies wahrscheinlich noch wichtiger, da Wiederholungsaufnahmen aus ethischen (Strahlenbelastung, Auslösung von Aufregung bei der Patientin) und finanziellen Gesichtspunkten (Filmkosten, Arbeitszeit) unerwünscht sind.

Bei der Beurteilung der Konstanz und Reproduzierbarkeit eines Bildsystems müssen die Toleranzen aller

Einflußgrößen betrachtet werden. Ein Nichtfunktionieren der Belichtungsautomatik macht sich sofort und sehr stark bemerkbar, während Veränderungen von anderen Größen, wie z. B. der Röhrenspannung, u. U. nicht sofort bemerkt werden. Diese Tatsache macht deutlich, wie wichtig eine regelmäßige Konstanzprüfung gerade in der Mammographie ist.

Andererseits weisen die heute in Mammographieanlagen eingesetzten Hochfrequenzgeneratoren eine so gute Reproduzierbarkeit auf, daß für die Konstanz der Mammogramme vor allem die richtige Patientenlagerung (s. Kap. 7), das geeignete Filmmaterial, konstante Filmentwicklungsbedingungen und die sorgfältige Adaption der Belichtungsautomatik an das verwendete Film-Folien-System sowie die richtige Einstellung des Meßfelds relativ zur Mamma verantwortlich sind.

Belichtungsautomatik

Aufgabe der Belichtungsautomatik ist es, unabhängig von der Dicke und Dichte der Mamma und den gewählten Aufnahmeparametern, eine konstante mittlere optische Dichte der Mammogramme zu garantieren. Diese Forderung kann vergleichsweise leicht erfüllt werden, wenn der Detektor für die Belichtungsmessung direkt vor der Filmkassette angeordnet wird, wie es in der allgemeinen Röntgendiagnostik auch üblich ist. In der Mammographie wurde diese Anordnung aber nicht eingeführt, denn der Detektor würde den Objekt-Film-Abstand vergrößern und die erzielbare Auflösung vermindern. Der Detektor für die Belichtungsautomatik ist aus Bildqualitätsgründen und um die Absorption der bildgebenden Strahlung durch Zwischenschichten möglichst klein zu halten, generell hinter der Filmkassette angeordnet. Der Detektor mißt also nicht direkt die bildgebende Strahlung, sondern nur Strahlung, die durch die Kassette hindurchgeht. Nachdem Film-Folien-Systeme zur Bildgewinnung einen möglichst hohen Anteil der Bildinformation nutzen sollen, steht am Detektor nur noch ein kleiner Teil der auf die Kassette einfallenden Dosis für die Belichtungsmessung zur Verfügung. Dieser Anteil hängt von der gewählten Röhrenspannung, der Dicke der Mamma, ihrer geweblichen Zusammensetzung und schließlich von der verwendeten Kassette und dem Film-Folien-System selbst ab. Die Folge ist – sofern keine besonderen Maßnahmen ergriffen werden – eine erhebliche Abhängigkeit der resultierenden optischen Dichte von der Dicke und Dichte der Mamma (Abb. 5.**30**) (Aichinger u. Mitarb. 1990). Für die klinische Praxis bedeutete dies, daß die Röntgenassistentin je nach Dicke der komprimierten Mamma die Belichtung mit dem Schwärzungsangleich manuell korrigieren muß.

In Deutschland wird heute durch die Leitlinien der Bundesärztekammer von der Belichtungsautomatik eine „gute Anpassung an Dicke, Dichte und Röhrenspannung" verlangt, so daß unabhängig von den einzelnen Aufnahmeparametern eine mittlere optische Bruttodichte im Bereich von 1,2 – 1,6 resultiert. In anderen Ländern werden noch höhere Anforderungen an die Konstanz der mittleren optischen Dichte gestellt. In den USA z. B. darf die mittlere optische Dichte um nicht mehr als $\pm$ 0,12 vom Mittelwert in einem Schichtdickenbereich entsprechend 2 – 6 cm Plexiglas und den entsprechenden zugeordneten Röhrenspannungen abweichen. Entscheidend für die Erfüllbarkeit dieser Forderung ist die Steilheit γ des verwendeten Film-Folien-Systems.

Verschiedene Automatiken werden heute verwendet, um die geforderte Konstanz der mittleren optischen Dichte zu erreichen. Mit Hilfe der Kompressionsdicke läßt sich nur in sehr beschränktem Maß eine Belichtungskorrektur ermitteln, denn bei gleicher Kompressionsdicke kann der für die richtige Belichtung erforderliche mAs-Wert um den Faktor 5 – 6 unterschiedlich sein. Genauer läßt sich die erforderliche Belichtung über einen Testschuß ermitteln. Diese Methode hat auch den Vorteil, daß (im Fall der Verwendung einer Bimetallanodenröhre) gleichzeitig eine automatische Anpassung des Anoden- und Filtermaterials sowie der Röhrenspannung an die Transparenz der Mamma möglich ist, allerdings verbunden mit einer kurzen Unterbrechung des Aufnahmeablaufs. Eine Belichtungsautomatik, die direkt ein der Transparenz der Mamma proportionales Meßsignal liefert, nutzt einen Detektor, der aus 2 halbkreisförmigen Halbleiterdetektoren besteht (Aichinger u. Mitarb. 1990). Zwischen den Detektoren ist ein zusätzlicher Messingfilter eingesetzt (Abb. 5.**31**). Während das Signal des oberen Detektors das Abschalten der Hochspannung bewirkt, wie es auch in konventionellen einfachen Systemen üblich ist, dient das Signal des unteren Detektors zur Gewinnung eines Korrekturwerts für den Sollwert der Abschaltdosis. Der Korrekturwert wird über eine Quotientenbildung der Meßsignale gewonnen und gibt Aufschluß über die Strahlentransparenz der gerade

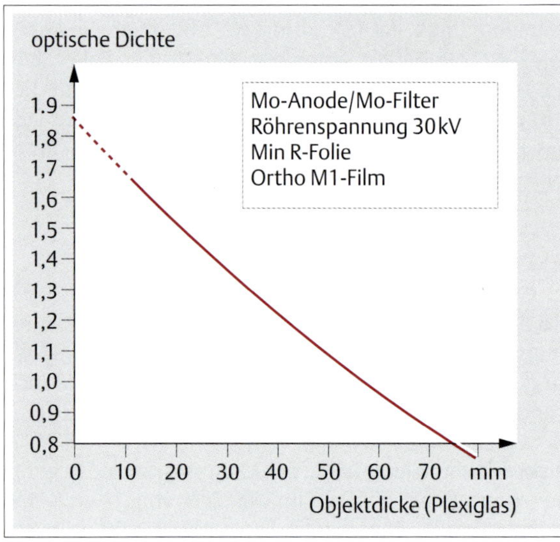

Abb. 5.30 **Abhängigkeit der optischen Dichte von der Objektdicke mit automatischer Belichtung (konventionelles Belichtungssystem, ohne Transparenzangleich).**

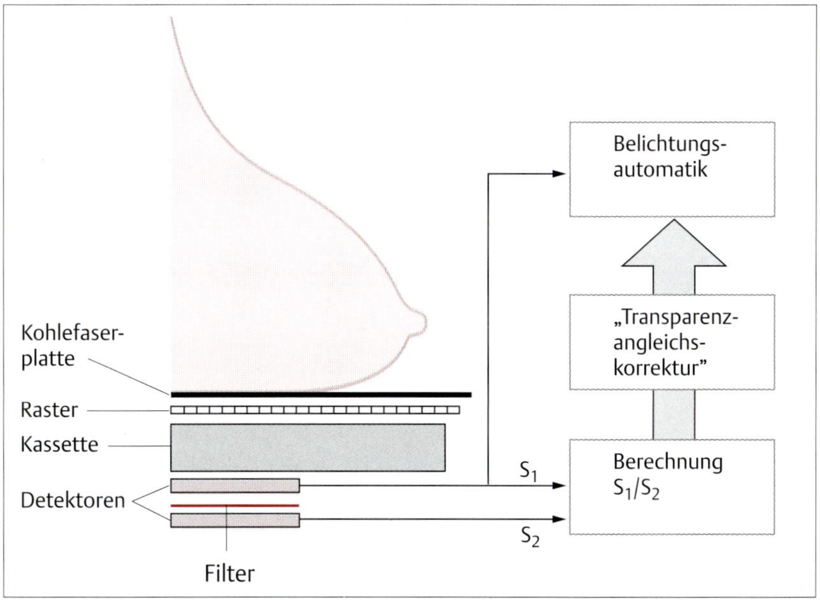

Abb. 5.**31** **Prinzip der Belichtungsautomatik mit automatischem Transparenzangleich.**

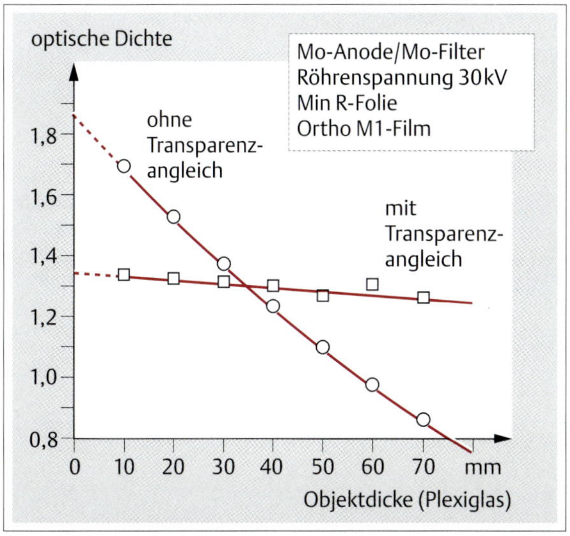

Abb. 5.**32** **Optische Dichte in Abhängigkeit von der Objektdicke mit Belichtungsautomatik in der Mammographie (mit und ohne automatischen Transparenzangleich).**

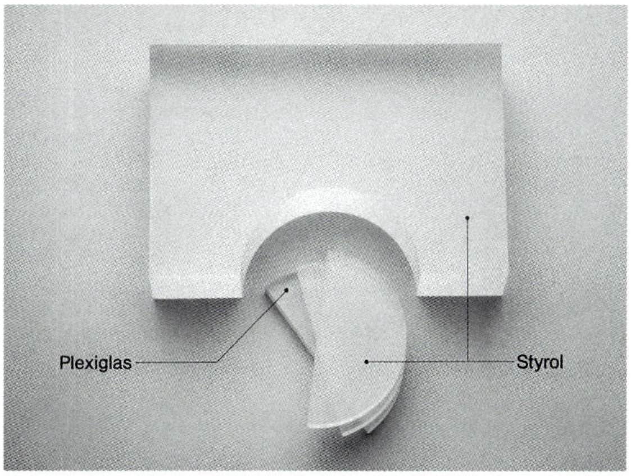

Abb. 5.**33** **Testphantom zur Simulation verschiedener Gewebezusammensetzungen.**
Drüsengewebe = Plexiglas, Fettgewebe = Styrol.

untersuchten Mamma. Abb. 5.**32** zeigt das Ergebnis von Phantommessungen mit und ohne Transparenzangleich. Über den gesamten untersuchten Dickenbereich ist die Konstanz der optischen Dichte im gezeigten Beispiel besser als 1,3 ± 0,1 relativ zu 40 mm Plexiglas.

Die Wirksamkeit des automatischen Transparenzangleichs kann auch mit Röntgenaufnahmen eines Phantoms zur Simulation unterschiedlicher Gewebezusammensetzungen (Abb. 5.**33**) nachgewiesen werden. Für die Simulation von Drüsengewebe wurde hier Plexiglas, für die von Fettgewebe Styrol verwendet. Verschiedene Gewebezusammensetzungen können durch die Kombination einer unterschiedlichen Anzahl von Plexiglas- und Styrolscheiben im Bereich des Meßfelds der Belichtungsautomatik „realisiert" werden.

Abb. 5.**34** zeigt beispielhaft das Ergebnis für 4 verschiedene „Gewebezusammensetzungen" mit und ohne den automatischen Transparenzangleich. Möglich wird diese Art des Transparenzangleichs, da der Detektor die Strahlenqualität bewertet, die wie Abb. 5.**35** zeigt, eine Funktion der Gewebezusammensetzung ist.

Um eine konstante und reproduzierbare Belichtung einer Mammographieaufnahme zu gewährleisten, müssen also bei der Berechnung von Korrekturwerten für die Belichtung die folgenden Einflußgrößen berücksichtigt werden:

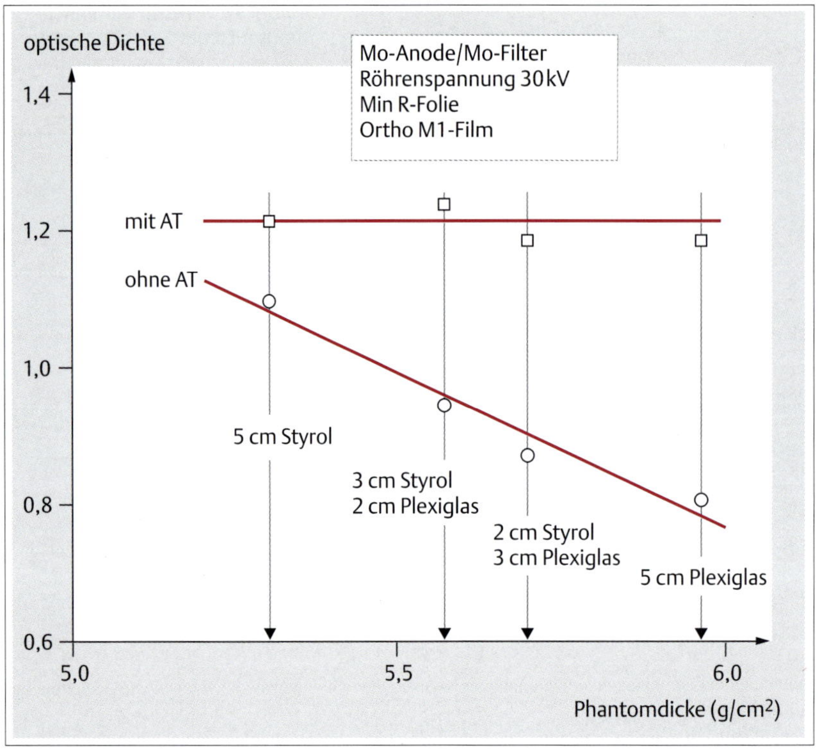

Abb. 5.34 **Optische Dichte in Abhängigkeit von der Gewebezusammensetzung mit Belichtungsautomatik (mit und ohne automatischen Transparenzangleich).**
AT automatischer Transparenzangleich

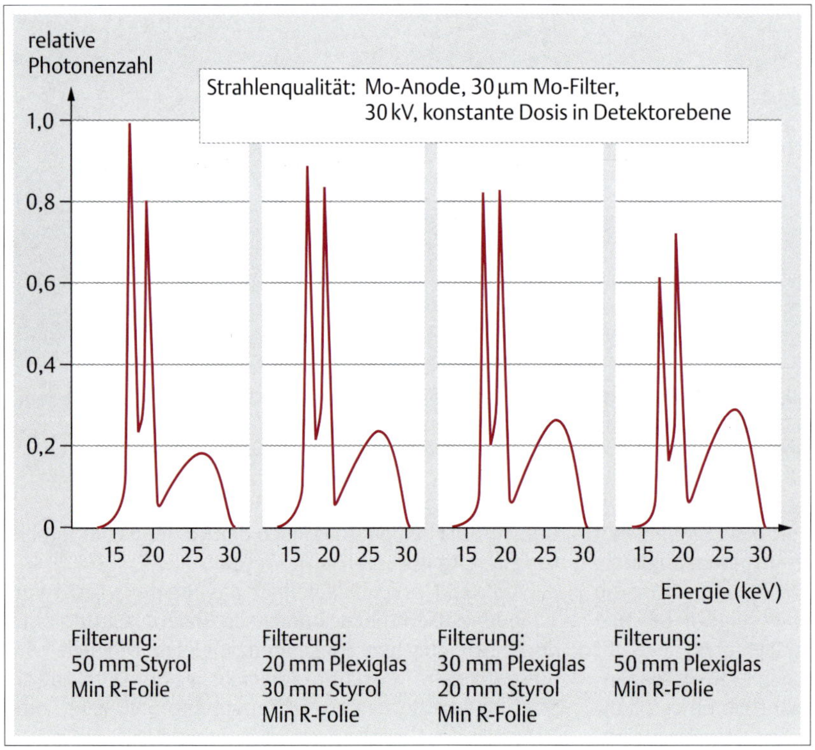

Abb. 5.35 **Röntgenspektren in der Detektorebene. Die Aufhärtung der Strahlung ist von der Gewebezusammensetzung im Bereich des Detektormeßfelds abhängig** (nach Aichinger).

Einflußgrößen auf die Belichtung:

- Anodenmaterial,
- Filterdicke und -material,
- Röhrenspannung,
- Raster,
- Kassetteneigenschaften,
- Folieneigenschaften,
- Filmeigenschaften,
- Schwarzschildeffekt,
- Gewebedicke,
- Gewebezusammensetzung,
- Detektoreigenschaften.

Um stets eine optimale Belichtung zu erhalten, muß die Belichtungsautomatik sorgfältig auf den Routinebetrieb in der Klinik abgestimmt werden. Aufgrund der komplexen Zusammenhänge ist deshalb besonders auch die Konstanz der Filmverarbeitung (Entwicklungsmaschine) regelmäßig zu kontrollieren.

Bedeutung des Betrachtungsgeräts und der Betrachtungsbedingungen

T. von Volkmann, M. A. O. Thijssen und A. Stargardt

Im Vergleich zum bilderzeugenden System wird den Bedingungen für eine optimale Bildbetrachtung bis jetzt zu wenig Aufmerksamkeit geschenkt. Optimale Bedingungen sind aber gerade bei der Mammographie besonders wichtig.

Für die Betrachtung der Mammogramme sind ein relativ helles Betrachtungsgerät (mindestens 2000 cd/m^2) mit der Möglichkeit zur Einblendung und eine ausreichend niedrige Umgebungsbeleuchtung (möglichst unter 50 lx) erforderlich. Außerdem müssen eine Grellleuchte und eine Lupe mit 2- bis 4facher Vergrößerung vorhanden sein.

Die Erkennbarkeit von Details hängt von 3 Voraussetzungen ab:

- Qualität ihrer Darstellung auf der Röntgenaufnahme (S. 60–85),
- Leistungsfähigkeit des menschlichen Sehsystems,
- Betrachtungsbedingungen.

Betrachtungsgerät und -bedingungen müssen auf die Eigenschaften des menschlichen Sehsystems ausgerichtet sein. Sehschärfe und Unterschiedsempfindlichkeit für Leuchtdichten hängen vom Leuchtdichteniveau ab. Beide Größen sind in niedrigen Leuchtdichtebereichen geringer, weil die dafür verantwortlichen Rezeptoren (Zapfen) der Netzhaut erst ab ca. 20 cd/m^2 zunehmend ansprechen. Das Maximum der Sehschärfe und der Unterschiedsempfindlichkeit liegt bei einer Leuchtdichte zwischen 100 und 300 cd/m^2 (erweitertes Weber-Fechner-Gesetz) (Abb. 5.**36**).

Aus diesem Zusammenhang leiten sich die allgemeinen Anforderungen an das Betrachtungsgerät und die Betrachtungsbedingungen ab, die in den Leitlinien der Bundesärztekammer und der Europäischen Kommission beschrieben sind. Die Leitlinien dieser beiden Gremien stimmen weitgehend überein und weichen nur in einigen Details voneinander ab.

Leitlinien der Bundesärztekammer zur Qualitätssicherung in der Röntgendiagnostik

- Ein Betrachtungsgerät zur Befundung von Durchsichtsbildern gehört zu jeder Röntgeneinrichtung. Es

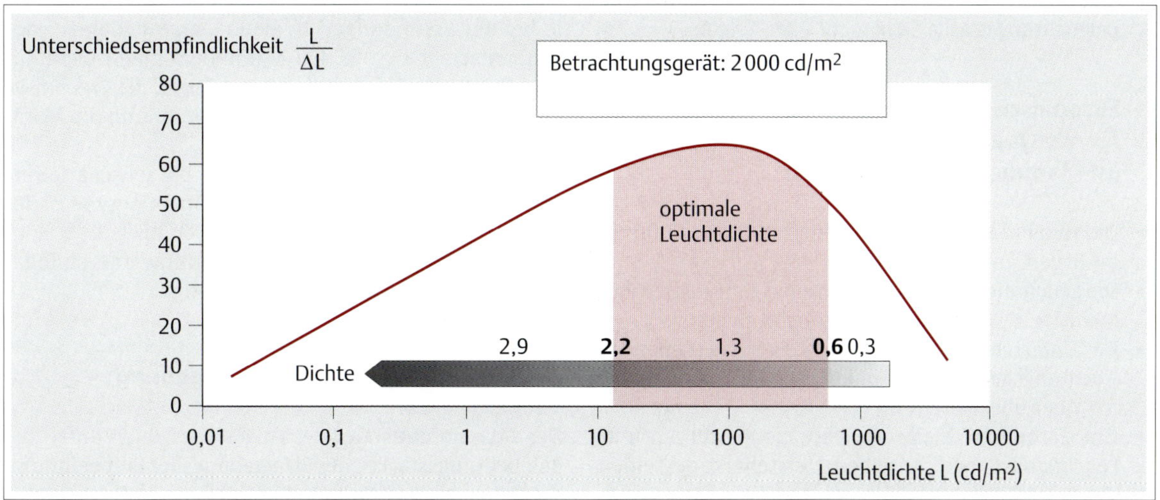

Abb. 5.36 **Unterschiedsempfindlichkeit des menschlichen Auges in Abhängigkeit von der Leuchtdichte hinter der Röntgenaufnahme für verschiedene Dichten bei einem Betrachtungsgerät mit einer Leuchtdichte von 2000 cd/m^2** (König-Brodhun/Wucherer). Eine Dichte von D = 1,3 entspricht einer Schwächung der Leuchtdichte um den Faktor 20.

muß nachfolgende Anforderungen erfüllen (DIN 6856-1 und -2).

- Die großen Dichteunterschiede der Röntgenbilder erfordern bei der Betrachtung eine Anpassung der Leuchtdichte des Betrachtungsgeräts an die Eigenschaften des Röntgenbilds, um den Informationsgehalt voll ausschöpfen zu können.
- Die Helligkeit des Betrachtungsgeräts soll so groß sein, daß die Leuchtdichte des zu betrachtenden Bereichs des Röntgenbilds etwa 100 cd/m² beträgt. Die Leuchtdichte des Betrachtungsgeräts muß daher in der Regel 2000 cd/m² betragen. Für optische Dichten über 2,0 ist eine Erhöhung auf 4000-5000 cd/m² und mehr erforderlich.
  (Anmerkung der Autoren: Die empfohlene höhere mittlere Dichte der Mammogramme [S. 74] erfordert Betrachtungsgeräte mit einer höheren Leuchtdichte [etwa 3000 cd/m².])
  Hohe Leuchtdichten werden auch mit Grelleuchten (über 10 000 cd/m²) erreicht, die in Helligkeit und Blendendurchmesser regulierbar sein sollen.
- Die Ausleuchtung der Betrachtungsfläche muß gleichmäßig sein. Die Leuchtdichte soll von der Mitte zum Randbereich höchstens um 30% abweichen.
- Das Licht soll weitgehend diffus sein und eine einheitliche Farbe besitzen.
- Die Größe der Betrachtungsfläche muß den Vergleich von mindestens 2 Röntgenaufnahmen des größten verwendeten Formats ermöglichen.
- Für die Befundung ist eine Einblendung (Abdunkelung) der Betrachtungsfläche auf den einzelnen Röntgenfilm oder einen Ausschnitt durch Jalousien oder Masken erforderlich.
- Die Möglichkeit zur Lupenbetrachtung mit 2- bis 4facher Vergrößerung oder auch zur Verkleinerung soll gegeben sein.
- Der Betrachtungsraum soll bei der Befundung nur schwach (unter 100 lx) beleuchtet sein.
  (Anmerkung der Autoren: Nach DIN 6856-1 darf die Beleuchtungsstärke 50 lx nicht übersteigen.)

Europäische Leitlinien für die Qualitätssicherung im Mammographiescreening

- Die Leuchtdichte muß zwischen 2000 und 6000 cd/m² liegen.
- Die Leuchtdichte eines Betrachtungsgeräts darf nicht mehr als ± 30% vom Mittelwert abweichen.
- Der Unterschied der Leuchtdichte verschiedener Betrachtungsgeräte in einem Institut soll 15% nicht unter- oder überschreiten.
- Um Farbunterschiede zu vermeiden, dürfen nur Leuchtstoffröhren desselben Herstellers, desselben Typs und Alters installiert werden. Eine Farbtemperatur von 5000 Kelvin (K) wird empfohlen.
- Es ist anzuraten, die Leuchtstoffröhren jährlich zu erneuern.
- Eine regelmäßige Reinigung des Betrachtungsgeräts ist erforderlich.

Leuchtdichte des Betrachtungsgeräts

Um eine hohe Sehschärfe und Unterschiedsempfindlichkeit zu erreichen, muß hinter dem Mammogramm zum Betrachter hin eine Leuchtdichte von mindestens 100, besser 300 cd/m² vorhanden sein.

Ausgehend von der mittleren Dichte des Mammogramms läßt sich die optimale Leuchtdichte des Betrachtungsgeräts berechnen. Da die Dichte eine logarithmische Größe ist, bedeutet eine mittlere Dichte D = 1,4, daß das Licht um den Faktor $10^{1,4} = 25$ geschwächt wird.

Die Leuchtdichte des Betrachtungsgeräts errechnet sich nach der folgenden Beziehung:

> Leuchtdichte an Betrachterseite des Mammogramms
> ×
> Schwächungsfaktor des Lichts durch Mammogramm
> =
> Leuchtdichte des Betrachtungsgeräts

Für die optimalen Bedingungen gilt:

$$100\,\text{cd/m}^2 \times 25 = 2500\,\text{cd/m}^2 \quad \text{(Gleichung 5.5)}$$

In der Praxis findet man leider häufig zu helle, d.h. unterbelichtete und somit kontrastarme Mammogramme und Betrachtungsgeräte mit nicht ausreichender Leuchtdichte, was sicher die Diagnosequalität einschränkt.

Der Einfluß der Dichte der Röntgenaufnahme und der Leuchtdichte des Betrachtungsgeräts auf die Diagnosequalität ist u.a. von Brandt (1991, 1994) bei Lungenaufnahmen nachgewiesen worden. Da die kritischen Punkte bei der Befundung, d.h. die Erkennung kleiner oder kontrastarmer Details, bei Mammogrammen nicht anders als bei Lungenaufnahmen sind, sind die Ergebnisse sicher allgemein gültig und auf die Befundung von Mammogrammen übertragbar.

Zu beachten ist ferner, daß die für die Sehschärfe verantwortlichen Zapfen eine längere Adaptionszeit benötigen als die Stäbchen. Beim Wechsel aus vollem Sonnenlicht in einen abgedunkelten Raum werden mindestens 10 Minuten zur Adaption benötigt.

Beleuchtungsstärke der Umgebung

Der Adaptionszustand des Auges wird auch durch die Beleuchtungsstärke des Umgebungslichts beeinflußt. Die Beleuchtungsstärke soll mit der Leuchtdichte hinter den dunkelsten für die Befundung relevanten Bildbereichen übereinstimmen. Eine Abweichung verringert die Detailerkennbarkeit.

a

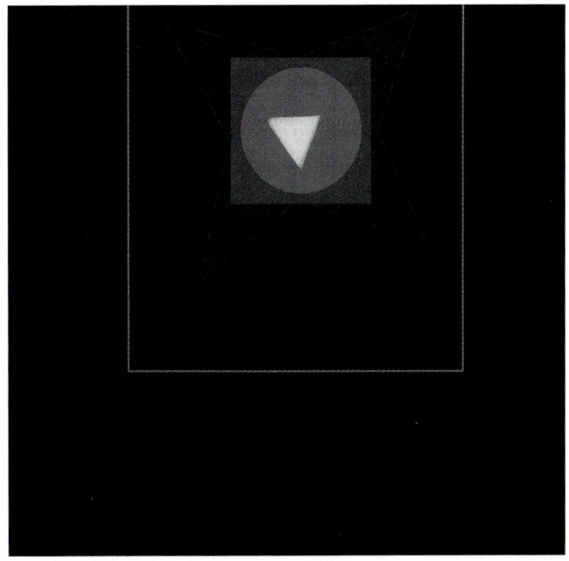

b

Abb. 5.**37** **a, b** **Einfluß der Einblendung und des Umgebungslichts auf die Unterschiedsempfindlichkeit des Auges.**
a schlecht eingeblendet **b** korrekt eingeblendet.

Daraus folgt, daß für korrekt belichtete Mammogramme und Betrachtungsgeräte ausreichender Leuchtdichte die Beleuchtungsstärke des Umgebungslichts 50 lx nicht übersteigen darf.

Auch bei einer Umgebungshelligkeit von knapp 50 lx können Unterlagen noch gelesen werden.

Die Betrachtungsgeräte müssen so installiert werden, daß das Umgebungslicht (Tageslicht und künstliche Beleuchtung) nicht vom Betrachtungsgerät oder den Mammogrammen reflektiert wird.

Einblendung

Eine gute Einblendung ist bei der Betrachtung von Mammogrammen, besonders bei höherer Leuchtdichte der Betrachtungsgeräte und höherer Dichte der Mammogramme, sehr wichtig. Ohne Einblendung wird die Adaption des Auges an die Leuchtdichte des Mammogramms am Betrachtungsgerät ungünstig beeinflußt (Abb. 5.**37**). Besonders die Information an den Rändern des Mammogramms wird dadurch weniger gut übertragen. Neuerdings werden auch Betrachtungsgeräte mit Einblendautomatik angeboten (S. 263).

Der befundende Arzt muß sich über sehphysiologische Vorgänge wie Adaptionszeiten, den Zusammenhang von Dichte der Röntgenaufnahmen und Leuchtdichte des Betrachtungsgeräts, Einfluß des Umgebungslichts, Gebrauch der Grelleuchte und Lupen oder Einblendungen bewußt sein; aber auch darüber, daß sowohl die Unterschiedsempfindlichkeit als auch das Akkommodationsvermögen des Auges bereits ab dem 30. Lebensjahr stark abnehmen (Wucherer 1995).

Mögliche digitale Bildempfänger

H. Aichinger

Die Mammographie in Verbindung mit Film-Folien-Technik ist auch heute noch die wichtigste Untersuchungsmethode für den Nachweis und die Diagnose eines Mammakarzinoms. Trotzdem hat auch diese Technik Grenzen, die man möglicherweise mit digitaler Bildgebung überwinden kann. Genannt sei hier vor allem der bei steilen Film-Folien-Systemen stark eingeschränkte Dynamikbereich von etwa 1 : 25 oder weniger. Erforderlich wäre etwa ein Bereich von 1 : 100 (Yaffe 1992, Yaffe u. Rowlands 1997). Vor allem bei jüngeren Frauen ist es deshalb schwierig, Mikroverkalkungen und kleine Tumoren in dichtem Drüsengewebe nachzuweisen. Die digitale Bildgebung läßt hier Fortschritte erwarten, da – bedingt vor allem durch die Möglichkeiten der Bildnachverarbeitung – eine höhere Kontrastauflösung erreicht werden kann.

Auf der anderen Seite bieten Film-Folien-Systeme eine hervorragende örtliche Auflösung bei der Abbildung kontrastreicher feiner Details, die bis heute von keinem digitalen Bildsystem erreicht wird. Die damit verbundene gute Wiedergabe von hohen Ortsfrequenzen ist wichtig für die naturgetreue Darstellung von Mikrokalk. Form und Anordnung der Kalkpartikel liefern dem Radiologen wichtige Hinweise für Diagnose und Therapie. Die Antwort auf die Frage, welche Grenzauflösung bei optimaler Kontrastübertragung für die Diagnose wirklich nötig ist, hat große Bedeutung für das Konzept und den Erfolg der digitalen Mammographie.

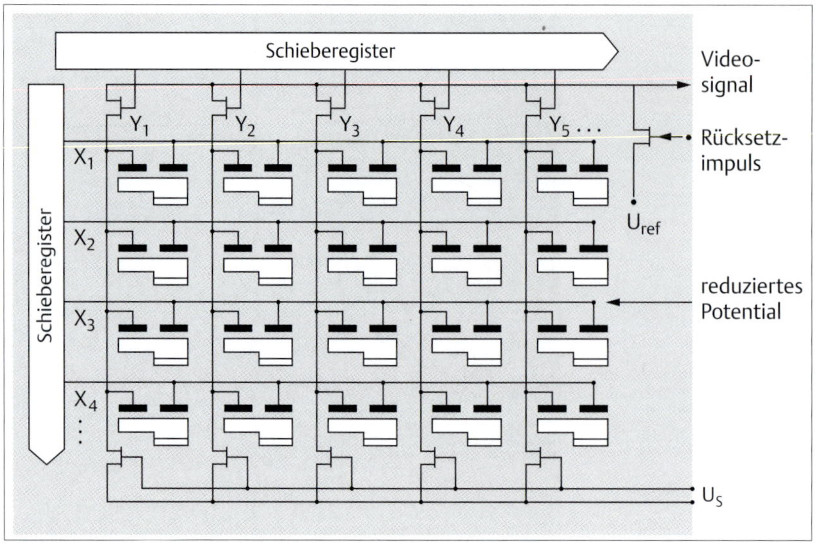

Abb. 5.**38** **Prinzipdarstellung eines CCD-(Charge-coupled-device-)Detektors.**

Digitale Detektoren (für Vollfeldmammographie)

Als mögliche Lösungen für einen digitalen Bildempfänger kommen zeilen- und flächenförmige Detektoren in Frage (Yaffe 1992, Yaffe u. Rowlands 1997).

Zur ersten Kategorie gehören *CCD- (Charge-coupled-device-)Bildsensoren,* die über eine Faseroptik an einen Leuchtstoff angekoppelt werden. CCD-Detektoren sind matrixförmige Anordnungen (Abb. 5.**38**) von lichtempfindlichen Halbleiterelementen, bei denen die Bildinformation zeilenförmig ausgelesen werden muß. In der Literatur wurde z. B. von einem Zeilendetektor von 4096 mal 64 Elementen berichtet, der durch Aneinanderkopplung von 2 Sensoren realisiert wurde. In Verbindung mit einem Gerät, das nach dem Prinzip der Schlitzblendentechnik (Abb. 5.**39**) arbeitet, kann so eine Bildmatrix von 4096 mal 4096 Bildpunkten realisiert werden. Man erhält auf diese Weise eine Grenzauflösung von 10 Lp/mm (entsprechend einer Detailgröße von 50 µm). Kritisch ist bei der Schlitzblendentechnik die extrem hohe Belastung des Röntgenstrahlers, die im Verhältnis Bildfeldlänge zu Schlitzbreite gegenüber einer Vollfeldbelichtung erhöht ist.

Zur zweiten Kategorie gehören die Speicherfolien und Schichten aus amorphem Selen oder Silicium, sowie auch großflächige CCD-Sensoren, die nebeneinander angeordnet (z. B. 3 mal 4 Stück) Vollfeldmammographie ermöglichen. Bei Detektoren aus amorphem Silicium wird CsJ (Cäsium-Jodid) zur Umwandlung von Röntgenstrahlung in Licht aufgebracht, die CCD-Detektoren werden wieder über eine Faseroptik an einen Leuchtschirm angekoppelt. Bei Schichten aus amorphem Selen entfällt bei der Signalgewinnung, wie bereits von der Xeromammographie her bekannt ist, der Umweg über sichtbares Licht aus einem Leuchtstoff, was der Auflösung des Bildempfängers zugute kommt (Yaffe u. Rowlands 1997).

Speicherfolien sind ähnlich wie Verstärkungsfolien aufgebaut. Der verwendete Leuchtstoff hat jedoch die Fähigkeit, die Bildinformation als latentes Bild über lange Zeit zu speichern. Durch Abtasten mit einem feinen Laserstrahl kann das gespeicherte Bild wieder ausgelesen werden. Beim zeilenförmigen Auslesen der Bildinformation wird wie bei der Verstärkungsfolie Licht emittiert, welches z. B. mit einem Photomultiplier gemessen werden kann. Das erzeugte elektrische Signal wird nach

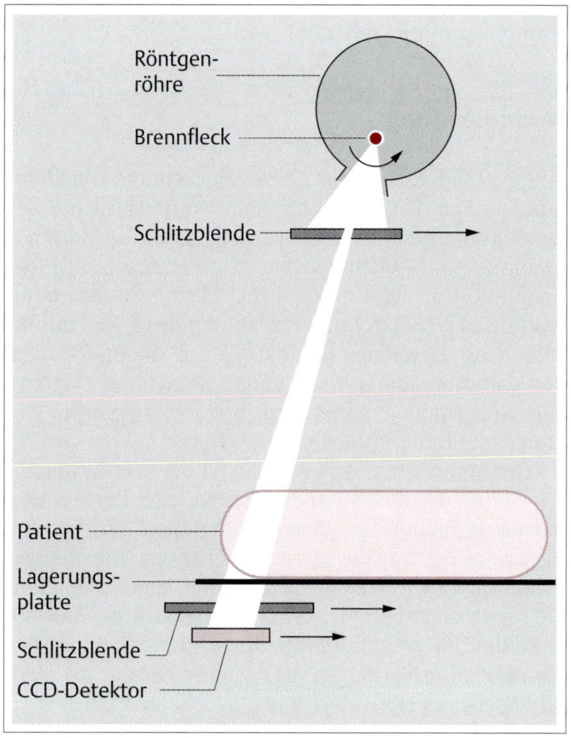

Abb. 5.**39** **Prinzip der Schlitzblendentechnik.**

Analog-Digital-Wandlung in einen digitalen Speicher eingelesen. Die Feinheit des Laserstrahls bestimmt wesentlich die mögliche Auflösung.

Schichten aus amorphem Selen sind von der Xeromammographie her bekannt. Bei digitalen Bildsystemen ist eine Entwicklung mit pulverförmigem Toner natürlich nicht möglich. Das Auslesen der Bildinformation erfolgt nun zeilenförmig, z. B. über Mikroelektroden oder ähnlich wie bei amorphem Silicium elektronisch über eine Transistormatrix in Dünnfilmtechnologie (TFT-Matrix [Yaffe u. Rowlands 1997]).

Flächendetektoren haben den Vorteil, daß die von der Film-Folien-Technik vertraute Aufnahmetechnik beibehalten werden kann. Offen ist noch die Frage nach der notwendigen Bildmatrixgröße. Untersuchungen, die sich derzeit mit der digitalen Bildverarbeitung und der Frage nach der erforderlichen Auflösung beschäftigen, nutzen in der Regel noch digitale Mammogramme, die durch Digitalisierung von konventionellen Filmaufnahmen gewonnen wurden. Pixelgrößen von 50 µm sind hier möglich, wodurch ebenfalls eine Grenzauflösung von 10 Lp/mm erreicht wird. Für eine Filmgröße von 18 cm mal 24 cm erhält man so eine Bildmatrix 3600 mal 4800 Bildpunkten.

Bei dem einzigen heute schon für die Routinemammographie zur Verfügung stehenden digitalen Bildträger, der Speicherfolie, beträgt die Pixelgröße 100 µm und die Grenzauflösung für die Rastertechnik deshalb maximal 5 Lp/mm. Verschiedene Autoren haben gezeigt, daß die Erkennbarkeit von Mikrokalk trotzdem vergleichbar ist mit der bei einem konventionellen Mammogramm (Karssemeijer u. Mitarb. 1993). Dies kann z. B. mit Hilfe des in Abb. 5.**40** gezeigten Kontrast-Detail-Phantoms nachgewiesen werden.

Das Ergebnis zeigt Abb. 5.**41**. Dargestellt ist der Schwellenkontrast als Funktion der Detailgröße für den Originalfilm und das digitalisierte Filmbild. Bei den größeren Detaildurchmessern schneidet das digitale Bild besser ab. Die kleinste erkennbare Detailgröße liegt für beide Bilder bei einem Detaildurchmesser von etwa 130 µm. Berücksichtigt man die Forderung nach der Wiedergabe der Form und Struktur von Mikrokalk, liegt die wirklich erforderliche Auflösung möglicherweise zwischen den 5 Lp/mm der Speicherfolie und den im Rahmen der Qualitätssicherung geforderten 15 Lp/mm in der Mitte bei 10 Lp/mm. Ob der bei 10 Lp/mm gegenüber 5 Lp/mm erforderliche höhere Aufwand (4faches Datenvolumen, Kosten für Bildwiedergabe usw.) durch eine entsprechend verbesserte diagnostische Bildqualität gerechtfertigt ist, muß die zukünftige Entwicklung zeigen.

Bildverarbeitung

Die digitale Bildgebung eröffnet auch für die Mammographie die Anwendung von Bildverarbeitung. Durch die von

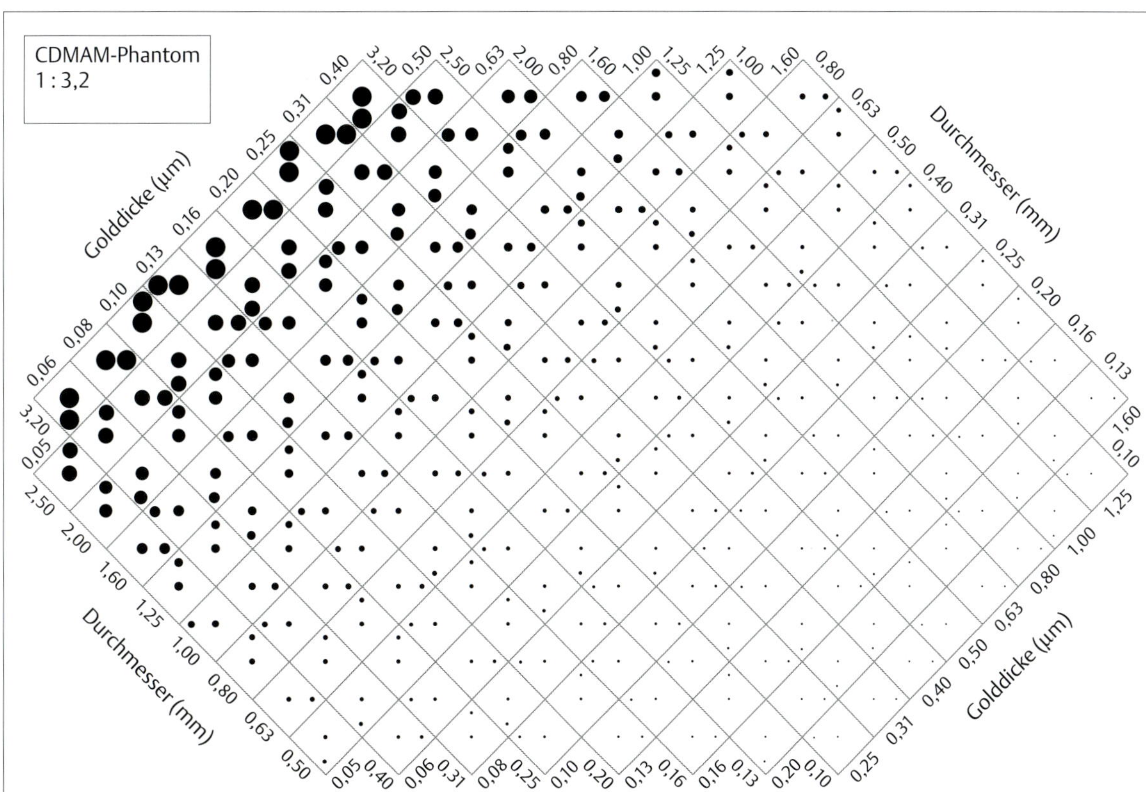

Abb. 5.**40** **CDMAM-Phantom** (Universitäts-Krankenhaus St. Radboud, Nijmegen).

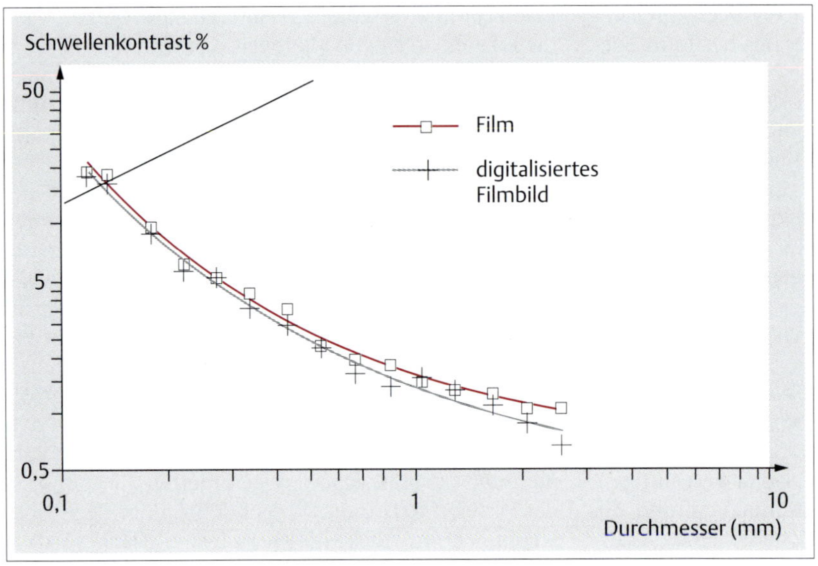

Abb. 5.**41** **Schwellenkontrast als Funktion der Detailgröße** (nach Karssemeijer).

der allgemeinen Röntgendiagnostik her bekannten Techniken wie Fensterung und Kantenanhebung besteht die Hoffnung, Mikrokalk auch in dichtem Drüsengewebe besser nachweisen zu können. Für die Screeningmammographie schließlich ist der Einsatz von computerunterstützten Diagnoseverfahren (CAD = computer assisted diagnosis) von Bedeutung. Derzeit werden bereits Programme zur automatischen Detektion von Mikroverkalkungen getestet. Programme zur Differenzierung des Mikrokalks und zum Nachweis von Tumoren sind in der Entwicklung.

Mit diesen Bildverarbeitungsprogrammen besteht u. U. die Möglichkeit, die Diagnose durch den Radiologen sicherer zu machen und eine verbesserte Früherkennung zu ermöglichen.

Computerunterstützte Beurteilung von Mammogrammen

N. Karssemeijer

Computertechniken, die für die automatisierte Mustererkennung entwickelt wurden, können eingesetzt werden, um die Radiologen bei der Beurteilung von Mammogrammen zu unterstützen. Mit der Einführung der direkten digitalen Mammographie wird es möglich sein, diese Technik anzuwenden. Der mit Screeninguntersuchungen betraute Radiologe kann dann die Ergebnisse des Computers als Zweitdiagnose nutzen. Diese Vorgehensweise wird möglicherweise die Sensitivität und Spezifität der Screeningprogramme erhöhen und den Verzicht auf die normalerweise notwendige Doppelbefundung (double reading) erlauben.

In gegenwärtigen Screeningprogrammen werden schätzungsweise 25% der Karzinome, die bei retrospektiver Prüfung sichtbar sind, nicht entdeckt. Werden auch minimale Zeichen (minimal signs) in früheren Screeningmammogrammen berücksichtigt, dann reichen Schätzungen des Anteils nicht entdeckter Karzinome beim Screening sogar bis zu 50%. Abhängig ist dieser Prozentsatz von den subjektiven Kriterien, die von den die retrospektive Analyse durchführenden Radiologen angewendet werden. Teilweise ist das Problem von übersehenen Läsionen wahrscheinlich auf unzureichendes Suchen zurückzuführen (Vyborny 1994), aber es hat auch den Anschein, daß viele der radiologischen Fehler beim Mammographiescreening Interpretationsfehler sind, d. h. maligne Läsionen werden trotz genauer Beurteilung als benigne angesehen.

Der Schwerpunkt der Forschung in der computerunterstützten Beurteilung (CAD) von Mammogrammen liegt in der Entwicklung von Methoden zum Nachweis von Anomalien, wie von gruppierten Mikroverkalkungen, Gewebeverdichtungen und sternförmigen Läsionen (Karssemeijer u. Hendriks 1997). Die Computerprogramme können genutzt werden, um während der Befundung verdächtige Bereiche in Mammogrammen zu markieren, mit dem Ziel, die Fehlerrate zu reduzieren. Dieser Ansatz erwies sich in einer Reihe von klinischen Untersuchungen als erfolgreich (Chang u. Mitarb. 1990, Kegelmeyer Jr. u. Mitarb. 1994). Die Auswirkungen dieser Methoden in einem Screeningprogramm, wo die Anzahl an Anomalien nur einige Prozent beträgt, muß jedoch noch nachgewiesen werden.

Andere Verfahren der computerunterstützten Diagnostik in der Mammographie haben die Unterstützung des Radiologen bei der Interpretation von gruppierten Mikroverkalkungen zum Ziel. Mustererkennungsmethoden wie neuronale Netze scheinen für diese Problemstellung gut geeignet, welche die Kombination von vielen Informationsquellen zur Befundung erfordert.

Digitale Mammogramme erhält man durch Digitalisierung von konventionellen Filmaufnahmen oder durch den Einsatz direkter digitaler Bildaufzeichnungssysteme. Es ist aber gut, sich zu vergegenwärtigen, daß automatisierte Mustererkennungsprogramme oft störanfällig sind, wenn die Röntgenbilder von verschiedenen Quellen stammen. Um solche Probleme zu minimieren, ist es wichtig, Algorithmen zu entwickeln, die invariant sind gegenüber Auflösungs- und Grauwerttransformationen, und die außerdem zuverlässige Methoden für die Segmentierung von Brustgewebe gegenüber dem Bildhintergrund verwenden.

Verfahren zur Entdeckung von Anomalien in Mammogrammen können grob in *stichprobenartige (sampling)* und *bereichsorientierte (region based) Verfahren* eingeteilt werden. Beim ersten Verfahren werden lokale Bildmerkmale für einen Satz regelmäßig über die gesamte Brustfläche angeordneter Bildpunkte berechnet. Anschließend wird für jeden Bildpunkt von diesen Merkmalen ein „Verdächtigkeitsmaß" abgeleitet und die Bildpunkte in Gruppen von normalen oder verdächtigen Bereichen eingeteilt. Bei den bereichsorientierten Verfahren wird zunächst eine Unterteilung des Brustbilds in Regionen ausgeführt. Danach werden für jede dieser Regionen Bildmerkmale berechnet und zu einem „Verdächtigkeitsgrad" kombiniert.

Die Erkennung von gruppiertem Mikrokalk wurde von vielen Forschern studiert. Allen von ihnen entwickelten Methoden ist gemeinsam, daß ein oder mehrere Filter benutzt werden, um den lokalen Kontrast von jedem Pixel innerhalb einer „Region of Interest (ROI)", die sich meist über die gesamte Mamma erstreckt, zu bestimmen. Oft werden aufgrund der Bewertung des lokalen Kontrasts allein viele verdächtige Bildpunkte selektiert und in einem zweiten Rechenschritt falsch positive Ergebnisse entfernt, wobei Rechenmodelle genutzt werden, die die Eigenschaften von Rauschen und von normalem Gewebe beschreiben. Ein Beispiel eines Mammogramms, in dem eine Gruppe von Mikroverkalkungen entdeckt wurde, zeigt Abb. 5.**42**.

Trotz der Bedeutung dieser Arbeiten ist zu erwarten, daß Methoden der computerunterstützten Detektion von Gewebsverdichtungen eine größere Auswirkung auf die Ergebnisse des Mammakarzinomscreenings haben werden als der automatisierte Nachweis von Mikroverkalkungen. Herdförmige Verdichtungen deuten eher auf ein invasives Mammakarzinom hin, und bekanntlich sind diese auch für die meisten Screeningfehler verantwortlich. Gewebsverdichtungen können schwer zu finden sein, da sie leicht in fibroglandulärem Gewebe verborgen bleiben, besonders wenn der Tumor noch klein ist. Methoden für die computerunterstützte Detektion von herdförmigen Läsionen in Mammogrammen sind in zahlreichen Veröffentlichungen beschrieben worden. Die allgemeine Vorgehensweise ist die Erzeugung von Zielregionen durch räumliche Filterung, manchmal bis zu einem gewissen Grad unter Einbeziehung der Asymmetrie zwischen linker und rechter Mamma. In einem zweiten Schritt wird die verdächtigste Region durch einen statistischen oder neuronalen Netzwerkklassifikator selektiert. Allgemein ist die Zahl der falsch positiven Vorhersagen bei diesen Methoden relativ hoch. Für sternförmige Läsionen wurden sensitivere Algorithmen entwickelt. Sie basieren auf der Analyse von statistischen Variationen der Orientierung von lokalen Rand- und Linienbereichen in einer Testregion, die über das Bild verschoben wird.

Bei den Methoden zur Detektion von gruppiertem Mikrokalk, malignen Verdichtungen und sternförmigen Störungen der Gewebsstruktur ist der gegenwärtige Stand der Leistungsfähigkeit der, daß die Sensitivität relativ hoch ist, sie beträgt bis zu 90% bei einer falsch positiven Rate von etwa einem falsch positiven Befund pro Bild. Ein Problem ist, daß der Vergleich der Leistungsfähigkeit verschiedener Methoden dadurch behindert wird, daß die meisten Forschergruppen ihre eigenen Bilddaten-

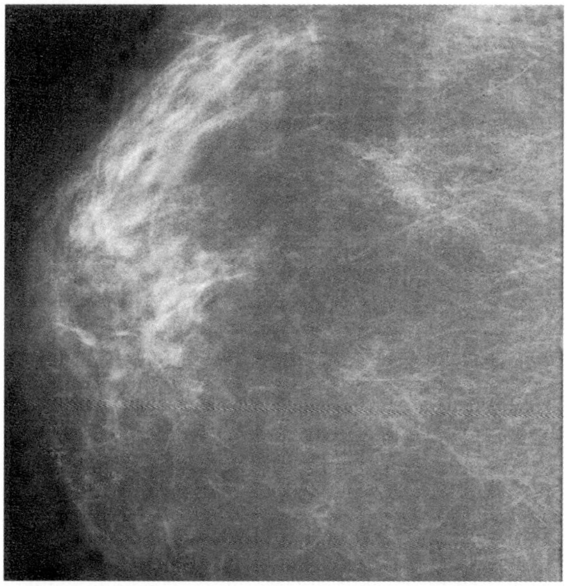

a

b

Abb. 5.**42** **Beispiel eines Mammogramms, in dem eine Gruppe von Mikroverkalkungen entdeckt wurde.**

banken benutzen und die Nachweisbarkeit von den in diesen Datenbanken vorhandenen Tumoren sehr unterschiedlich sein kann. In naher Zukunft kann das Problem durch häufigen Gebrauch gemeinsamer Bilddatenbanken gelöst werden. Weiterhin werden klinische Studien den Einfluß der computerunterstützten Befundung auf die Leistungsfähigkeit von Screening bestimmen. Es gibt Hinweise, daß das Aufzeigen von verdächtigen Gebieten mittels Computerprogramm das Beurteilungsniveau der Radiologen deutlich erhöhen kann, aber es ist heute noch unbekannt, wie Radiologen in der Screeningsituation mit einer großen Anzahl falsch positiver Befunde umgehen werden. Studien über die Beurteilerqualität haben bis jetzt Datenbanken benutzt, in denen der Anteil anomaler Fälle viel größer ist als beim Screening. Größere Untersuchungen sind notwendig, um den Wert der computerunterstützten Beurteilung zu zeigen.

Strahlenexposition

M. Säbel

Die durch die Mammographie verursachte Strahlenexposition der Mamma hat im Zusammenhang mit der Qualitätssicherung und mit der beabsichtigten Einführung des Mammakarzinomscreening wieder zunehmendes Interesse gefunden. Die Höhe der Strahlenexposition hängt vor allem von der Schichtdicke und geweblichen Zusammensetzung der Mamma, aber auch von den einzelnen Komponenten des bildgebenden Systems ab (Abb. 5.**1**). Der als Dosis angegebene Zahlenwert ist aber auch abhängig von der Dosisgröße, die zur Beschreibung der Strahlenexposition benutzt wird.

Für einfache Fragestellungen (z. B. im Zusammenhang mit der technischen Qualitätskontrolle) reicht oft die Angabe der Luftkerma auf der Strahleneintrittsseite oder der Eintrittsdosis. So wird z. B. in dem auf S. 64 erwähnten novellierten Dokument der Europäischen Kommission für die Eintrittsdosis bei einer mittleren Mamma (5 cm Schichtdicke unter Kompression, mit Streustrahlenraster) ein Referenzdosiswert von 10 mGy angegeben.

Zur Beschreibung des Strahlenrisikos sind diese Größen aber weniger geeignet. Gegenwärtig wird allgemein angenommen, daß das Drüsengewebe der Mamma das empfindlichste Gewebe im Hinblick auf die Induktion eines Karzinoms durch ionisierende Strahlung ist. Deshalb ist es zunehmend üblich geworden, die mittlere Parenchymdosis als risikorelevante Dosisgröße zu benutzen. Die mittlere Parenchymdosis MPD kann nicht direkt gemessen werden. In der Regel wird sie unter bestimmten Annahmen aus der Beziehung

$$MPD = K_a \cdot g \qquad \text{(Gleichung 5.6)}$$

berechnet; dabei ist K_a die gemessene Luftkerma am Ort des Strahleneintritts in die Mamma und g ein sog. Konversionsfaktor. Dieser Konversionsfaktor kann aus gemessenen Tiefendosisverteilungen berechnet werden oder mit Hilfe von Monte-Carlo-Methoden direkt aus der Energieverteilung der Röntgenstrahlung; er ist abhängig vor allem von der Strahlenqualität, der Schichtdicke unter Kompression und der geweblichen Zusammensetzung der Mamma (Klein u. Mitarb. 1997).

Auf S. 60 wurde der Einfluß des Bildempfängers und einzelner Komponenten des Röntgenaufnahmesystems auf die Bildqualität dargestellt. Diese technischen Parameter haben in der Regel auch Einfluß auf die Strahlenexposition (Abb. 5.**1**). Dies soll an einigen praktisch wichtigen Beispielen gezeigt werden:

Durch die Anpassung der Strahlenqualität (mit Hilfe einer optimierten Kombination von Röhrenspannung, Anodenmaterial und Zusatzfilter) an die Schichtdicke und gewebliche Zusammensetzung der Mamma kann – insbesondere bei großen Schichtdicken – die Strahlenexposition verringert werden (S. 69). Gegenüber der konventionellen Anode-/Filterkombination Mo/Mo sind dabei etwa folgende Dosiseinsparungen möglich:

- 25% mit Mo/Rh,
- 35% mit Mo/Pd,
- 50% mit W/Rh bzw. Rh/Rh.

Die Schichtdicke der Mamma unter Kompression hat entscheidenden Einfluß auf die Strahlenexposition. Erhöht sich z. B. die Schichtdicke einer Mamma mittlerer geweblicher Zusammensetzung um 1 cm, so wächst die mittlere Parenchymdosis unter typischen Aufnahmebedingungen (Röhrenspannung: 28 kV; Mo-Anode/30 µm Mo-Zusatzfilter) um etwa 25%. Bei konstanter Schichtdicke kann die mittlere Parenchymdosis um den Faktor 5 – 6 unterschiedlich sein, je nachdem, ob es sich um eine Mamma handelt, die hauptsächlich aus Drüsen- bzw. Fettgewebe besteht.

Die Strahlenexposition wird durch den Einsatz eines Streustrahlenrasters erhöht. Diese Erhöhung kann mit Hilfe des Buckyfaktors B beschrieben werden (S. 71). Für bewegte Raster liegen die Werte in der Regel zwischen 2 und 3; für stehende Viellinienraster, die Aluminium als Schachtmedium aufweisen, wurden Buckyfaktoren bis zu 3,5 ermittelt.

Die mittlere Parenchymdosis ist direkt proportional zu der Dosis, bei der die Belichtungsautomatik abschaltet. Der Kehrwert dieser sog. „Systemdosis" ist proportional zur Empfindlichkeit des Film-Folien-Systems. Beim Übergang z. B. von der Empfindlichkeitsklasse 12 auf 25 sinkt also die mittlere Parenchymdosis auf etwa 50% des ursprünglichen Werts.

Vor allem im Zusammenhang mit der Absicht, die Mammographie als Screeningmethode einzuführen, sind in den vergangenen Jahren immer wieder Überlegungen zu Risiko und Nutzen dieser Maßnahme angestellt worden. Unsere gegenwärtigen Kenntnisse über das Risiko eines strahleninduzierten Mammakarzinoms stammen im wesentlichen von folgenden Kollektiven:

- Frauen, die aufgrund einer vorliegenden Tuberkulose einer Pneumothoraxbehandlung unterzogen wurden und deshalb (zur Kontrolle) häufig im Thoraxbereich durchleuchtet wurden; dabei wurden in einzelnen Fällen mehr als 200 Durchleuchtungen vorgenommen.
- Frauen, die aufgrund pathologischer Veränderungen der Mamma (insbesondere einer Postpartum-Mastitis) lokal mit Röntgenstrahlen behandelt wurden.
- Die weiblichen Überlebenden der Atombombenexplosionen von Hiroshima und Nagasaki.

Die aus diesen Untersuchungen zum Mammakarzinom vorliegenden Daten sind mit folgenden Verallgemeinerungen verträglich:

- Die Entwicklung eines strahleninduzierten Mammakarzinoms hängt deutlich vom hormonellen Status der Frauen ab.
- Strahleninduzierte Mammakarzinome entsprechen hinsichtlich ihrer Altersverteilung und den histopathologischen Typen malignen Neubildungen, die aus anderen oder unbekannten Gründen entstehen.
- Frauen, die vor dem 20. Lebensjahr bestrahlt werden, tragen ein höheres relatives Strahlenrisiko als solche, die später im Leben bestrahlt werden.
- Die Inzidenz von strahleninduzierten Mammakarzinomen zeigt keine oder nur eine geringe Abnahme gegenüber einer einmaligen kurzzeitigen Bestrahlung, wenn die Gesamtdosis in vielen kleinen, zeitlich voneinander getrennten Portionen verabreicht wird.

Die in den letzten Jahren durchgeführten Risiko-Nutzen-Analysen zeigen überwiegend, daß ab einem Alter von 35 oder 40 Jahren der Nutzen (d.h. die Reduktion der Mammakarzinommortalität) das Strahlenrisiko deutlich überwiegt. Andererseits ist aber auch darauf hingewiesen worden, daß es hinsichtlich des Effekts der Mortalitätsreduktion Unterschiede zwischen den verschiedenen Screeningprogrammen gibt und daß der Nutzen möglicherweise auf Frauen beschränkt ist, die 50 Jahre und älter sind, so daß ein Routinescreening von jüngeren Frauen bei dem gegenwärtigen Stand der Kenntnisse nicht empfohlen werden kann.

Qualitätssicherung

M. Säbel

Qualitätssichernde Maßnahmen sind in der Röntgendiagnostik bei den Bemühungen, die diagnostische Aussagekraft zu verbessern und unnötige Untersuchungen zu vermeiden, ein unverzichtbarer Bestandteil geworden. Das gilt auch für die Röntgenmammographie und insbesondere für Mammographiescreeningprogramme, deren Leitmotiv die Forderung nach einer umfassenden Qualitätssicherung ist. Dabei sind alle Schritte entlang der präventiven Versorgungskette von der Einladung der Teilnehmer über die eigentliche Röntgenuntersuchung und evtl. notwendige Abklärungsdiagnostik bis hin zu Therapie und Nachsorge zu berücksichtigen.

Der rechtliche Rahmen für die Qualitätssicherung der Röntgenuntersuchung ist in Deutschland durch den § 16 der Röntgenverordnung festgelegt. Hier wird in Absatz 1 vorgeschrieben, daß „vor der Inbetriebnahme und nach jeder Änderung des Betriebes, welche die Bildqualität beeinflußt, eine Abnahmeprüfung durch den Hersteller oder Lieferanten durchzuführen" ist.

Absatz 2 fordert dann die Durchführung einer Konstanzprüfung der Bildqualität in regelmäßigen Zeitabständen. Aus den Durchführungsbestimmungen zur Röntgenverordnung wird deutlich, daß die Durchführung dieser Prüfungen anhand der Normenreihe DIN 6868 erfolgen soll (Tab. 5.**4**).

Auch die Europäische Union fördert die Qualitätssicherung in der Röntgendiagnostik (S. 94). Insbesondere fördert sie das Mammographiescreening. Dazu sind bereits 1993 die „European Guidelines for Quality Assurance in Mammography Screening" erschienen. Diese 1996 in überarbeiteter Form erschienenen Richtlinien enthalten ein „European Protocol for the Quality Control of the Physical and Technical Aspects of Mammography Screening" (EPMS) (S. 94).

Technische Qualitätssicherung nach der Normenreihe DIN 6868

M. Säbel

Die für die technische Qualitätssicherung der Mammographie nach DIN 6868 wesentlichen Normen sind in Tab. 5.**4** zusammengestellt.

Tabelle 5.**4** Technische Qualitätssicherung nach der Normenreihe DIN (Deutsches Institut für Normung) 6868

- DIN 1996: Sicherung der Bildqualität in röntgendiagnostischen Betrieben. Abnahmeprüfung an medizinischen Röntgeneinrichtungen; Funktionsprüfung der Filmverarbeitung (DIN V 6868 Teil 55)
- DIN 1996: Sicherung der Bildqualität in röntgendiagnostischen Betrieben. Konstanzprüfung der Filmverarbeitung (DIN 6868 Teil 2)
- DIN 1990: Sicherung der Bildqualität in röntgendiagnostischen Betrieben. Abnahmeprüfung an Mammographie-Einrichtungen (DIN 6868 Teil 52)
- DIN 1989: Sicherung der Bildqualität in röntgendiagnostischen Betrieben. Konstanzprüfung für die Mammographie (DIN 6868 Teil 7)

Bei der Abnahme- bzw. Funktionsprüfung der Filmverarbeitung werden nach

- Neuansatz der Verarbeitungsbäder,
- Prüfung der Filmverarbeitungseinrichtung,
- Vergleich von Lichtempfindlichkeit LE und Lichtkontrast LK mit den Herstellerangaben

die Bezugswerte für die Konstanzprüfung, d. h. Minimaldichte, Empfindlichkeits- und Kontrastindex, festgelegt. Dazu werden mindestens 3 Sensitometerstreifen angefertigt mit einem zeitlichen Mindestabstand zwischen Streifen 1 und 3 von 3 Stunden und einem zeitlichen Höchstabstand von 7 Tagen. Die *Minimaldichte* ist dabei die Summe von Schleier und Dichte der Unterlage. Sie wird an einer nicht belichteten Stelle des Prüffilms gemessen. Der Empfindlichkeitsindex ist die Dichte der Stufe, deren Dichte am nächsten bei D = 1,0 über der Minimaldichte, jedoch nicht über D = 1,35 liegt. Der *Kontrastindex* schließlich ist die Differenz der Dichtewerte von *Empfindlichkeitsindex* und derjenigen Stufe, deren Dichte am nächsten bei D = 2,4 über der Minimaldichte liegt. Als Kontrastindex kann wahlweise auch die Dichte der Stufe verwendet werden, deren Dichte am nächsten bei D = 2,4 über der Minimaldichte liegt.

Die Konstanzprüfung der Filmverarbeitung umfaßt dann im wesentlichen die arbeitstägliche Kontrolle von Minimaldichte, Empfindlichkeits- und Kontrastindex. Sie ist mit dem verwendeten Mammographiefilmtyp durchzuführen. Die Werte für den Empfindlichkeits-und Kontrastindex dürfen um nicht mehr als ± 0,20 von den Bezugswerten abweichen. Nach einem Neuansatz des Entwicklers im Maschinentank dürfen die Beträge der Grenzabweichungen für den Empfindlichkeits- und Kontrastindex um 0,10 überschritten werden, ohne daß Maßnahmen ergriffen werden müssen. Nach der Verarbeitung von etwa 50 Röntgenaufnahmen im Format 24 mal 30 cm müssen Empfindlichkeits- und Kontrastindex jedoch wieder innerhalb der Grenzabweichungen liegen.

Die Abnahmeprüfung an Mammographieeinrichtungen umfaßt insgesamt 9 Prüfpositionen (Tab. 5.**5**). Am Ende steht dann wieder die Festlegung der Bezugswerte für die Konstanzprüfung. Dabei werden ein der Norm entsprechender Prüfkörper und ein Dosimeter mit Konformitätsbescheinigung benötigt. Der Prüfkörper besteht aus einer 6 mm dicken Strukturplatte und einer 4 cm dicken Grundplatte aus Plexiglas.

Tabelle 5.**5** Abnahmeprüfung an Mammographieeinrichtungen nach DIN 6868/52

- Sicht- und Funktionsprüfungen
- Röntgenröhrenspannung
- Röhrenstrom-Zeit-Produkt
- Transmissionsdosis
- Geräteschwächungsfaktor
- Funktion der Belichtungsautomatik
- Filterung
- Feldbegrenzung
- Auflösungsvermögen

Kenngrößen für die Konstanzprüfung:

- Visuelle optische Dichte,
- Nutzstrahlenfeld,
- Auflösungsvermögen,
- Störstellenfreiheit,
- Dosis.

Die visuelle optische Dichte wird an einer festgelegten Stelle der Prüfkörperaufnahme gemessen. Sie darf nicht mehr als ± 0,3 vom Ausgangszustand abweichen.

Bei der Kontrolle der Lage des Nutzstrahlenfelds wird vor allem der thoraxwandnahe Rand des Strahlungsfelds überprüft. Dazu sind 5 Stahlkugeln mit 2 mm Durchmesser hintereinander in den Prüfkörper so eingebracht, daß die letzte Kugel mit der thoraxwandseitigen Grenzfläche des Prüfkörpers abschließt. Bei der Abnahmeprüfung müssen mindestens 2 Kugeln vollständig abgebildet werden. Bei der Konstanzprüfung darf demgegenüber höchstens eine Kugel weniger sichtbar sein.

Die Konstanz des Auslösungsvermögens wird über die Erkennbarkeit von 4 Edelstahldrahtgeweben mit unterschiedlichen Abmessungen geprüft. Die Werte für Maschenweite/Drahtdurchmesser betragen 100 μm/80 μm, 80 μm/50μm, 63 μm/40 μm und 40 μm/32 μm. Bei der Abnahmeprüfung müssen mindestens die Strukturen der beiden Siebe mit der größten Maschenweite erkannt werden. Bei der Konstanzprüfung muß jede sichtbare Verschlechterung der Abbildung zu einer Ermittlung und Beseitigung der Ursachen Anlaß geben.

Zur Prüfung auf Störstellenfreiheit wird eine Röntgenaufnahme der homogenen Grundplatte angefertigt. Dabei dürfen keine Strukturen vorhanden sein, die zu einer Beeinträchtigung der Diagnostik führen können.

Die Dosis wird auf der Strahleneintrittsseite des Prüfkörpers gemessen. Dabei darf der Unterschied zum Dosismeßwert des Ausgangszustands nicht mehr als 25% betragen.

Technische Qualitätssicherung nach dem Europäischen Protokoll

M. A. O. Thijssen

Das Ziel der Qualitätskontrolle ist, in Übereinstimmung mit dem EPMS sicherzustellen, daß

- dem Radiologen Röntgenbilder zur Verfügung stehen, die die bestmögliche diagnostische Information enthalten, sobald die entsprechend angepaßte radiographische Aufnahmetechnik angewendet wird,
- die Bildqualität konstant ist in bezug auf Informationsgehalt und mittlere optische Dichte,
- die Strahlenexposition der Mamma so niedrig ist, wie für die erforderliche diagnostische Information vernünftigerweise zu erreichen ist (ALARA [as low as reasonably achievable]).

Basis für dieses Vorgehen ist, daß jede Frau, die sich einer Mammographie unterzieht, sicher sein kann, daß alle vernünftigen Maßnahmen unternommen werden, um eine Fehldiagnose aus technischen Gründen zu vermeiden. „Each screening unit should perform Technical Quality Control on their equipment, to assure the appropriate image quality for every single woman attending the screening project." Das Europäische Protokoll wird als Basis verstanden, die es örtlichen oder nationalen Behörden erlaubt, möglicherweise ein Protokoll vorzuschreiben, das noch höhere Anforderungen stellt. Die darin vorgesehenen Prüfschritte sind prinzipiell gut mit denen in der Normenreihe DIN 6868 vergleichbar, sie sind generell aber genauer und strenger. Einige der im Rahmen der Qualitätssicherung durchzuführenden Prüfungen können vom Bedienerpersonal selbst arbeitstäglich durchgeführt werden. Aufwendigere Messungen sollen weniger häufig von einem Medizinphysiker durchgeführt werden, der in diagnostischer Radiologie und besonders in Qualitätssicherung in der Mammographie ausgebildet ist.

Die größten Unterschiede zwischen DIN 6868 und EPMS findet man bei den Anforderungen an das visuelle Auflösungsvermögen, die Funktion der Belichtungsautomatik in Hinblick auf die Konstanz der optischen Dichte, die Belichtungszeit und die Dosis/Bild. Außerdem sind im EPMS strengere Maßnahmen im Strahlenschutz vorgesehen.

Auflösung

Die Erkennbarkeit von kleinen Details wie Mikrokalzifikationen ist zum großen Teil vom Auflösungsvermögen des Aufnahmesystems abhängig (S. 65). Nachdem nicht nur das Vorhandensein, sondern auch Größe, Anzahl, Form und Anordnung von Mikrokalzifikationen für den Typus und die Art einer krankhaften Veränderung kennzeichnend sind, fordert das Europäische Protokoll eine nahezu doppelt so hohe Auflösung als DIN 6868. Erwünscht ist eine Auflösung von ≥ 15 Lp/mm im Vergleich zu ≥ 8 Lp/mm in der DIN-Norm. Diese Forderung stellt gleichzeitig einen besseren Kontrast bei größeren Objekten sicher. Bei modernen Röntgeneinrichtungen und Film-Folien-Systemen gibt es keine Probleme, diese Forderungen zu erfüllen.

Belichtungsautomatik

Da die Information über die gewebliche Zusammensetzung der Mamma nur dann optimal diagnostiziert werden kann, wenn alle im Strahlungsbild (S. 60) enthaltenen, bildrelevanten Strahlenintensitäten auch über die Kennlinie des Films in nutzbare optische Dichtewerte umgesetzt werden, muß die Kombination der Aufnahmeparameter Röhrenspannung, Filterung und Filmkontrast optimiert werden. Der Filmkontrast kann um so steiler sein, je reproduzierbarer und genauer die Belichtungsautomatik arbeitet. Daher wird im EPMS für die von der Belichtungsautomatik geschaltete Dosis eine Reproduzierbarkeit von $\leq 5\%$ (DIN $\leq 10\%$) vorgeschrieben. Die Genauigkeit der geschalteten Dosis muß eine Konstanz der optischen Dichte mit einer maximalen Abweichung von $\pm$ 0,1 relativ zum Mittelwert ermöglichen, und zwar für Kompressionsdicken von 2–6 cm und den entsprechenden für die Röntgenaufnahmen verwendeten Strahlenqualitäten.

Um sicherzustellen, daß die Belichtungszeiten kurz genug sind, damit – bei einer angemessen stark komprimierten Mamma – Bewegungsunschärfen verhindert werden, sind bei Standardaufnahmen Grenzwerte für die Belichtungszeit vorgesehen (erwünscht sind $\leq 1{,}5$ s für 45 mm PMMA [Polymethylmethacylat]). Auch hier ist wiederum festzustellen, daß moderne Röntgenanlagen und Film-Folien-Kombinationen keine Probleme haben, diese Forderungen zu erfüllen.

Dosis/Bild

Im EPMS wird im Gegensatz zu DIN für die Eintrittsdosis (ESAK = entrance surface air kerma) ein Grenzwert angegeben. Eine Eintrittsdosis von 12 mGy/Bild wird als akzeptabel bezeichnet, aber 10 mGy/Bild sollten erreicht werden. Geprüft wird die Einhaltung dieses Dosisgrenzwerts mit einem 45 mm dicken Plexiglasphantom unter normalen Aufnahmebedingungen bei einer optischen Dichte von 1,0 über der Minimaldichte.

Strahlenschutz

Damit absolut sicher ist, daß Frauen keiner nichtbildgebenden Strahlung ausgesetzt werden, werden im EPMS höhere Anforderungen an die Anpassung von Strahlenfeld und Bildempfänger gestellt.

DIN 6868 und EPMS verfolgen beide das Ziel, für jede Röntgenuntersuchung eine adäquate Bildqualität zu garantieren, damit eine sichere Diagnose über das Vorhandensein – oder was noch schwieriger ist – das Nichtvorhandensein eines Tumors im Brustgewebe gestellt werden kann.

Qualitätssicherung des Betrachtungsgeräts

T. von Volkmann

Die für Deutschland gültige Richtlinie nach § 16 Röntgenverordnung fordert:

- Eine Abnahmeprüfung des Betrachtungsgeräts nach DIN 6856-1 und -2 muß durchgeführt werden. Dies kann auch beim Hersteller erfolgen.
- Leuchtdichte, Gleichmäßigkeit der Leuchtdichte und Einblendung der Betrachtungsfläche müssen anschließend alle 5 Jahre überprüft werden.

Die Begrenzung der Umgebungshelligkeit auf maximal 100 lx, besser unter 50 lx, unterliegt der Sorgfaltspflicht des Anwenders.

Die Messung der Umgebungshelligkeit erfolgt mit einem Luxmeter, dabei muß das Betrachtungsgerät ausgeschaltet sein.

Nach den europäischen Leitlinien für die Qualitätssicherung im Mammographiescreening muß die Messung der Leuchtdichte des Betrachtungsgeräts mit einem Leuchtdichtemeßgerät jährlich erfolgen.

Literatur

1 Aichinger, H., J. Dierker, M. Säbel, S. Joite-Barfuß: Bildqualität und Dosis in der Mammographie. Electromedica 62 (1994) 7–11

2 Aichinger, H., S. Joite-Barfuß, P. Marhoff: Die Belichtungsautomatik in der Mammographie. Electromedica 58 (1990) 68–69

3 Bollen, R., J. Vranckx: Influence of ambient light on the visual sensitometric properties of, and detail perception on, a radiograph. Proc. SPIE 273 (1981) 57–62

4 Brandt, G.-A.: Der Einfluß objektiver Parameter der Röntgenbilderzeugung auf die Sicherheit bei der diagnostischen Entscheidungsfindung. In Moderne Röntgenfotografie 4/83. VEB, Berlin 1983 (S. 27–40)

5 Brandt, G.-A.: Einfluß technischer Parameter auf die Diagnosequalität. Akt. Radiol. 1 (1991) 16–22

6 Brandt, G.-A.: Bedeutung der optischen Dichte für die Röntgenbildbetrachtungsbedingungen. Akt. Radiol. 4 (1994) 75–78

7 Brandt, G.-A., F. Boitz, L. Mansfeld, K.-H. Rotte: Zum Stellenwert der Röntgenfilmbetrachtungsbedingungen für die Diagnosequalität bei Thoraxaufnahmen. Radiol. diagn. 24 (1983) 85–90

8 Chan, H. P., K. Doi, C. J. Vyborny et al.: Improvement in radiologist's detection of clustered microcalcifications on mammograms. Invest. Radiol. 25 (1990) 1102–1110

9 Coltman, J. W.: The specification of imaging properties by response to sine wave input. J. opt. Soc. Amer. 44 (1954) 468–471

10 Curry III, Th. S., J. E. Dowdey, R. C. Murry: Christensens's Physics of Diagnostic Radiology. Lea & Febiger, Philadelphia 1990

11 van Dijck, J. A. M., L. M. Verbeek, J. H. C. L. Hendriks, R. Holland: The current detectability of breast cancer in a mammographic screening program. Cancer 72 (1993) (1933–1938

12 DIN 6856–1: Betrachtungsgeräte und -bedingungen, Anforderungen für die Herstellung und den Betrieb von Betrachtungsgeräten zur Befundung von Durchsichtsbildern in der medizinischen Diagnostik. Beuth, Berlin 1994

13 DIN 6856–2: Betrachtungsgeräte und -bedingungen; qualitätssichernde Maßnahmen; Prüfverfahren, Meßgeräte. Beuth, Berlin 1994

14 DIN 6867–1: Sensitometrie an Film-Folien-Systemen für die medizinische Radiographie. Teil 1: Verfahren zur Ermittlung des Verlaufs der sensitometrischen Kurve, der Empfindlichkeit und des mittleren Gradienten. Beuth, Berlin 1997

15 European Guidelines on Quality Criteria for Diagnostic Radiographic Images. EUR 16260. Februar 1996

16 European Guidelines for Quality Assurance in Mammography Screening, 2nd ed. European Commission. Juni 1996

17 Friedrich, M.: Der Einfluß der Streustrahlung auf die Abbildungsqualität bei der Mammographie. Fortschr. Röntgenstr. 123 (1975) 556–566

18 Haus, A. G.: Technologic improvements in screen-film mammography. Radiology 174 (1990) 628–637

19 Haus, A. G., J. E. Gray, T. R. Daly: Evaluation of mammographic viewbox luminance, illuminance, and color. Med. Phys. 20 (1993) 819–821

20 Hoeschen, D.: Bildqualitätsparameter von Folien-Film-Kombinationen. Röntgen-Bl. 40 (1978) 193–199

21 Karssemeijer, N., J. H. C. L. Hendriks: (1997) Computer-assisted reading of mammograms. Europ. Radiol. 7 (1997) 743–748

22 Karssemeijer, N., J. T. M. Frieling, H. C. L. Hendriks: Spatial resolution in digital mammography. Invest. Radiol. 28 (1993) 413–419

23 Kassenärztliche Bundesvereinigung: Qualifikationsvoraussetzungen gemäß § 135 Abs. 2 SGB V zur Durchführung von Untersuchungen in der diagnostischen Radiologie und Nuklearmedizin und von Strahlentherapie (Vereinbarung zur Strahlendiagnostik und -therapie). Dtsch. Ärztebl. 90 (1993) 292–302

24 Kegelmeyer Jr., W. P., J. M. Pruneda, P. D. Bourland, A. Hillis, M. W. Riggs, M. L. Nipper: Computer-aided mammographic screening for spiculated lesions. Radiology 191 (1994) 331–337

25 Klein, R., H. Aichinger, J. Dierker et al.: Determination of average glandular dose with modern mammography units for two large groups of patients. Phys. Med. Biol. 42 (1997) 641–671

26 Kirchner, J., J. Kollath: Qualitätssicherungsmaßnahmen im Rahmen der DIN 6856: Anpassung der Filmbetrachtungsgeräte und -bedingungen der Röntgenabteilung einer Universitätsklinik. Fortschr. Röntgenstr. 164 (1996) 146–149

27 Leitlinien der Bundesärztekammer zur Qualitätssicherung in der Röntgendiagnostik. Dtsch. Ärztebl. 92 (1995) C 1515–1527

28 Morneburg, H.: Bildgebende Systeme für die medizinische Diagnostik. Publicis MCD, Erlangen 1995

29 Pizzutiello Jr., R. J., J. E. Cullinan: Introduction to Medical Radiographic Imaging, Health Science Division. Eastman Kodak Company, Rochester 1993

30 Richtlinien zur Durchführung von Prüfungen zur Qualitätssicherung in der Röntgendiagnostik nach § 16 der Röntgenverordnung.

31 Rose, A.: Vision: Human and Electronic. Plenum, New York 1973

32 Säbel, M., H. Aichinger: Recent developments in breast imaging. Phys.Med.Biol. 41 (1996) 315–368

33 Schmidt, T., H. Kaselowsky, G.-A. Brandt, H.-S. Stender: Qualitätskontrollen an Filmbetrachtungskästen. Akt. Radiol. 1 (1991) 223–225

34 Schober, H.: Allgemeine physiologische Grundregeln für die Detailwahrnehmung im Röntgenbild. In Stieve, F. E.: Bildgüte in der Radiologie. Fischer, Stuttgart 1966

35 Thijssen, M. A. O., H. O. M. Thijssen, J. L. Merx, J. M. Lindeijer, K. R. Bijkerk: A definition of image quality: the image quality figure. BIR REPORT 20 (1989) 29–34

36 von Volkmann, T.: Film-Folien-Systeme. In Ewen, K.: Moderne Bildgebung. Thieme, Stuttgart 1998 (S. 98–114)

37 Vyborny, C. J.: Can computers help radiologists read mammogramms? Radiology 191 (1994) 315–317

38 Wucherer, M.: Filmbetrachtungsgeräte – aktueller Stand. Was wird heute gefordert? Akt. Radiol. 5 (1995) 335

39 Yaffe, M. J.: (1992) Digital mammography. In Syllabus: A Categorical Course in Physics: Technical Aspects of Breast Imaging. RSNA, Oak Brook 1992 (pp. 245–256)

40 Yaffe, M. J., J. A. Rowlands: X-ray detectors for digital radiography. Phys.Med.Biol. 42 (1997) 1–39

6 Ausführung der Mammographie

H. Rijken

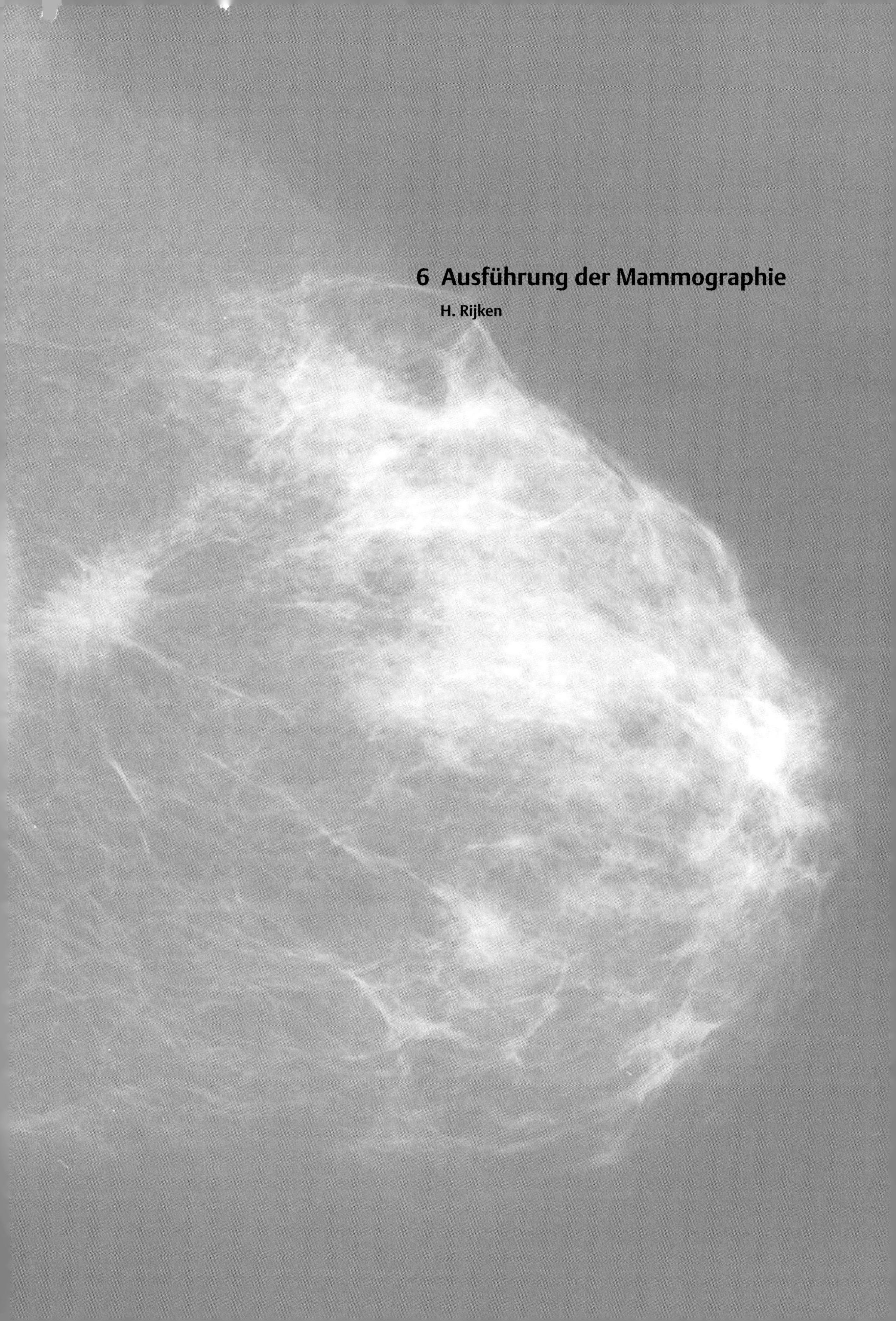

Technische Voraussetzungen

Apparatur

Die Röntgenapparatur, die Entwicklungsmaschine und die Film-Folien-Kombination müssen geprüft sein und den Qualitätskriterien entsprechen, um eine konstant hohe technische Qualität der Mammographie zu gewährleisten.

Qualitätskriterien für Mammographiescreeningprogramme für das gesamte bildgebende System:

- Abnahmeprüfung,
- halbjährliche Konstanzprüfung,
- tägliche Qualitätsüberwachung.

Für die technischen Spezifikationen sind Normen im „European Protocol for the Quality Control of the Physical and Technical Aspects of Mammography Screening" (Teil der „European Guidelines for Quality Assurance in Mammography Screening") festgelegt (S. 94). Für die kurative Mammographie sollten dieselben Qualitätsforderungen gelten.

Ergonomie

Die Ergonomie des Mammographiegeräts ist eine wichtige Voraussetzung für die Positionierung. Der Röntgenapparat muß leicht zu bedienen sein, die Schaltknöpfe müssen an gut erreichbaren Stellen angebracht sein. In der Umgebung des Röntgenapparats muß genügend Arbeitsraum vorhanden sein.

Die medizinisch-technische Röntgenassistentin (MTRA) benötigt beide Hände, um die Mamma der Frau gut zu positionieren. Deshalb muß das Kompressorium mit einem Fußschalter ausgestattet sein. Bei einer modernen Apparatur wird die Kompression direkt nach der Aufnahme automatisch aufgehoben.

Das Mammographiegerät darf keine scharfen Ecken oder Ränder haben, an denen sich die Frau während der Positionierung verletzen könnte. Farbe, Größe und Aufstellungsort des Geräts im Mammographieraum sind wichtig, um eine beruhigende und Vertrauen herstellende Atmosphäre zu schaffen.

Filmverarbeitung

Die Filmverarbeitung ist nach den Vorschriften des Herstellers auszuführen.

Eine nur für die Mammographie zur Verfügung stehende Entwicklungsmaschine ist bei einer größeren Anzahl täglicher Mammographien (mehr als 20) zu empfehlen, da hierdurch die Konstanz am besten zu erreichen ist (tägliche Konstanzprüfung).

Die Vorschriften der Hersteller müssen für folgende Punkte genau eingehalten werden:

- Entwicklungstemperatur,
- Regenerieren von Entwickler und Fixier,
- Durchlaufzeit.

Aufgabengebiet der medizinisch-technischen Röntgenassistentin

Die MTRA hat folgende Aufgaben:

- Anfertigen optimaler Mammogramme (einschließlich Positionierung und Aufnahmetechnik),
- mit der Frau so umzugehen, daß deren Angst abnimmt und somit eine gute Untersuchung durchführbar wird,
- Ausführen der Qualitätsüberwachungsvorgänge.

Teamwork

Das Team, das für eine optimale Erstellung der Mammogramme verantwortlich ist, besteht aus folgenden Personen:

- MTRA,
- Physiker,
- Radiologe.

Ziel in einer radiologischen Abteilung sollte es sein, ein MTRA-Team zusammenzustellen, das die Mammographieuntersuchung zu ihren festen Aufgaben hat. Dies setzt eine gute Ausbildung sowie Motivation bei jedem einzelnen Teammitglied voraus. Nur so kann ein optimales Mammographieergebnis erreicht werden.

Qualitätsprüfung

Die MTRA ist für die Ausführung der täglichen Qualitätskontrolle verantwortlich. Sie muß auch bei anderen Qualitätsprüfungen einbezogen werden und kann diese unter Aufsicht des Physikers teilweise auch selbst ausführen.

Umgangsformen

Die MTRA hat eine sehr verantwortliche Aufgabe innerhalb des Teams. Sie ist diejenige Person, die den wichtigsten Kontakt zur Frau während der Mammographie hat. In mammographischen Screeningprogrammen ist die MTRA zumeist die einzige medizinisch ausgebildete Person, mit der die Frau während der Untersuchung Kontakt hat.

Es ist daher sehr wichtig, daß die MTRA gegenüber jeder Frau freundlich, sorgsam und selbstsicher ist sowie die Untersuchung genau erklärt und die Wichtigkeit der Kompression betont. Hierbei ist die Kommunikation ein grundlegender Bestandteil während der Untersuchung, weshalb sich die MTRA vorstellen und auch ein Namensschild tragen sollte.

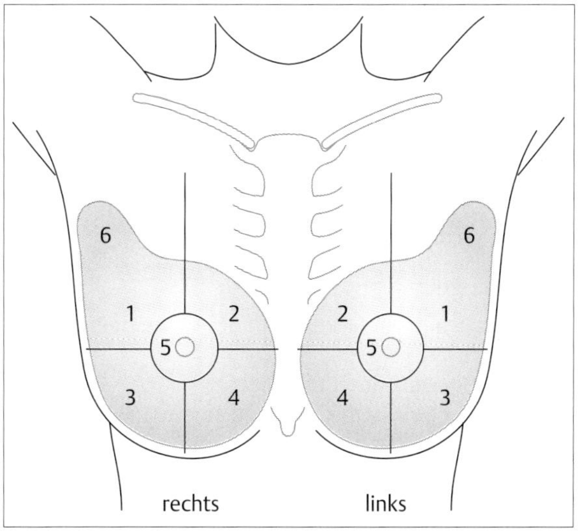

Abb. 6.1 **Einteilung der Mamma in Quadranten.** Schema, in das die MTRA ihre Befunde einzeichnen oder eintragen soll.

1 oberer äußerer Quadrant
2 oberer innerer Quadrant
3 unterer äußerer Quadrant
4 unterer innerer Quadrant
5 zentrale Region
6 axillarer Ausläufer („tail of Spence")

Einleitung der Untersuchung

Um die Mammographieuntersuchung gut ausführen zu können, muß die MTRA folgende Fragen mit der Frau abklären:

- Welche Beschwerden bestehen?
- Wie lange bestehen diese?
- Fühlt die Frau selbst einen Knoten?
- Wo und wie lange fühlt sie ihn?
- Wurde bei der Frau schon früher eine Mammographie ausgeführt?
- Wurde die Frau bereits früher an der Mamma operiert?

Sehr wichtig ist die Inspektion der Mammae durch die MTRA:

- Liegen anatomische Besonderheiten vor, auf die bei der Einstellung Rücksicht genommen werden muß (z. B. thorakale Kyphose oder Skoliose)
- Status nach Herzschrittmacherimplantation (bei Herzschrittmachern muß erklärt werden, daß die Röntgenstrahlung keinen Einfluß auf dessen Funktionieren hat und auch nicht auf die Lebensdauer der Batterien).

Die Inspektion der Mammae erfolgt am besten unmittelbar vor der Positionierung. Formveränderungen der Mammae, zusätzliche Mamillen, Hautveränderungen wie Papillome oder Warzen, Mamillenekzem, Operationsnarben, Mamilleneinziehung, vor allem, wenn sie erst seit kurzem besteht, lokale Einziehung der Haut usw. können für die Beurteilung der Mammogramme durch den Radiologen sehr wichtig sein und müssen auf einer schematischen Zeichnung beider Mammae entsprechend eingetragen werden (Abb. 6.**1**).

Wenn die MTRA während des Einstellens einen noch nicht vorher bekannten Knoten fühlt oder eine lokale Hauteinziehung entdeckt, muß sie dies dem Radiologen mitteilen und dafür sorgen, daß das entsprechende Gebiet abgebildet wird. Es ist nicht die Aufgabe der MTRA, routinemäßig beide Mammae zu palpieren, aber sie muß bei einer bekannten palpablen Veränderung mittels Palpation kontrollieren, ob die Veränderung auch wirklich abgebildet wird.

Bei vorhandenen Operationsnarben muß nach den Gründen der Operation gefragt werden (Exzision, Brustvergrößerung, -verkleinerung, Trauma, Entzündung).

Wichtig für die Qualität der Untersuchung ist auch das vorherige Betrachten von Voraufnahmen, um festzustellen, wo die Meßkammer der Belichtungsautomatik am besten positioniert wird.

Während der Kompression kann eine Mamillensekretion auftreten. Auch dies muß registriert werden, besonders wenn das Sekret braun oder blutig ist und nur aus einem Milchgang kommt.

Die MTRA muß sich bewußt sein, daß viele Frauen aus Angst vor einem Mammakarzinom während der Untersuchung angespannt und nervös sein können. Durch eine gute Zusammenarbeit und Kommunikation während der Untersuchung sollte eine gute Atmosphäre entstehen, die dann zu einem optimalen Untersuchungsergebnis führt.

Die Frau sollte auch darauf vorbereitet werden, daß nach der Mammographie manchmal noch zusätzliche Aufnahmen notwendig sind, z. B. Vergrößerungsaufnahmen oder eine Sonographie, um eine zuverlässige Diagnose stellen zu können.

Einstelltechnik

Kompression

Das Komprimieren der Mammae ist für eine gute Qualität der Mammogramme erforderlich. Durch Kompression wird die Mamma wesentlich dünner, so daß sie über ein großes Areal die gleiche Dicke hat. Dies hat folgende Vorteile:

- Reduzierung der Streustrahlung, wodurch ein besserer Kontrast entsteht,
- Verminderung der Strahlendosis,
- geringere Unschärfe durch günstigere Geometrie und durch Immobilisation,
- weniger Überlagerung,
- gleichmäßigere Filmschwärzung,
- besseres Sichtbarmachen von Distorsionen (Störung der normalen Mammaarchitektur).

Wenn der Frau die Wichtigkeit der Kompression vorher gut erklärt wurde, wird sie die Kompression leichter ertragen; denn für die meisten Frauen ist die Kompression unangenehm, für manche sogar schmerzhaft. Es ist auch wichtig zu betonen, daß die Kompression nur einige Sekunden dauert.

Die Mamma muß gut, aber nicht stärker als notwendig komprimiert werden. Es ist sinnlos, die Mamma noch mehr zu komprimieren, wenn diese nicht mehr dünner wird. Das ist nur schmerzhaft, verbessert aber die Bildqualität nicht weiter.

Die Kompression sollte zwischen 10 und 15 kg betragen.

Der Grad der Kompression, den die Frau verträgt, variiert. Wenn eine Frau prämenstruell sehr empfindliche Mammae hat, ist es am besten, die Untersuchung 1 Woche nach Beginn der Menstruation auszuführen.

Während des Komprimierens muß die MTRA die Patientin sorgfältig beobachten, um rechtzeitig evtl. Schmerzreaktionen festzustellen.

Erfahrungsgemäß wird die Kompression besser vertragen, wenn die Frau selbst angibt, wann der Druck für sie unangenehm wird.

Einstellung der Meßkammer

Voraussetzungen für eine korrekte Belichtung:

- Gut funktionierende Belichtungsautomatik,
- korrekte Röhrenspannung,
- ausreichender Röhrenstrom.

Die korrekte Positionierung der Meßkammer ist maßgebend. Strebt man danach, die Mitte der Mamma auch ungefähr in der Mitte des Filmhalters zu positionieren, ist die korrekte Lage der Meßzelle in der Mitte des vordersten Drittels der Mamma hinter der Mamille, unabhängig von der Involution des Drüsengewebes. Bei sehr kleiner Mamma kann eine gute Positionierung der Meßkammer schwierig sein, weshalb dann eine freie Belichtung zu empfehlen ist. Bei Unterbelichtung können Veränderungen unsichtbar bleiben. Eine örtliche Unterbelichtung bedeutet unwiderruflich den örtlichen Verlust an Information. Eine unterbelichtete Aufnahme ist deshalb nicht zu rechtfertigen, im Gegensatz zu einer überbelichteten Aufnahme, die mittels einer starken Lichtquelle noch ausreichend Informationen liefern kann.

Voraufnahmen sind für eine optimale Positionierung der Meßkammer sehr hilfreich. Moderne Mammographieapparate messen direkt vor der Aufnahme nicht nur die notwendige Menge Strahlung, sondern auch die niedrigst notwendige Röhrenspannung.

Anatomische Ausgangspunkte für die Projektionsebenen

Folgende anatomische Tatsachen erschweren in gewissem Sinn die Abbildung der Mamma in den verschiedenen Projektionsebenen:

- die starken individuellen Unterschiede in Größe und Form der Mammae,
- die scheibenförmige Form des Drüsenkörpers mit dem axillaren Ausläufer,
- die komplizierte Form der Unterlage mit dem schräg verlaufenden M. pectoralis und die sowohl horizontal als vertikal konvexe Thoraxwand mit den Rippen.

Die Anatomie ist die Basis für die heutigen Projektionsebenen in der Mammographie. Anatomische Ausgangspunkte hierfür sind:

- Die natürliche Mobilität der Mamma. Sowohl die Unter- als auch die Außenseite der Mamma sind hinsichtlich der Unterlage gut beweglich, während die Verschieblichkeit an der Ober- und Innenseite gering ist (Abb. 6.**2**). Dies ist wichtig für das Positionieren und Komprimieren. Ziel muß sein, möglichst viel Brustgewebe vor Ausführung der Kompression in Richtung der Befestigungsstellen der Mamma medial und kranial zu verschieben.
- Die Längsachse der Drüsenscheibe, einschließlich des axillaren Ausläufers, bildet einen Winkel von ungefähr 45° mit der vertikalen und der horizontalen Ebene. Auch der Unterrand des M. pectoralis läuft von lateral oben nach medial unten über die Thoraxwand und verläuft somit ungefähr parallel zur Achse des Drüsenkörpers. Die Projektion senkrecht hierauf gibt deshalb die vollständigste Standardübersicht des gesamten Drüsenkörpers (Abb. 6.**3**). Diese Projektion ergibt die Schrägaufnahme. Bei dieser Aufnahme kann der Drüsenkörper auch vorsichtig etwas von der Thoraxwand weggezogen werden, so daß

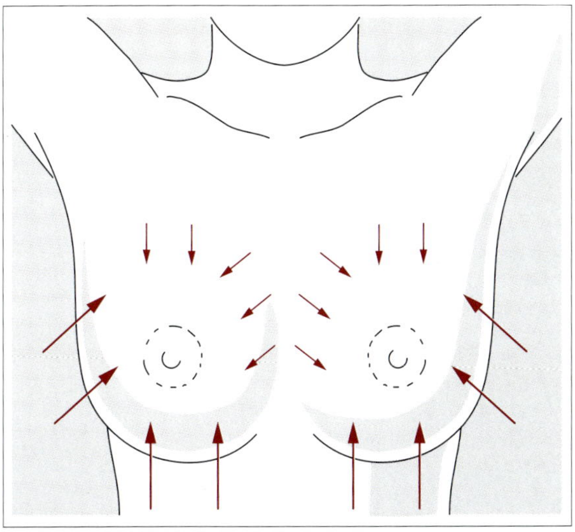

Abb. 6.2 **Beweglichkeit der Mamma.** Äußere und untere Anteile sind mobil (lange Pfeile), die oberen und medialen relativ immobil.

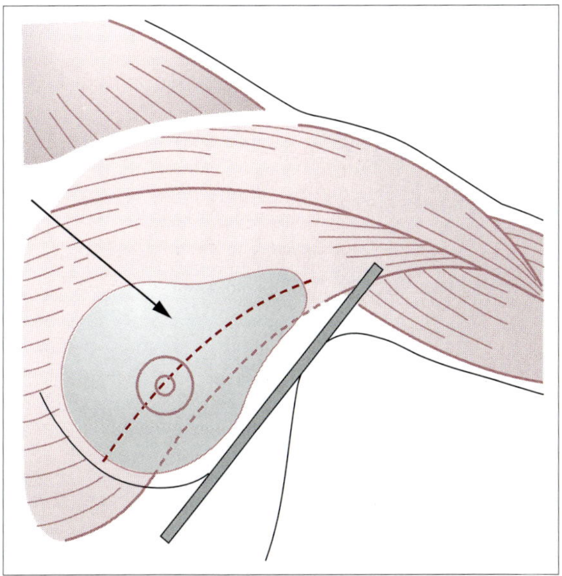

Abb. 6.3 **Prinzip der Schrägaufnahme.** Längsachse des Drüsenkörpers und lateraler Unterrand des M. pectoralis major verlaufen parallel zum Film.

auch die Hinterseite des Drüsenkörpers und das retroglanduläre Fettgewebe abgebildet werden.

- Die zur Mamille konvergierend verlaufenden Milchgänge erfordern, daß bei allen Aufnahmen die Mamille „en profil" abgebildet wird. Dadurch wird bei der Kompression das diagnostisch wichtige retromamilläre Gebiet optimal abgebildet. Außerdem ist dadurch die Mamille gut auf der Aufnahme erkennbar und eine Vortäuschung einer in der Mamma gelegenen runden Läsion wird vermieden.

Positionierung

Die korrekte Lagerung der Mamma bei der Mammographie ist eine Kunst. Bei der Beurteilung von Mammogrammen stellt die falsche Positionierung das häufigste Problem dar. Die Erfordernisse zur Ausführung einer optimalen Positionierung bei der Mammographie sind hoch.

Standardprojektionen

- Kraniokaudale (CC-)Aufnahme,
- Schrägaufnahme.

Kraniokaudale (CC-)Aufnahme

Die CC-Aufnahme kann in sitzender oder stehender Haltung der Frau angefertigt werden (Abb. 6.**4**). Bei kleiner Statur der MTRA ist das Positionieren für diese Aufnahme einfacher, wenn die Frau sitzt. Voraussetzung ist natürlich ein guter Stuhl, der einfach verschoben, aber auch festgestellt werden kann, um ein Wegrollen zu verhindern.

Der C-Arm ist vertikal ausgerichtet mit der Röhre oben, die Strahlenrichtung ist also kraniokaudal.

Mit dieser Projektionsebene gelingt es nicht immer, sowohl die mediale als auch die laterale Seite des dicht an der Thoraxwand gelegenen Drüsenkörpers auf einer Aufnahme abzubilden. Man kann meistens mit einer Standardaufnahme auskommen. Durch die größere natürliche Mobilität des lateralen Anteils der Mamma gelingt es in vielen Fällen, den gesamten Drüsenkörper bei dieser Projektion abzubilden, selbst den axillaren Drüsenausläufer (Abb. 6.**5**).

Wenn der axillare Ausläufer des Drüsenkörpers um den Rand des M. pectoralis nach dorsomedial zieht (sog. „tail of Spence"), gelingt dies nicht. Eine ausgedrehte CC-Aufnahme (sog. „Kleopatra-Aufnahme") ist in diesen Fällen indiziert (s. S. 120).

Die Kriterien für das Positionieren sind gleich, unabhängig davon, ob die Frau sitzt oder steht.

Der Oberkörper der Frau muß aufrecht sein (gestreckter Rücken) (Abb. 6.**6**) bei etwa 10°-Drehung der zu untersuchenden Seite nach vorne. Der Kopf der Frau wird nach der Seite gedreht, die nicht untersucht wird. Beide Arme liegen entspannt auf dem Bauch. Die MTRA steht an der medialen Seite der abzubildenden Mamma. Sie stellt die richtige Höhe des Filmhalters ein. Dabei ist der Unterschied der natürlichen Mobilität zwischen Unter- und Oberseite der Mamma zu berücksichtigen. Wenn die Mamma hochgehoben wird, verschiebt sich die inframammäre Falte durch die größere Mobilität (Abb. 6.**7**). Deren Höhe wird am besten durch Beobachtung der medialen Seite der Mamma festgestellt. Der Filmhalter wird danach auf das Niveau der inframammären Falte gebracht (Abb. 6.**8**). Wenn in dieser Position

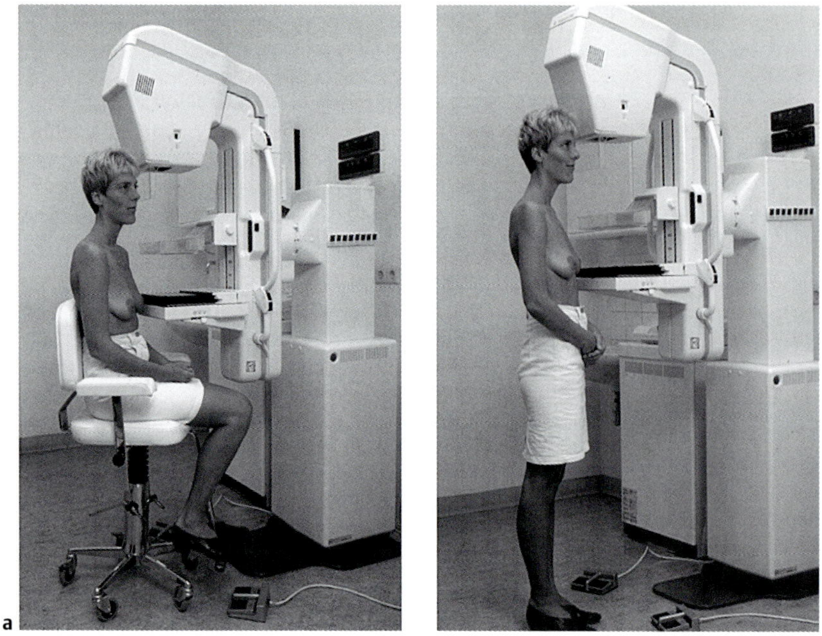

Abb. 6.**4 a, b**

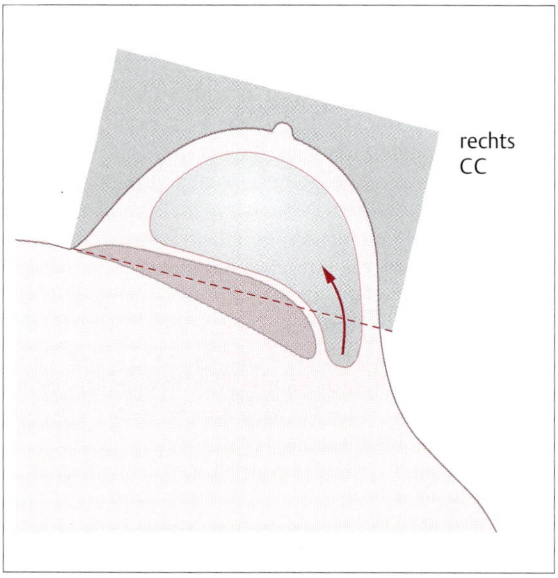

Abb. 6.**5** **Schema für CC-Positionierung der rechten Mamma.** Der axillare Ausläufer ist außerhalb des Aufnahmefelds. Der axillare Ausläufer besteht aus Drüsengewebe und erstreckt sich lateral nach oben, teilweise neben dem lateralen Rand des M. pectoralis major. Wenig des posterolateralen Gewebes kann unmittelbar vor Ausführung der Kompression auf den Film gezogen werden (Pfeil). Die medialen Anteile des Brustgewebes müssen vollständig abgebildet werden. Das retroglanduläre Fettgewebe sollte sichtbar sein, möglichst auch der Schatten des M. pectoralis.

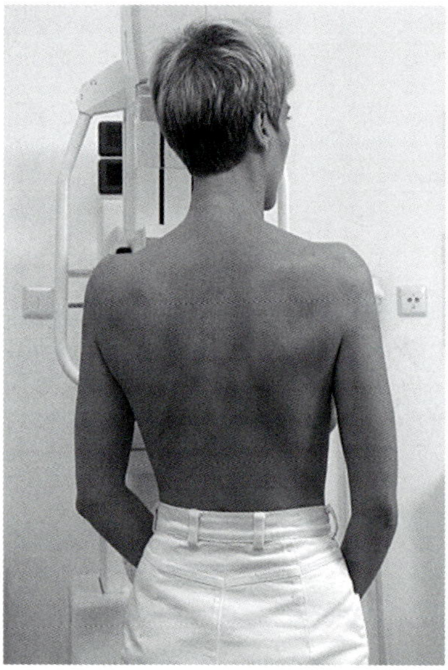

Abb. 6.**6**

komprimiert wird, verhindert man einen übermäßigen Zug auf den oberen Anteil der Mamma und der Haut, so daß keine Schmerzen auftreten. Die Mamma muß horizontal auf dem Auflagetisch liegen. Die MTRA umfaßt die Mamma mit beiden Händen; dann wird die Mamma hoch und dann auf den Filmhalter nach vorne gezogen, um möglichst viel Drüsengewebe abzubilden (Abb. 6.**9**).

Mit der einen Hand hält die MTRA die Mamma in der korrekten Position, mit der anderen unterstützt sie die Frau im Rücken, so daß diese sich nicht zurücklehnen kann (Abb. 6.**10**). Die Mamma wird komprimiert, und gleichzeitig wird das Drüsengewebe mit der flachen Hand nach vorne ausgestrichen (Abb. 6.**11**).

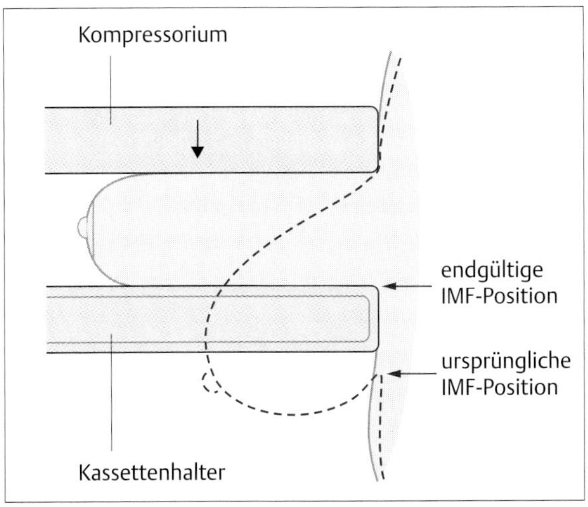

Abb. 6.7 **Abstellung des Filmhalters bzgl. der inframammären Falte.** Die Anhebung der Mamma wird durch ihre Mobilität möglich. Die inframammäre Falte (IMF) verschiebt sich durch die Anhebung nach oben, was wichtig ist für die richtige Höheneinstellung des Filmhalters.

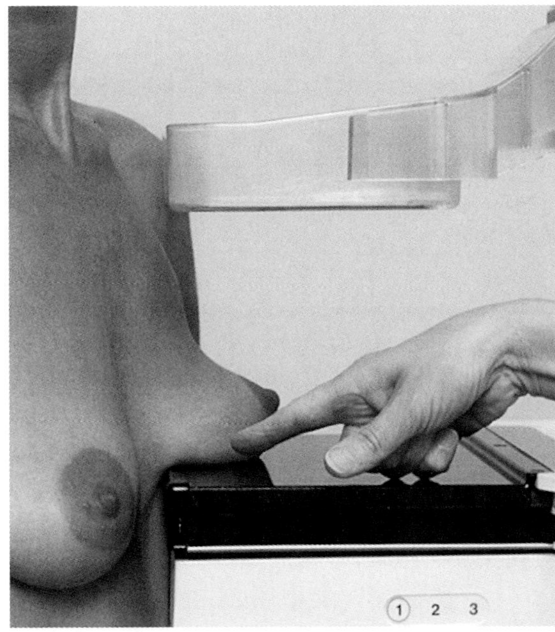

Abb. 6.**8**

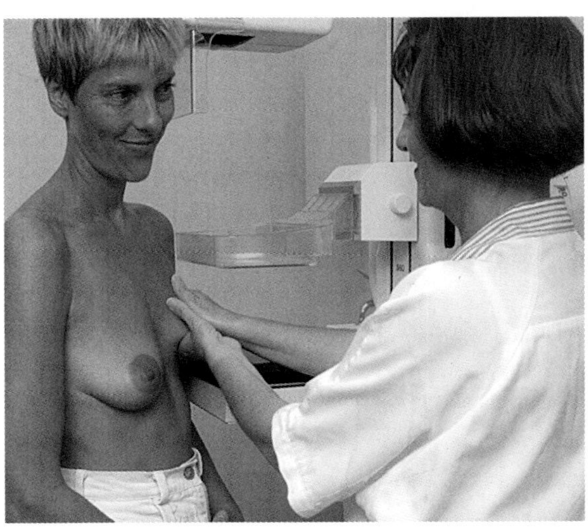

a

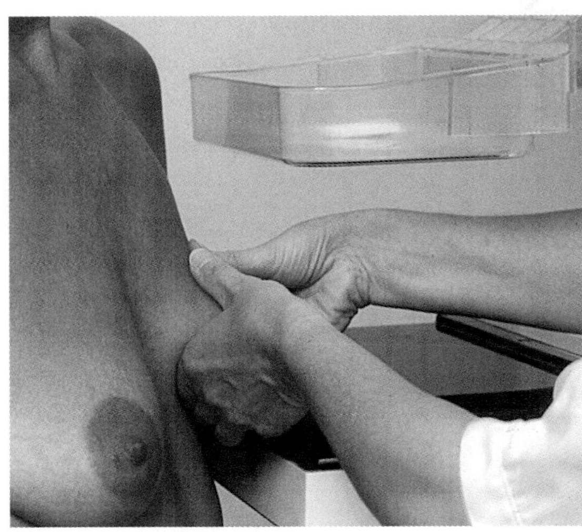

b

Abb. 6.**9a, b**

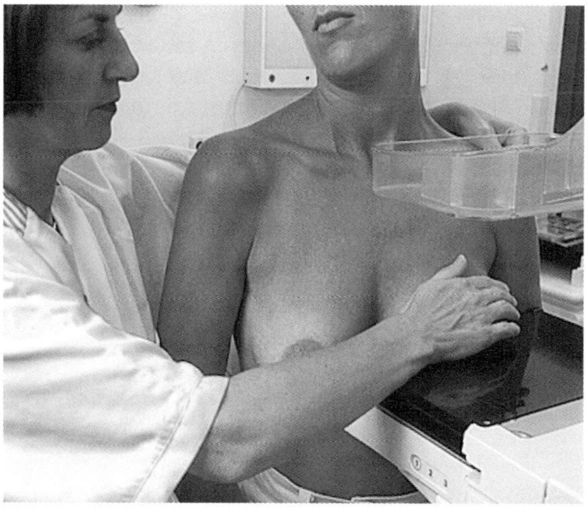

Abb. 6.**10**

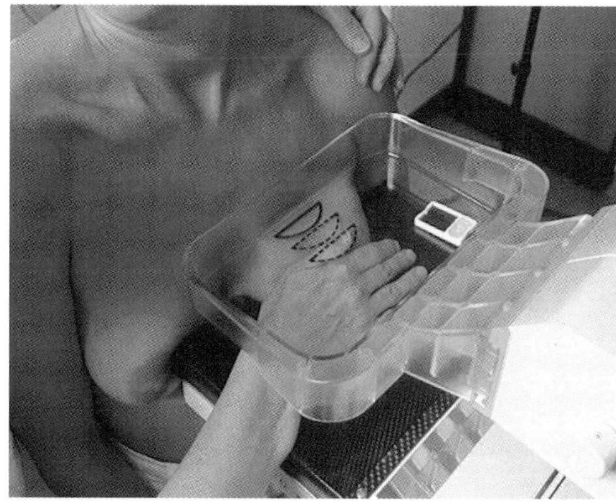

a

Abb. 6.**11 a – c**

b

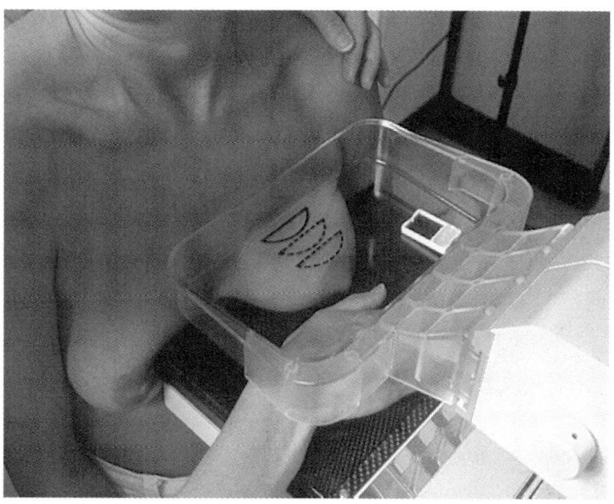

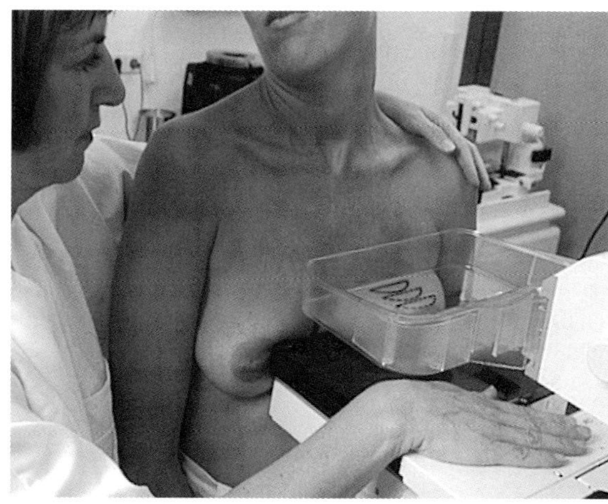

c

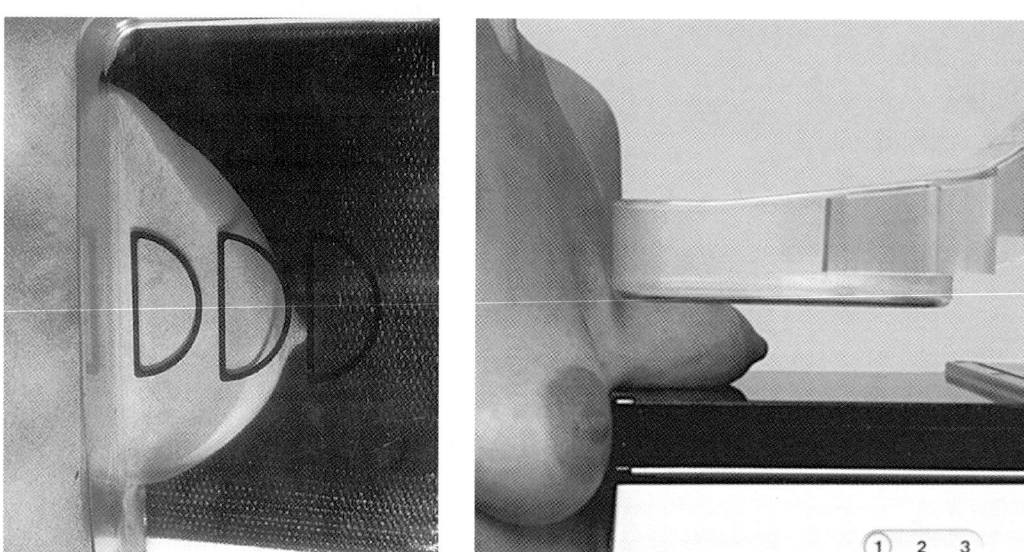

a b

Abb. 6.**12 a, b**

Spezifische Qualitätskriterien für die CC-Aufnahme: Die mediale Seite der Mamma muß vollständig und die laterale Seite möglichst vollständig abgebildet sein. Die Mamille muß auf der CC-Aufnahme in neutraler Position stehen, d.h. in der Mitte des Bilds (Abb. 6.**12**).

Die Abbildung des M. pectoralis auf der CC-Aufnahme ist wünschenswert, aber bei weitem nicht in allen Fällen zu realisieren. Die Nichtabbildung des Muskels weist also nicht auf eine insuffiziente Positionierung hin. Eine übertriebende Abbildung des Gewebes medial führt zu einem Verlust der Abbildung lateral und umgekehrt. Auf der CC-Aufnahme kann gelegentlich auch eine etwas unscharfe dreieckige Verdichtung in Kontinuität mit der Thoraxwand medial vorkommen. Dies kann ein invasives Karzinom vortäuschen, ist aber auf den Schatten des medialen Anteils des M. pectoralis major zurückzuführen (Britton u. Mitarb. 1989).

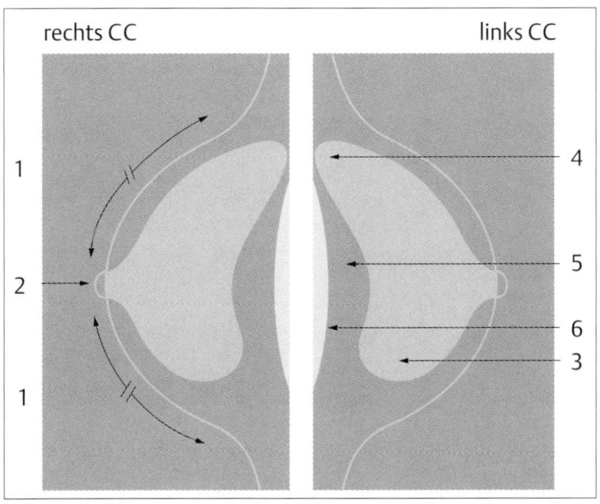

Abb. 6.**13a** **Schema der CC-Aufnahme mit den radiologisch-anatomischen Merkmalen für optimale Positionierung** (s. Text).

Zusammenfassung des Vorgehens bei der CC-Aufnahme (Abb. 6.**13**):

- Positionierung der Mamille in der Mitte (1),
- Projektion der Mamille außerhalb des Mammagewebes (2),
- Abbildung von möglichst viel Drüsengewebe, sowohl medial (3) als auch lateral (4),
- retroglanduläres Fettgewebe zentral muß abgebildet sein (5),
- wenn möglich, teilweise Darstellung des M. pectoralis major (6).

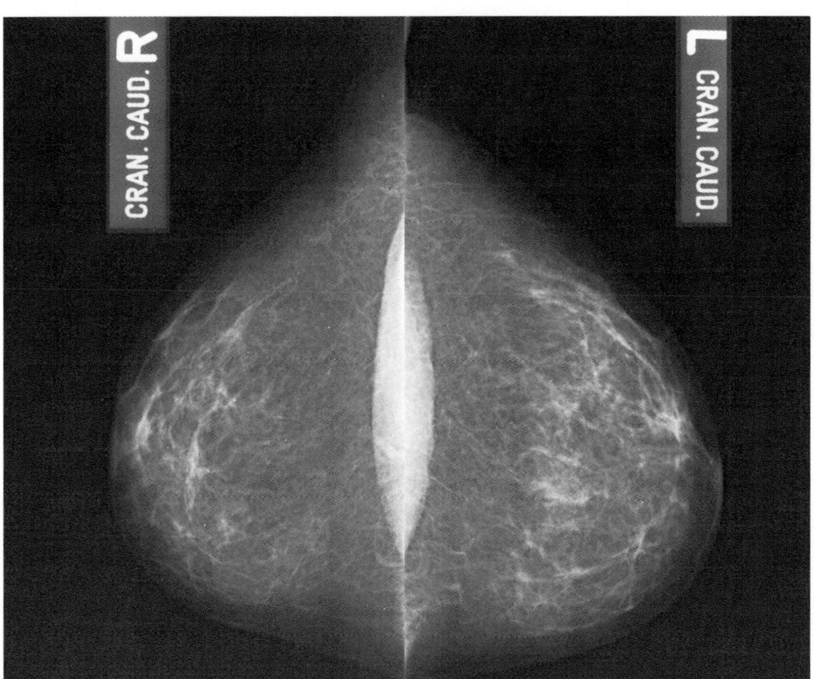

b c

Abb. 6.**13b, c** **CC-Aufnahmen rechts und links.**

Häufige Fehler:

- Höhe des Filmhalters zu hoch oder zu niedrig. Dadurch kann die Mamille nicht im Profil abgebildet werden. Bei nicht optimaler Höhe ist Kompression oft schmerzhafter. Filmhalter zu hoch (Abb. 6.**14**). Filmhalter zu niedrig (Abb. 6.**15**).
- Die Mamma ist ungenügend nach vorne gezogen: dorsaler Teil des Drüsengewebes nicht dargestellt (Abb. 6.**16a**); dieselbe Mamma bei guter Positionierung (Abb. 6.**16b**). Vor dem M. pectoralis gelegene Karzinome können unentdeckt bleiben. Wenn die Mamma gut nach vorne gezogen wird, können diese Karzinome entdeckt werden (Abb. 6.**17**).
- Hautfalte lateral oben durch inkorrekte Positionierung und ungenügendes Ausstreichen der Haut während Kompression (Abb. 6.**18**).
- Inkorrekte Position der Meßkammer, z.B. dorsal vom Düsengewebe (Abb. 6.**19**).

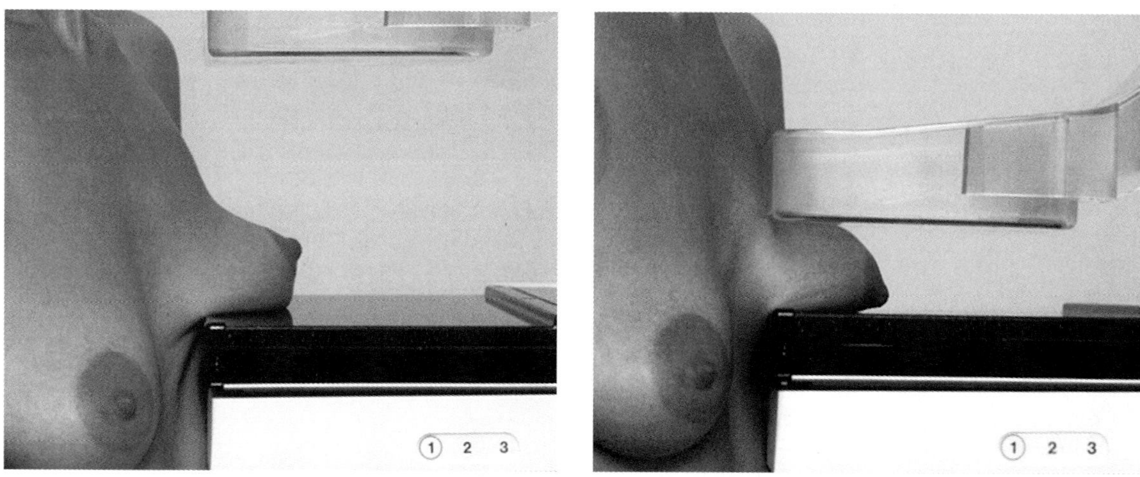

a b

Abb. 6.**14a, b**

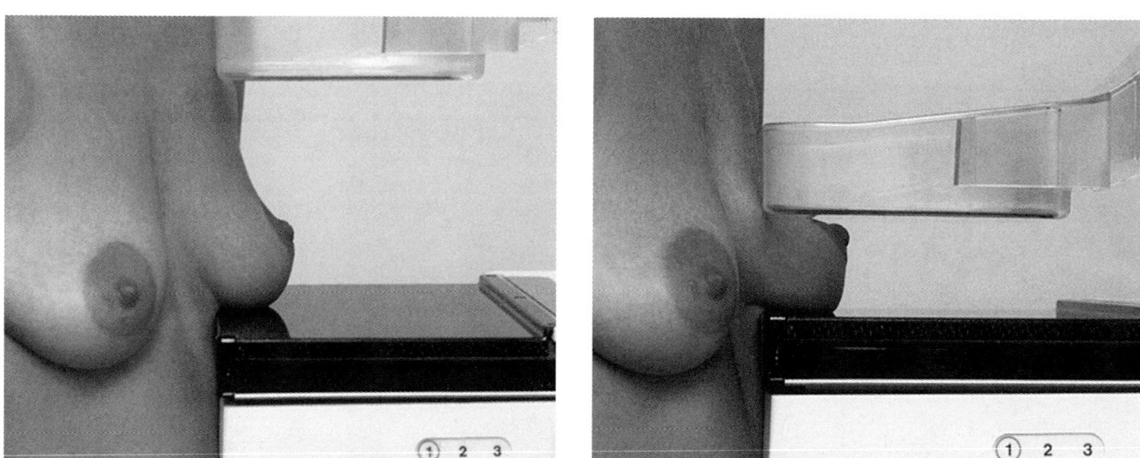

a b

Abb. 6.**15a, b**

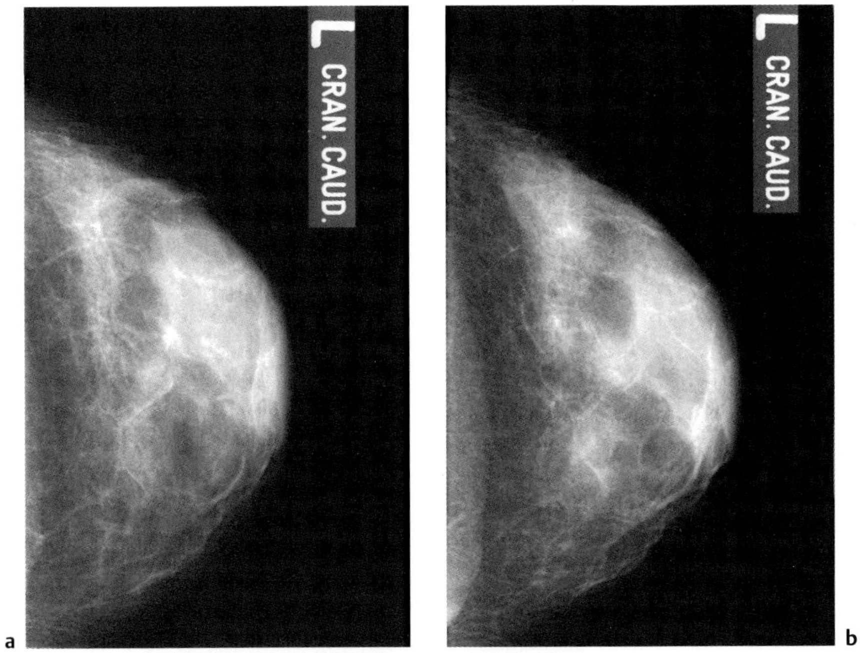

Abb. 6.**16** **a, b**

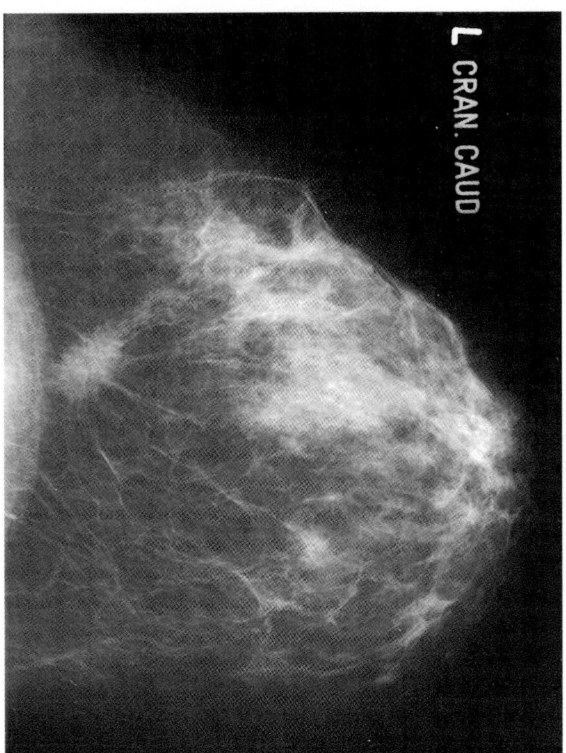

Abb. 6.**17** **Nur durch gutes Nachvorneziehen der Mamma wurde das unmittelbar vor dem M. pectoralis gelegene Karzinom entdeckt.**

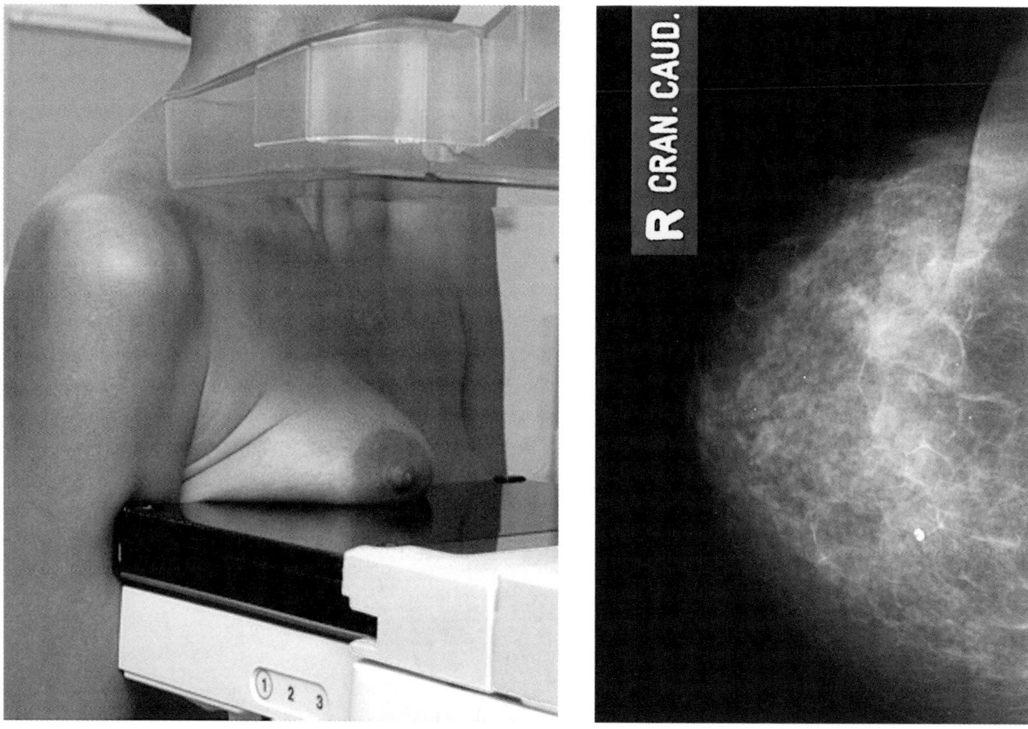

a b

Abb. 6.**18** **a, b**

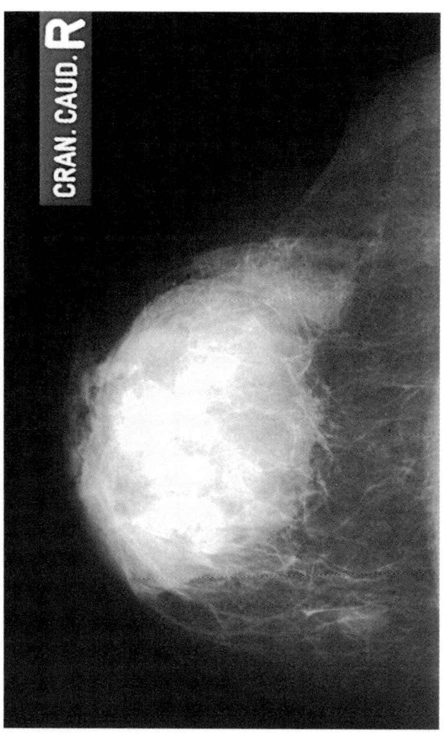

Abb. 6.**19**

Schrägaufnahme

Die Schrägaufnahme wird in stehender Haltung der Frau angefertigt (Abb. 6.**20**). Die Strahlenrichtung verläuft unter einem Winkel von 45° von medial oben nach lateral unten. In Ausnahmefällen paßt man den Winkel an den Verlauf des Unterrands des M. pectoralis der Frau an, so daß der Filmhalter und der Unterrand des M. pectoralis von der hinteren Axillarlinie an parallel verlaufen (Abb. 6.**3**). Bei größeren schlanken Frauen ist der Winkel etwas kleiner (Filmhalter also steiler), bei kleinen dickeren Frauen ist der Winkel etwas größer (Filmhalter flacher). Der Unterrand des M. pectoralis ist zu sehen und/oder zu fühlen. Die Frau steht gerade, die zu untersuchende Seite ist dem Apparat zugewandt bei einer Drehung von 45 – 50° (Abb. 6.**20**). Die Frau hält sich mit der Hand der zu untersuchenden Seite am Apparat fest. Die Höhe des Filmhalters wird angepaßt. Der äußere Ober-

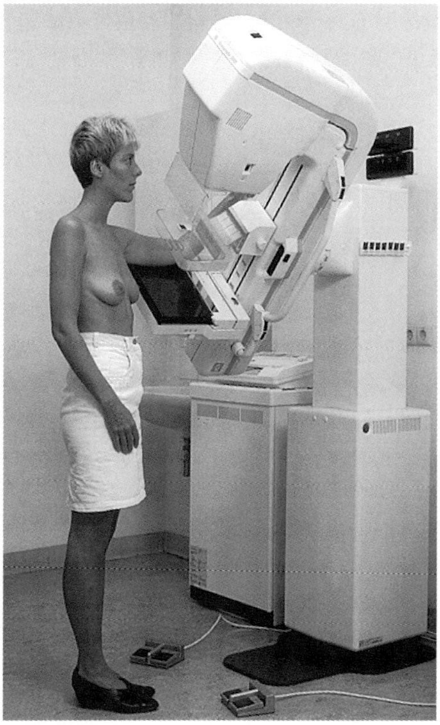

Abb. 6.**20**

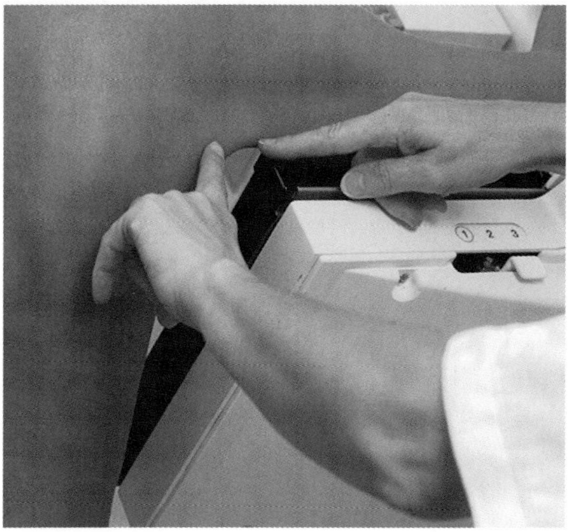

Abb. 6.**21**

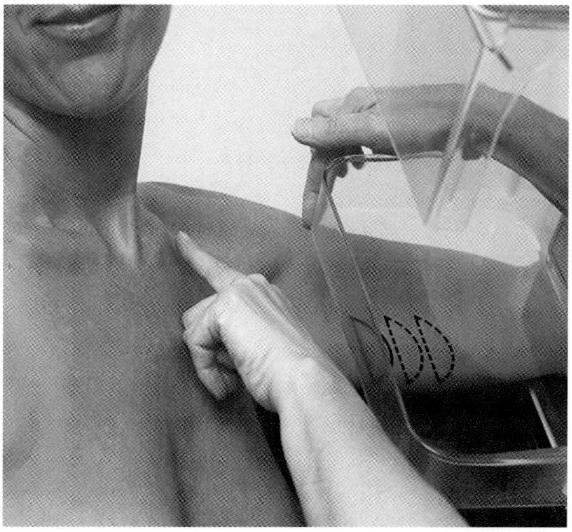

Abb. 6.**22**

rand des Filmhalters wird in Höhe der hinteren Achselfalte positioniert (Abb. 6.**21**). An der Vorderseite kommt die Kompressionsplatte nach dem Komprimieren mit seiner oberen Ecke unter der Mitte der Klavikula (Abb. 6.**22**). Die MTRA steht an der nicht zu untersuchenden Seite der Frau. Sie faßt mit der einen Hand den Oberarm der Frau, mit der anderen die gesamte Mamma (Sternum der MTRA gegenüber dem Oberarm der Frau) (Abb. 6.**23**). Die MTRA und die Frau beugen sich etwas nach vorne. Der Filmhalter wird hinter die hintere Axillarfalte gebracht, um sicher zu sein, daß der axillare Ausläufer, der sich teilweise hinter dem M. pectoralis befinden kann, gut abgebildet wird. Die laterale Unterseite der Mamma wird gegen den Auflagetisch positioniert (Abb. 6.**24**). Die MTRA sucht mit den Fingern die Mitte des Schlüsselbeins auf, um sicher zu sein, daß die obere Außenecke der Kompressionsplatte nachher genau unter der Mitte des Schlüsselbeins positioniert wird (Abb. 6.**25**). Die Finger der Hand, die die Mamma festhält, drehen von der Unterseite zur Oberseite (Daumen hält Kontakt mit der Mamma) (Abb. 6.**26**). Die Mamma wird so weit wie möglich hoch gedrückt, die Kompression beginnt, und das Drüsengewebe wird mit zunehmender Kompression nach oben ausgestrichen (Abb. 6.**27**). Der Rand der Kompressionsplatte muß das Sternum streifen und der obere Außenrand der Kompressionsplatte muß unmittelbar unter die Mitte der Klavikula zu liegen kommen. Der Zentralstrahl verläuft

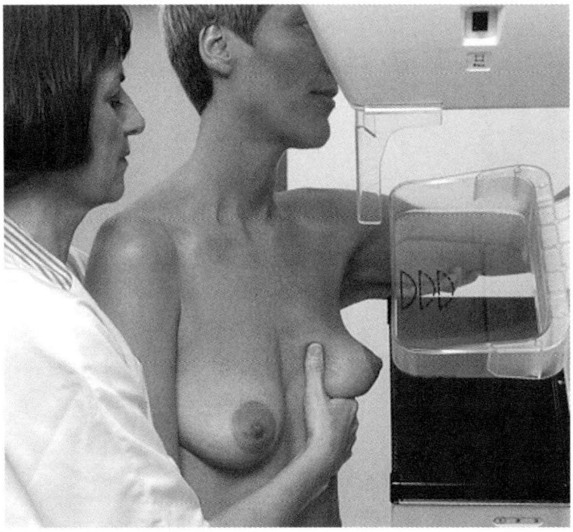

Abb. 6.**23**

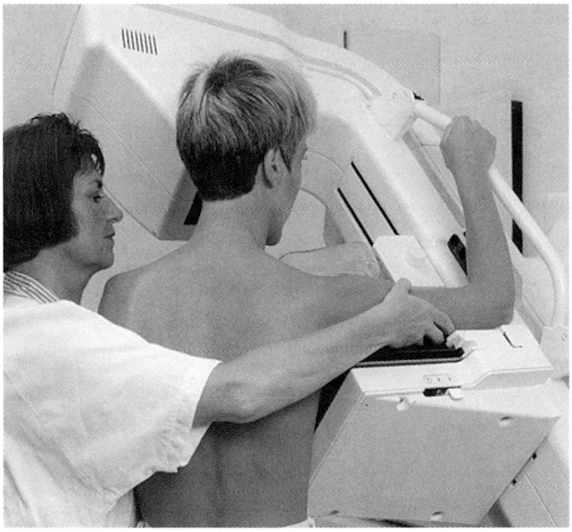

Abb. 6.**24**

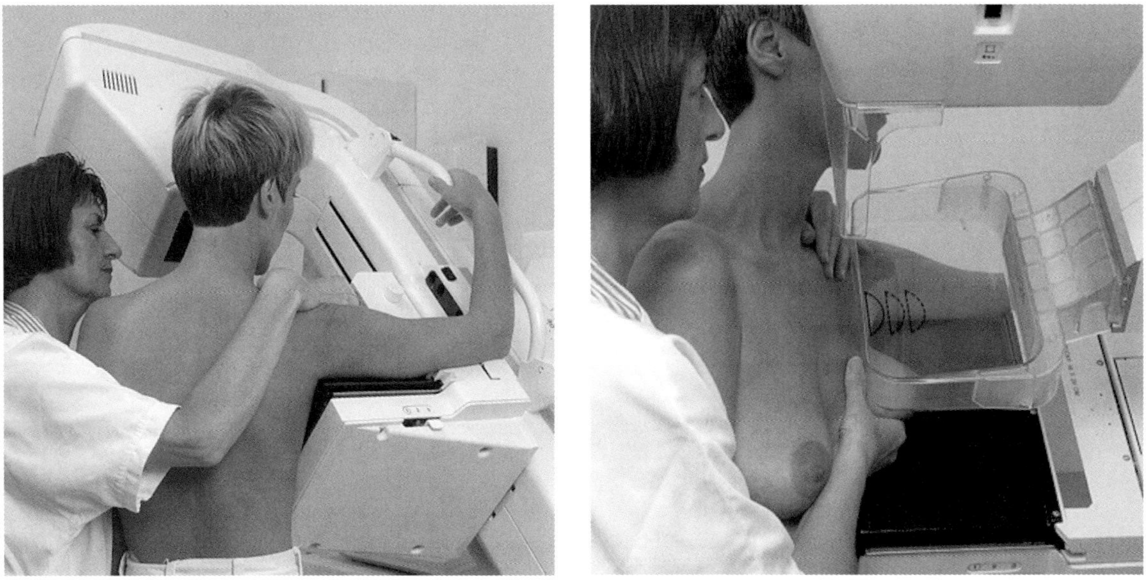

a b

Abb. 6.**25 a, b**

über den medialen oberen Quadranten zum lateralen unteren Quadranten, d.h. etwas oberhalb der Mamille, und trifft senkrecht die Filmkassette.

Die Mamille muß nach vorne gerichtet sein. Eventuelle Falten unter der Mamma werden weggestrichen. Die andere Mamma wird, wenn notwendig, von der Frau aus dem Strahlengang gehalten (Abb. 6.**28**).

Bei der Schrägaufnahme verläuft die Längsachse des Drüsenkörpers parallel zum Film, so daß er vollständig abgebildet wird (Abb. 6.**29**). Daher ist dies die wichtigste Standardaufnahme. Es ist nur mit dieser Aufnahme möglich, die tiefen Strukturen des lateralen oberen Quadranten der Mamma abzubilden.

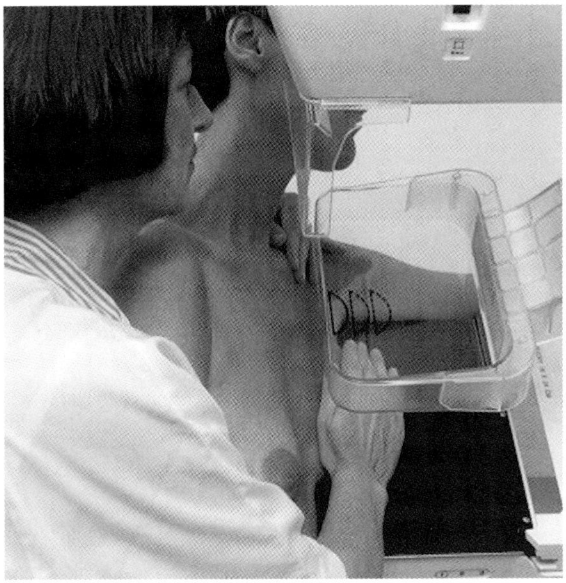

Abb. 6.**26**

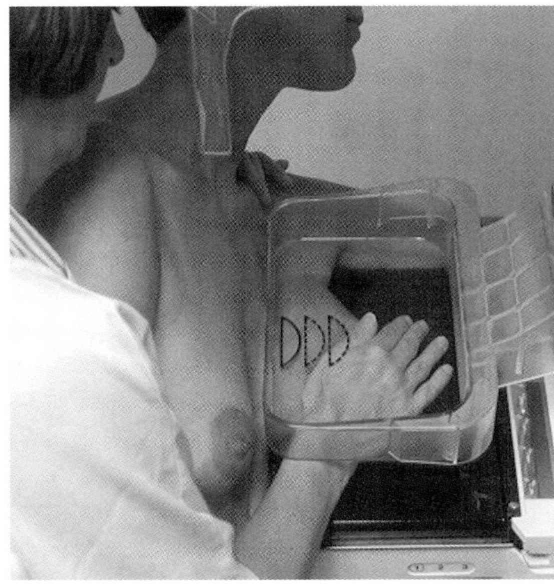

Abb. 6.**27**

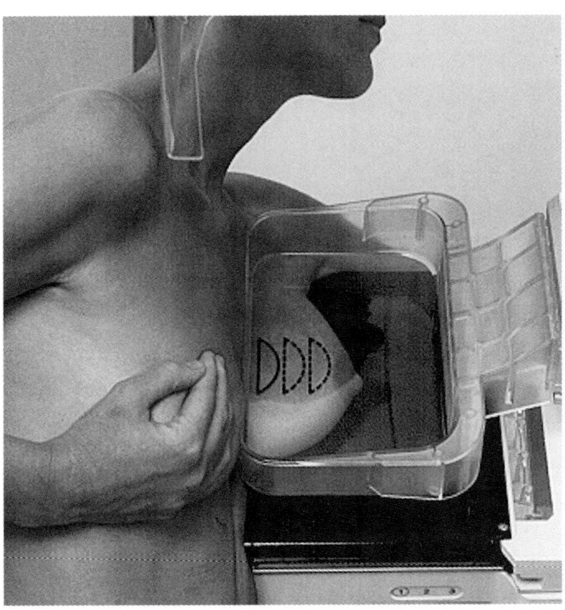

Abb. 6.**28**

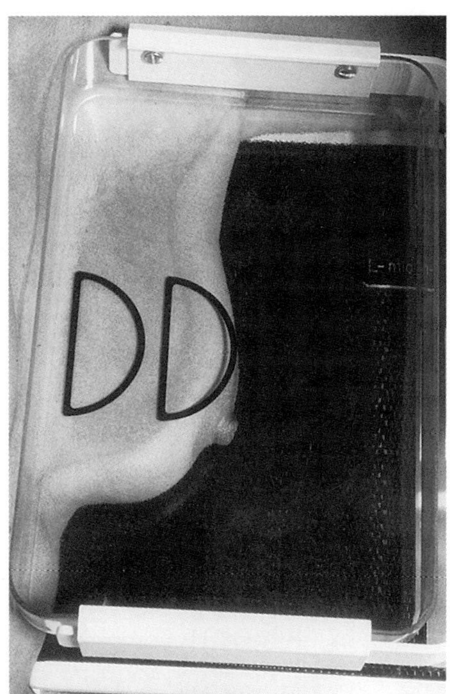

Abb. 6.**29**

Spezifische Qualitätskriterien für die Schrägaufnahme: Die Begrenzung des Weichteilschattens der vorderen Axillarfalte (M. pectoralis) muß bis oder sogar tiefer als die hintere Mamillenlinie zu sehen sein. Die hintere Mamillenlinie ist die Linie von der Mamille nach hinten senkrecht auf die vordere Begrenzung des M. pectoralis. Verläuft die vordere Begrenzung leicht konvex, weist das darauf hin, daß der Muskel entspannt ist und mit dem Drüsengewebe ausreichend nach medial gebracht ist, um die Kompression auszuführen. Das retroglanduläre Fettgewebe muß dorsal des Drüsenkörpers zu sehen sein.

Der Drüsenkörper muß von der Brustwand hoch geschoben sein und darf nicht hängen. Dadurch laufen die linearen Strukturen auf dem unteren Teil der Aufnahme gestreckt und divergieren zur Thoraxwand hin.

Die Haut der inframammären Falte muß gestreckt sein. Es dürfen keine Überprojektionen von Hautfalten bestehen.

Zusammenfassung des Vorgehens bei der Schrägaufnahme (Abb. 6.**30**):

- Abbildung des gesamten Drüsenkörpers (1),
- Darstellung des M. pectoralis bis zum Mamillenniveau (2),
- Projektion der Mamille außerhalb des Mammagewebes (3),
- Abbildung des Übergangs von Brust- zur Bauchwand (Inframammärfalte) (4).

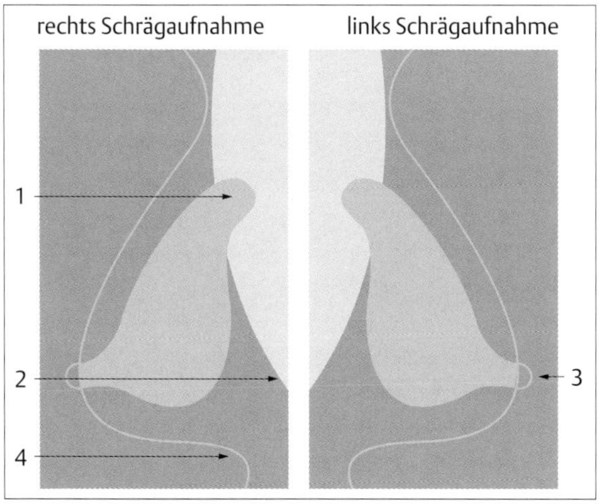

Abb. 6.**30a** **Schema der Schrägaufnahme mit den radiologisch-anatomischen Merkmalen für optimale Positionierung** (s. Text).

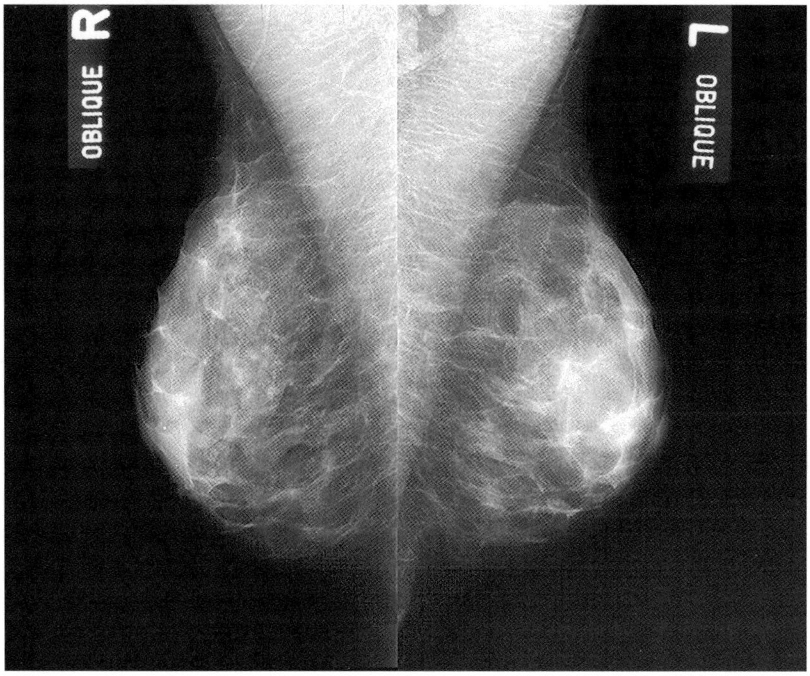

Abb. 6.**30b, c** **Schrägaufnahmen rechts und links.**

Häufige Fehler:

- Einstellung des Filmhalters zu hoch: zu viel Muskulatur wird mit dem Kompressorium mitgenommen und die Mamma wird ungenügend komprimiert (Abb. 6.**31 a** u. **b**); dieselbe Mamma bei guter Positionierung (Abb. 6.**31 c**). Position des Filmhalters zu niedrig: der obere Teil der Mamma wird nicht abgebildet. Die Meßkammer liegt falsch (Abb. 6.**32**).
- Schulter ist nicht entspannt, d. h. sie ist hochgezogen, die Frau lehnt nach hinten oder der Filmhalter liegt zu tief in der Achselhöhle, wodurch ungenügende Entspannung des M. pectoralis, der dadurch nicht oder unvollständig abgebildet wird (Abb. 6.**33**).
- Kein Kontakt zwischen Frau und Filmhalter, deswegen wird die laterale Unterseite der Mamma nicht gegen den Filmhalter gelagert, der untere dorsale Teil der Mamma wird nicht abgebildet (Abb. 6.**34 a** u. **b**); dieselbe Mamma bei guter Positionierung (Abb. 6.**34 c**).
- Ungenügende Drehung der Frau, wodurch der mediale Anteil der Mamma nicht abgebildet wird (Abb. 6.**35 a** u. **b**); dieselbe Mamma bei guter Positionierung (Abb. 6.**35 c**).

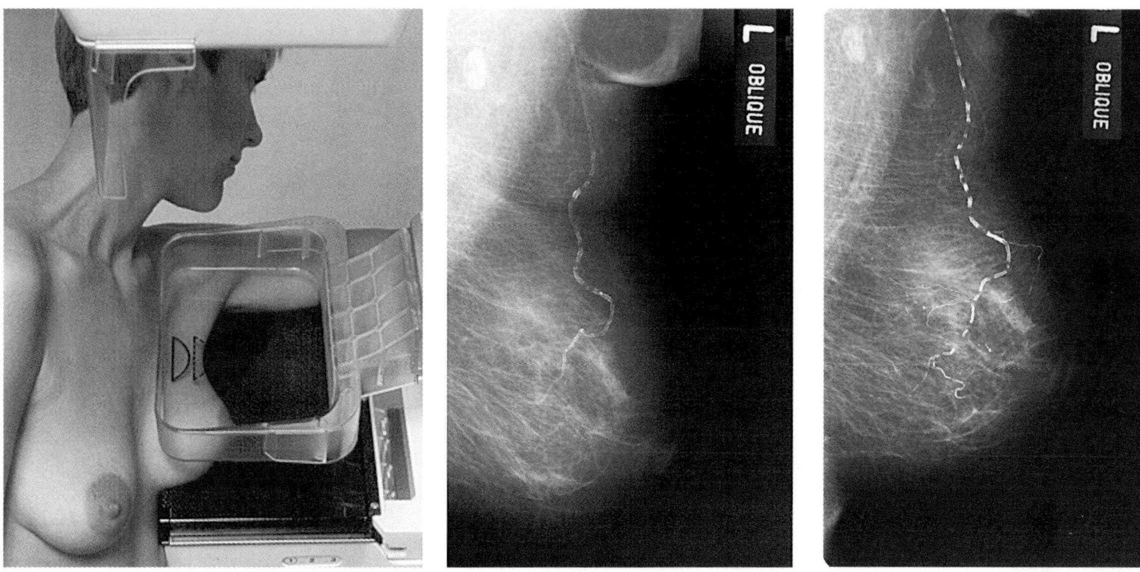

a b c

Abb. 6.**31 a – c**

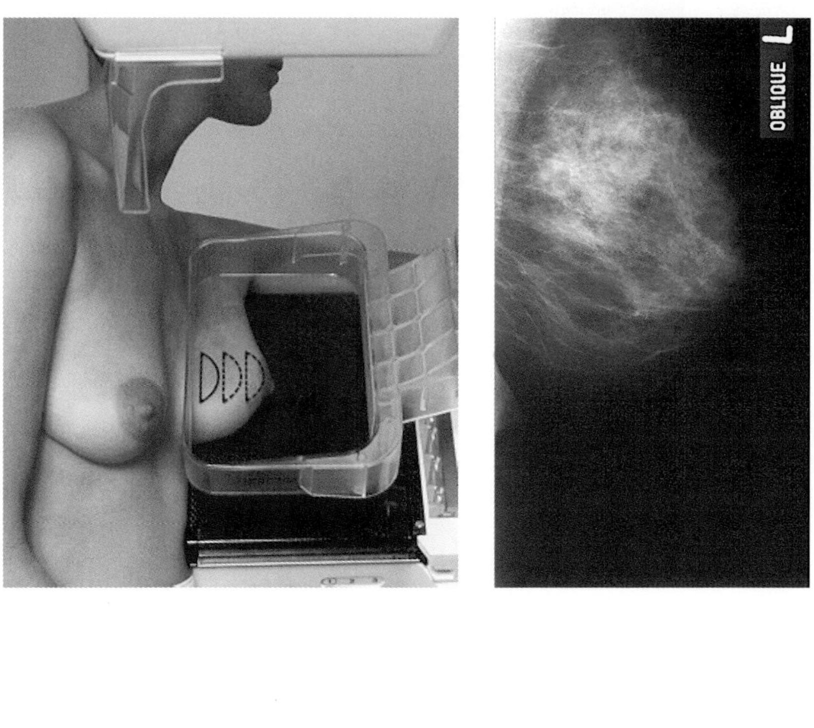

a b

Abb. 6.**32 a, b**

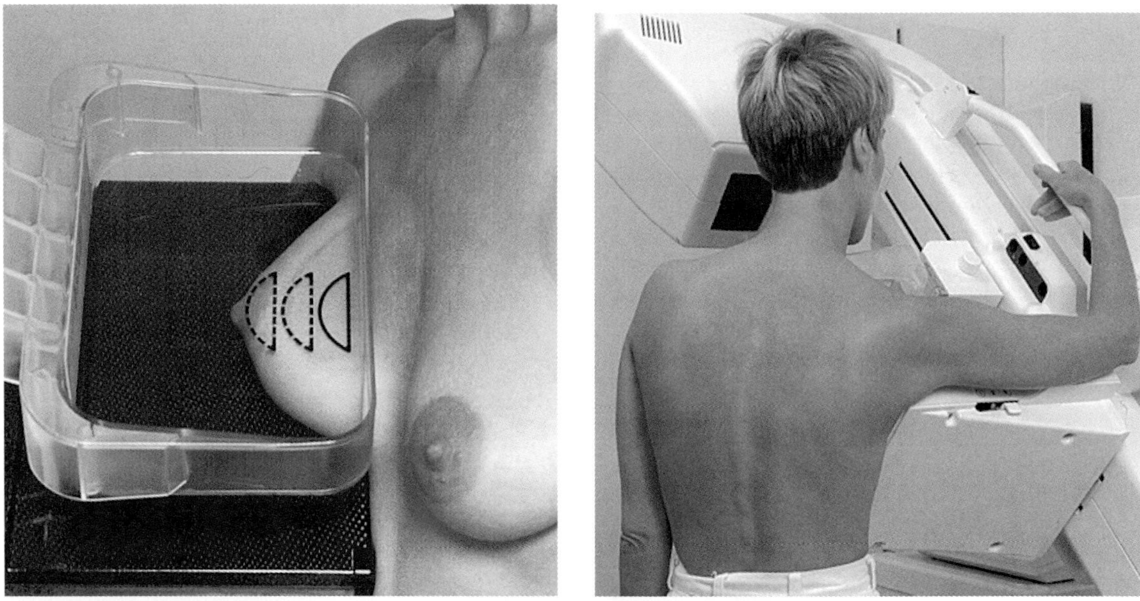

a b

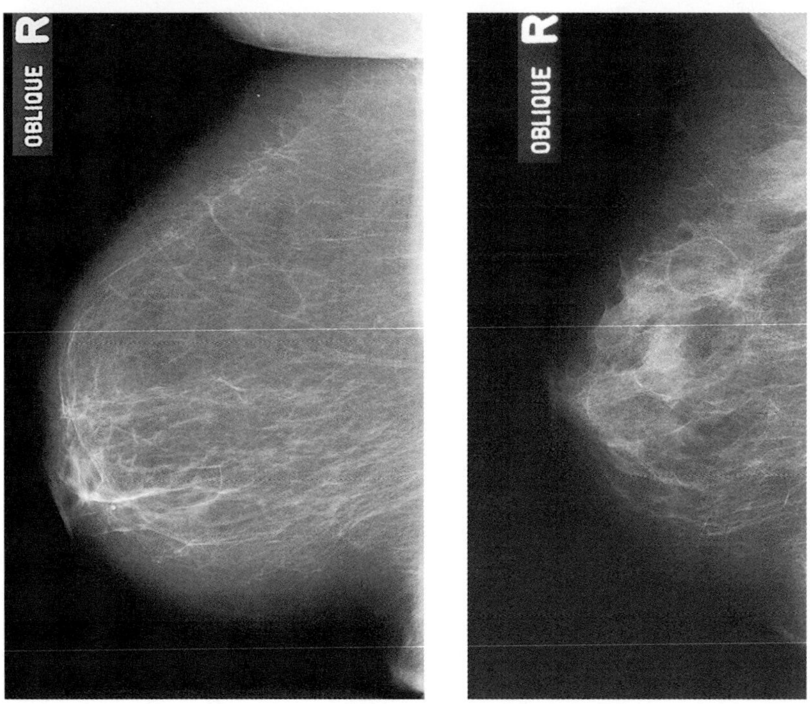

c d

Abb. 6.**33 a – d**

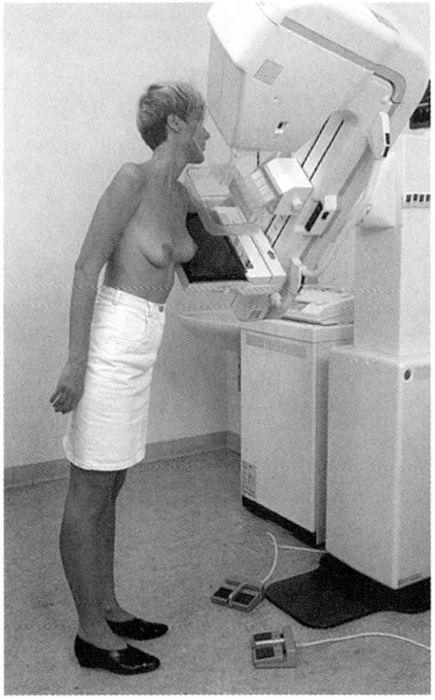

a

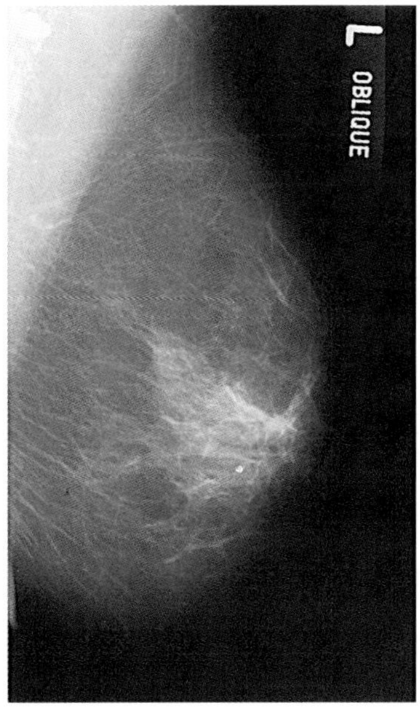

b

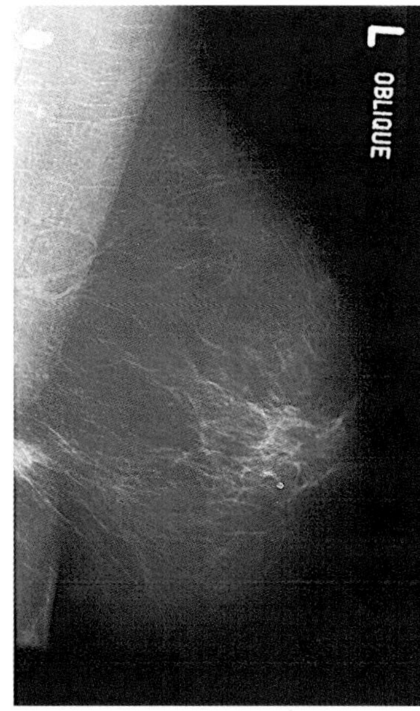

c

Abb. 6.**34a–c**

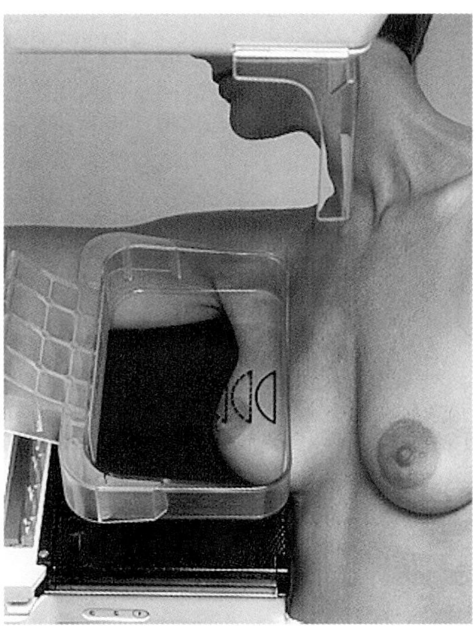

a

Abb. 6.**35a–c**

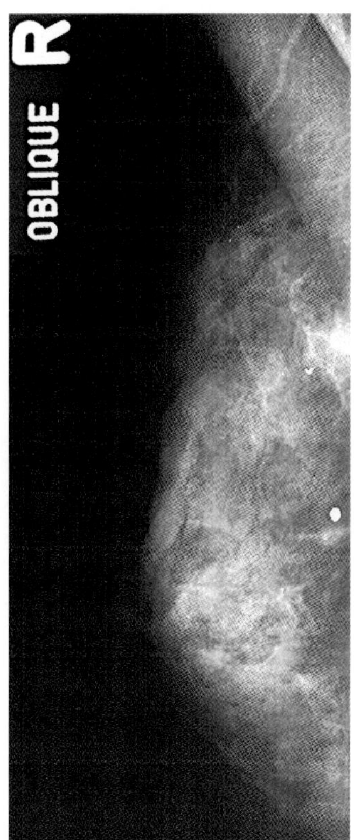

b

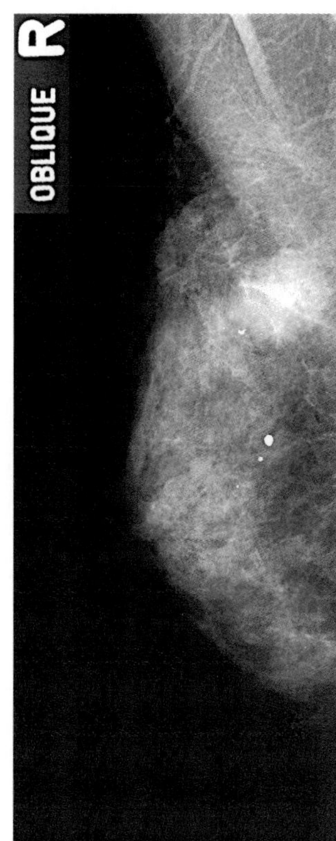

c

Wichtigste Zusatzaufnahmen

Seitliche Aufnahmen (mediolateral, lateromedial)

Die genaue Lokalisation einer Veränderung kann mittels Schräg- und CC-Aufnahmen nicht in allen Fällen mit Sicherheit festgestellt werden (Abb. 6.**36**). Hierfür ist eine genaue seitliche Aufnahme notwendig. Eine seitliche Aufnahme ist ebenfalls angebracht, wenn eine Verdichtung nur auf der Schräg- oder der CC-Aufnahme zu sehen ist. Für medial gelegene Befunde wählt man die lateromediale und für lateral gelegene die mediolaterale Aufnahme. Durch diese zusätzlichen Aufnahmen kann eine Überlagerung von Strukturen nachgewiesen oder ausgeschlossen werden.

Sowohl die mediolaterale als auch die lateromediale Aufnahme wird mit horizontalem Strahlengang bei der stehenden oder sitzenden Frau angefertigt. Der C-Arm muß hierfür um 90° gedreht werden.

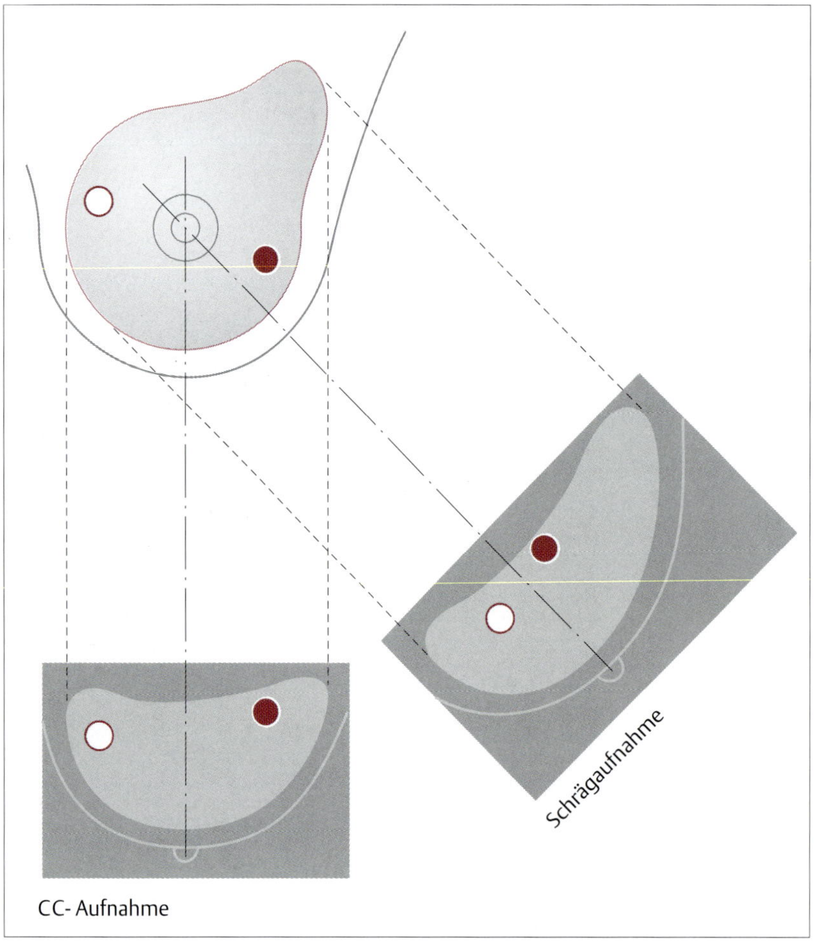

Abb. 6.**36** **Schematische Darstellung der beiden wichtigsten Projektionsrichtungen (linke Mamma).** Tumoren im oberen Teil des lateralen unteren Quadranten projizieren sich auf der Schrägaufnahme in die obere Hälfte, während Tumoren im unteren Teil des medialen oberen Quadranten sich auf der Schrägaufnahme in die untere Hälfte projizieren.

Mediolaterale Aufnahme. Hier dreht sich die Frau etwas mit der Schulter der zu untersuchenden Seite nach vorne. Der Filmhalter wird in die Achsel gebracht. Der Oberarm der Frau ruht auf dem Oberrand des Filmhalters. Die Frau beugt sich gering nach vorne. Durch die Krümmung der Thoraxwand wird der axillare Ausläufer bei dieser Projektion meist nicht vollständig abgebildet. Die Kompressionsplatte wird möglichst dicht an das Sternum gebracht. Die Mamma wird hochgehoben und so weit wie möglich von der Thoraxwand weggezogen. Danach wird komprimiert und das Drüsengewebe ausgestrichen (Abb. 6.**37**).

Lateral gelegene Veränderungen werden in dieser Projektionsebene am schärfsten abgebildet. Man muß darauf achten, daß die andere Mamma außerhalb des Strahlenbündels bleibt.

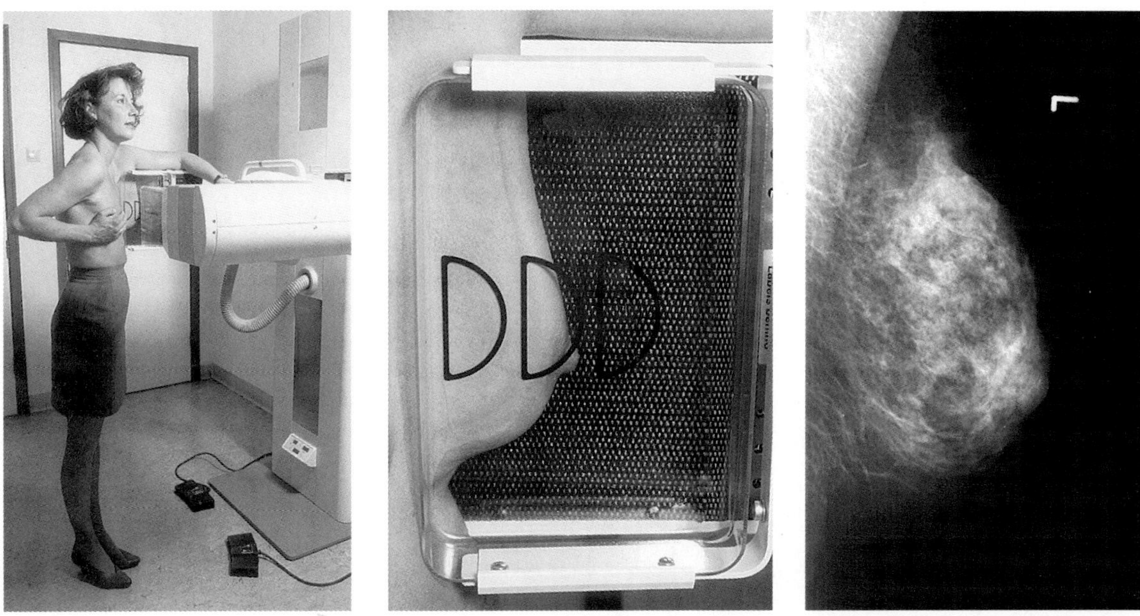

a **b** **c**

Abb. 6.**37 a – c**

Lateromediale Aufnahme. Hier wird die Frau etwas nach medial gedreht, sitzt oder steht aufrecht und beugt sich etwas nach vorne. Der Filmhalter wird gegen das Sternum gebracht. Der Arm der Frau an der Seite der zu untersuchenden Mamma wird etwas gehoben und ruht auf dem C-Arm. Die Mamma wird hochgezogen und beim Komprimieren wird das Drüsengewebe nach oben ausgestrichen (Abb. 6.**38**).

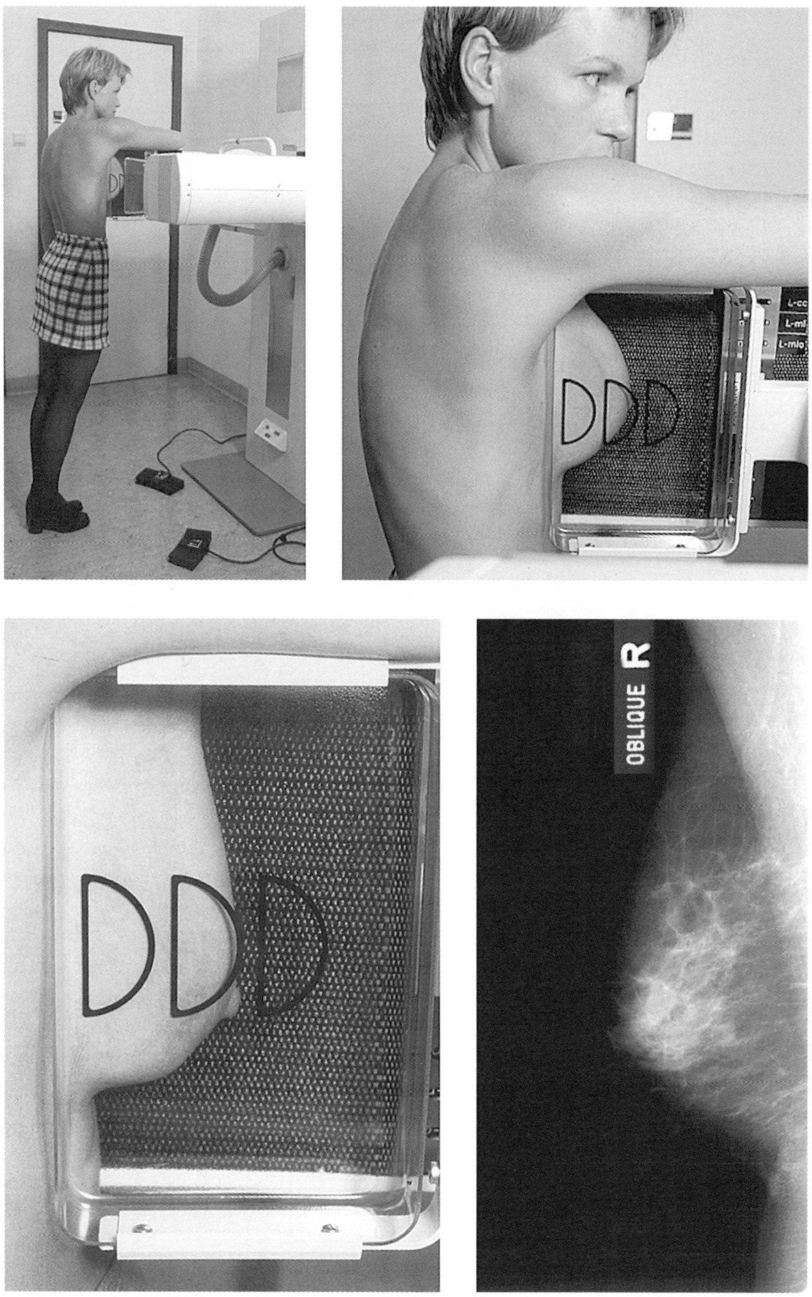

a b c d

Abb. 6.**38 a – d**

Detailvergrößerungsaufnahme

Detailaufnahmen werden angefertigt, um mehr Information über eine mögliche Veränderung zu erhalten. Oft werden Detailaufnahmen (Synonyme: focal spot view, coned-down spot view, spot compression view) auch mit gleichzeitiger Vergrößerung kombiniert, also Detailvergrößerungsaufnahmen (Synonym: paddle magnification view), da diese mehr Information geben. Detailvergrößerungsaufnahmen werden immer in 2 verschiedenen Projektionen erstellt. Man verwendet hierfür ein besonderes Kompressorium. Hiermit wird nur ein kleiner Teil der Mamma komprimiert (Abb. 6.**39**). An der Kompressionsstelle werden die Strukturen maximal auseinandergedrückt. Die Veränderung wird dadurch auf der Aufnahme besser sichtbar (Abb. 6.**40**). Durch die Einblendung des Röntgenbündels wird die Streustrahlung reduziert, wodurch ein besserer Kontrast erzielt wird. Bei einer palpablen Veränderung in der Mamma wird diese so positioniert, daß die Veränderung genau in der Mitte des Kompressoriums liegt. Bei einer nichtpalpablen Veränderung wird vorher, anhand der Übersichtsmammographie, die Stelle der Veränderung bestimmt. Die MTRA mißt auf dieser Aufnahme, von der Mamille ausgehend, wo die Veränderung gelegen ist. Diese Messung wird auf die Mamma übertragen, evtl. auf der Haut mit Filzstift markiert. Die markierte Stelle wird in der Mitte des Kompressoriums positioniert und komprimiert.

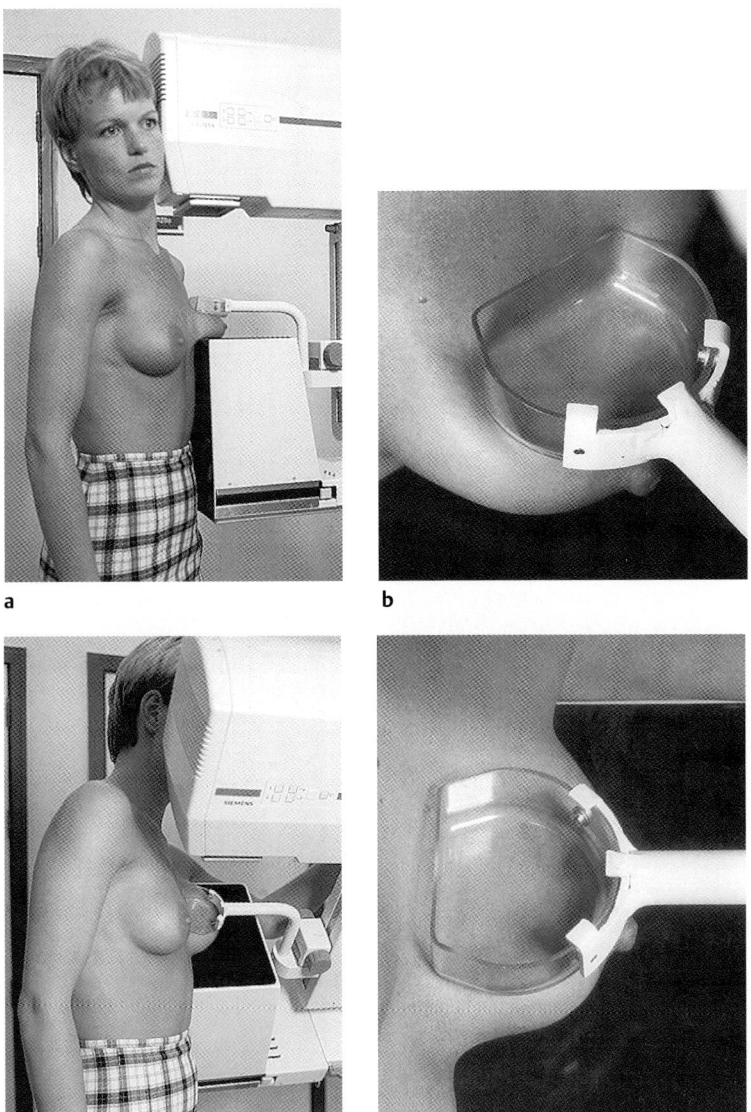

Abb. 6.**39** **a – d**

Abb. 6.**40** **a, b** **Gute Darstellung von Mikroverkalkungen bei Detailvergrößerungsaufnahme.**
Histologisch: DCIS, schlecht differenziert.
a CC-Aufnahme.
b Schrägaufnahme (Vergrößerung).

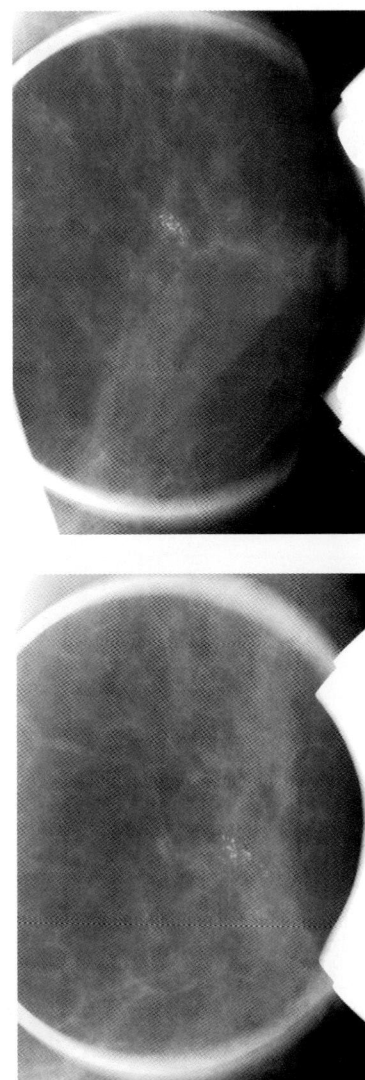

Ausgedrehte kraniokaudale Aufnahme („Kleopatra-Aufnahme“)

Diese ausgedrehte CC-Aufnahme (Synonym: extended CC-view) ist eine zusätzliche CC-Aufnahme, um den lateralen Anteil der Mamma und vor allem den axillaren Ausläufer des Drüsenkörpers in CC-Richtung gut abzubilden. Die Aufnahme wird bei der sitzenden oder stehenden Frau durchgeführt. Sie neigt sich etwas nach hinten und nach lateral. Der Filmhalter wird gegen die laterale Thoraxwand gebracht. Die Mamma wird so positioniert, daß ein möglichst großer Anteil der lateralen Seite und der axillare Ausläufer abgebildet werden (Abb. 6.**41**).

Die Aufnahme kann auch durch Drehen des C-Arms um 10–20° nach außen erfolgen. Man erhält dann eine CC-Aufnahme des lateralen Anteils der Mamma in einem etwas anderen Winkel.

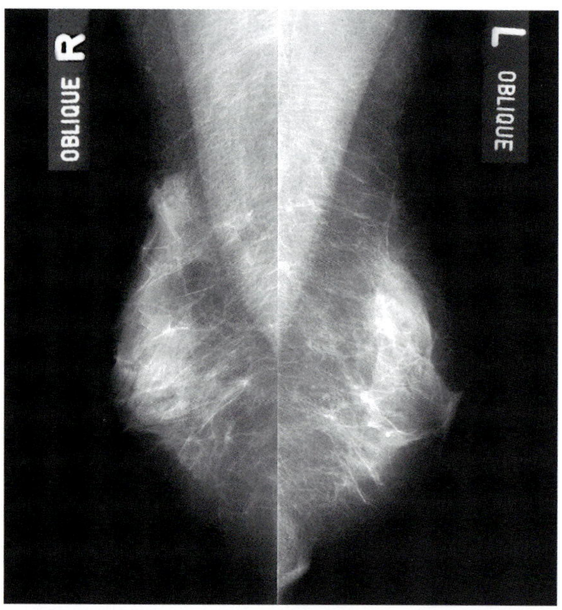

a b

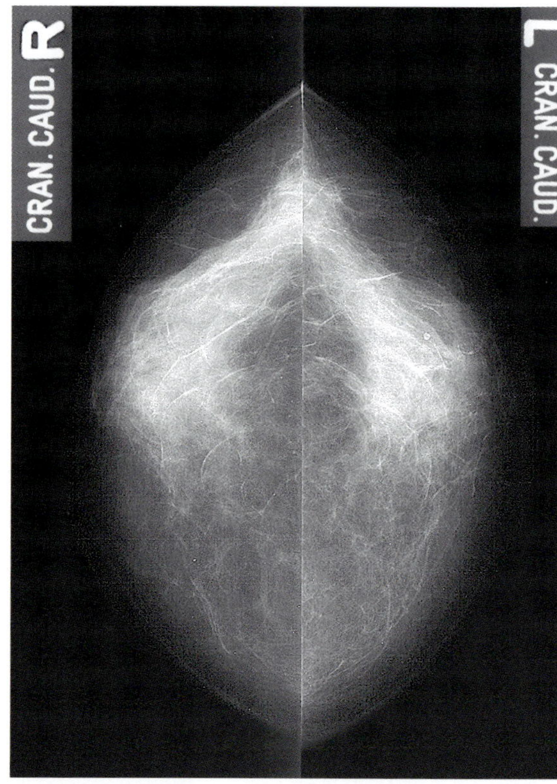

c d

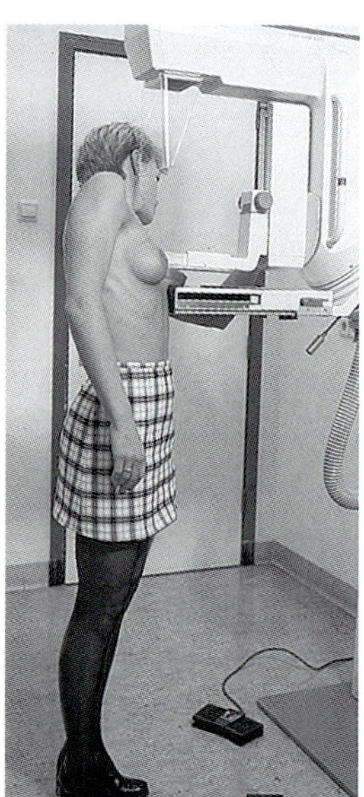

e

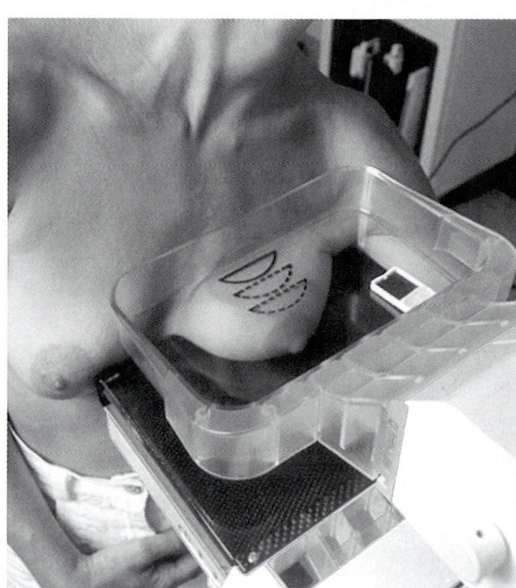

f

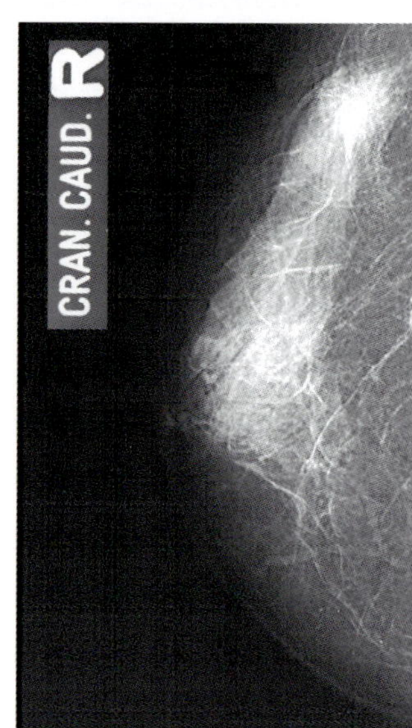

g

Weniger gebräuchliche Zusatzaufnahmen

Axillare Aufnahme

Die Strahlenrichtung verläuft in einem Winkel von 45° von medial oben nach lateral unten. Die Frau steht mit der lateralen Seite zum Filmhalter hin, weniger gedreht als bei der Schrägaufnahme. Der axillare Ausläufer und das Achselgebiet werden komprimiert.

Tangentiale Aufnahme

Diese Aufnahme ist bei kutanen oder sehr oberflächlich gelegenen Veränderungen nützlich. Die Mamma wird so positioniert, daß der Zentralstrahl auf die Hautoberfläche an Stelle der Läsion gerichtet ist. Auf diese Weise können z. B. intrakutan gelegene schattengebende Partikel durch Tätowierungen von Mikroverkalkungen unterschieden werden.

Kaudokraniale Aufnahme

Das ist die umgekehrte CC-Aufnahme, die nur möglich ist, wenn der C-Arm des Geräts um 180° gedreht werden kann. Bei Frauen mit einer ernsten thorakalen Kyphose oder einer zervikalen Ankylose können Schwierigkeiten auftreten, eine Aufnahme mit vertikalem CC-Strahlengang zu machen. Der C-Arm wird um 180° gedreht, die Frau sitzt und lehnt mit dem Arm und dem Kopf auf der Hinterseite des Filmhalters.

Aufnahmen bei bettlägerigen Patientinnen

Bei der bettlägerigen Patientin kann die CC-Aufnahme mit horizontalem Strahlengang von kaudal nach kranial in Rückenlage ausgeführt werden. Die seitliche Aufnahme ist mit dem vertikalen Strahlengang in Seitenlage möglich.

◀ Abb. 6.**41 a–g** **Beidseits auf Schrägaufnahmen (c, d) Drüsengewebe vollständig abgebildet, auf den CC-Aufnahmen (a, b) nicht, so daß die Verdichtung lateral nur teilweise sichtbar ist. Da jede Läsion in 2 Ebenen abgebildet werden muß, ist eine ausgedrehte CC-Aufnahme erforderlich (e, f). Diese Aufnahme (g) bestätigt die Läsion (Karzinom).**

Einstelltechnik für die Mammographie beim Mann

Da die männliche Mamma im Verhältnis zum kräftigen M. pectoralis meist klein ist, erfordern Einstelltechnik und Belichtung besondere Aufmerksamkeit. In vielen Fällen ist die Untersuchung im wesentlichen nicht anders als bei einer Frau mit kleinen Mammae. Die beste Abbildung wird in der Schrägprojektion erhalten. Auch eine ergänzende Sonographie wird ausgeführt mit den gleichen Indikationen wie bei der Frau.

Aufnahmen bei Brustimplantaten

Bei Brustimplantaten muß fast immer eine Belichtung nach vorheriger Probeaufnahme gewählt werden, da die meisten heutigen Implantate (Silicongel, physiologische Salzlösung) weniger strahlendurchlässig sind. Bei Brustimplantaten wird nur eine geringe Kompression ausgeführt, um die Mamma zu immobilisieren, weniger der Kompression wegen. Tastbare Veränderungen bei Trägerinnen von Implantaten erfordern eine Ausbreitung der Untersuchung, was in Rücksprache mit dem Radiologen überlegt werden muß. Bei länger bestehenden Protheseimplantaten tritt oft eine Kapselfibrose auf, wodurch die Positionierung erschwert ist.

Bei der Mammographie einer Mamma mit einem Implantat aufgrund einer Brustvergrößerung liegt ein nicht unwesentlicher Teil des Drüsenkörpers hinter dem normalerweise nichtstrahlendurchlässigen Implantat. Auch bei der Standarduntersuchung aus Schräg- und CC-Aufnahmen bleiben blinde Gebiete bestehen (Abb. 6.**42**).

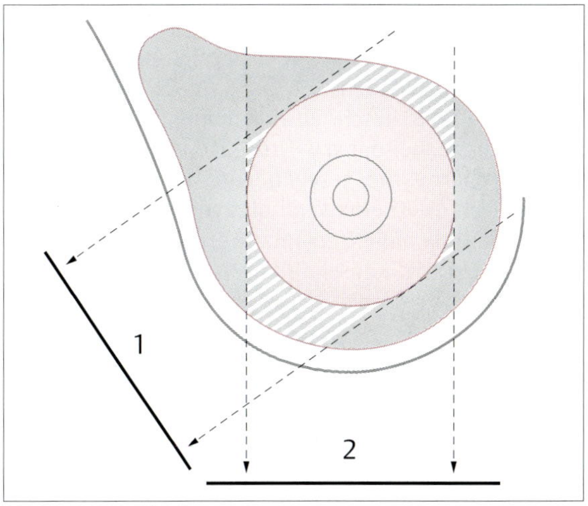

Abb. 6.**42** **Das Drüsengewebe beim Implantat wird bei den Standardprojektionen unvollständig abgebildet infolge des strahlenundurchlässigen Implantats (rechte Mamma).**
Schraffierter Bereich – nicht abzubildendes Drüsengewebe

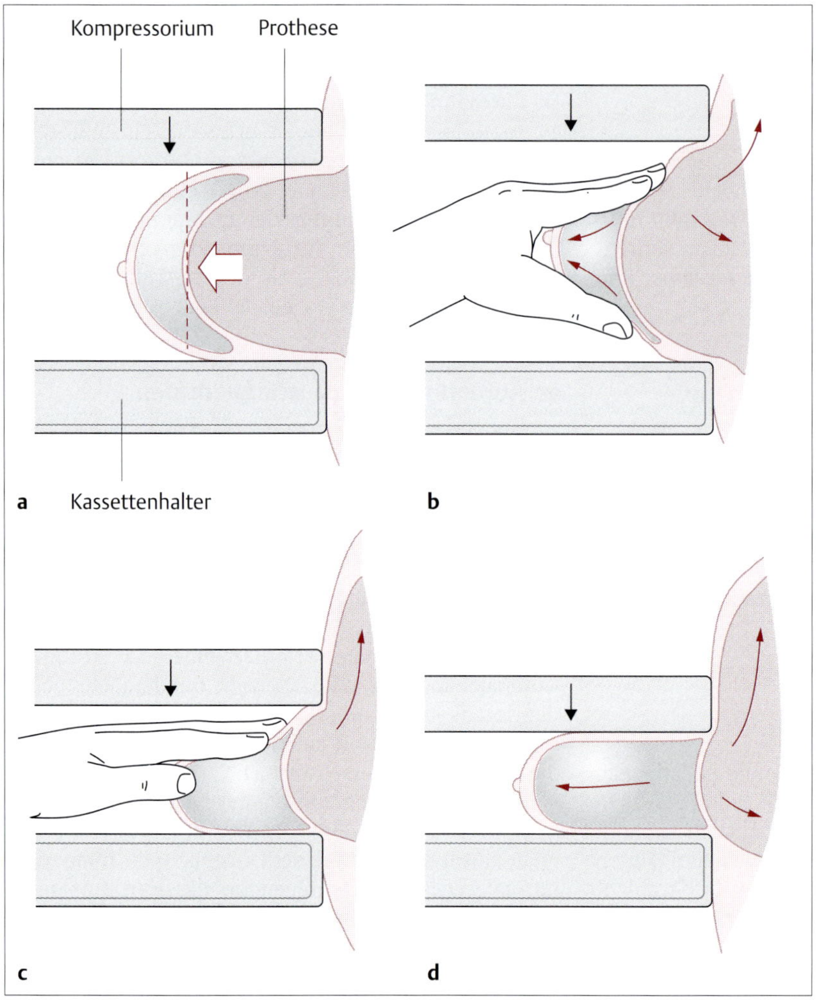

Abb. 6.**43 a – d** **Kompression der Mamma mit strahlenundurchlässiger Prothese:**
a Kompression von Mamma und Prothese zusammen. Hierbei dehnt sich die Prothese peripher aus, so daß das Gewebe zwischen Haut und Prothese kompakter wird. Die Prothese behindert die optimale Kompression, weshalb das Gewebe zwischen Kassettenhalterung und Kompressorium nur wenig komprimiert wird. Die Prothese verdeckt teilweise das Brustgewebe.
b – d *Positionierung zur Eliminierung des Prothesenschattens nach Eklund:*
b Der Drüsenkörper wird über die Prothese gezogen, wenn Kompression ausgeübt wird. Die Prothese wird so zur Brustwand hin abgeflacht. Wenn das Kompressorium gesenkt wird, fixiert es die Prothese an deren Vorderseite und bewirkt, daß die Prothese nach dorsal gedrückt wird.
c Kompression wird fortgeführt, so daß nur wenig von der Prothese abgebildet wird.
d Die weitere Kompression führt dazu, daß die Prothese nicht mehr im Aufnahmefeld liegt. Das Brustgewebe wird dadurch optimal komprimiert und vollständig abgebildet.

Zur Ergänzung wäre eine genau seitliche und eine lateromediale Schrägaufnahme angezeigt, um diese blinden Gebiete abzubilden.

Eklund (1988) beschrieb eine modifizierte Kompressionsmethode, bei der das Drüsengewebe so weit wie möglich nach vorne gezogen wird und die Prothese selbst gegen die Thoraxwand plattgedrückt wird. Dann ist die Mamma ohne Implantat abzubilden. Diese Methode ist bei sog. Kapselbildung nicht immer möglich (Abb. 6.**43**).

Allgemeine Qualitätskriterien der Aufnahmen

Nach der Anfertigung der Mammogramme müssen die Aufnahmen mit dem Radiologen hinsichtlich Vollständigkeit und Qualität besprochen werden. Hieraus ergibt sich, ob eine zusätzliche Aufnahme oder Sonographie notwendig ist. Erst danach kann die Frau die Abteilung verlassen.

Bei Annahme einer gut funktionierenden und abgestellten Apparatur (Röntgenapparat, Kassette/Folie/Film, Entwicklungsmaschine) muß von jeder Aufnahme gefordert werden:

- Kompression und Positionierung müssen die spezifischen Kriterien erfüllen. Die Aufnahmen gleichartiger Projektionen müssen symmetrisch sein. Außerdem muß zumindest so viel von der Mamma abgebildet sein wie bei einer evtl. Voruntersuchung. Zu vermeiden sind: Hautfalten, Überprojektion von Fettwülsten, Artefakte usw.
- Bei korrekter Lage der Meßkammer gute Penetration des gesamten Drüsengewebes (örtliche Unterbelichtung bedeutet unakzeptablen Verlust von Information an dieser Stelle!). Nur bei guter Penetration ist es möglich, abnormale Verdichtungen, Mikroverkalkungen und Distorsionen der Architektur zu entdekken oder auszuschließen.
- Der Film muß mit korrekten Personalien und Aufnahmedaten versehen sein: Name, Geburtsdatum,

Untersuchungsdatum, links/rechts, Projektion, kranial oder kaudal, medial oder lateral.

- Eine palpable Läsion muß abgebildet sein bzw. das Gebiet mit der Veränderung muß ausreichend abgebildet sein. Wenn die palpable Veränderung nicht zu sehen ist, ist mit der Möglichkeit einer mammographisch okkulten Veränderung zu rechnen, weshalb dann eine Sonographie notwendig ist.

Schlußbemerkung

Die hohe Qualität der mammographischen Technik ist die Basis für die Beurteilbarkeit der Aufnahmen durch den Radiologen.

Von jeder zu untersuchenden Frau eine optimale Mammographie auszuführen ist keine leichte Aufgabe. Die MTRA benötigt genügend Zeit sowohl für die Ausführung der Untersuchung als auch um sich der Frau widmen zu können.

Die Ausführung der Mammographie ist eine verantwortungsvolle Aufgabe, die einerseits Einfühlungsvermögen und andererseits technisches Können und Wissen erfordert. Nur durch Qualität, d. h. optimale Einstellung und optimale Belichtung, können feinste Läsionen nachgewiesen werden, die auf ein Karzinom hinweisen. Durch diese Früherkennung kann das Leben von Frauen gerettet werden.

Literatur

1 Bassett, L. W.: Quality determinants of mammography: clinical image evaluation. In: Syllabus: A Categorical Course in Breast Imaging. RSNA, Chicago 1995 (pp. 57 - 68)

2 Britton, C. A., A. B. Baratz, K. M. Harris: Carcinoma mimicked by the sternal insertion of the pectoral muscle. Amer. J. Roentgenol. 153 (1989) (955 - 956

3 Eklund, G. W.: Mammographic compression: science or art? Radiology 181 (1991) 339 - 341

4 Eklund, G. W., R. C. Busby, S. H. Miller, J. S. Job: Improved imaging of the augmented breast. Amer. J. Roentgenol. 151 (1988) 469 - 473

5 Eklund, G. W., G. Cardenosa: The art of mammographic positioning. Radiol. Clin. N. Amer. 30.1 (1992) 21 - 54

6 Jackson, V. P., A. M. Lex, D. J. Smith: Patient discomfort during screen-film mammography. Radiology 168 (1988) 421 - 423

7 Lee, L., V. Stickland, A. R. M. Wilson, E. J. Roebuck: Fundamentals of Mammography. Saunders, Philadelphia 1995

8 Rickard, M. T., E. A. Wilson, A. Ferris, K. H. Blackett: Positioning and Quality Control. Mammography Today for Radiographers. Central Sydney Breast X-Ray Programme, Sydney 1992

9 Rijken, H., J. Caseldine: European Quality Assurance Guidelines for Radiographers in Mammography Screening. In: European Guidelines for Quality Assurance in Mammography Screening. (im Druck)

10 Roebuck, E. J.: Clinical Radiology of the Breast. Heineman Medical Books, Oxford 1990

11 Stomper, P. C., D. B. Kopans, N. L. Sadowsky et al.: Is mammography painful? Arch. intern. Med. 148 (1988) 521 - 524

12 Sullivan, D. C., C. A. Beam, S. M. Goodman, D. L. Watt: Measurement of force applied during mammography. Radiology 181 (1991) 355 - 357

13 Tanner, R. L.: Mammographic unit compression force: acceptance test and quality control protocols. Radiology 184 (1992) 45 - 48

14 Wentz, G.: Mammography for Radiologic Technologists. McGraw-Hill, New York 1991

Anmerkung:
Die abgebildeten Frauen waren Modelle.

7 Ergänzende und weiterführende Untersuchungsmethoden

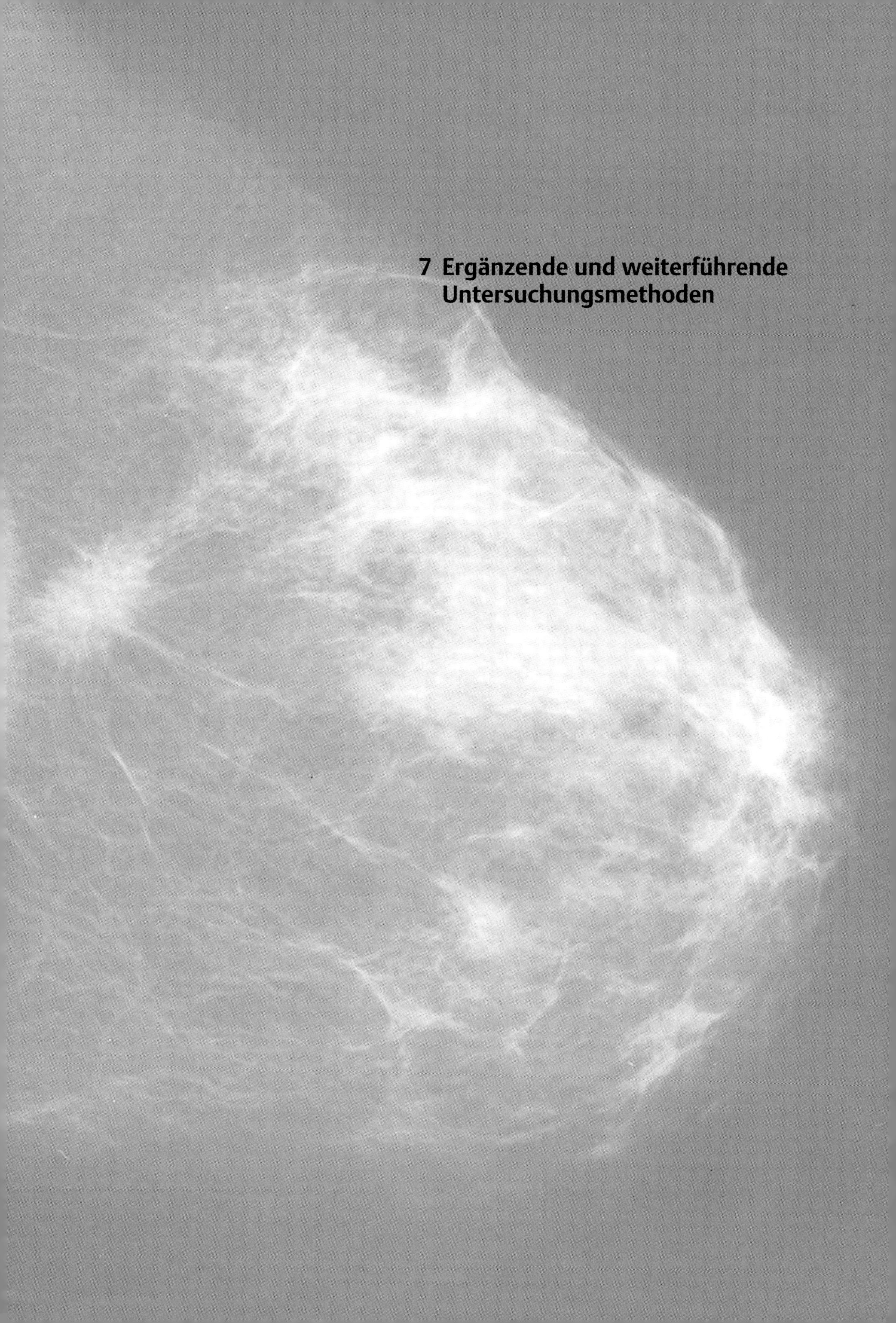

Vergrößerungsmammographie

J. H. C. L. Hendriks und G. Rosenbusch

Technik

Voraussetzung:
Mo-Röhre mit 0,1 Brennflecknennwert (bis 0,15 als obere Grenze) meist in Doppelfokusröhre (0,1 u. 0,3).

- *Generator:* Der Generator muß genügend leistungsfähig sein und an die Belastbarkeit der Röhre anschließen. Die Belichtungszeit sollte unter 1 s bleiben, wofür ein 12-Puls- oder Hochfrequenzgenerator erforderlich ist. Belichtungsautomatik mit Ausgleich von Transparenz, Dicke und Strahlenqualität.
- *Film/Folie:* Normaler Mammographiefilm, d. h. einseitig beschichtet, mit hohem Kontrast, mittlerer Gradient ± 3, höher verstärkende Verstärkungsfolie. Wegen der Geometrie (geräteabhängig!) kann eine höher verstärkende Folie benutzt werden, wodurch Bewegungsunschärfe weiter abnimmt, z. B. MinR-medium-Folie der Fa. Kodak.
- Immer Kompression des Zielgebiets. Kompressionsplatte muß transparent sein (meist Plexiglas) um genau einstellen zu können. Tubusmaterial muß streustrahlungsarm sein.
  Immer Blende (Diaphragma) verwenden, 3 cm × 4,5 cm oder 4 cm × 6 cm.
- Abstand zwischen Mamma und Film notwendig je nach gewünschter Vergrößerung.
- *Röntgenologische Vergrößerung:* Qualität der Vergrößerung von bildwirksamer (effektiver) Fokusgröße abhängig: 0,1 Fokusse erlauben eine Vergrößerung von 1,5 – 1,8mal; bei noch kleineren Fokussen Leistung zu gering und damit Belichtungszeit zu lang: Bewegungsunschärfe.
- Kein Streustrahlenraster.
- *Genaue Zentrierung:* Röntgenbündel nicht größer als Film bzw. Tubusgröße.
- Aufnahmen immer in 2 zueinander senkrecht stehenden Ebenen: kraniokaudal und mediolateral bzw. lateromedial (Teetassenphänomen).

Ziele:
- Erhöhung des Informationsgehalts eines mammographisch suspekten Gebiets (s. Vorteile) (Abb. 7.**1** u. 7.**2**).
- Ursachen der Unschärfe und des relativ niedrigen Kontrasts bei gewöhnlicher Mammographie überwinden.

Vorteile:
- Reduktion des Rauschens durch höhere effektive Dosis.

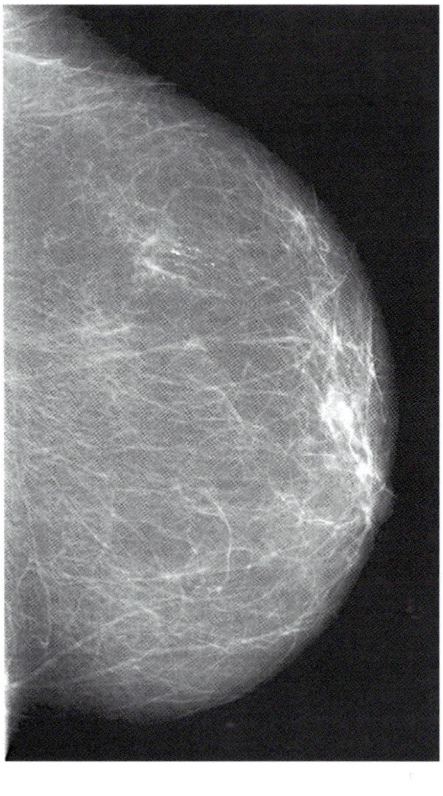
a

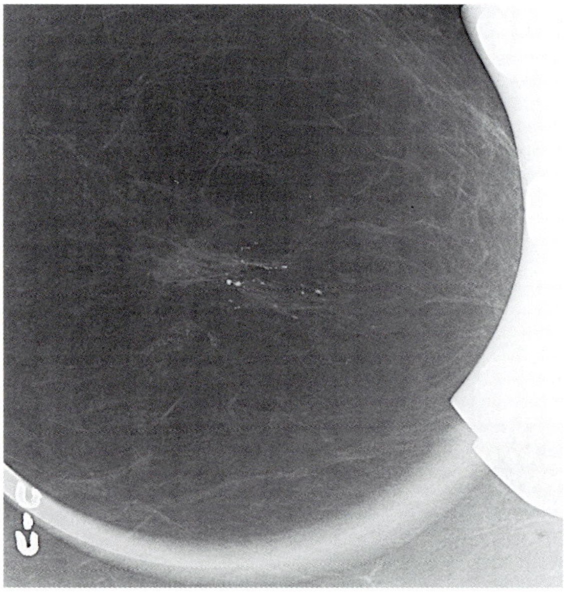
b

Abb. 7.1 **a, b** **Vergrößerungsaufnahme zur besseren Differenzierung von gruppierten Mikroverkalkungen:**
a Mammogramm.
b Vergrößerungsmammographie.
Histologisch: schlecht-differenziertes DCIS.

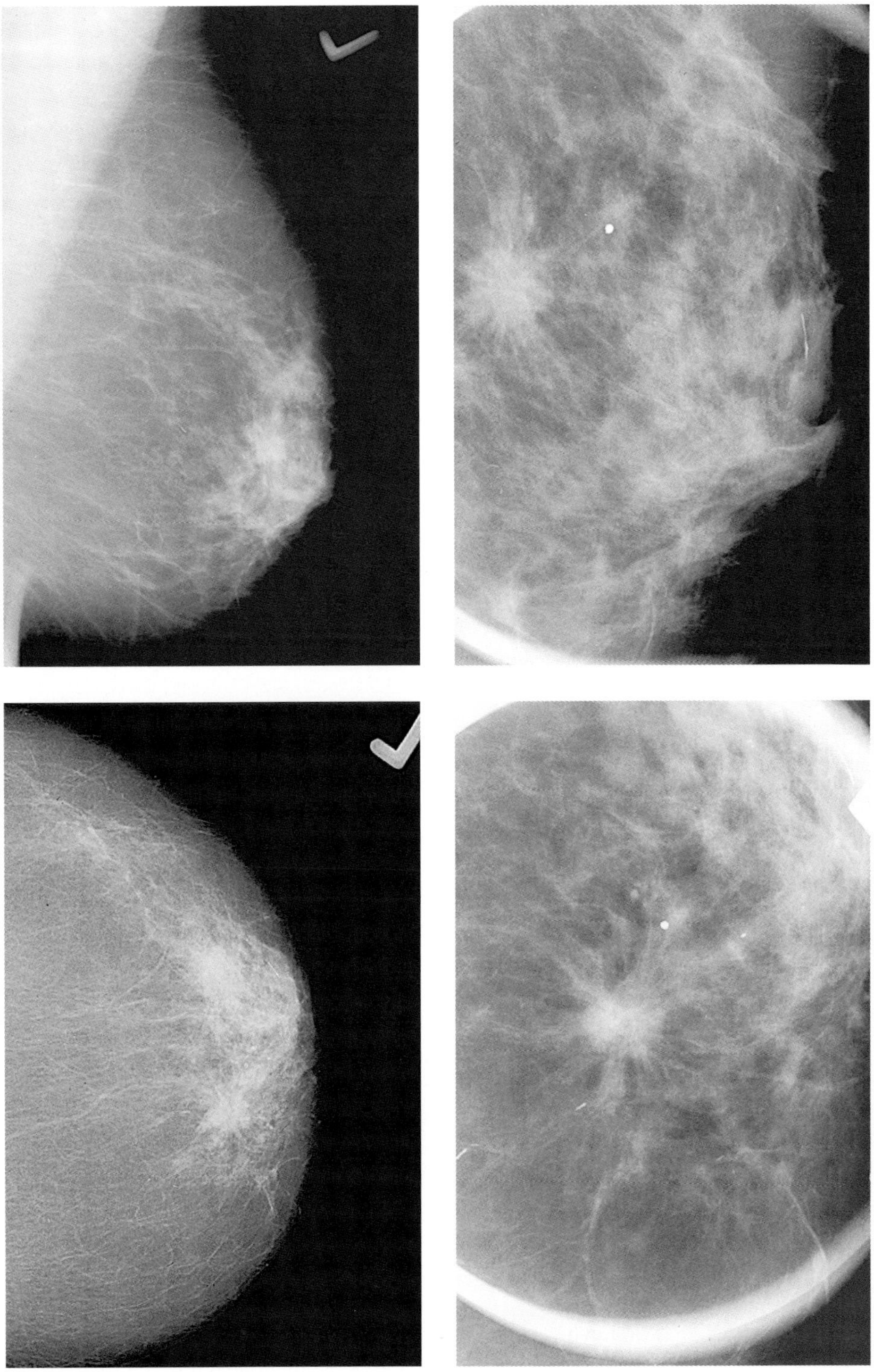

Abb. 7.2 a–d **IDC und ausgedehnte intraduktale Komponente des Carcinoma in situ.** Die Vergrößerungsmammographie zeigt die Ausdehnung der Carcinoma-in-situ-Komponente, so daß die Patientin für eine brusterhaltende Operation nicht geeignet war:
a Schrägaufnahme.
b Vergrößerungsaufnahme bei Schrägprojektion.
c CC-Aufnahme.
d Vergrößerungsaufnahme bei CC-Projektion.

- Reduktion der Streuung auf dem Film infolge des Zwischenraums von Mamma und Verstärkerfolie/Film („air-gap“), dadurch erhöhter Kontrast, d. h. Verbesserung des wahrnehmbaren Bilds.
- Wenn eine gleichzeitige Detailkompression ausgeführt wird, wird die Läsion infolge des Ausweichens des umgebenden Drüsengewebes besser definiert, das durchstrahlte Gewebe wird dünner und außerdem wird eine größere Schärfe durch die immobilisierte Mamma erreicht (Abb. 7.**3**).
- Verkalkungen sind eindeutiger zu analysieren und interpretieren durch verbesserten Kontrast.

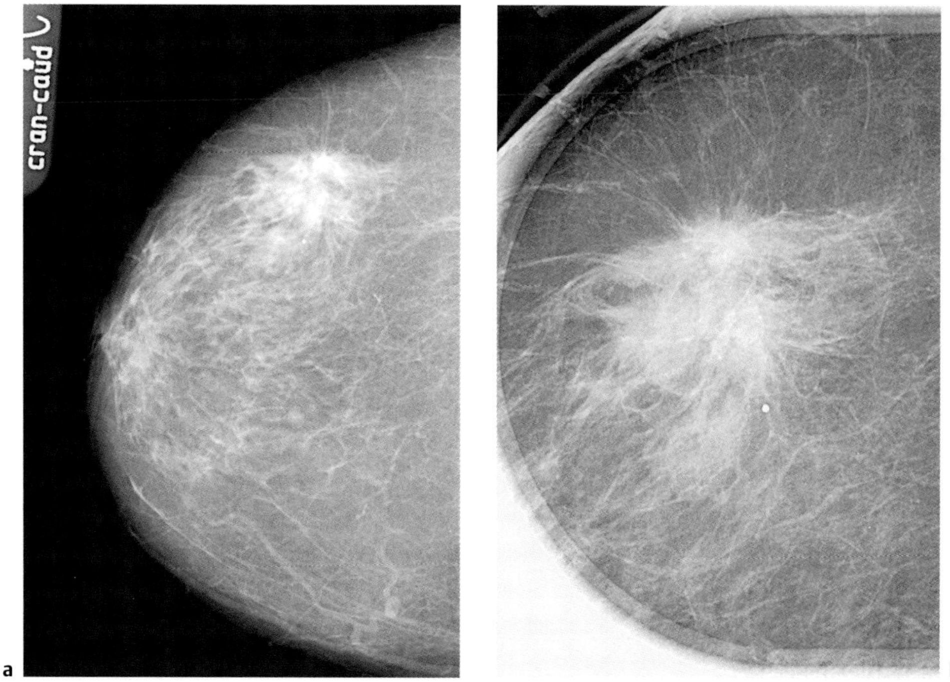

Abb. 7.3 a, b **Palpable asymmetrische Verdichtung.** Vergrößerungsaufnahme ergibt bessere Information:
a CC-Aufnahme.
b Vergrößerungsaufnahme bei CC-Projektion.
Histologisch: ILC von 15 mm Durchmesser, axillare Lymphknoten negativ.

- Verbesserung der korrekten Interpretation:
  - in 70% der Fälle mit unsicherem Mammographiebefund (selektive Gruppe) konnte eine definitive Diagnose gestellt werden (Sickles 1980),
  - in einem Screeningsprogramm konnte in etwa 50% der Fälle die mammographische Spezifizität erhöht werden.

Anmerkung. Mit der röntgenologischen Vergrößerung wird kaum eine Verbesserung der räumlichen Auflösung erreicht.

Die scheinbare Verbesserung der räumlichen Resolution beruht nur auf der Erhöhung des Kontrasts und der vergrößerten Wiedergabe der Details. Die genannten Vorteile können durch Videoverstärkung oder Lupenvergrößerung (optische Vergrößerung) nicht erreicht werden, da hiermit auch das Rauschen verstärkt wird.

Nachteile:
- Die genaue Einstellung des zu vergrößernden Gebiets ist erforderlich.
- Die Mamma wird nur teilweise abgebildet, wodurch Orientierungsschwierigkeiten entstehen können.
- Die Strahlendosis wird durch die zusätzlichen Aufnahmen erhöht; keine höhere Hautdosis beim Vergleich mit gewöhnlicher Mammographie, da schnellere Folien und kein Streustrahlenraster verwendet werden und außerdem eine kleinere Blende.
- Durch eine evtl. gering längere Belichtungszeit ist eine Unschärfe durch Patientenbewegung möglich, wird jedoch fast immer durch Kompression reduziert oder aufgehoben; auch Atemstillstand ist erforderlich; Unschärfe durch Herz- und Gefäßpulsation kann durch längere Belichtungszeit zunehmen!
- Thoraxwandnahe Läsionen sind weniger zugänglich als peripher gelegene: mechanische Ursache durch Kompressorium und durch Fokusposition!

Die Vergrößerungsmammographie wird nur als sekundäre Methode zur gewöhnlichen Mammographie eingesetzt, nie primär.

Indikationen

- Mikrokalzifikationen:
  - nicht eindeutig zu erkennen,
  - weitere Abklärung hinsichtlich Form, Dichte, Zahl, Verteilung (diffus oder gruppiert) und bessere Differenzierung in maligne – benigne,
  - kann Biopsie vermieden werden(?): Erhöhung der mammographischen Spezifizität!
- Asymmetrische Verdichtungen:
  - Innenstruktur: homogen oder inhomogen, z.B. Aufhellung in sternförmiger Läsion,
  - Ränder: scharf oder mit Ausläufern (Spikulä): Erhöhung der mammographischen Sensitivität!
- Differenzierung von unsicheren oder fraglichen Läsionen, auch palpablen Läsionen, besonders bei dichtem Brustgewebe, wenn diese auf dem Mammogramm nicht sichbar sind.
- „Läsionen", die nur in einer Aufnahmerichtung sichtbar sind und deshalb der Abklärung bedürfen, ob sie echt sind oder durch Überprojektion entstanden sind.
- Auffinden möglicher Multifokalität bei einem bereits festgestellten Karzinom. Sehr wichtig ist die Erken-

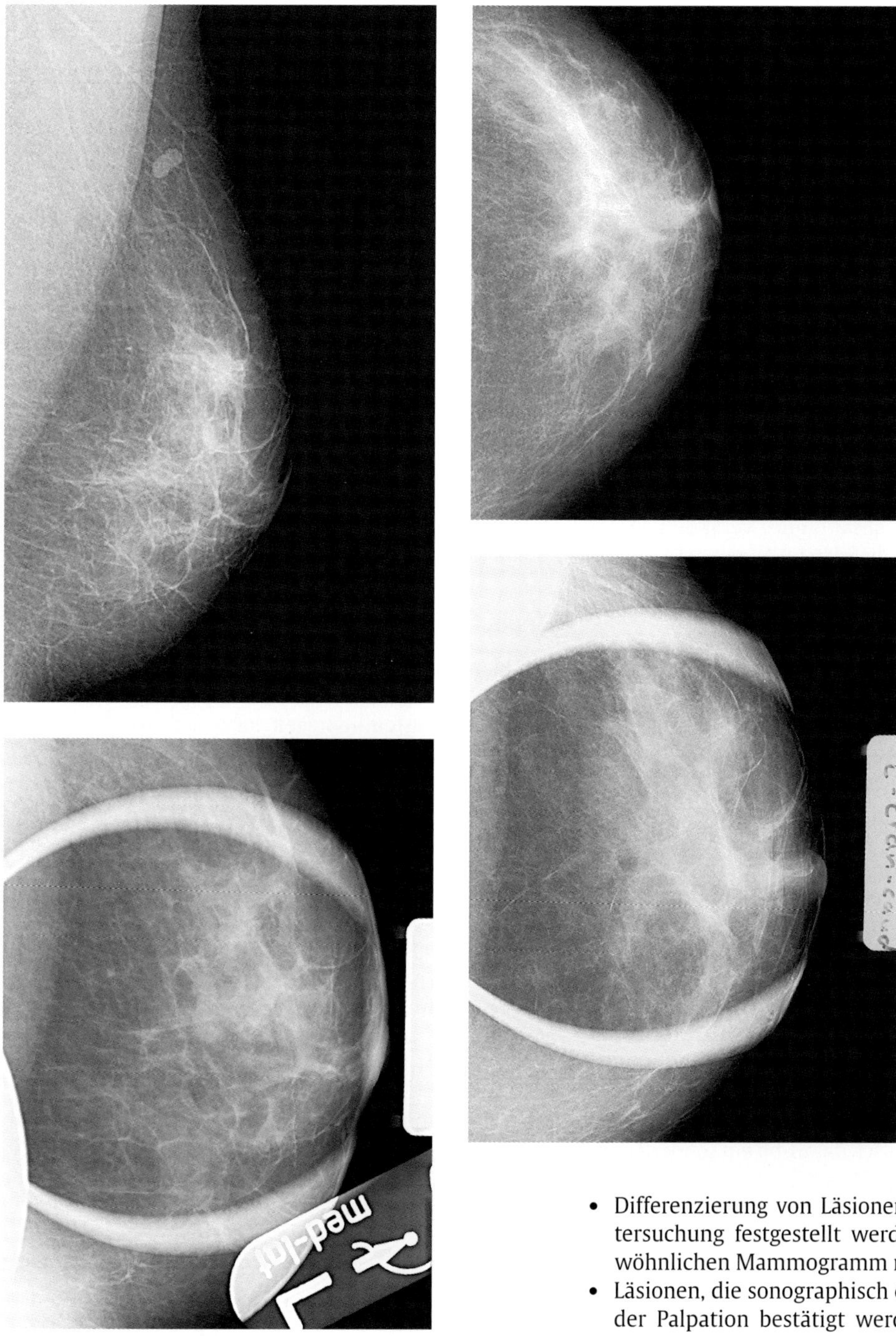

a b c d

Abb. 7.**4 a–d** **Abklärung eines dubiosen Befunds durch Vergrößerungsaufnahme:**
a, b Schräg- und CC-Aufnahme mit Pseudotumor durch Superposition von glandulären Strukturen.
c, d Auf den Vergrößerungsmammographien ist kein tumorverdächtiger Schatten mehr sichtbar.

nung von Kalzifikationen in der Nähe des Tumorschattens:

- für Operationsplanung ausschlaggebend, besonders wenn eine brusterhaltende Operation vorgesehen ist; bei Kalzifikationen (extensive intraductal component) muß eine größere Exzision erfolgen oder es muß von einer brusterhaltenden Operation abgesehen werden: der Erfolg hängt von der Unifokalität des primären Karzinoms ab.

- Differenzierung von Läsionen, die bei der MRT-Untersuchung festgestellt werden und auf einem gewöhnlichen Mammogramm nicht sichtbar sind.
- Läsionen, die sonographisch entdeckt oder aufgrund der Palpation bestätigt werden und auf Standardmammographien nicht auffindbar sind.
- Orte, wo eine Exzision bzw. ein anderer chirurgischer Eingriff ausgeführt wurde.
- Operationspräparat: Lokalisation der Läsion für pathologisch-histologische Untersuchung.

Schlußbemerkung

Die Vergrößerungsmammographie ist als Zusatzmethode anzusehen. Bei unklaren Befunden führt die Vergrößerungsmammographie oft zu einer größeren diagnostischen Sicherheit (Abb. 7.**4**).

Transkutane Diagnostikmethoden, präoperative Lokalisation und Präparatradiographie

D. J. Dronkers

Mit der zunehmenden Anwendung der Mammographie, besonders als Screeningsmethode, nimmt auch die Anzahl der mammographisch entdeckten Mammaveränderungen zu, wovon die meisten nicht palpabel sind.

Obwohl durch ergänzende bildgebende Diagnostik (Kompressionsdetail/-vergrößerungsaufnahmen und US) ein Teil dieser Veränderungen doch noch als wahrscheinlich benigne eingestuft werden kann, ist in den übrigen Fällen eine morphologische Abklärung mittels Zytologie oder Histologie erforderlich. Die bildgesteuerte transkutane Biopsie liefert hier in vielen Fällen einen wichtigen Beitrag. Bei nichtpalpablen Veränderungen sorgt das bildgesteuerte perkutane Verfahren für eine genaue präoperative Lokalisation der Veränderung. Die Präparatradiographie schließlich bildet einen integralen Bestandteil der Lokalisation und stellt außerdem ein unentbehrliches Bindeglied in der Qualitätsüberwachung des diagnostischen Prozesses dar.

Transkutane Diagnostikmethoden:

- Diagnostische Zystenpunktion,
- Feinnadelaspirationszytologie (FNA),
- histologische Stanzbiopsie.

Für nichttastbare Befunde ist bei diesen Methoden entweder eine sonographische oder mammographisch-stereotaktische Steuerung erforderlich.

Transkutane Diagnostikmethoden

Diagnostische Zystenpunktion

Zweifelt man sonographisch daran, ob ein solider Tumor oder eine Zyste vorliegt, gibt die diagnostische Punktion die Antwort. Bei nichtpalpablen Läsionen geschieht diese unter sonographischer Kontrolle.

Technik

Vor der Durchführung der Punktion sind eine Desinfektion der Haut und sterile Handschuhe notwendig. Eine Lokalanästhesie ist selten erforderlich. Bei retroareolär gelegenen Veränderungen ist das empfindliche Mamillengebiet zu vermeiden, indem die Mamille und die Areola so weit wie möglich auf die Seite gezogen werden und von schräg außerhalb der Areola die Haut punktiert wird. Da mit sehr dünnen Nadeln das Risiko besteht, daß viskösere Zystenflüssigkeit nicht gut abfließt, muß eine Nadel von mindestens 18 Gauge verwendet werden.

In Tab. 7.**1** ist der Inhalt von Zysten verschiedener Durchmesser aufgeführt.

Bei einer runden Läsion mit einem Durchmesser bis zu 25 mm kann am besten eine 10-ml-Spritze verwendet werden, darüber hinaus eine 20-ml-Spritze.

Bei Vorliegen einer Zyste muß möglichst viel Flüssigkeit aspiriert werden. Bei einer sonographisch gesteuerten Punktion wird zur Dokumentation das Bild der Läsion vor und nach der Punktion festgelegt.

Zysteninhalt entweicht, besonders wenn er unter Druck steht, spontan, evtl. spritzend. Die Farbe ist gelb bis schwarz: je dunkler, desto älter ist die Zyste. Eine vollständige Aspiration der Flüssigkeit ist wünschenswert.

Leckage von Zystenflüssigkeit (durch Punktion, Trauma, auch durch Kompression bei Mammographie) kann in Mammagewebe eine Enzündungsreaktion auslösen.

Bedeutung

Bei klarer Zystenflüssigkeit ist eine zytologische Untersuchung der Flüssigkeit nicht sinnvoll.

Blutige Zystenflüssigkeit kann auf eine Perforation eines zystennahen Gefäßes hinweisen, aber auch auf einen intrazystösen Prozeß. Zytologische Untersuchung der Flüssigkeit ist dann indiziert, bei Verdacht auf Infektion auch eine Kultur. Wird im Anschluß an die Aspiration durch die noch liegende Nadel die gleiche Menge Luft insuffliert wie Flüssigkeit aspiriert, ergibt die Mammographie ein Pneumozystogramm (S. 149).

Neben der Möglichkeit, intrazystische Vegetationen zu entdecken, entsteht durch die Pneumozystographie in den Mammae mit einem densen Drüsengewebe eine Art Fenster, wodurch die direkte Umgebung der Zyste beurteilt werden kann, die vorher durch den Zysteninhalt maskiert war. Wird bei der Punktion keine Flüssigkeit aspiriert, liegt wahrscheinlich eine solide Veränderung vor. Man kann dann versuchen, Material für die Zytologie zu aspirieren (S. 131). Gelingt dies nicht, ist eine Stanz- oder Exzisionsbiopsie erforderlich. Wenn Eiter in größeren infizierten Zysten oder ein Abszeß vorliegt, ist es möglich, nach der Beratung mit dem behandelnden Arzt, einen Drain einzubringen.

Tabelle 7.**1** Inhalt von Zysten verschiedener Durchmesser

Durchmesser in mm	Inhalt in ml
10	0,5
15	1,8
20	4
25	8
30	14
35	22
40	33
45	48
50	65

Feinnadelaspirationszytologie

Die FNA ist oft der erste Schritt der weiteren Diagnostik von mammographisch oder klinisch entdeckten suspekten Mammaveränderungen. Um mit der FNA gute diagnostische Resultate zu erreichen, ist eine entsprechende Kenntnis und Erfahrung mit dieser Methode erforderlich. Dies trifft nicht nur auf die Ausführung der Punktionen und die Anfertigung der Präparate zu, sondern vor allem auch auf die Beurteilung der Präparate.

Wenn bei den Punktionen kein Zytologe anwesend sein kann, um das aspirierte Zellmaterial direkt zu kontrollieren, und bei ungenügender Erfahrung mit dieser Technik kann der Prozentsatz unklarer Untersuchungsergebnisse 30% und mehr betragen.

Unzureichendes Zellmaterial und falsch negative Befunde kommen häufiger bei benignen Mammaveränderungen vor, möglicherweise durch die häufig größere Menge Bindegewebe in den benignen Veränderungen und die relativ geringe Zellenanzahl (Fibroadenome).

Da diese nicht beurteilbaren Untersuchungen nicht immer mitgezählt werden, sind die Ergebnisse in der Literatur nicht immer zu vergleichen. Erfahrene Untersucher können sowohl bei palpablen als auch bei nichtpalpablen Veränderungen jedoch eine hohe Zuverlässigkeit erreichen. Dadurch können sie durch die systematische Anwendung dieser komplementären Diagnostik die frühdiagnostische Leistung der Mammographie noch vergrößern.

Auch die Benigne-maligne-Rate der chirurgischen Exzisionsbiopsien kann durch gute FNA verringert werden.

Falsch negative Befunde sind allerdings schwer auszuschalten. Ein negativer Befund schließt Malignität deshalb nicht vollständig aus. Falsch positive Befunde kommen kaum vor. Die FNA hat deshalb nicht immer eine hohe Sensitivität, aber eine hohe Spezifizität. Die Untersuchung ist für die Patientin nicht belastend, und es treten keine Komplikationen von Bedeutung auf. Es bestehen deshalb keine Kontraindikationen.

Ein Nachteil ist, daß die FNA bei einem positiven Befund keine Information über ein mögliches invasives Wachstum liefert. Das bedeutet, daß beim Antreffen von malignen Zellen zusätzlich eine diagnostische histologische Untersuchung erforderlich ist. Der prognostisch wichtige Differenzierungsgrad ist ebenfalls mit der FNA nicht genau festzustellen, die Rezeptoranalyse aber ist möglich.

Technik

In zytologischen Ausstrichen müssen möglichst viele aspirierte Gewebefragmente mit einer Dicke etwa des Durchmessers einer Zelle nebeneinander liegen. Für die Herstellung gut beurteilbarer Präparate muß das Biopsiematerial deshalb ausreichend fragmentiert sein. Das erreicht man durch die Verwendung dünner Nadeln (21, 22 oder 23 Gauge) und durch ausreichende Ansaugkraft (Unterdruck). Mittels einer speziellen Halterung kann während der Punktion der für die Aspiration notwendige Unterdruck erzeugt werden. Man verwendet sowohl 20-ml- als auch 10-ml-Spritzen (Abb. 7.**5**).

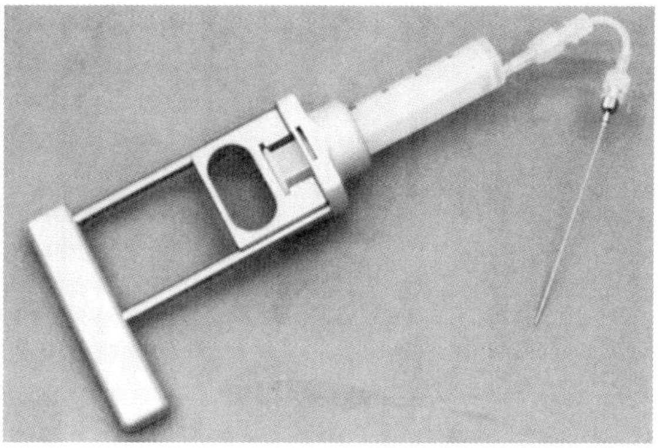

Abb. 7.5 **Halterung für Spritze zur Unterdruckerzeugung bei Aspirationszytologie (FNA).**

Bei palpablen Veränderungen ist die Positionierung der Nadeln meist kein Problem. Bei nichtpalpablen Veränderungen punktiert man unter Schallsicht. Gruppen von Mikrokalzifikationen sind sonographisch kaum erkennbar. In diesen Fällen muß unter Verwendung eines 2dimensionalen Koordinatensystems oder stereotaktisch unter Röntgenkontrolle punktiert werden, um aus verschiedenen Teilen der Läsion repräsentatives Material entnehmen zu können.

Eine Lokalanästhesie der Haut ist bei der Verwendung dieser dünnen Nadeln selten notwendig. Nach der Desinfektion der Haut wird die Nadel bis zur Läsion eingeführt. Da schräg geschliffene Nadeln beim Einbringen häufig abbiegen, ist rotierende Bewegung mit der Nadel beim Einführen zu empfehlen. Nach der Herstellung des Unterdrucks wird einige Male in die Läsion aus jeweils etwas anderer Richtung gleichsam fächerförmig gestochen (Abb. 7.**6**). Vor der Entfernung der Nadel wird der Unterdruck aufgehoben. Es wird dadurch vermieden, daß das Zellmaterial, das sich in der Nadel befindet, in die Spritze gezogen wird. Schließlich wird der Nadelinhalt mit etwas Luft in der Spritze auf einen Objektträger gebracht, ausgestrichen und fixiert. Werden sterile Objektträger benutzt, kann man mit derselben Nadel nochmals punktieren.

Bei Stereotaxiezusatzeinrichtungen, die zu wenig Platz für die Halterung bieten, ist ein spezieller Verbindungsschlauch zwischen der Nadel und der Spritze notwendig.

Durch das Aspirieren wird wahrscheinlich nicht nur direkt vor der Nadelspitze gelegenes Material gewonnen, sondern auch losgelöstes Material aus der Umgebung. In der Regel sollte der Veränderung mehr als eine Aspirationsbiopsie entnommen werden. Nach der Fixierung und der Schnellfärbung kann, während der Patient wartet, der Zytologe direkt feststellen, ob ausreichend repräsentatives Zellmaterial vorhanden ist. Falls erforderlich, kann nochmals eine Biopsie erfolgen. Um eine

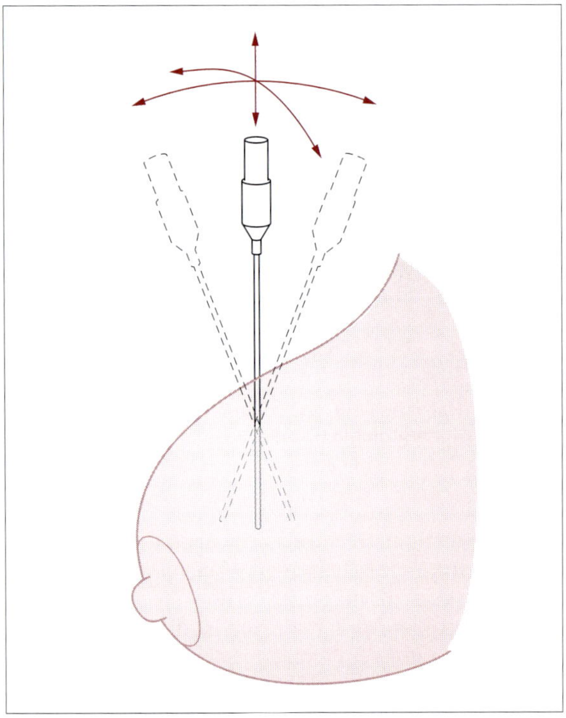

Abb. 7.**6** **Fächerförmiges Punktionsverfahren in verschiedenen Ebenen** (nach Philips Medical Systems, Hamburg).

Hämatombildung zu verhindern, wird die Punktionsstelle, wie bei allen Nadeleinführungstechniken üblich, nach der Punktion einige Minuten manuell komprimiert.

Bedeutung der Methode

Die FNA ist eine schnelle und kostengünstige diagnostische Methode, die vor allem in Kombination mit der Mammographie von Nutzen ist. Die Untersuchung ist für die Patientin nicht belastend, Komplikationen (Infektion, Hämatom) treten selten auf. Falsch negative Befunde sind, auch wenn ausreichende Fachkundigkeit und Erfahrung vorhanden sind, nicht zu vermeiden. Bei nichtzystischen Mammaveränderungen hat der Befund der bildgesteuerten FNA folgende Konsequenzen:

- ungenügend Material: Wiederholung FNA,
- benigne: Kontrolle nach 6 Monaten (Mammographie/US),
- unsicher, atypisch: Stanz- oder Exzisionsbiopsie,
- maligne: Stanz- oder Exzisionsbiopsie.

Multiple Punktionen können bei der FNA im normalen Mammagewebe oder in einer benignen Läsion manchmal Veränderungen verursachen, die bei der Sonographie das Bild einer Malignität vortäuschen können. Diese Veränderungen können noch einige Monate nach der Punktion sonographisch sichtbar sein. Die Sonographie muß deshalb vor der FNA erfolgen und nicht umgekehrt. Dies gilt auch für die Mammographie, da die FNA auch das mammographische Bild, z.B. durch eine Blutung, so verändern kann, daß eine Beurteilung unmöglich wird.

Die Bedeutung der FNA kann in der Zukunft möglicherweise sogar noch größer werden, wenn mit den durch die FNA erhaltenen Aspiraten auch eine Durchflußzytometrie möglich wird. Hiermit wird zur Differenzierung zwischen Benignität und Malignität beigetragen. Dies geschieht durch die Bestimmung des DNA-Gehalts und des Prozentsatzes von Zellen, die sich in der Wachstumsphase des Zellzyklus befinden.

Histologische Stanzbiopsie

Seit mehreren Jahrzehnten werden perkutane Mammabiopsien mittels spezieller *Biopsienadeln vom sog. Truecut-Typ* ausgeführt. Hiermit kann ein kleiner Gewebezylinder zur histologischen Beurteilung gewonnen werden. In der Vergangenheit wurden verschiedene Nadeltypen entwickelt. Es waren sowohl *Drill-* als auch *Stanznadeln* vorhanden, die man manuell bedienen mußte, um ein kleines Gewebefragment aus der Mamma zu bohren oder zu schneiden. Bei der Verwendung von Drillnadeln konnten Probleme auftreten: Es kam vor, daß sich die Nadeln in härteren Gewebestrukturen verankerten, so daß sie nur durch Zurückdrehen zu entfernen waren. In diesen Fällen konnte kein Biopsiematerial entnommen werden. Die Nadelsysteme mit einem Schiebemechanismus, ein teilweise hohler Mandrin in einer Außennadel, funktionierten besser. Es bestand der Eindruck, daß härtere Läsionen in den normalerweise weichen umgebenden Mammastrukturen durch die Nadel weggedrückt werden konnten, anstatt penetriert zu werden. Das Resultat war eine Biopsie aus normalem Mammagewebe. Die Biopsien mit solchen manuell zu bedienenden 14-Gauge-Nadeln waren manchmal schmerzhaft.

Diese Methoden sind durch die Einführung der automatisch wirkenden *Hochgeschwindigkeitsbiopsiepistolen* (Bard, Manan, Biopty, ASAP) obsolet geworden (Abb. 7.**7**).

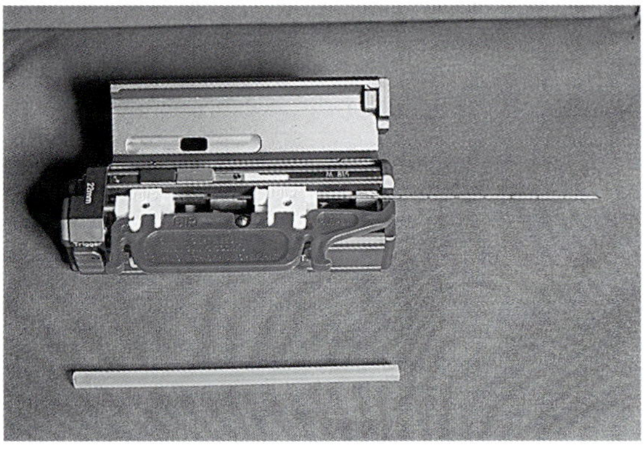

Abb. 7.**7** **Hochgeschwindigkeitsbiopsiepistole** (früher BIP, heute Bard).

Diese Biopsiepistolen haben einen Federmechanismus, um damit zuerst die innere Nadel, die eine Aussparung zum Auffangen der Gewebezylinder (Probenkammer) enthält, vorschiebt und unmittelbar danach die Außennadel vorschiebt und das sich in der Aussparung befindende Gewebe ausstanzt. Die schräg geschliffene Innennadel biegt sich während des Ausschießens etwas. Die unmittelbar danach folgende Außennadel, die kaum biegbar ist, zwingt die Innennadel wieder in die normale Position zurück, wodurch die Probenkammer in die Wand des Stichkanals gedrückt wird und Gewebe in die Aussparung preßt (Abb. 7.**8**). Durch dieses Abbiegen der Innennadel kann man 2 oder 4 Biopsien über die gleiche Einstichstelle entnehmen, wenn man die Biopsiepistole zwischen der Entnahme der Biopsien um 180 bzw. 90° dreht.

Durch die hohe Einschußgeschwindigkeit können härtere Läsionen nicht mehr vor der Nadel ausweichen und deshalb gut penetriert werden. Im Gegensatz zur Haut ist das Brustdrüsengewebe wenig empfindlich. Wahrscheinlich als Folge der hohen Einschußgeschwindigkeit der Biopsieentnahme ist die Schmerzhaftigkeit der Stanzbiopsie gering. In den meisten Fällen wird die Untersuchung von der Patientin als nicht belastend empfunden.

Die Biopsiepistolen können eine unterschiedliche Einschußtiefe haben. Derzeit wird überwiegend die Biopsiepistole mit einer Einschußtiefe von 20–23 mm verwendet. Die Einschußtiefe erfordert eine bestimmte Länge der Aussparung. Für diese Einschußtiefe beträgt sie 18–19 mm. Bei geringerer Einschußtiefe muß die Länge der Aussparung kleiner sein. Meistens werden 14-Gauge-Nadeln benutzt, daneben auch 16- und 18-Gauge-Nadeln.

Die Drillbiopsie mit einer Bohrkanüle und Bohrmaschine, die auch für Knochenstanzen angewendet wird, kann nicht bei allen Stereotaxiezusatzeinrichtungen eingesetzt werden. Diese Methode wird heute kaum mehr benutzt.

a

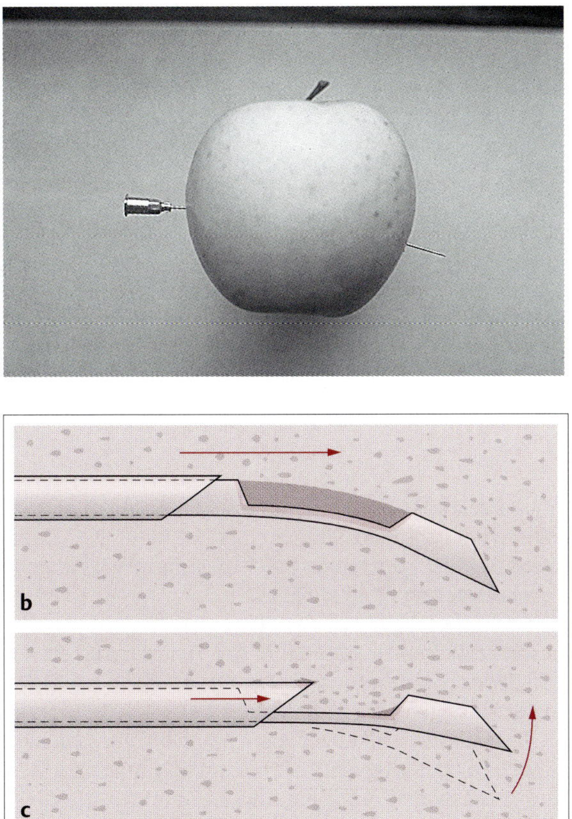

Abb. 7.**8 a–c** **Ablenkung der Nadelspitze durch schrägen Schliff:**
a Demonstration an Apfel.
b, c Übertriebene Vorstellung des Wirkungsmechanismus der Stanzbiopsie. Durch den schrägen Schliff der Nadel biegt diese ab. Die Nadelspitze macht ein zylindrisches Loch im Gewebe, so daß die Probenkammer leer bleibt (**b**). Durch das Vorschieben der Außennadel wird die Innennadel wieder gerade. Dadurch wird die Probenkammer in die Wand des Stichkanals gedrückt (**c**) und ein Gewebezylinder ausgeschnitten.

Technik

Bei Tastbefunden kann die Biopsie aus freier Hand erfolgen, bei nichtpalpablen Veränderungen benutzt man eine sonographische oder mammographisch-stereotaktische Steuerung.

Nach der Desinfektion und Lokalanästhesie der Haut, einschließlich Subkutis, ist bei Nadeln mit größerem Durchmesser (unter 16 Gauge) eine Stichinzision angezeigt.

Eine kleine Stichinzision erleichtert die Passage der zäheren Haut, verhindert wahrscheinlich in vielen Fällen ein subkutanes Hämatom und verbessert möglicherweise auch die Wirkung der Biopsiepistole, da keine Friktion zwischen der Außennadel und der Haut auftreten kann, weshalb die Stanzaktion ungehindert ablaufen kann. Man wählt den kürzesten Weg zur Läsion unter Vermeidung der sensiblen Areola.

Bei der Verwendung dünner Nadeln (z. B. 18 Gauge) ist zur Vermeidung des Abbiegens der Nadel infolge der schräg geschliffenen Nadelspitze zu empfehlen, die Nadel rotierend einzubringen. Besonders bei mammographisch dichtem Gewebe können auch Stanznadeln mehrere Millimeter abgelenkt werden. Das Abbiegen kann auch durch ein Koaxialnadelsystem vermieden werden.

Mit gespannter Biopsiepistole wird die Nadel so weit eingebracht, daß die Nadelspitze nahe vor der Läsion liegt. Die Mitte der Aussparung muß sich nach dem Abschießen im Zentrum der Läsion befinden (Abb. 7.**9**). Die Nadelspitze kommt etwa 2 cm tiefer als in der Ausgangsposition zu liegen. Dies muß vorher bedacht werden. Eine Verletzung/Perforation der Thoraxwand (Pneumothorax), aber auch eine Perforation der Fascia pectoralis, die eine wichtige Barriere bei der Metastasierung darstellt, muß unbedingt vermieden werden. Zur Vermeidung einer Thoraxverletzung ist deshalb die Nadel bei Punktionen möglichst parallel zur Thoraxwand zu hal-

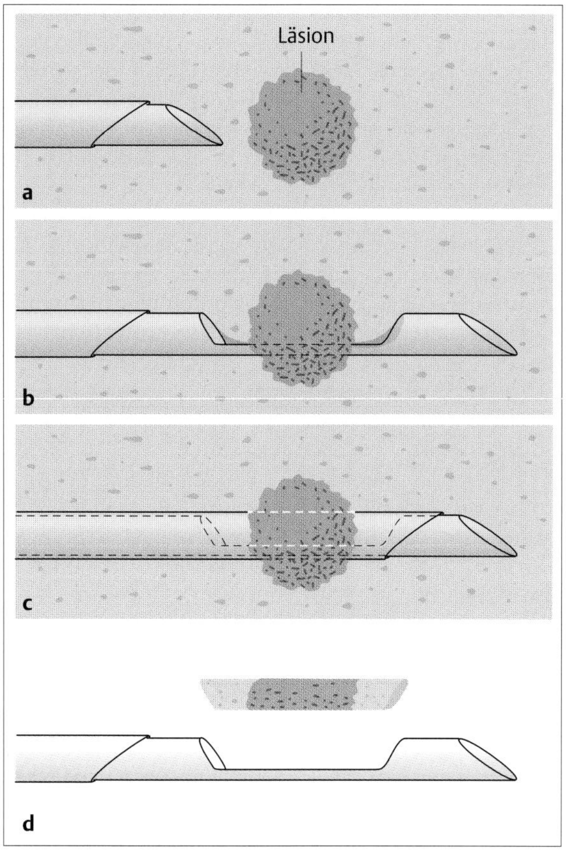

Abb. 7.**9 a–d** **Wirkungsweise der Stanzbiopsie:**
a Ausgangslage der Nadelspitze hinsichtlich der Läsion vor dem Abschießen.
b Vorschieben der Innennadel.
c Endposition nach Vorschieben der Außennadel.
d Entfernter Gewebezylinder.

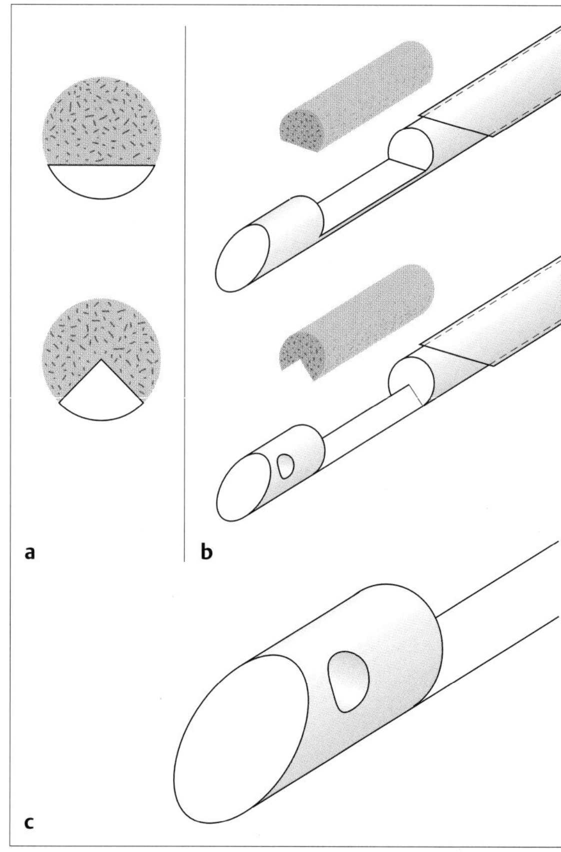

Abb. 7.**10 a–c** **Neuere Stanznadel.** Die Exkavation (Probenkammer) ist transversal vergrößert. Dadurch werden größere Gewebezylinder erhalten. Durch ein sehr kleines Loch hinter der Nadelspitze wird ihre Sichtbarkeit bei der US-Führung erheblich verbessert, da das Loch eine kleine Menge Luft enthält.

ten. Bei kleinen schlaffen Mammae muß man die eigenen Finger durch eine Platte Polystyren hinter der Mamma schützen. Bei der Stereotaxie legt man eine Platte Polystyren unter die Mamma, damit die Nadelspitze den Kassettenhalter nicht berührt. Bei den neuen Stereotaxiegeräten verhindert die Software das Durchstechen der Unterseite der Mamma.

Bei jeder Untersuchung wird immer mehr als eine Biopsie entnommen. Es hat sich herausgestellt, daß mit steigender Biopsienzahl pro Läsion auch die Treffsicherheit zunimmt (Liberman u. Mitarb. 1994). Bei 14-Gauge-Nadeln sind 5 Biopsien optimal, liegen ausschließlich Mikroverkalkungen vor, dann sogar einige mehr. Die Resultate sind bei Verwendung von dickeren (14 Gauge) im Vergleich zu dünneren Nadeln (16 und 18 Gauge) besser. Die Volumina der Gewebezylinder mittels 14-, 16- und 18-Gauge-Nadeln verhalten sich ungefähr 1 : 0,6 : 0,35.

Die Größe (Abb. 7.**10**) der Aussparung, die Einschußtiefe und die Einschußgeschwindigkeit der Biopsiepistole haben auch Einfluß auf das Volumen der Biopsie.

Das Biopsiematerial (Abb. 7.**11**) wird nach Öffnung der Nadel in Fixierflüssigkeit gelegt. Für weitere Punktionen bei derselben Patientin muß die Nadel in physiologischer Kochsalzlösung gereinigt werden. Die Fixierflüssigkeit ist steril aber durch das darin vorhandene Formalin gering gewebetoxisch.

In der Regel sinkt das aus fibroglandulärem Gewebe bestehende Biopsiematerial in der Fixierflüssigkeit auf den Boden, während das nur aus Fettgewebe bestehende in der Flüssigkeit schwimmt.

Bei Mikroverkalkungen kann man vom gewonnenen Gewebe eine Röntgenaufnahme erstellen, um festzustellen, ob die Biopsie repräsentativ ist. Es hat sich allerdings herausgestellt, daß die Mikroverkalkungen wasserlöslich sind und deshalb z. B. in einer Formaldehydlösung verschwinden können. In Ethanol bleiben die Mikroverkalkungen unverändert (Moritz u. Mitarb. 1996).

Palpable Veränderungen können unter Palpation oder Ultraschallkontrolle bioptiert werden. Bei nichtpalpablen Veränderungen ist jedoch eine Sonographie (S. 138) oder mammographische Stereotaxie (S. 139) erforderlich. Bei jeder Untersuchung muß man danach streben, eine optimale Position der Nadel nach dem Abschießen zu erreichen: die Mitte der Aussparung im Zena 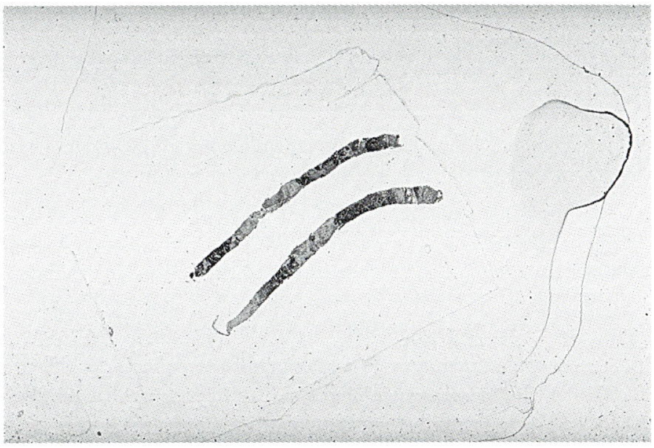

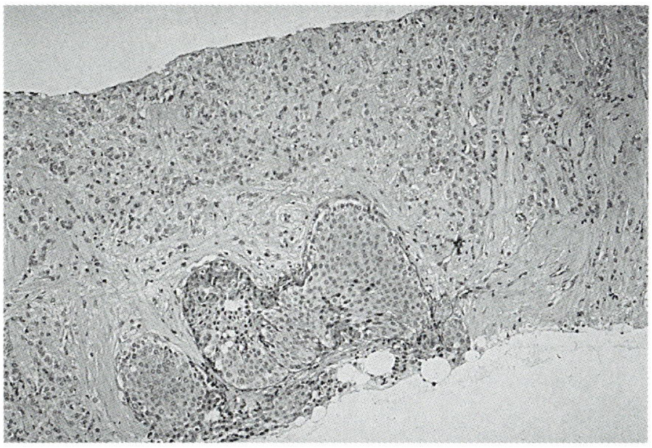 b

Abb. 7.11 a, b **Gewebezylinder:**
a 2 Gewebezylinder, durch Stanzbiopsie erhalten.
b Mikroskopisches Präparat (ca. 25mal vergrößert) eines Gewebezylinders.

trum des Zielgebiets und die Nadelspitze umgeben von normalem Mammagewebe.

Nach dem Eingriff wird die Einstichstelle zur Vermeidung eines Hämatoms einige Zeit komprimiert.

Komplikationen

Blutung und Infektion. Multiple Punktionen mit einer 14-Gauge-Nadel sind selbstverständlich traumatischer als weniger Punktionen mit einer 16- oder 18-Gauge-Nadel. Gerinnungsstörungen sind bei stärker traumatisierenden Punktionen als Kontraindikation anzusehen. In einer Multi-Center-Untersuchung (Parker u. Mitarb. 1994) wurden bei 3765 Untersuchungen nur 3 Hämatome und 3 Infektionen mitgeteilt (0,2%). Es betraf hierbei multiple Punktionen mit 14-Gauge-Nadeln.

Streuung von malignen Zellen im Stichkanal. Bei einem muzinösen Karzinom werden einige Tage nach der Stanzbiopsie mit einer 14-Gauge-Nadel maligne Zellen im Stichkanal gefunden. Man muß deshalb mit der Möglichkeit der Streuung maligner Zellen rechnen. Dieses Risiko wird für sehr gering gehalten und besteht schließlich auch bei FNA. Die Verwendung eines Koaxialnadelsystems, bei dem eine aparte Führungsnadel während des Einbringens und der Entfernung der Biopsienadel in situ bleibt, scheint das Risiko zu vermindern. Da in der Regel eine Mammaamputation oder brusterhaltende Behandlung mit Bestrahlung folgt, ist das Risiko, daß im Stichkanal zurückgebliebene Zellen überleben könnten, äußerst gering. Bei der Lumpektomie ist allerdings zu überlegen, ob auch der Stichkanal mitexzidiert werden sollte.

Vasovagaler Kollaps. Bei ängstlichen Frauen ist es sicher besser, die Biopsie bei liegender Position der Patientin auszuführen. Sowohl bei der bildgeführten Biopsie mit US, als auch bei den meisten Stereotaxiezusatzeinrichtungen (Patientin in Seitenlage) ist dies leicht zu realisieren. Bei Spezialtischen für die Untersuchung in Bauchlage – die Patientin kann hierbei den Eingriff nicht beobachten – tritt ein vasovagaler Kollaps kaum auf. Im allgemeinen ist die Gabe von Sedativa nicht notwendig.

Bedeutung der Methode

Die Stanzbiopsie ergibt außer einer zuverlässigen histologischen Diagnose (Tab. 7.2) im Gegensatz zur FNA auch Informationen über ein evtl. bestehendes invasives Wachstum. Man erhält von Mammaläsionen ohne einen chirurgischen Eingriff eine definitive Diagnose.

Wenn Malignität und invasives Wachstum festgestellt wurden, ist eine diagnostische Exzisionsbiopsie nicht erforderlich, es kann direkt zur definitiven chirur-

Tabelle 7.2 Resultate der Stanzbiopsie im Vergleich mit chirurgischer Biopsie (nach Evans)

Autor/Jahr	Nadel (Gauge)	Anzahl der Biopsien	Übereinstimmung mit chirurgischer Biopsie
Parker u. Mitarb. (1990)[1)]	14–18	102	87%
Parker u. Mitarb. (1991)[1)]	14	102	96%
Dowlatshahi u. Mitarb. (1991)[1)]	20	250	71%
Dronkers (1992)[1)]	18	53	91%
Elvecrog u. Mitarb. (1992)[2)]	14	100	94%
Parker u. Mitarb. (1993)[2)]	14	49	100%
+ Gisvold u. Mitarb. (1994)[1)]	14	104	90%
++ Parker u. Mitarb. (1994)[1)]	14	1,363	99%

1) Stereotaktisch
2) Ultraschall
\+ Fälle mit 5 Stanzbiopsien

gischen Behandlung übergegangen werden, einschließlich Achsellymphknotenausräumung.

Bei lokalisierten suspekten Verdichtungen und auch bei Mikroverkalkungen ergibt die Stanzbiopsie in 90–98% der Fälle (abhängig von der Nadeldicke und der Anzahl der Biopsien) eine zuverlässige histologische Diagnose.

Besteht ein invasives Wachstum, erreicht die Stanzbiopsie hierfür eine Treffsicherheit von 80–92% (Dronkers, unveröffentlichte Ergebnisse 1992, Liberman u. Mitarb. 1995).

Die diagnostischen Resultate hängen weniger als bei der FNA von der zytologischen Expertise ab. Jeder Pathologe kann mittels Stanzbiopsie gewonnene Gewebezylinder beurteilen.

Auch wenn Biopsien aus verschiedenen Teilen des verdächtigen Gebiets entnommen werden, muß bei einem negativen Befund noch immer mit der Möglichkeit gerechnet werden, daß das Biopsiematerial aus nichtpathologischem Gewebe der direkten Umgebung des pathologischen Gebiets stammt (sampling error). Das ist wahrscheinlich die wichtigste Ursache der falsch negativen Befunde. Obwohl dieser Prozentsatz klein ist (1,5%, Multi-institutional-Studie, Parker u. Mitarb. 1994), bleibt dies ein Problem bei der Stanzbiopsie, wenn es um den Ausschluß von Karzinomen geht. Befürworter der Stanzbiopsie weisen darauf hin, daß bei der chirurgischen Exzision nach der Lokalisation die mitgeteilten Prozentsätze falsch negativer Befunde manchmal sogar höher liegen.

Aus diesem Grund darf eine negative Stanzbiopsie bei einer mammographisch suspekten Veränderung niemals zu einem expektativen Verhalten führen. Man muß in diesen Fällen die Stanzbiopsie wiederholen oder direkt zur chirurgischen Exzisionsbiopsie übergehen.

Die Stanzbiopsie kann die in Tab. 7.**3** aufgelisteten Befunde ergeben (mit jeweils spezifischen Maßnahmen).

Bei einem benignen Befund eines verdächtigen Mammogramms muß an einen Sampling error (s. oben) gedacht werden.

Aufgrund der Effektivität der Stanzbiopsie besteht, ebenso wie bei der FNA, die Neigung, das Indikationsgebiet auszubreiten und auch weniger suspekte Mammaveränderungen damit zu attackieren, als Alternative zu einem von der Patientin nicht immer geschätzten expektativen Kurs mit mammographischem Follow-up nach 6 Monaten.

Es hat sich herausgestellt, daß ein solches Vorgehen bei mammographisch kaum verdächtigen und deshalb wahrscheinlich benignen Veränderungen durchaus annehmbar ist (Sickles 1995).

Einige Chirurgen bevorzugen bei mammographisch verdächtigen Befunden die präoperative Lokalisation und chirurgische Exzision gegenüber der Stanzbiopsie. Man kann dabei nachsehen, ob eine extensive intraduktale Komponente vorhanden ist und die Ränder des Präparats tumorfrei sind. Wenn dies der Fall ist, kann bereits dieser diagnostische chirurgische Eingriff therapeutisch sein.

Tabelle 7.**3** Befunde der Stanzbiopsie mit den jeweils spezifischen Maßnahmen

Befund Biopsie	Maßnahmen
Normales Mammagewebe	• mammographisches und klinisches Follow-up nach 6 Monaten; bei verdächtiger Mammographie Wiederholung
Benigne	• mammographisches und klinisches Follow-up nach 6 Monaten bei Korrelation mit Mammogramm; bei verdächtiger Mammographie Wiederholung
Insuffizient	• Wiederholung
Atypisch[1)]	• chirurgische Exzisionsbiopsie
Maligne, invasives Wachstum nicht nachweisbar	• chirurgische Exzisionsbiopsie
Maligne, invasives Wachstum nachweisbar	• definitive chirurgische Behandlung

1) Atypisch beinhaltet atypische duktale Hyperplasie (ADH), atypische lobuläre Hyperplasie (ALH) und lobuläres Carcinoma in situ (LCIS).

Bei nichtpalpablen nodulären Läsionen mit einem Durchmesser von etwa 1 cm, wo sonographisch nicht zwischen einer Zyste und einer soliden Veränderung unterschieden werden kann, ist es möglich, daß die Stanzbiopsie ungenügend Material für die Beurteilung ergibt. Bei der präoperativen Lokalisation ist die Läsion nicht mehr zu finden. Dann muß man annehmen, daß hier kleine Zysten vorlagen, die durch die Stanzbiopsie drainiert wurden.

Ein möglicher Nachfolger der Stanzbiopsie ist das „Mammotome“ (Abb. 7.**12**, Biopsys Medical Inc., Irvine, Ca, USA), eine 14-Gauge-Nadel, die mit Unterdruck arbeitet und nicht nach jeder Gewebeentnahme zurückgezogen werden muß. Durch den Unterdruck wird Gewebe durch eine Öffnung in die Nadel gezogen, das dann durch eine rotierende hohle Innennadel abgeschnitten und in einem Auffangraum deponiert wird. Durch Drehung der Nadel können mehrere Gewebezylinder aus dem Zielgebiet entnommen werden, so daß ursprünglich zusammenhängendes Tumorgewebe per continuitatem entfernt wird. Diese Methode ergibt eine größere Menge Gewebe als die Stanzbiopsie. Eventuelles Blut wird abgezogen. Nach Parker u. Mitarb. (1996) wird die Untersuchungsdauer wesentlich kürzer und außerdem ist diese Exkavationstechnik vielversprechend bei Mikroverkalkungen.

Noch weiter geht das ABBI-(Advanced Breast Biopsy Instrumentation System, United States Surgical Corporation, Norwalk CT) Stereotaxiesystem, wobei Gewebezylinder bis zu einem Durchmesser von 20 mm erhalten werden. Dies beinhaltet eine Therapie und ist somit ein chirurgischer Eingriff.

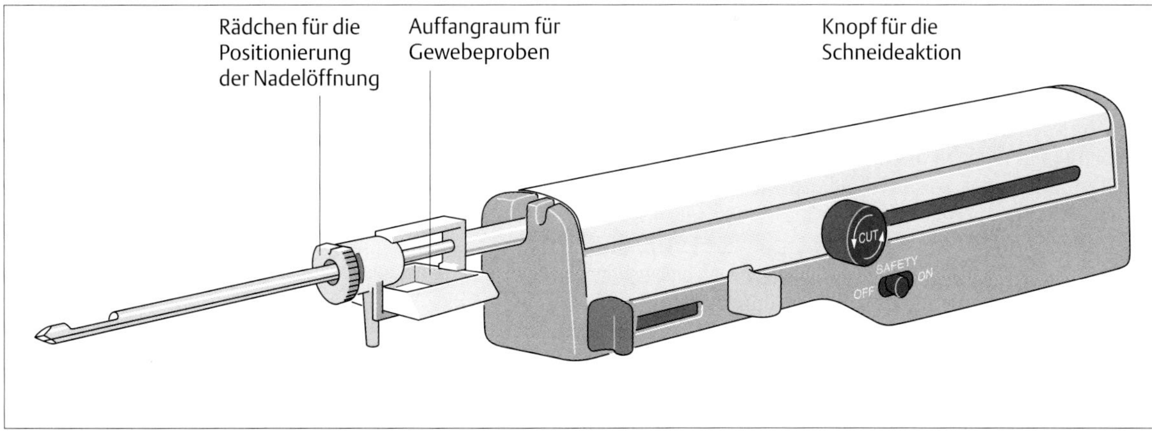

a

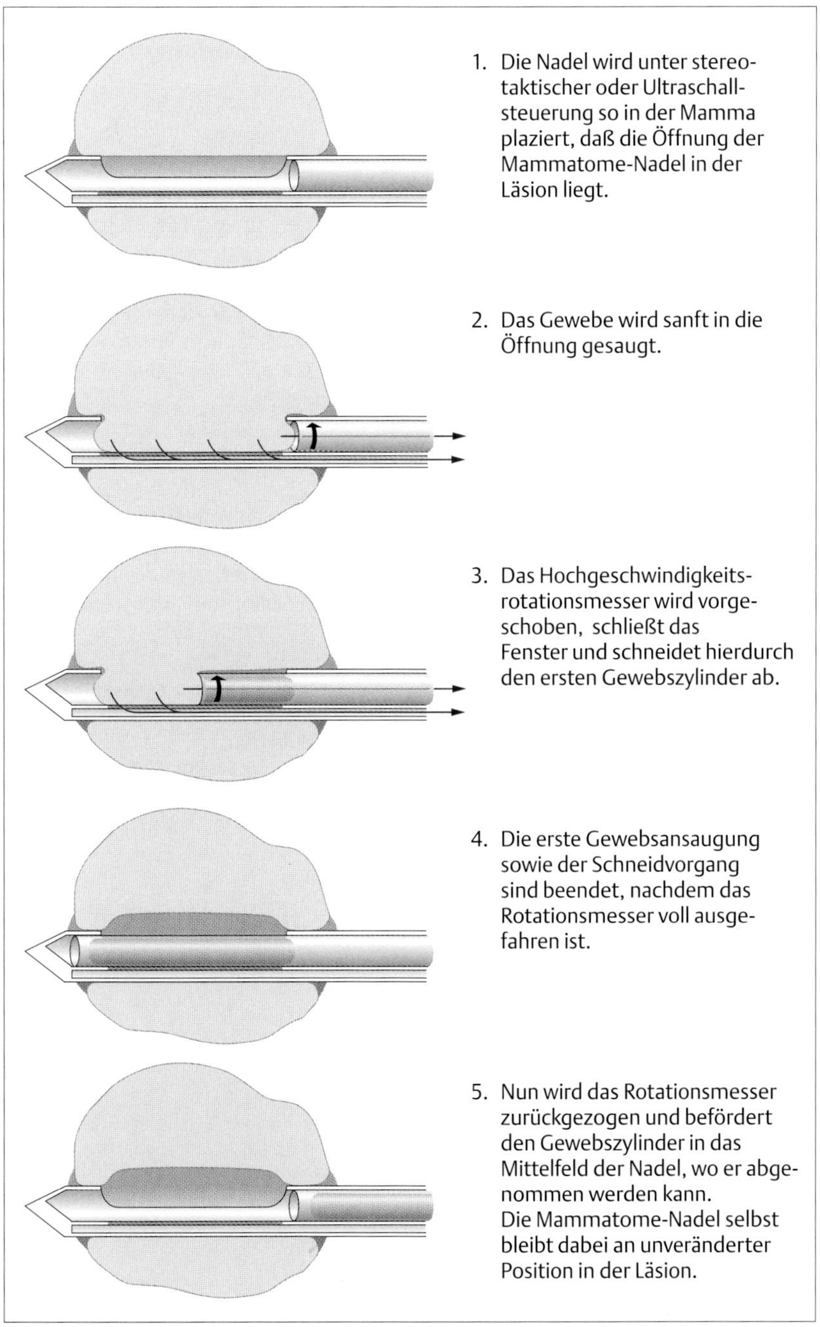

b

Abb. 7.**12** **Neueres Stanzverfahren.** Bei nur einer Punktion werden durch Drehung der Nadel mehrere benachbarte Gewebezylinder nacheinander gewonnen. Diese werden jeweils durch Vakuumerzeugung in den „Gewebesammelraum“ gezogen („Mammotome“).

Schlußbemerkung

Die Stanzbiopsie erreicht in der Multi-institutional-Studie von Parker u. Mitarb. (1994) eine Sensitivität von 98% und eine Spezifizität von 100%. Trotzdem hat die Methode noch lange nicht in allen Kliniken einen festen Platz erhalten. Möglicherweise wird diese Methode von vielen als zu traumatisch angesehen. Des weiteren sind nicht alle Chirurgen mit der Information zufrieden, die die Stanzbiopsie liefert.

Das diagnostische Vorgehen bei mammographisch entdeckten brustkrebsverdächtigen Veränderungen besteht aus 2 Phasen.

Phasen beim diagnostischen Vorgehen:

- *Phase 1:* diagnostischer Eingriff, um eine histologische Diagnose zu erhalten,
- *Phase 2:* definitiver therapeutischer chirurgischer Eingriff mit Feststellung des Krankheitsstadiums.

Transkutane Interventionen sind nur dann gerechtfertigt, wenn sie in der Mehrzahl der Fälle unter Erhaltung der Zuverlässigkeit eine Alternative sind für Phase 1.

Eine transkutane Biopsie ist für die Patientin nicht nur weniger belastend, sie erspart auch Zeit und Kosten.

Steuerung bei nichttastbaren Befunden

Sonographische Führung

Bei nichtpalpablen mammographisch entdeckten Veränderungen bevorzugt man für die präoperative Lokalisation und die transkutane Nadelbiopsie den US, wenn man sich überzeugt hat, daß die Veränderung auch sonographisch zu identifizieren ist.

Vorteile der sonographischen Steuerung:

- Schnell und einfach,
- kontinuierliche Kontrolle der Nadelspitzenposition während der Punktion,
- in allen Haltungen der Patientin möglich,
- auch bei mammographisch nicht eindeutigen Veränderungen möglich.

Kleinere Veränderungen sind unter sonographischer Führung meistens etwas schwieriger zu punktieren als mit der Stereotaxie. Eine sonographische Führung ist bei einigen sonographisch nicht erkennbaren Veränderungen wie Mikroverkalkungen unmöglich.

Technik

Vor Punktionsbeginn müssen nichtpalpable mammographisch entdeckte Veränderungen auf den Mammogrammen betrachtet werden, um die Lage genau festzustellen.

Vorzugsweise benutzt man einen 7,5-MHz-(evtl. 10-MHz-)Linear-array-Transducer. Für tiefer liegende Veränderungen ist ein 5-MHz-Transducer vorzuziehen.

Wie Abb. 7.**13** zeigt, gibt es 2 verschieden sonographisch gesteuerte Methoden:

- mit der Nadel senkrecht auf der Scanfläche des Transducers,
- mit der Nadel in der Scanfläche des Transducers.

Die erste Methode ist am schwierigsten, weil die Nadel außerhalb des Bilds auf die Läsion gerichtet werden muß

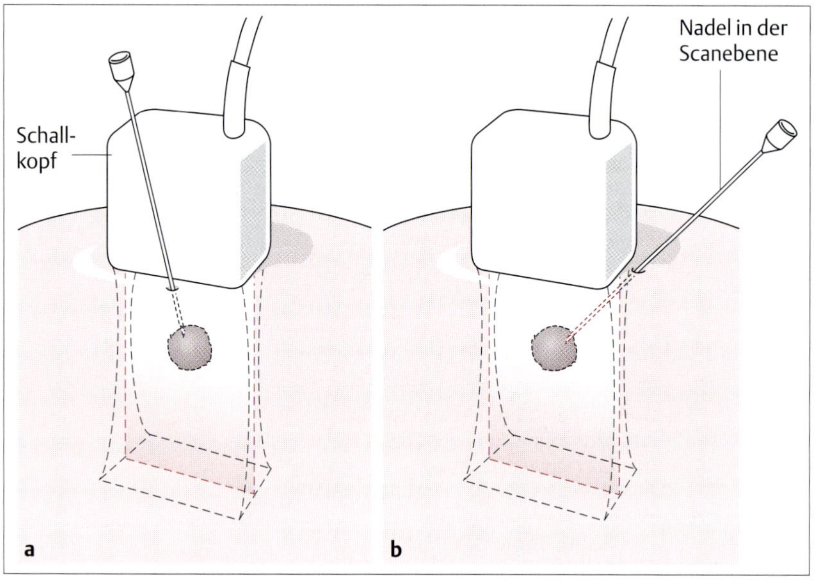

Abb. 7.**13 a, b** **2 Verschiedene Methoden der US-geführten Punktion:**
a Nadel senkrecht auf der Scanfläche.
b Nadel in der Scanfläche.

und die Nadelspitze erst sichtbar wird, wenn diese in die Scanfläche kommt (Abb. 7.**13a**).

Bei der zweiten Methode, die für den Anfänger einfacher ist, setzt man den Transducer so, daß die Läsion sich am Rande des Bilds befindet (Abb. 7.**13b**). An dieser Seite wird die Nadel eingeführt, wobei es anzuraten ist, die Nadel so horizontal wie möglich zu halten (Abb. 7.**14**), dadurch ist sie sonographisch besser zu sehen. Das distale Ende der Nadel ist nach Eintritt in die Scanfläche sichtbar.

Abhängig von der Größe des Transducers kann man während der Punktion von der einen Methode auf die andere übergehen.

Die Rückenlage ist für die Frau die angenehmste Position. Der Arm der zu untersuchenden Seite wird hoch gebracht, mit der Hand unter dem Kopf. Bei der Punktion des medialen Anteils der Mamma kann die Patientin flach liegen, für die Punktion der lateralen Seite am besten mit der zu untersuchenden Seite etwas angehoben.

Die Haut wird vor der Punktion desinfiziert, z. B. mit Betadine. Der Transducer wird in einen sterilen Beutel mit sterilem Gel gebracht. Als akustisches Kopplungsmaterial wird steriles Gel oder Ethanol verwandt. Meist benutzt man die Methode aus „freier Hand", daneben bestehen auch Nadelführungsvorrichtungen, wobei man unter einem bestimmten Winkel punktieren muß und an einen festen Hauteintrittspunkt gebunden ist.

Die Untersuchung kann auch von 2 Personen ausgeführt werden, wobei die eine punktiert und die andere für die Bildgebung sorgt.

Man wählt den kürzesten Weg um die Läsion zu erreichen. Das Eintreten der Nadel in die Läsion ist meist gut festzustellen. Zweifelt man, ob die Nadelspitze in der Läsion liegt, bewegt man die Nadel etwas hin und her. Bewegt sich die Läsion mit der Nadelspitze mit, ist eine gute Nadelposition anzunehmen. Das Entnehmen von Biopsien aus verschiedenen Teilen der Veränderung ist unter sonographischer Führung meist nicht schwierig. Auch bei palpablen Veränderungen ist die Sonographie nützlich um Biopsien aus verschiedenen Stellen der Veränderung zu entnehmen.

Mammographisch-stereotaktische Führung

Die ersten stereotaktischen Eingriffe der Mamma wurden mit einem Spezialstativ ausgeführt, das aus einem horizontalen Lagerungstisch bestand mit darunterliegender Röntgenröhre, Kassettenhalterung und Stereotaxievorrichtung. Eine moderne Version zeigt Abb. 7.**15**. Die Frau wird in Bauchlage untersucht, wobei die zu untersuchende Mamma sich in einer Öffnung des Lagerungstischs darunter befindet. Die Mamma kann aus verschiedenen Richtungen parallel zur Thoraxwand angegangen werden, außerdem ist für tiefer liegende Läsionen eine Angulation der Nadel zur Thoraxwand hin möglich, weswegen eine potentielle Gefahr besteht. Diese Spezialstative (Mammotest [Abb.7.**15**], Stereoguide) sind nur für die mammographische Stereotaxie geeignet und nicht für die Mammographie.

Daneben bestehen für Mammographiestative stereotaktische Zusatzeinrichtungen (Stereotix, Cytoguide [Abb.7.**16**]). Mit einer solchen Apparatur erreicht man dieselbe Präzision bei einer Genauigkeit von weniger als 1 mm. Auch hiermit kann die Mamma von praktisch allen Richtungen aus parallel zur Thoraxwand hin angegangen werden. Die Patientin kann bei dieser Untersuchung sowohl sitzen als auch liegen (Abb. 7.**17**).

Teile der stereotaktischen Zusatzeinrichtung:

- Stereoaufnahmeeinheit mit einem Nadelführungssystem (Abb. 7.**18**),
- Computersystem mit Betrachtungseinheit.

Moderne Apparate verfügen über ein digitales Abbildungssystem, wodurch die Untersuchungsdauer kürzer wird, da keine Filme entwickelt werden müssen. Dadurch werden störende Patientenbewegungen zwischen Aufnahme und Punktion herabgesetzt. Die digitalen Aufnahmen erscheinen einige Sekunden nach der Aufnahme. Durch Variation der Helligkeit des Kontrasts kann die Bildqualität optimalisiert werden.

In Tab. 7.**4** sind Vor- und Nachteile beider Gerätetypen wiedergegeben.

Mittels eines speziellen Lateralbügels kann sowohl bei Spezialstativen als auch bei Zusatzeinrichtungen parallel zur Kompressionsplatte punktiert werden, z. B. bei kleinen schlaffen Mammae. Auf diese Weise kann paraareolär punktiert werden, also in Richtung der Thoraxwand, ohne diese zu erreichen. Diese Richtung kommt dem chirurgischen Zugangsweg zu vielen Läsionen am nächsten, was wichtig sein kann bei der Lokalisation mit einem Markierungsdraht. Dadurch ist auch in mehr Fäl-

Tabelle 7.**4** Vor- und Nachteile von Zusatzeinrichtungen und Spezialstativ für Stereotaxie

Typ	Vorteile	Nachteile
Zusatzeinrichung	niedrigerer Anschaffungspreis	Untersuchungstisch notwendig für Untersuchung bei liegender Patientin
	raumsparend	Risiko auf Bewegung bei sitzender Patientin
	fast alle mammographisch sichtbaren Läsionen punktierbar	Risiko auf vasovagale Reaktionen bei sitzender Patientin
Spezialstativ	minimale Patientenbewegung	teuer bei Anschaffung
	Patientin sieht den Vorgang nicht	nicht geeignet für Mammographie, deswegen unrentabel
		Axillabereich schwer erreichbar; bei Nadelangulation Verletzungsgefahr der Thoraxwand

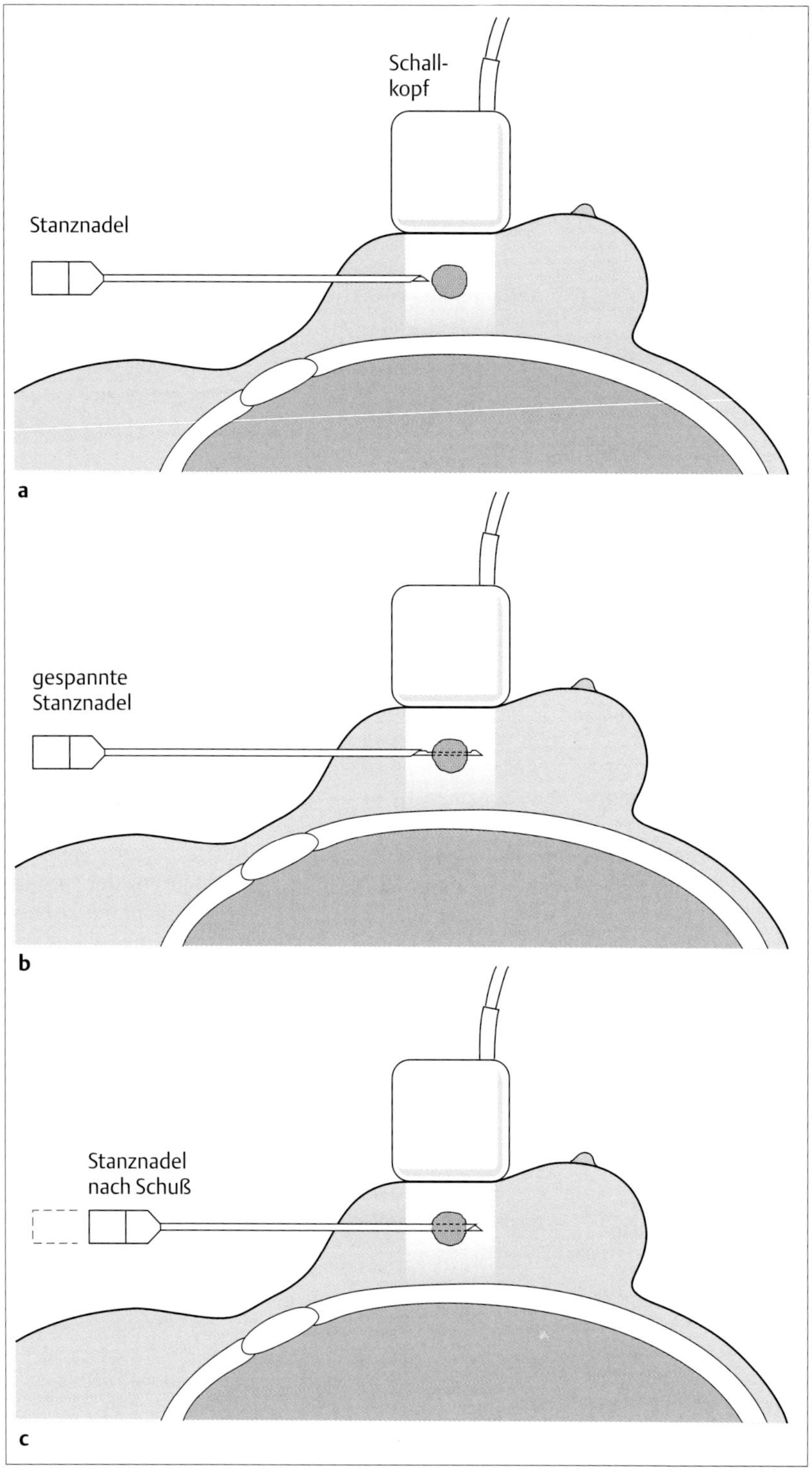

Abb. 7.**14 a – c** **Vorgehen bei der US-gesteuerten Stanzbiopsie zur Vermeidung einer Thoraxwandverletzung.** Die Nadelspitze dringt beim Schießen 2 cm weiter vor:

a Die liegende Patientin wird so positioniert, daß die Läsion am höchsten Punkt in der Mamma liegt.

b Die Nadel wird immer parallel zur Thoraxwand eingebracht.

c Die Nadel muß in ihrer gesamten intramammären Länge sichtbar sein.

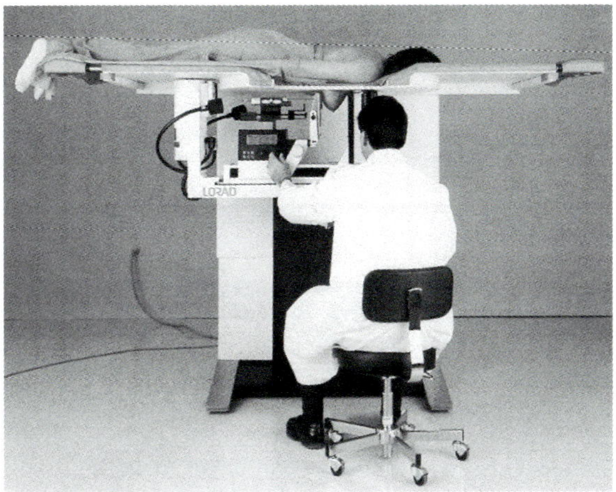

Abb. 7.**15** **Spezialstativ für mammographische Stereotaxie (Mammotest).**

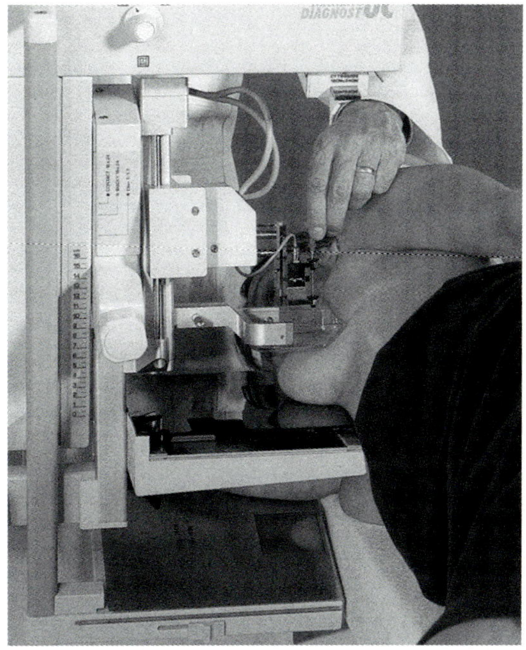

Abb. 7.**17** **Mammographiestativ mit stereotaktischer Zusatzeinrichtung für Untersuchung bei liegender Patientin.**

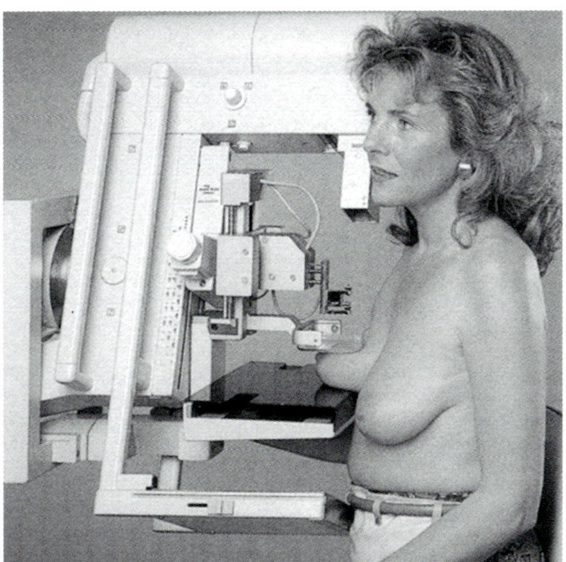

Abb. 7.**16** **Mammographiestativ mit stereotaktischer Zusatzeinrichtung (Cytoguide).**

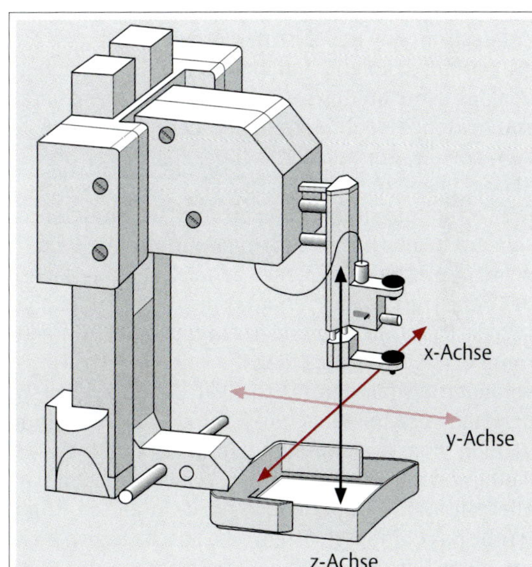

Abb. 7.**18** **Automatisches Nadelführungssystem.** Die Nadelhalterung wird in 3 Ebenen motorisch bewegt: seitlich auf der X-Achse, waagerecht auf der Y-Achse und senkrecht auf der Z-Achse (Cytoguide) (mit freundlicher Genehmigung der Firma Philips Medical Systems, Hamburg).

len die Exzision des gesamten Einstichkanals der Nadelbiopsie möglich.

Technik

Sowohl für das Arbeiten mit Spezialstativen als auch mit Zusatzeinrichtungen sind folgende Punkte zu beachten:

- Die Patientin muß eine bequeme Haltung einnehmen können, um zu vermeiden, daß sie sich während der Untersuchung bewegt, so daß die Position der zu untersuchenden Mamma sich verändert.
- Es ist der kürzeste Punktionsweg zu wählen: bei Läsionen in der oberen Hälfte der Mamma kraniokaudal, bei Läsionen in der unteren Hälfte der Mamma lateromedial oder mediolateral, abhängig von der Lokalisation der Läsion, bei Zusatzeinrichtungen auch kaudokranialer Zugang.
- Es werden 2 Aufnahmen angefertigt, wobei die Röhre einmal nach der einen und nach der anderen Seite der Ursprungsrichtung gekippt ist (z. B. jeweils 15°). Es ist dafür zu sorgen, daß sich die Position der komprimierten Mamma während der Stereoaufnahmen nicht verändert.
- Bei der Anfertigung der Aufnahmen ist auf eine genaue Winkeleinstellung und eine korrekte Kassettenverschiebung zu achten.
- Zur Bestimmung der Tiefe der Veränderung wird das Prinzip der Triangulation angewendet. Hierzu werden das Zentrum der Läsion und die Referenzmarke von beiden Stereobildern in den Computer eingegeben, der die 3dimensionale Lage der Läsion in der Mamma berechnet (Abb. 7.**19**).
- Die Verbindungslinie zwischen dem Zentrum der Läsion auf beiden Stereoaufnahmen muß durch die lineare Versetzung der Röhre parallel der Längsachse des Films verlaufen. Wenn das nicht der Fall ist, hat sich die Patientin während der Kippung der Röntgenröhre etwas bewegt, so daß als Folge der Positionsveränderung der Mamma auch die Läsion sich verändert hat. Verschiebungen in frontodorsaler Richtung werden von den meisten Computersystemen erkannt und als Fehler gemeldet, Verschiebungen parallel zur Thoraxwand jedoch nicht. In diesen Fällen würde das Computersystem eine falsche Lage der Läsion berechnen.
- Außerordentlich wichtig ist das Eingeben der präzisen Nadellänge in den Computer. Für Lokalisations- und FNA-Nadeln ist die Länge der Nadel von der Nadelspitze bis an den Ansatz des Nadelanschlusses berechnet. Bei Stanzbiopsien ist die Länge der Nadel nicht von der Nadelspitze bis zum Ansatz des Nadelanschlusses oder der Vorderseite der Pistole berechnet, sondern es handelt sich um den Abstand zwischen der Mitte der Aussparung in geschossenem Zustand der Biopsiepistole bis zur Vorderseite der Biopsiepistole. Die Spitze der Biopsienadel dringt wie bereits erwähnt tiefer als in das Zentrum der Läsion ein. Deshalb ist bei sehr dünnen Mammae vorsorglich eine Platte Polystyren von mindestens 2 cm Dicke unter die Mamma zu legen, um zu vermeiden, daß die Nadel durch Erreichen der Rasterkassette beschädigt wird.
- Man muß für den richtigen Innendurchmesser der sterilen Führungsbuchsen des Nadelführungssystems sorgen, entsprechend dem Außendurchmesser der anzuwendenden Nadel, um einen ungewünschten Nadelspielraum auszuschalten.
- Zur Vermeidung der Nadeldeviation, sowohl bei FNA als auch Lokalisationen und Stanzbiopsien, muß die Nadel immer leicht rotierend eingeführt werden.
  Da kleine feste Läsionen im weichen Mammagewebe vor der Nadelspitze ausweichen können, ist es nützlich, bei der Markierung nodulärer Läsionen z. B. 1 cm der Tiefe hinzuzufügen. Auf diese Weise wird die Läsion „harpunisiert" und deswegen liegt der Markierungsdraht besser fixiert in der Läsion.
- Während des Eingriffs, vor allem bei der Anwendung einer Zusatzeinrichtung, darf man die Patientin nicht allein lassen um Lageveränderungen zu verhindern.

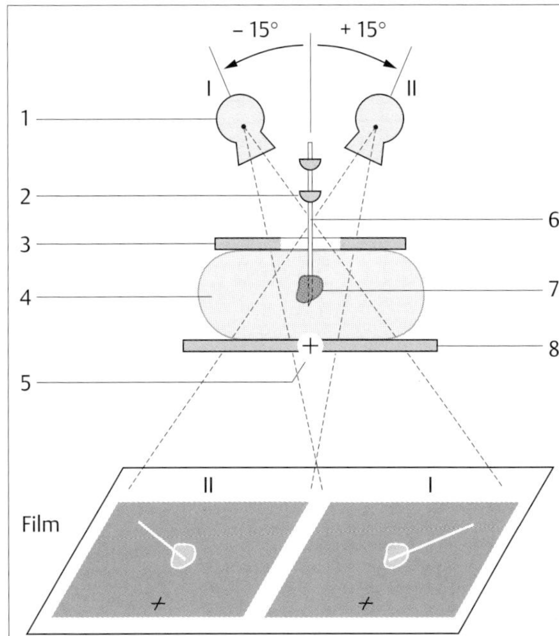

Abb. 7.**19** **Schema des Prinzips der stereotaktischen Aufnahme (Cytoguide)** (mit freundlicher Genehmigung der Firma Philips Medical Systems, Hamburg).

1 Röntgenröhre
2 Nadelhalter, untere Führung
3 Kompressionsplatte
4 Mamma
5 Referenzkreuz auf der Auflage
6 Nadel
7 Befund
8 Auflage/Film
I Strahlerposition für die 1. Aufnahme
II Strahlerposition für die 2. Aufnahme

- Die Arbeitsweise der Stereotaxieapparatur muß regelmäßig kontrolliert werden, um festzustellen, daß die stereotaktische Einstellung in allen Koordinaten noch korrekt ist. Dies kann auch geschehen, indem man während jeder Untersuchung nach dem Einbringen der Nadel Stereokontrollaufnahmen durchführt. Die Leistung kann auch mittels eines Testphantoms kontrolliert werden, das vom Fabrikanten mitgeliefert wird.

Es bestehen auch Koaxialsysteme, die eine Nadelbiopsie ermöglichen und anschließend die Plazierung eines Markierungsdrahts. Auch Markierungsdrähte in Korkenzieherform wurden entwickelt, die durch Rotation je nach Bedarf mehr oder weniger tief eingeführt werden können.

Radiologische Assistenz bei der chirurgischen Exzisionsbiopsie

- Präoperative Lokalisation nichtpalpabler oder dubios palpabler Befunde.
- Präparatradiographie (Röntgenaufnahmen von Exzisionsbiopsiematerial), um festzustellen, ob sich die mammographisch suspekte Veränderung in der Biopsie befindet. Dies bildet einen integralen Bestandteil der Lokalisationsprozedur. Die Präparatuntersuchung kann auch sonographisch erfolgen, wenn das Biopsiematerial in einen Becher mit physiologischer Kochsalzlösung gebracht wird.

Präoperative Lokalisation (Markierung)

Die präoperative Lokalisation ist notwendig, wenn nichtpalpable Veränderungen vorliegen, die mammographisch und/oder sonographisch malignitätsverdächtig sind.

Ziele der präoperativen Lokalisation:

- Sicherheit, daß das verdächtige Gebiet exzidiert wird,
- dafür zu sorgen, daß möglichst wenig gesundes Umgebungsgewebe exzidiert wird (Vermeidung unnötiger Mutilation).

Bei sonographisch sichtbaren Läsionen hat die sonographische Führung den Vorrang. Andere Führungsmethoden erfolgen mammographisch mit gelochten Kompressionsplatte oder Stereotaxie.

Methoden/Material

Die Injektion von Methylenblau oder eines anderen Vitalfarbstoffs, mit wasserauflösbarem Röntgenkontrastmittel gemischt, oder von Kohlenstoffpartikeln wird immer weniger ausgeführt. Bei der Verwendung eines Farbstoffs ist es schwierig, die richtige Menge zu injizieren, und es gelingt nicht immer, die Zeit zwischen Einbringen und Operation ausreichend kurz zu halten, um eine Farbstoffdiffusion zu vermeiden.

Die oben genannte Arbeitsweise ist fast vollständig durch die Verwendung spezieller Lokalisationsnadeln abgelöst worden, die aus einer Einführungsnadel und einem metallenen Markierungsdraht bestehen. Die meisten Markierungsdrähte sind solide, aber es gibt auch geflochtene Markierungsdrähte, die besonders flexibel sind. Bei einem Durchschneiden derselben während der Operation könnten sich Metallteilchen lösen und in der Mamma zurückbleiben.

Typen von Markierungsdrähten:

- Entfernbare,
- nichtentfernbare.

Die entfernbaren Markierungsdrähte haben den Vorteil, daß der Draht bei einer Fehlplazierung entfernt werden kann. Die Fixierung im Gewebe ist allerdings weniger gut als bei den nichtentfernbaren Markierungsdrähten. Diese werden deshalb vom Pathologen nicht geschätzt. Für beide Typen gilt, daß während des Einbringens eine Korrektur mittels Kontrollaufnahmen erfolgen kann, bevor der Markierungsdraht verankert wird. Bei manchen Typen bleibt die Einführungsnadel in situ bis zur Operation.

Einige Typen der Lokalisations-/Markierungssysteme (Abb. 7.**20**):

Typ Frank (Abb. 7.**20a**). Standard-25-Gauge-Nadel mit Markierungsdraht, der einen festen Haken am Ende hat. Die Nadel wird mit dem Markierungsdraht darin eingeführt, wobei die Spitze des Markierungsdrahts herausragt, was aber in der Praxis keine Probleme ergibt. Der Markierungsdraht kann bei falscher Lage herausgezogen werden.

Typ Homer (Abb. 7.**20b**). Gebogener J-Draht. Einfache Repositionierung. Da Draht und Nadel fixiert werden, entsteht ein sicher verankerter Ring. Nadel und Draht sind während der Operation vom Chirurgen zu fühlen.

Typ Hawkins (Abb. 7.**20c**). Zurückziehbarer Widerhaken. Die Nadel bleibt in der Mamma bis zur Operation und wird mittels einer Kunststoffscheibe auf der Haut fixiert.

Typ Kopans (Abb. 7.**20d**). Zurückziehbarer Widerhaken. Markierungsdraht mit federndem, nicht leicht zu entfernendem Haken. Beim Einbringen ist der Haken im Lumen der Nadel gelegen.

Typ X-Reidy (Abb. 7.**20e**). X-förmiger Haken, der schwierig aus dem Gewebe zu entfernen ist.

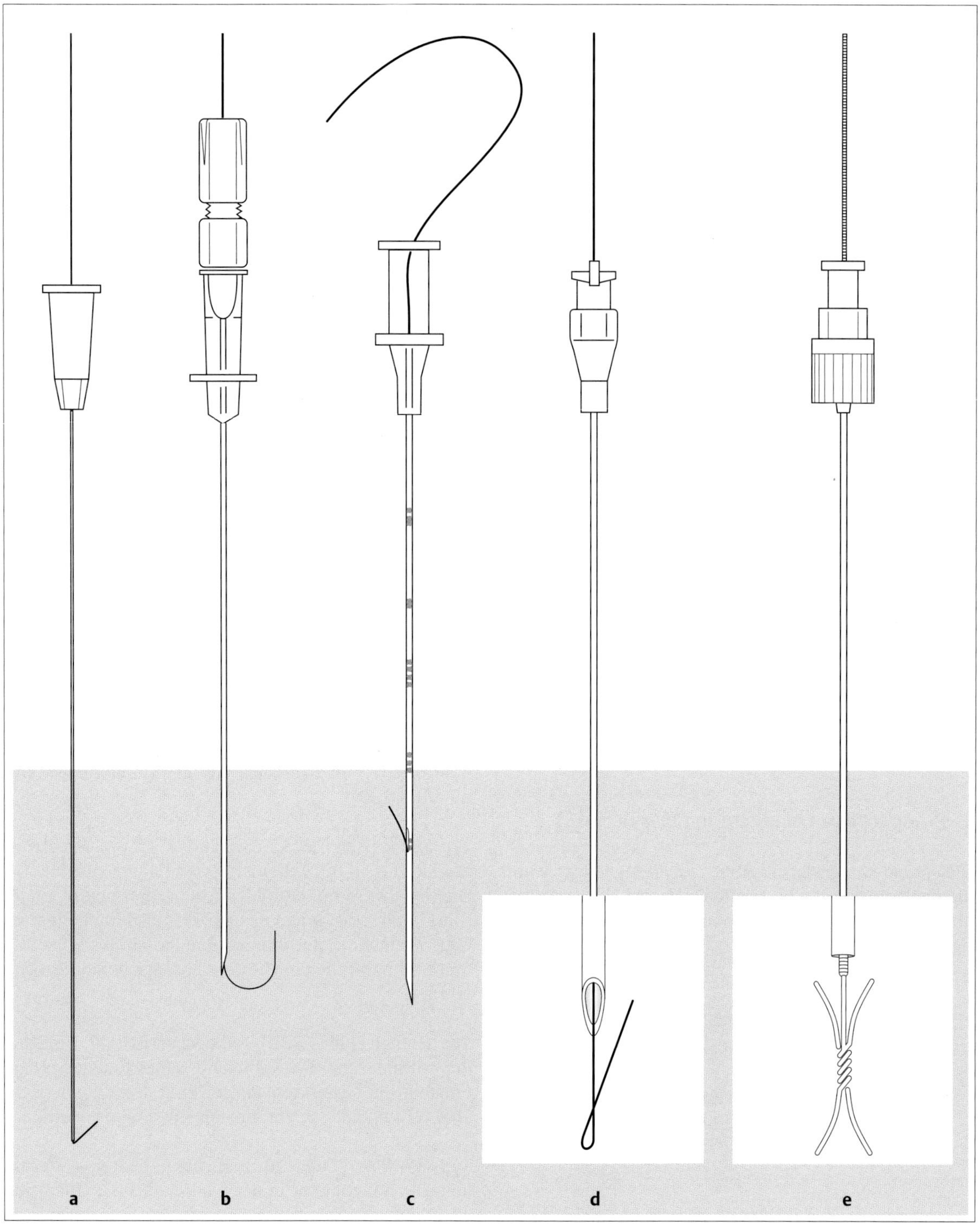

Abb. 7.**20 a – e** **Verschiedene Lokalisations bzw. Markierungssysteme** (s. Text):
a Typ Frank.
b Typ Homer.
c Typ Hawkins.
d Typ Kopans.
e Typ X-Reidy.

Allgemeine Richtlinien für die Lokalisation

Vor der Lokalisation ist die Beratung mit dem Chirurgen anzuraten. Wenn möglich, sollte der kürzeste Weg für die Punktion gewählt werden. Eine Lokalanästhesie der Hautpunktionsstelle wird oft ausgeführt, ist aber nicht unbedingt notwendig. Prämenopausale Frauen in der zweiten Hälfte des Zyklus haben die empfindlichsten Mammae, weshalb man sich bei der Anwendung der Lokalanästhesie auf diese Gruppe von Patientinnen beschränken könnte.

Bei voluminösen Mammae und tief liegenden Läsionen muß man auf eine ausreichende Länge des Markierungsdrahts achten. Bei Dekompression der Mamma wird der Abstand von der Einstichstelle bis zur Läsion meistens größer. Ein zu kurzer Markierungsdraht kann dann in der Mamma verschwinden.

Nach dem Einbringen wird der herausragende Teil des Markierungsdrahts auf der Haut mit einem Pflaster fixiert, die Einstichstelle mit einem sterilen Pflaster.

Da die meisten Lokalisationsnadeln schräg geschliffen und dünn sind, besteht bei nichtrotierendem Einbringen die Möglichkeit der Deviation.

Nach jeder Lokalisation müssen zur Dokumentation 2 Aufnahmen in genau senkrecht aufeinanderstehender Projektionsebenen für den Chirurgen angefertigt werden, worauf das Zentrum und die mammographische Ausdehnung der suspekten Läsion markiert ist. Die Einstichstelle kann auch mit einem Bleikügelchen markiert werden. Empfehlenswert ist es auch, um nach der Lokalisation die Patientin in Rückenlage zu durchleuchten, auf der Haut die Stelle zu markieren, wo sich das Ende des Markierungsdrahts in der Tiefe befindet. Das erleichtert dem Chirurgen die Wahl des kürzesten frontodorsalen Wegs zur Läsion.

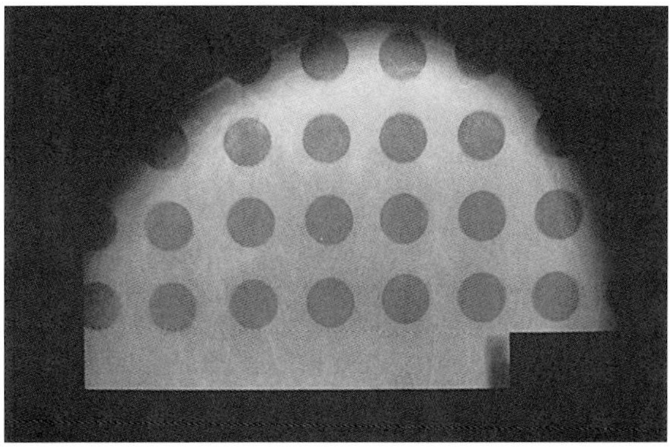

Abb. 7.**21** **Gelochte Kompressionsplatte für Lokalisation.**

Lokalisationsmethoden:

- *Sonographisch:* Nichtpalpable, sonographisch gut erkennbare Veränderungen werden meistens mit sonographischer Führung lokalisiert (Abb. 7.**13**). Die sonographische Lokalisation kann präoperativ im Operationsraum erfolgen.
- *Mammographisch:* Mittels Mammographie, wenn die Läsionen sonographisch nicht oder nur schwierig erkennbar sind oder wenn die Lokalisation sonographisch schwierig ist, z. B. kleine Läsionen in großen Mammae.
  - Methode mit Kompressionsplatte: Aufnahme der Mamma mit einer Kompressionsplatte, die eine Anzahl Bohrlöcher oder ein Fenster mit Koordinaten hat (Abb. 7.**21**). Eine Übersichtsaufnahme zeigt sowohl die Läsion als auch das Koordinatensystem. Nach der Aufnahme muß die Kompression bestehen bleiben. Wenn die Läsion bei Verwendung eines gelochten Rasters nicht genau unter einem Loch projiziert wird, muß erneut eingestellt werden. Sowohl die X- als auch die Y-Achse sind dann bekannt. Die Lokalisationsnadel wird eingeführt, sobald die Nadel in der Strahlenrichtung steht: Im Licht des Lichtvisiers fällt der Schatten des Nadelkonus auf den Einstichort. Die X- und die Y-Koordinaten sind korrekt. Dann muß noch die Z-Koordinate, die Tiefe, bestimmt werden (Abb. 7.**22**). Die Tiefe kann man abschätzen. Man kann aber auch die Tiefe berechnen, wenn man auf einer Übersichtsaufnahme in senkrechter Projektion den Abstand von der Haut zur Läsion mißt (a), außerdem den mittleren Durchmesser der Mamma (b) in dieser Projektion. Des weiteren muß die Dicke der Mamma im komprimierten Zustand (c) bei der Lokalisation gemessen werden. Die Tiefe der Läsion ist dann: $c/b \times a$ (Gleichung 7.1)
    Die Nadel kann aber auch so weit eingeführt werden, daß sie die Veränderung durchsticht.
    Am genauesten ist es, wenn danach eine zweite Aufnahme senkrecht auf die erste gemacht wird, wenn möglich, mit der gleichen Kompressionsplatte. Auf dieser Aufnahme sind die Position der Nadel und die Veränderung zu sehen. Die Messung ergibt, wie weit die Nadel zurückgezogen werden muß.
  - Stereotaktisch: Die stereotaktische Lokalisation erfolgt meist schnell und mit großer Präzision (Abb. 7.**23**). Problematisch ist die Deviation der dünnen schräg geschliffenen Nadel. Niemals sollte eine stereotaktische Lokalisation mit Zusatzeinrichtung in sitzender Haltung der Patientin nach Verabfolgung von Prämedikation wegen Kollapsgefahr erfolgen.
- *Lokalisation mittels Punktion „aus der freien Hand“:* Die Koordinaten der Veränderung auf der Aufnahme werden so gut wie möglich auf der Haut der Mamma mit Wäschetinte angebracht. Man weiß dann ungefähr die Stelle der Veränderung und versucht sie so zu lokalisieren. Diese Methode ist umständlich und in vielen Fällen nicht ausreichend genau.

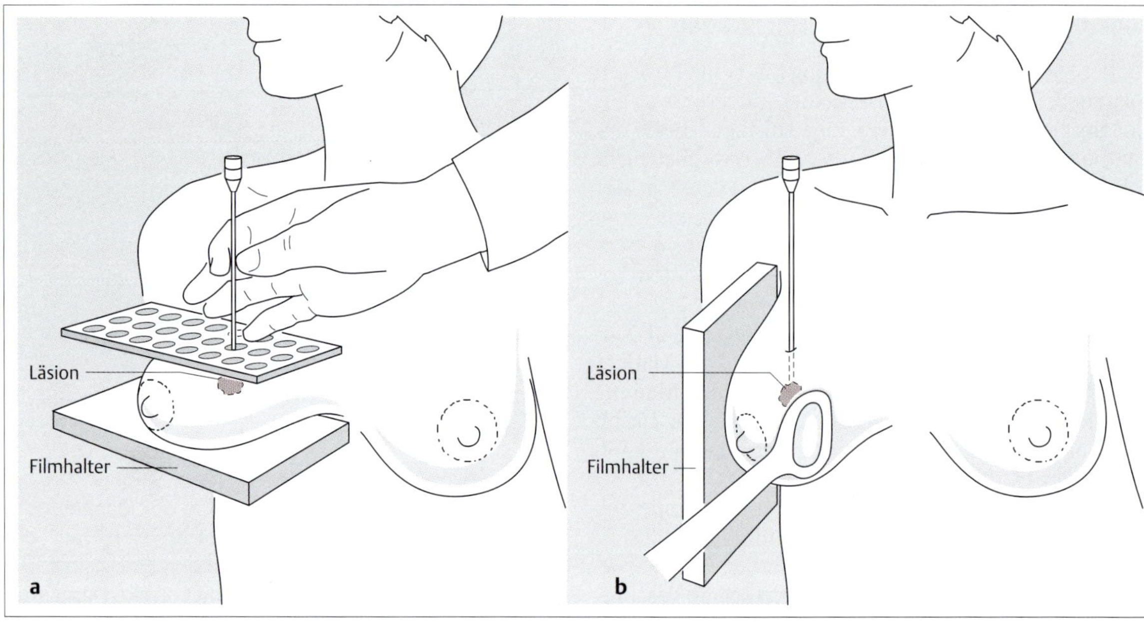

Abb. 7.**22** a, b **Ausführung der mammographischen Lokalisation mit gelochter Kompressionsplatte** (nach Kopans).
a Nadeleinführung parallel zur Thoraxwand bis zur Läsion. **b** Seitliche Kontrolle.

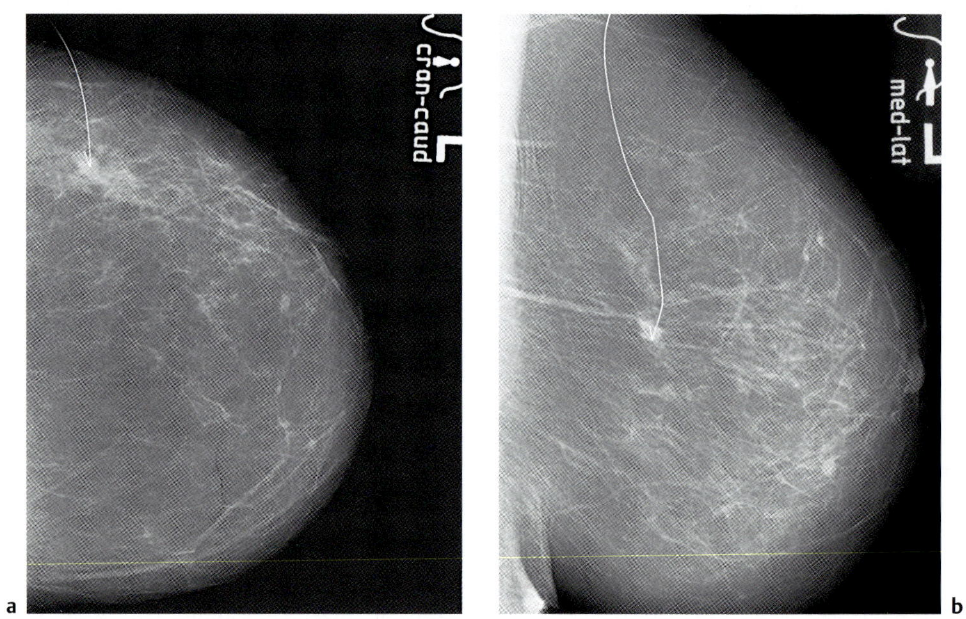

Abb. 7.**23** a, b **Dokumentation einer Markierung durch 2 Aufnahmen mit senkrecht aufeinander stehenden Ebenen.**

Präparatradiographie

Die Präparatradiographie bildet einen integralen Bestandteil der Lokalisationsmethode. Sie beweist, ob Lokalisation und Exzision erfolgreich waren. Die Röntgenaufnahme des intakten Präparats erfolgt, um festzustellen, ob die entsprechende Läsion in der Biopsie vorhanden ist. Ob die Läsion mammographisch vollständig entfernt wurde, kann nur beurteilt werden, wenn eine zweite orthogonale Aufnahme des Präparats angefertigt wird. Das Präparat muß so markiert sein, daß man weiß, was medial und lateral, was oberflächlich und tief ist. Bei unvollständiger Entfernung kann daraufhin angegeben werden, an welcher Seite noch Gewebe entfernt werden muß.

Oft werden Vergrößerungsaufnahmen des Präparats angefertigt. Wie bereits erwähnt, kann auch eine sonographische Untersuchung des Präparats ausgeführt werden.

Mikroverkalkungen können mit der Präparatradiographie gut erkannt werden (Abb. 7.**24**). Bei anderen Läsionen ist die Erkennung manchmal schwierig. Die ungleiche Dicke des Präparats und die unregelmäßige Form können Läsionen maskieren oder auch vortäuschen. Die Kompression des Präparats kann hilfreich sein. Wenn das Präparat in einen Becher mit Ethylalkohol oder TRIS-Puffer gebracht wird, können diese Probleme reduziert werden. Wie bereits erwähnt, führt man auch bei der Stanzbiopsie eine Präparatradiographie vom Gewebezylinder zum Nachweis von Mikroverkalkungen durch.

In Zusammenarbeit mit dem Pathologen kann das verdächtige Gebiet im Präparat mit einer Nadel markiert werden oder das Präparat wird 5 mm dick lamelliert. Die Präparatradiographie der Lamellen ist eine gute Richtschnur für die gezielte pathologische Untersuchung und erlaubt eine genaue Bestimmung der Tumorgröße.

Eine postoperative Mammographie ist dann erforderlich, wenn die Präparatradiographie Zweifel läßt, ob die Läsion vollständig entfernt wurde.

Die Ausdehnung von diffusen IDC kann manchmal nur mittels Präparatradiographie der Lamellen festgestellt werden.

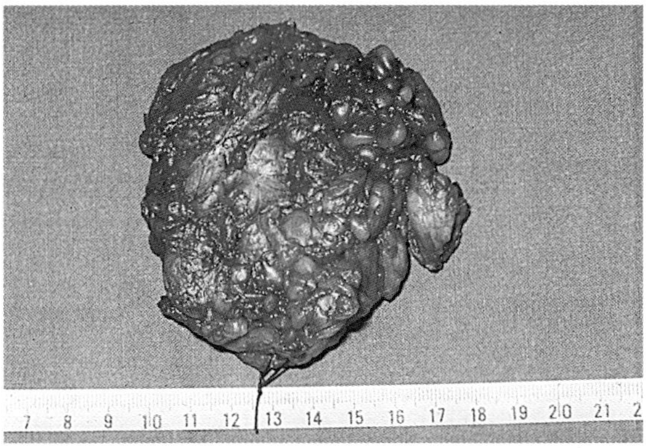
a

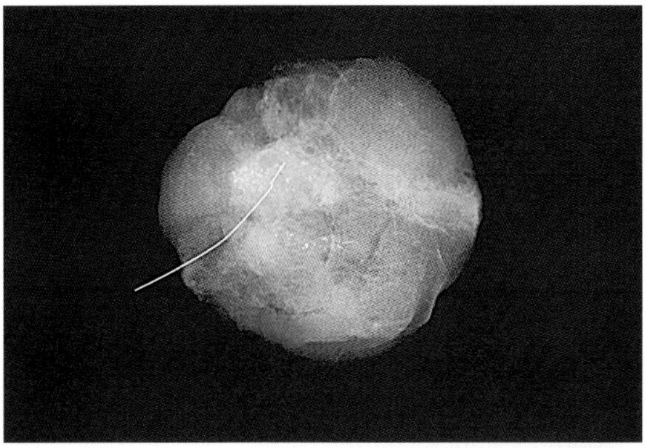
b

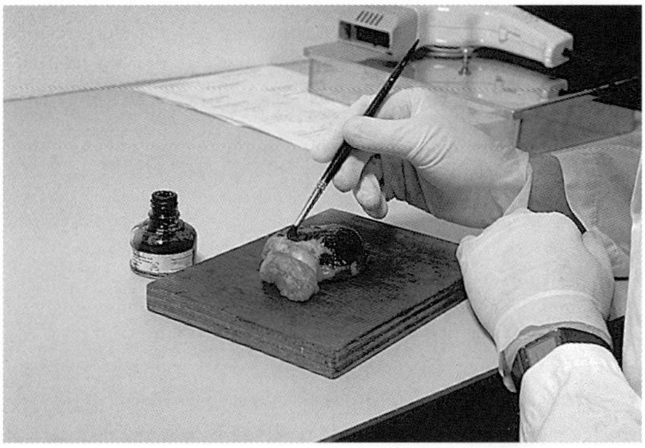
c

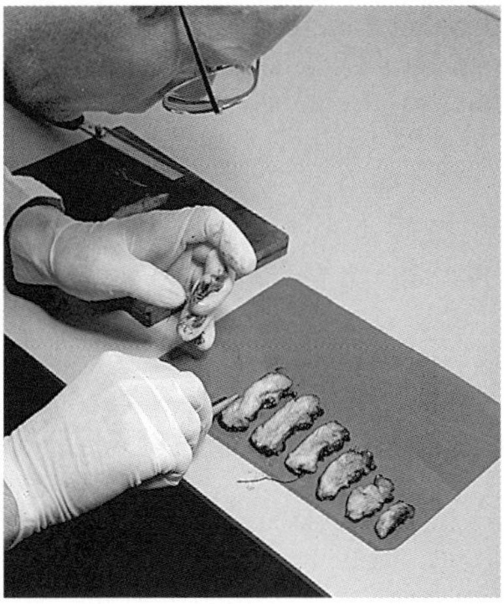
d

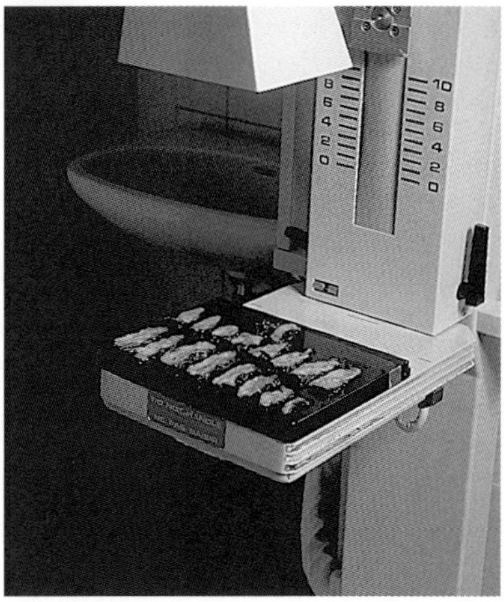
e

Abb. 7.**24 a – e** **Aufarbeitung des Operationspräparats:**
a Chirurgisches Exzisionspräparat.
b Präparatradiographie. Die Läsion (Mikroverkalkungen) findet sich im Präparat.
c Markierung der chirurgischen Exzisionsbiopsie mit Ausziehtusche.
d Lamellierung der Biopsie.
e Anfertigung des zweiten Präparatradiogramms der lamellierten Biopsie.

Galaktographie

J. H. C. L. Hendriks und G. Rosenbusch

Eine sezernierende Mamma ist nach dem Knoten und nach Schmerzen der dritthäufigste Grund der Patientinnen für einen Arztbesuch. Eine bilaterale Sekretion ist während und nach der Gravidität physiologisch, kann aber auch durch hormonelle oder medikamentöse Einwirkung entstehen (Prolaktinom, Neuroleptika).

Pathologisch ist die blutige Sekretion aus *einer* Milchgangöffnung.

Eine grünliche, bräunliche, seröse Sekretion wird häufig bei der Mastopathie gesehen. Die Darstellung des Milchgangsysytems durch Kontrastmittelinjektion war in den 70er Jahren keine seltene Untersuchungsmethode. Sie wurde bei spontaner oder provozierbarer Sekretion eingesetzt.

Indikationen

Da in 95% der Fälle mit blutiger Sezernierung benigne Milchgangpapillome die Ursache sind und die Therapie hierfür die Mikrodochotomie oder Konusexzision ist, wurde die Galaktographie (Synonom: Galaktophorographie) weitgehend überflüssig.

Anmerkung: Die Vergrößerungsmammographie retromamillär ergibt oft ausreichend Information über die Anwesenheit von Malignität.

Die Galaktographie wird heute selten ausgeführt, d. h. wenn die Ergebnisse der Mammographie und Vergrößerungsmammographie keine Erklärung für eine blutig oder chronisch serös sezernierende Mamma ergeben, und nur, wenn einer oder höchstens einige der 15–20 Milchgänge sezernieren. Da einige Gänge subareolär sich vereinigen, können auch nur 5–8 Öffnungen auf der Mamille vorhanden sein.

Nur dann sind intraduktal wachsende Milchgangkarzinome auf Mammogrammen nicht zu entdecken, wenn keine Nekrose oder Mikrokalzifikationen vorhanden sind.

Kontraindikationen

- Mastitis,
- Mammaabszeß.

Technik

- Auspressen der sezernierenden Mamma; Ausstrich für zytologische Untersuchung (nicht ergiebig nach Tabar u. Mitarb.).
- Reinigen der Mamille und Umgebung mit Alkohol. Sterile Handschuhe.
- Dilatation mit stumpfem Dilatator (Tränengangdilatator). Während der Dilatation zeigt verstärkter Abfluß von Sekret, daß der pathologische Milchgang dilatiert wurde. Ein Entweichen des Sekrets ist wichtig, da sonst nicht genügend Kontrastmittel injiziert werden kann.
- Katheterisation des sezernierenden Milchgangs mit stumpfer Kanüle (z. B. Tränengangkanüle, Lymphographienadel) oder mit Plastikkatheter (äußerer Durchmesser 0,2 mm); Erleichterung durch Verwendung einer Lupe.
- Vorschieben der Spitze der Kanüle oder des Katheters um einige Millimeter. Eventuell Abschließen der Katheterisationsstelle mit Colloidin.
- 1- bis 2-ml-Spritze (z. B. Tuberkulinspritze) mit gängigem intravenösem, wasserlöslichem, am besten nichtionischem Kontrastmittel auf die Kanüle setzen.
- Injektion von Hand ohne größeren Druck bei gleichzeitiger Kompression der Mamille zur Vermeidung von Leckage.
- Kontrastmittelmenge je nach vorliegender Pathologie verschieden (0,1–1,5 ml, selten mehr).
- Beendigung der Injektion bei Druckgefühl oder beginnenden ziehenden Schmerzen.
- Sofort mediolaterale und CC-Mammographie mit dosierter Kompression anfertigen.
- Eventuell Mamille bei rückfließendem Kontrastmittel vor Aufnahme reinigen und Mamille durch Patientin komprimieren lassen.
- Erneute Injektion von Kontrastmittel kann erforderlich sein.
- In etwa 6–10% der Fälle gelingt die Untersuchung nicht.

Komplikationen

- Paraduktale Injektion.
- Extravasation und zu periphere Füllung (Parenchymanfärbung) ist möglich: brennender Schmerz, schneller Abfluß des Kontrastmittels über Lymphgefäße oder Venen.
- Infektion, Entzündung, Infiltrat, Abszedierung, Fistelbildung retromamillär.
- Bei früherer, heutzutage verlassener Anwendung von Lipiodol häufiger Komplikationen durch Entzündung mit Granulomen als Späterscheinung.

Interpretation (Tab. 7.**5**)

- Normal: gleichmäßige baumartige Verzweigung ohne Aussparungen.
- Gangerweiterungen bei zystischer Hyperplasie, auch multiplen Zysten; Gangerweiterung glatt oder irregulär.
- Randständiger Füllungsdefekt im Gangsystem, singulär oder multipel: Papillom oder Karzinom (glattrandig ist eher Zeichen von Benignität, unregelmäßi-

Tabelle 7.**5** Ätiologie von blutiger und seröser Mammasezernierung (in %): Galaktographie, gefolgt durch Chirurgie (Sammelstatistik nach Tabar u. Mitarb.)

	Karzinom	Papillom Papillomatosis	Zystische Hyperplasie	Gang-ektasie	Anders	Normal	Total
Blutige Sekretion	13[1)]	61	12	2	12	0,2	535
Seröse Sekretion	7[1)]	35	36	11	6	6	223

[1)] Mit Vergrößerungsmammographie etwa ³/₄ zu entdecken!

ge Kontur ist Zeichen eines Karzinoms; Galaktographie zur Unterscheidung benigne/maligne oft nicht möglich, Exstirpation notwendig [Lokalisation]).
- Distorsion, Verdrängung und Verschlüsse: Karzinom, Papillom; proximal von okkludierendem Tumor manchmal dilatierter Milchgang, der durch fetthaltigen Sekretinhalt als Aufhellungsstreifen auf dem Mammogramm erkennbar ist.

Relativ eindeutig ist die Interpretation bei fibrozystischer Mastopathie.

Die Galaktographie, wenn erforderlich, muß im Rahmen der gesamten Untersuchung interpretiert werden, also Mammographie und US.

Aus der Statistik (Tab. 7.**5**) wird deutlich, daß bei blutigem Sekret häufiger ein Karzinom gefunden wird als bie serösem Sekret. In der Serie von Tabar u. Mitarb. (1983) konnten nur die Hälfte der galaktographisch nachgewiesenen Karzinome im Standardmammogramm nachgewiesen werden.

Mit der Vergrößerungsmammographie ist die Entdeckungsrate von retromamillär gelegenen Karzinomen größer.

Karzinome sollen insgesamt nur in 4–10% der Fälle Ursache einer Sekretion sein.

Mit zunehmendem Alter der Patientin ist eine blutige Sekretion häufiger mit einem Karzinom verbunden.

Anmerkung: Die Zytologie des Sekrets ist zur Entdeckung eines Karzinoms unzuverlässig (Menges u. Mitarb. 1983, Tabar u. Mitarb. 1983).

Auch beim Mann kann eine Galaktographie hilfreich sein, wenn eine unilaterale Mammasekretion besteht.

Beim Mann soll die unilaterale blutige Sekretion in mehr als 60% der Fälle auf Malignität beruhen.

Pneumozystographie

J. H. C. L. Hendriks und G. Rosenbusch

Die Pneumozystographie (Luftfüllung der leerpunktierten Zyste) wurde in den 80er Jahren häufiger ausgeführt. Durch die Verbesserung der Sonographieapparatur, vor allem der Entwicklung von Smallpart-Transducern (Frequenz 7,5–12,5 MHz), wird die Methode diagnostisch kaum noch angewendet, lediglich therapeutisch.

Indikationen

Bei symptomatischen Zysten wird eine Entlastungspunktion mit Lufteinbringung durchgeführt; hierdurch soll sich die Zyste besser zurückbilden.

Kontraindikationen

- Entzündliche Veränderungen.
- Abszesse.
- Blutung während der Punktion.
- Sonographisch atypische Zysten (irreguläre Begrenzung, Wandvegetationen) sollten bioptiert werden; wenn die Zysten vor der Biopsie punktiert werden würden, wären sie für die chirurgische Biopsie nicht mehr palpabel.

Technik

- Haut mit Alkohol reinigen, sterile Handschuhe. Lokalanästhesie ist selten notwendig.
- Steriles Schlitztuch über Punktionsstelle; US-Transducer steril verpacken; steriles Gel für Kontakt.
- Bei größeren Zysten Punktion ohne US oder Stereotaxie.
- Einbringen von gleich viel Luft wie Flüssigkeit aspiriert (Abb. 7.**25**).
- Nach Nadelentfernung 2 Aufnahmen:
  - kraniokaudal,
  - mediolateral-oblique (Schrägaufnahme) oder lateromedial.
- Die Luft kann noch einige Wochen nachweisbar sein. Bis zur vollständigen Resorption dauert es 2–3 Monate.
- Sollte wider Erwarten keine Flüssigkeit zu aspirieren sein, dann mit gleicher Nadel sofort zytologische Punktion anschließen.
- Zysten kollabieren oft nach Pneumozystographie: Luftfüllung soll einen therapeutischen Effekt haben.

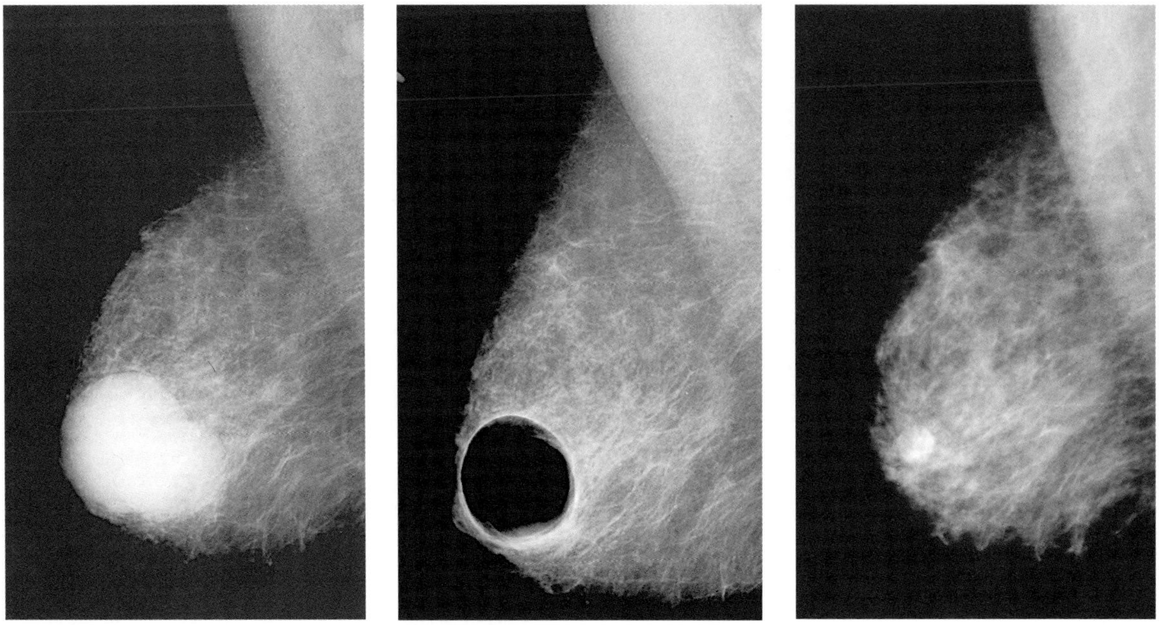

a b c

Abb. 7.25 a–c **Pneumozystographie:**
a Überwiegend glatt begrenzte homogene Verdichtung retromamillär bei einer 54jährigen Frau.
b Bei Pneumozystographie glatte Innenwand.
c Nach 3 Monaten nur noch Restverdichtung.

- Operation, wenn
  - atypische Zellen im Punktat,
  - unregelmäßige Wand,
  - intrazystische Vegetation.

Komplikationen

- Blutung: täuscht evtl. blutigen Zysteninhalt vor.
- Infektion.

Interpretation

- Die Zyste muß glatt begrenzt sein, um eine Malignität ausschließen zu können.
- Septen in Zysten oder überlagerndes Drüsengewebe können die Interpretation erschweren. Auch multiple kommunizierende Zysten kommen vor.
- Benachbarte Zysten können eine atypische Konfiguration der punktierten Zyste verursachen.
- Durch Zysten maskierte Verkalkungen können nach der Punktion sichtbar werden.

Aussagekraft:
- Zytologische Untersuchung des Aspirats nur bei wenigen intrazystischen Karzinomen positiv: hohe falsch negative Rate (> 50%).
- Farbe des Aspirats: bei 5 der 13 intrazystischen Karzinomen von Tabar u. Mitarb. (1983) war sie nicht blutig, sondern strohgelb.
- Intrazystische Mammakarzinome machen 0,2–1,3% aller Mammakarzinome aus (Tabar 1981).

Computertomographie

J. H. C. L. Hendriks und G. Rosenbusch

Die CT wird in der Diagnostik von Mammaerkrankungen nur eingeschränkt angewendet. Beim Screening auf Mammakarzinom spielt die CT ohne und mit Kontrastmittel keine Rolle. Die eigens für die Mammauntersuchung hergestellten CT-Scanner haben sich nicht durchgesetzt. Der routinemäßigen Anwendung der CT stand die relativ hohe Strahlenbelastung entgegen und das Aufkommen der MRT, die die CT verdrängt hat. Deshalb bestehen Indikationen für eine CT nur, wenn die MRT nicht zur Verfügung steht.

Indikationen (s. Einleitung)

- Beurteilung evtl. Ausbreitung eines Karzinoms in Muskulatur, Rippen, Pleura.
- Nachweis von Läsionen, meist thoraxwandnahe, die nur auf einer Projektion der Mammographie abzubilden sind, nicht auf einer zweiten.
- Nachweis von Metastasen axillar und retrosternal.
- Postoperativ bei der Frage eines Tumorrezidivs.
- Für die Strahlentherapie: Bestrahlungsplanung.
- Implantate (Mammaprothesen): Beurteilung der Intaktheit und der Umgebung, falls Mammographie und US unzureichend sind.
- Sehr dichte Mamma: bessere Abgrenzung als auf dem Mammogramm.

Anmerkung: Am besten die Postkontrastmittel-CT nicht 1 Woche vor bis 1 Woche nach der Menstruation durchführen, da in dieser Zeit eine höhere Iodidkonzentration im normalen Mammagewebe infolge erhöhter Durchblutung vorhanden ist, so daß die Tumoranfärbung weniger auffällt.

Technik

- Lagerung:
  - Rückenlage: Untersuchung der Thoraxwand.
  - Bauchlage: Untersuchung des Brustgewebes.
    Arme über Kopf; Mamillen markieren mit Bariumpaste. Mamillen sollten symmetrisch positioniert sein. Transversale Scans der Mammae in 1-cm-Abständen vor und nach Infusion von 300 ml 30%igem Kontrastmittel in 10 Minuten. Während des Scannens leichtes Durchatmen, wodurch keine sehr großen Verschiebungen wie bei tiefer In- und Expiration auftreten.
- Spiral-CT:
  - Ohne Kontrastmittel Spiralbewegung in inspiratorische Apnoe bis zu 30 s, im Anschluß daran Injektion von 100 ml eines nichtionischen Kontrastmittels (300 mg I/g) bei einer Rate von 2 ml/s und erneute Spiralbewegung nach 60 s.
    Kollimierung 2 – 3 mm, Pitch 2 – 3 mm.

Interpretation

- Karzinome zeigen in fettreicher Mamma eine irreguläre Verdichtung mit Ausläufern (ähnlich wie Mammographie).
- Eine verstärkte Anfärbung findet sich bei Karzinomen, eine geringe auch bei fibrozystischer Mastopathie, Fibroadenomen und Abszeß.
- Das Mammakarzinom erscheint nach Kontrastmittelverabreichung größer als auf dem Präkontrastscan (extravaskuläres Kontrastmittel-Pooling).
- Ein lokales Rezidiv kann sich folgendermaßen äußern:
  - fokale Verdickung der Haut,
  - dichtes Weichteilgewebe in subkutanem Gewebe,
  - inhomogener oder irregulärer zurückgelassener M. pectoralis,
  - axillare Lymphknotenmetastasen > 1 cm,
  - Plexus-brachialis-Beteiligung: Unterbrechung der Fettschicht zwischen M. scalenus anterior und M. scalenus medius und Weichteilgewebe um A. subclavia. (*Cave:* Beachtung der Symmetrie),
  - Rippen- oder Sternumdestruktion ist oft sehr subtil; anderes Fenster als bei Weichteilen einstellen.
- Retrosternale Lymphknoten:
  - normale Lymphknoten entlang der A. mammaria interna sind kleiner als 5 mm und liegen innerhalb 3 cm vom Sternumrand im Fettgewebe (normal 3 – 5 Lymphknoten auf jeder Seite, in ersten 3 Interkostalräumen),
  - Lymphknoten > 6 mm sind pathologisch und mit anderen Methoden schwierig nachzuweisen; ihre Feststellung kann die Strahlentherapieplanung beeinflussen.
- Postoperatives Bild:
  - abhängig von Ausdehnung der Operation; viele Modifikationen sowohl bei einfacher als auch radikaler Mastektomie; häufig noch Reste von M. pectoralis major an sternalem oder kostalem Ansatz, selbst nach radikaler Mastektomie (*Cave:* Information über ausgeführte Operationsmethode und evtl. postoperative Komplikationen wichtig): nicht mit einem Rezidiv verwechseln.
    Darüber liegende Haut < 5 mm und nicht lokal verdickt,
  - Vergleich mit nichtoperierter Seite bei einfacher Mastektomie für Muskelbeurteilung notwendig,
  - in Axilla sind Verdichtungen < 5 mm als normale Lymphknoten anzusehen.
- Nach Strahlenbehandlung:
  - innerhalb von 3 Monaten: generalisierte Hautverdickung, streifige Zeichnung des subkutanen

Fetts, Fett zeigt erhöhte Abschwächung, diskrete anterolaterale Pleuraverdickung und subpleural verdickte Septa (Strahlenpneumonitis),

- nach 6 Monaten: plattenförmige scharf begrenzte Atelektasen mit erweiterten Bronchien, Abnahme der Hautverdickung.

Ultraschall

H. M. Zonderland

Der US der Mamma hat als additives bildgebendes Verfahren einen wichtigen Platz in der Mammadiagnostik. Vor jeder US-Untersuchung sollte immer eine vollständig ausgeführte Mammographie vorliegen. Der Untersucher muß die Interpretation sowohl der Mammographie als auch des US beherrschen. Daher kann die Untersuchung nicht an Hilfspersonal delegiert werden.

Gerätetechnische Aspekte und Untersuchungsgang

Die automatisierten Systeme, die in den 80er Jahren aufgekommen sind, sind heute überholt. Statt dessen werden heute hochauflösende Real-time-Geräte verwendet. Obwohl viele moderne Geräte mit Preset-Einstellungen für Small parts ausgestattet sind, ist es trotzdem notwendig, gerätetechnische Parameter zu verstehen, die die Bildqualität beeinflussen.

Gerätetechnische Aspekte

Ultraschallintensität

Die US-Intensität ist die angewendete elektrische Spannung, womit in der Schallsonde die US-Welle erzeugt wird, die in das Brustgewebe eindringt. Mit den gegenwärtigen Small-parts-Geräten ist es kein Problem, 4–6 cm tief in das Gewebe einzudringen. Bei zu hoher Intensität entsteht allerdings ein völlig saturiertes Bild mit Verlust von Details. Außerdem werden die Sidelobes der US-Welle verstärkt, und zwar zu Lasten der axialen Resolution. Eine Einstellung ist optimal, wenn durch das Brustgewebe der M. pectoralis und seine Faszie gut zu beurteilen sind.

Tiefenausgleichregler (Gain)

Die hochfrequenten Schallwellen werden im Brustgewebe schnell absorbiert und abgeschwächt, deshalb müssen die zurückkehrenden US-Wellen verstärkt werden. Um gleiche Amplituden zu erhalten, werden die Echos der transducerfernen Strukturen mit Hilfe des Tiefenausgleichreglers höher verstärkt als die der transducernahen Strukturen. Je höher die Schallsondenfrequenz und je echodichter das Gewebe, desto steiler sollte der Tiefenausgleichregler abgestellt sein. Der Tiefenbereich wird dadurch eingeschränkt.

Schallsonden und Fokussierung

Die optimalen Schallfrequenzen liegen zwischen 7,5 – 10 MHz, bei einer Eindringtiefe von ca. 6 bzw. 4 cm. Die Entwicklung der Schallfrequenzen bis 13 MHz befindet sich noch im Versuchsstadium.

Es gibt mehrere geeignete Schallsonden:

- Die elektronischen Linear-array- oder Phased-array-Schallsonden umfassen viele kleine Elemente, die hintereinander aktiviert werden, wodurch ein Real-time-Bild erzeugt wird. Sie haben eine variable, elektronisch gesteuerte Fokussierung, und es ist wichtig, daß die Fokuszone im Bereich des Herdes liegt. Mit der neu entwickelten Breitbandsignaltechnik ist es möglich, mit einer Schallsonde 3 verschiedene Frequenzen mit zugehörigen Fokuszonen zu wählen, z. B. 6, 8 und 10 MHz. Elektronische Sonden brauchen im allgemeinen keine Wasservorlaufstrecke, sondern nur bei sehr oberflächlich gelegenen Prozessen und Hautveränderungen (Abb. 7.**26**). Diese elektronischen Sonden weisen ein stärkeres Rauschen auf als mechanische Sektorsonden, weshalb es oft schwieriger ist, eine Zyste als einen vollständig echoleeren Prozeß abzubilden.
- In einer mechanischen Sektorsonde ist nur ein Element vorhanden, das durch Rotation oder Oszillation ein Bild erzeugt. Die Fokussierung ist fixiert, und meist ist eine Wasservorlaufstrecke erforderlich, um einen Prozeß optimal innerhalb der Fokuszone abzubilden. Moderne hochauflösende mechanische Sonden haben einen eingebauten Wasservorlauf, wodurch Rauschen durch Leckage und Gasbildung vermieden werden.
- Die Annular-array-Sonde ist eine mechanische Sektorsonde mit variablen Fokussierungsmöglichkeiten. Auch diese Sonde hat oft einen eingebauten Wasservorlauf.

Untersuchungsgang

Die Patientin liegt auf dem Rücken. Der Arm der zu untersuchenden Seite ist abgewinkelt, und die Hand liegt über dem Kopf. Dies bewirkt eine Abflachung und eine stabile Lage der Mamma. Die zu untersuchende Seite soll etwas höher liegen, bei Prozessen in den äußeren Quadranten großer Mammae ist sogar die Seitenlage für eine gute Abbildung erforderlich.

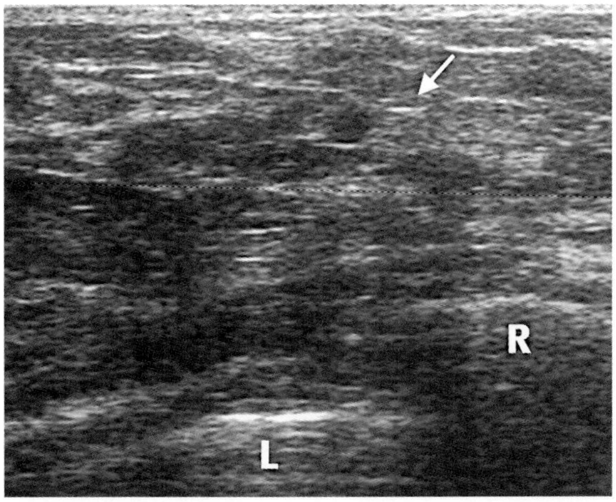

a

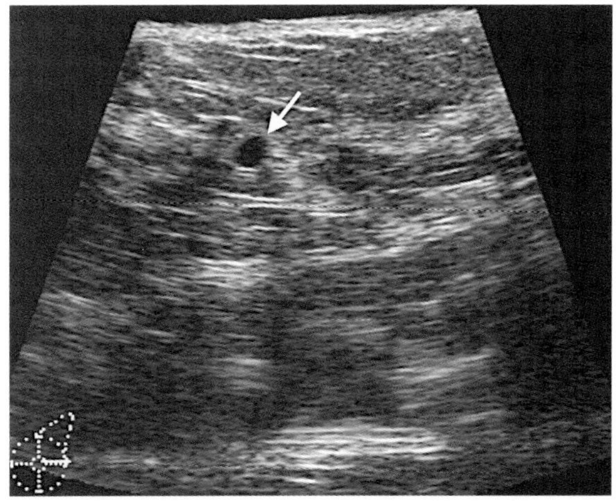

b

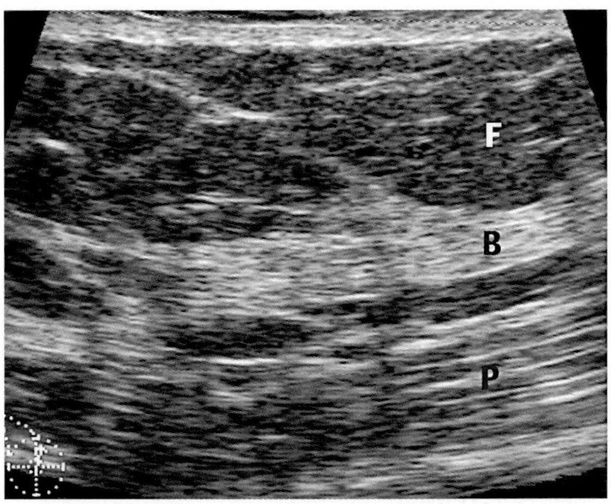

c

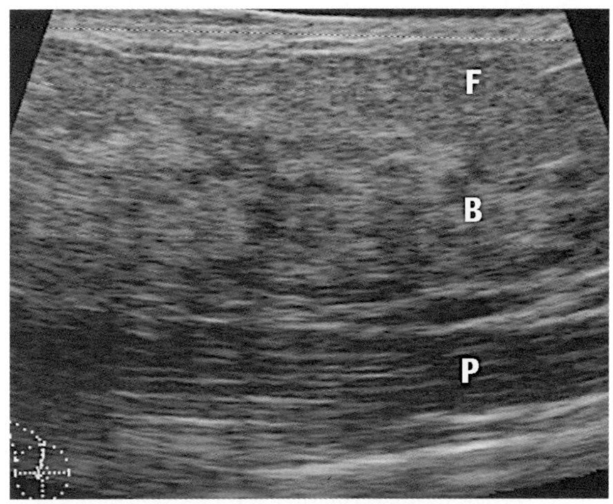

d

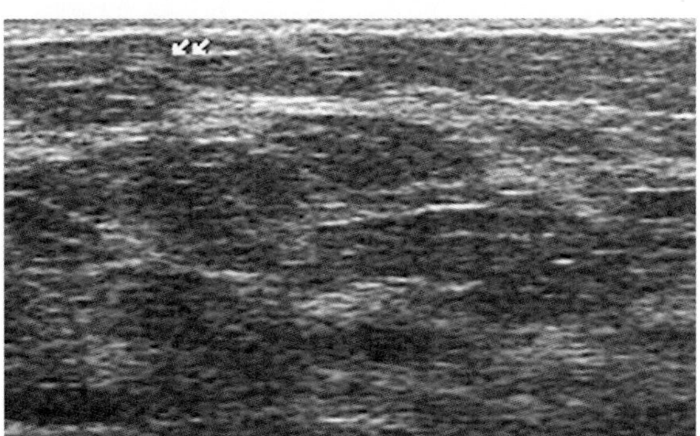

e

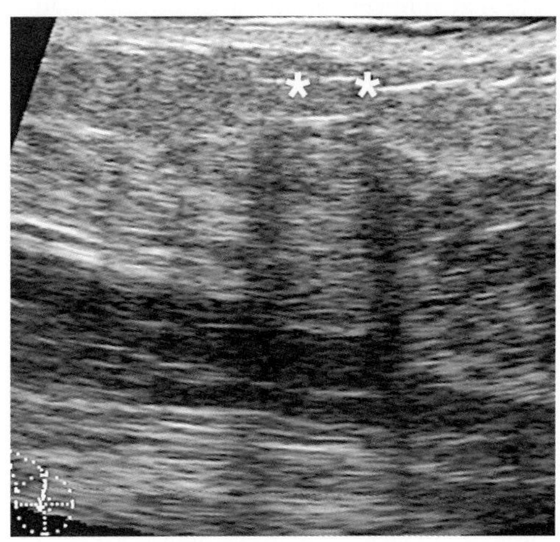

f

Abb. 7.**26a–f** **Normale Mammaanatomie beim US:**

a Linearscanner mit 7,5-MHz-Schallsonde. Durch elektronisches Rauschen kaum erkennbar eine kleine Zyste (Pfeil). Im Hintergrund Rippe und Pleura parietalis.
R Rippe
L Lunge

b 10-MHz-Sektorsonde mit Wasservorlauf zeigt dieselbe Zyste (Pfeil) vollständig echoleer, aber der Hintergrund ist nicht scharf.

c 10-MHz-Sektorsonde mit Wasservorlauf.
Normales Brustgewebe.
F echoarmes, subkutanes Fettgewebe
B mäßig echodenses Brustgewebe
P M. pectoralis

d 10-MHz-Sektorsonde mit Wasservorlauf.
Brustgewebe 6 Wochen postpartum.
F subkutanes Fettgewebe, echodichter als in Abb. **c**, weil der Tiefenausgleichregler höher abgestellt ist
B inhomogenes Brustgewebe
P M. pectoralis

e Linearscanner mit 7,5-MHz-Schallsonde zeigt Cooper-Ligamente (Pfeile).

f 10-MHz-Sektorsonde mit Wasservorlauf. Schattenphänomene hinter Kreuzungsstellen der Ligamente (*).

Vor Beginn der US-Untersuchung sollte das Mammogramm vorhanden sein, so daß die beiden Untersuchungen miteinander korreliert werden können. Auch die Anamnese und die Symptomatologie sind in die Untersuchung einzubeziehen. Es ist wichtig, den US standardisiert auszuführen. Es hat keinen Sinn, die ganze Mamma zu untersuchen, sondern nur den abzuklärenden Prozeß (s. unten). Trotz optimaler Einhaltung der oben angeführten Parameter kann die Bildqualität durch Gewebekompression weiter verbessert werden. Außerdem ist die Beurteilung des Herdbefunds von verschiedenen Richtungen aus hilfreich. Durch langsam zunehmende Kompression werden Artefakte wie Schattenbildung durch große Impedanzsprünge eliminiert. Dadurch wird der Abstand zwischen der Schallsonde und dem Prozeß verkürzt, und bei schmerzhaftem Prozeß wird die Untersuchung durch die Patientin auffallend besser ertragen, so daß als Endergebnis eine optimale Beurteilung des Prozeßcharakters möglich ist. Schließlich sollte der US-Befund mindestens in 2 verschiedenen Scanebenen dokumentiert werden. Der subjektive Untersuchungsgang erfordert immer eine genaue Lokalisation.

Interpretation von Ultraschallbildern

Normale Anatomie

Das Brustgewebe ist im Gegensatz zu anderen oberflächlichen Organen, die mit hochauflösenden US-Geräten untersucht werden können, nicht scharf begrenzt. Es liegt eingebettet in das Fettgewebe der Thoraxwand mit großer Variation im Verhältnis von Fett-und Drüsengewebe. Beide sind vom Lebensalter abhängig, aber auch vom Ernährungszustand und von der Veränderung des Drüsengewebes im Rahmen der Mastopathie.

Die Haut ist 1–3 mm dick und erscheint als 2 echodichte Linien. Das subkutane Fettgewebe ist aus ovalen, echoarmen Lobuli aufgebaut, die durch fibröses Stützgewebe voneinander getrennt sind (Cooper-Ligamente). Die Cooper-Ligamente sind echodichte Streifen, die vom Brustgewebe zur Insertion in die Haut verlaufen. Hinter diesen Ligamenten, vor allem hinter Kreuzungsstellen, können Schattenphänomene durch die großen Impedanzsprünge auftreten, die verschwinden, wenn man die Position der Schallsonde ändert.

Das eigentliche Brustgewebe ist eine kegelförmige Scheibe aus Ductuli und Lobuli, inter- und intralobulärem Bindegewebe und Fett. Die Mamille verursacht einen Schallschatten. Die retromammär gelegenen Ductuli lactiferi kann man oft identifizieren, wenn sie ein wenig (bis 2–4 mm) erweitert sind (Abb. 7.**27**). Die verzweigenden, kleinen Ductuli und Lobuli sind meistens nicht separat erkennbar; das Brustgewebe unterscheidet sich vom umgebenden Fettgewebe durch mäßig echodichte Feldchen Parenchym, im Wechsel mit echoarmen Fettlobuli und durchzogen von sehr echodichten Bindegewebssepten. Nur in mastopathischen, echodichten Mammae sind die Ductuli und Lobuli als echoarme ovale

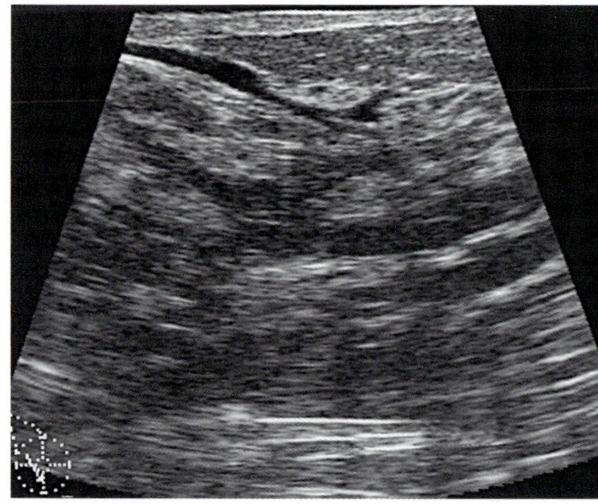

Abb. 7.**27** **Retromamillär gelegene, leicht erweiterte Ductus lactiferi.**

und tubuläre Strukturen von einigen Millimetern Größe erkennbar, inmitten des echodichten Parenchyms. Hinter der Brustdrüsenscheibe sollte man das retromammäre Fettgewebe, den M. pectoralis mit seiner Faszie, die Rippen und schließlich die Impedanzfläche von Pleura und Lungen unterscheiden können. Wenn das nicht der Fall ist, kann die Kompression verstärkt, die Position der Patientin oder der Schallsonde verändert oder auch eine Schallsonde mit niedriger Frequenz angewendet werden.

Herdbefunde

Zur Beurteilung der Herdbefunde stehen eine Reihe von Kriterien zur Verfügung, die systematisch in die Beurteilung einbezogen werden müssen; nur auf diese Weise können falsch positive und falsch negative Befunde vermieden werden.

Kontur

Die Kontur kann 2 Aspekte zeigen:

- die „eigene" Begrenzung, die glatt oder gezackt sein kann,
- die Begrenzung mit dem umgebenden Gewebe, die scharf oder unscharf verlaufen kann (Abb. 7.**28**).

Die schräg oder vertikal verlaufenden Konturen können durch Refraktion und Defokussierung der US-Welle einen streifenartigen Schatten verursachen und wohl desto stärker, je schärfer und vertikaler die lateralen Konturen verlaufen. Dieses bilaterale Schallphänomen ist ein aspezifischer Artefakt und muß vom Schatten hinter dem Prozeß differenziert werden.

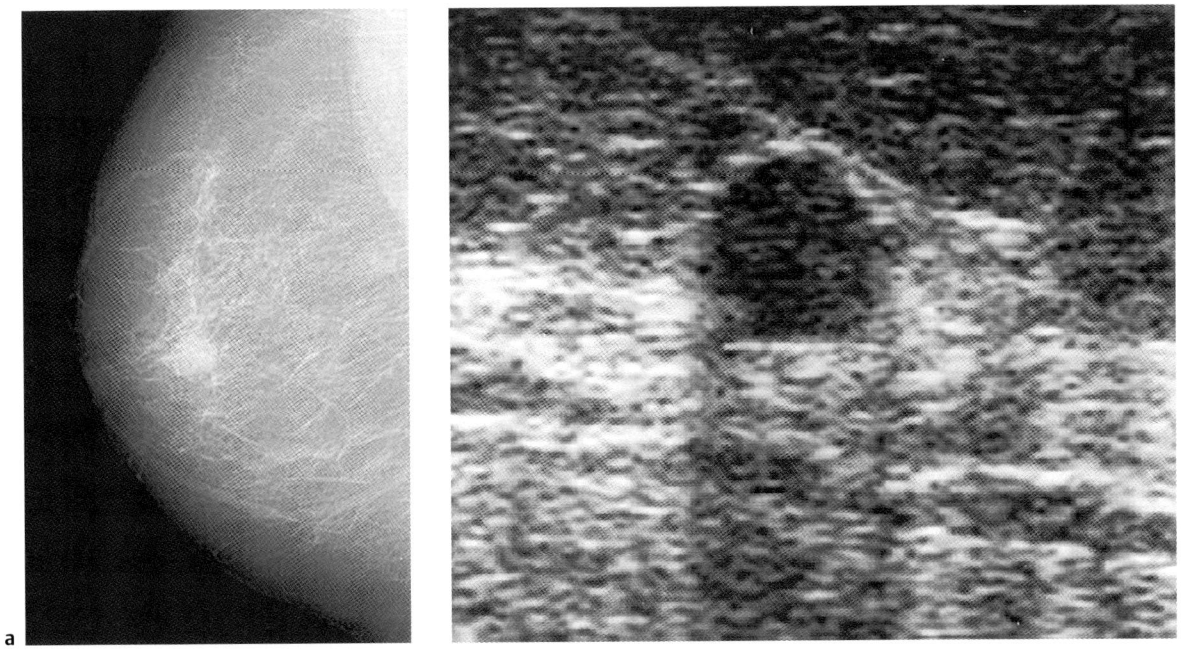

Abb. 7.**28** a, b **Konturaspekte eines Herdbefundes:**
a Runder Herd bei einer 63jährigen Patientin ohne Palpationsbefund. Die Kontur ist nicht überall scharf abzugrenzen, aber es bestehen keine Ausläufer.
b Die Begrenzung dieses homogenen echoarmen Herdbefunds ist nur an der Hinterseite etwas gezackt und die Schallwellen werden gering absorbiert zwischen den lateralen Schallschatten. Die Läsion hat benigne und maligne Kennzeichnen.
Histologisch: Duktektasie.

Echostruktur

- Die Struktur kann echoleer, echoarm oder echoreich sein.
- Die Struktur kann außerdem homogen oder inhomogen sein. Wenn in einem inhomogenen Prozeß auch echoleere Gebiete vorliegen, spricht man allgemein von einem *komplexen Prozeß*. Wenn die Echostruktur homogen echoarm oder echoreich ist, hat man es meistens mit einem *soliden Prozeß* zu tun. Ein echoleerer Prozeß mit scharfen Konturen und einer Wand beruht auf einer Flüssigkeitsansammlung (meistens Zyste). Dennoch sind nicht alle Flüssigkeitsansammlungen echoleer: die Vorderwand produziert oft Reverberationsstreifen, die sich wie Innenechos in die Flüssigkeitsansammlung projizieren. Die Hinterwand stellt sich sehr echoreich dar, weil die US-Wellen durch die Flüssigkeit nicht abgeschwächt werden.

Schallausbreitung hinter dem Prozeß

Die Schallausbreitung ist von der Echostruktur des Prozesses abhängig:

- Wenn die Echostruktur des Prozesses dem umgebenden Brustgewebe gleicht, ist die Schallausbreitung unauffällig.
- Hinter einem sehr homogenen oder echoleeren Prozeß kann die Energie der Schallwelle größer sein als im benachbarten Brustgewebe: zentrale Schallverstärkung oder Posterior acoustic enhancement.
- Durch Absorption und Refraktion der Schallwelle im Prozeß mit vielen Impedanzflächen nimmt die Schallwellenenergie hinter dem Prozeß ab, wodurch ein Schallschatten hervorgerufen werden kann. Wenn die Refraktion überwiegend ist, wie beim Prozeß mit vielen unregelmäßigen Impedanzflächen, ist der Schallschatten prominenter sichtbar als der ursächliche Prozeß (Abb. 7.**29**).

Formveränderung bei Kompression

Fettgewebe ist häufig verformbar, Flüssigkeitsansammlungen sind bisweilen deformierbar.

Ausrichtung des Prozesses im nahegelegenen Brustgewebe

- Der Prozeß kann mit der Longitudinalachse vertikal oder horizontal im Brustgewebe liegen. Auf die Bedeutung für die Diagnose wird weiter unten eingegangen.
- Die genaue Lokalisation des Prozesses im Hinblick auf die Ausdehnung in das subkutane oder retromammäre Fettgewebe und die Faszie des M. pectoralis ist gut erkennbar bei Prozessen mit normaler oder erhöhter Schallausbreitung, aber schwierig bis unmöglich, wenn ein starkes Schallschattenphänomen auftritt.

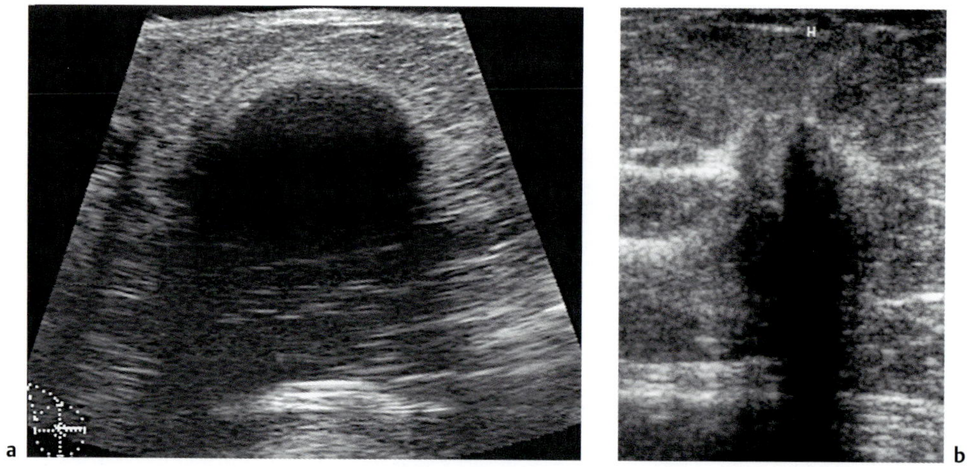

Abb. 7.**29** a, b **Schallausbreitung in Herden:**
a Einige Monate nach einem Fall bemerkte die 68jährige Patientin einen Herdbefund, wo sich vorher ein Hämatom befand. Der US zeigt eine starke Absorption der Schallwellen. Eine Punktion ergibt nur fettiges Material, durch traumatische Fettnekrose entstanden.
b Starke Refraktion der Schallwellen durch ein szirröses Karzinom bei 61jähriger Frau.

Zystische Prozesse

Das klassische Bild einer *unkomplizierten Zyste* (Abb. 7.**30**) ist ein runder oder ovaler Prozeß mit scharf umschriebener, glatter Kontur und die Anwesenheit einer dünnen Wand. Eine Zyste ist echoleer mit verstärkter Reflektion der Hinterwand und erhöhter Schallausbreitung. Wie oben beschrieben, sind durch Verwendung elektronischer Linear-array-Schallsonden und Reverberationsartefakte Zysten oft nicht völlig echoleer. Durch Änderung der Untersuchungsrichtung und Kompression können die Reverberationsartefakte geringer oder besser erkennbar gemacht werden. Der Artefakt der erhöhten Schallausbreitung kann in Kombination mit der Identifikation einer Wand dazu beitragen, die Diagnose festzustellen. Eine sehr kleine Zyste kann wie eine akustische Linse die Schallwelle fokussieren und die Schallausbreitung extra betonen. Die Flüssigkeit in einer Zyste kann durch Fibrin, Zellen oder Blut eine echoarme Struktur haben und bisweilen eine Schichtung zeigen. Zysten mit intrazystischen Echos und Zunahme oder Unschärfe der Wanddicke werden zur Gruppe der *komplizierten Zy-*

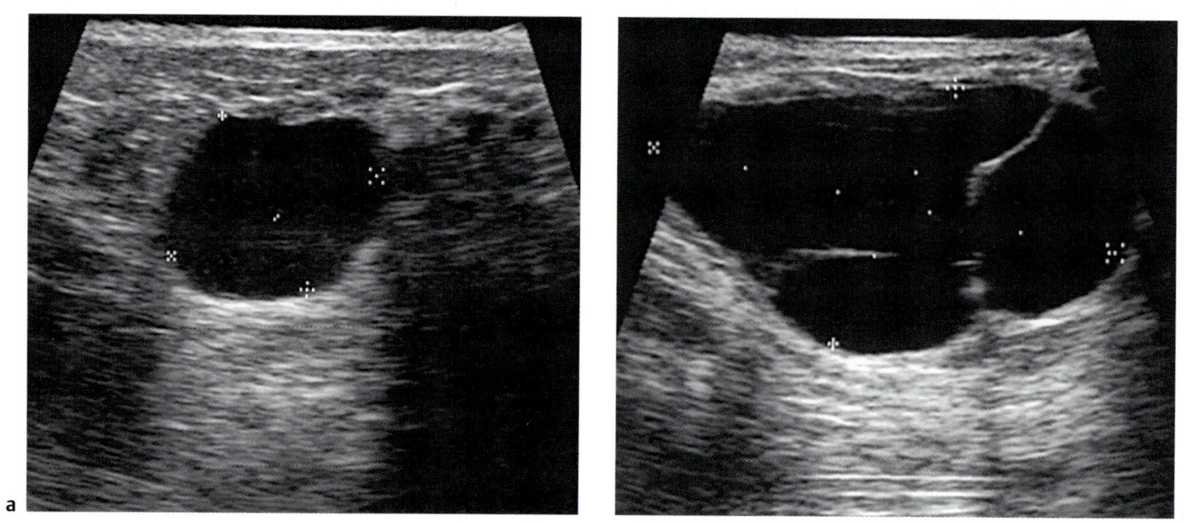

Abb. 7.**30** a, b **Unkomplizierte Zysten:**
a Unkomplizierte Zyste mit scharf umschriebener, glatter Kontur, echoleer mit verstärkter Reflektion der Hinterwand. Durch die erhöhte Schallausbreitung ist das bilaterale Schallphänomen unauffällig.
b Unkomplizierte Zyste mit dünner Wand und dünnen Septen.

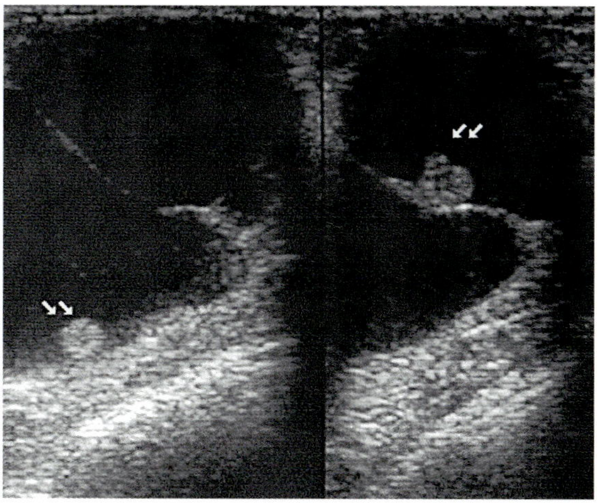

Abb. 7.**31** **Große Zyste mit Septen und kleinen Noduli in der Wand** (Pfeile). Histologisch: benigne Papillomatose.

sten gerechnet. Bisweilen tritt Leckage der Zystenflüssigkeit auf, mit begleitender Unschärfe einer Zystenwand, was häufig auf einer Zyste mit Entzündung beruht. In Zysten können Septen vorkommen (Abb. 7.**31**) oder kleine Noduli in der Wand, die fast ausnahmslos auf einer benignen *Papillomatose* im Rahmen der Mastopathie beruhen. Das *intrazystische papilläre Karzinom* tritt nur selten auf (Abb. 7.**32** u. 7.**33**). Man muß bei einer einzigen komplizierten Zyste bei postmenopausalen Frauen daran denken. Es zeigt nicht nur solide Noduli, sondern auch eine diffus verdickte Wand. Andere Flüssigkeitsansammlungen, die in der Mamma auftreten und die unkomplizierten Zysten gleichen, sind die posttraumatische *Ölzyste* (Abb. 7.**34** u. 7.**35**), das postoperative *Serom* und das verflüssigte alte *Hämatom* (Abb. 7.**36**). In der *Galaktozele* treibt Debris im mehr oder weniger flüssigen Inhalt. Die Galaktozele kann dadurch und auch aufgrund des höheren Fettanteils echoreicher sein und niedrigere Schallausbreitung aufweisen. Der *Mammaabszeß* (Abb. 7.**37** u. 7.**38**) und das frische Hämatom enthalten Nekrose oder Blutkoagel, wodurch die Echostruktur komplex ist. Außerdem tritt oft eine Reaktion des benachbarten Brustgewebes auf, wodurch vor allem der Abszeß eine gezackte Kontur und unscharfe Begrenzung zeigt. Die Schallausbreitung kann unauffällig oder erhöht sein. Die darüberliegende Haut ist ödematös, und wenn eine Wand erkennbar ist, ist sie meistens verdickt.

Solide Prozesse

Äußert sich ein Herdbefund als solide, muß man damit rechnen, daß Malignität besteht. Es liegen viele Untersuchungen über den Unterschied zwischen benignen und malignen Prozessen der Mamma vor. Die Überlappung zwischen Benignität und Malignität ist jedoch so groß, daß eine sichere Diagnosestellung nur selten möglich ist. Durch die systematische Vorgehensweise der US-Untersuchung der soliden Prozesse ist dennoch in der Praxis die Einteilung nach benignen und malignen Kennzeichen durchzuführen.

Benigne Prozesse. Der häufigste benigne solide Prozeß ist das *Fibroadenom* (Abb. 7.**39**). Es ist ein aus mesenchymalen und epithelialen Anteilen bestehender Mischtumor und wird selten größer als 3 cm, außer während der Hormonstimulation, z. B. in der Schwangerschaft. Das histologische Bild ändert sich im Laufe der Zeit. Ein junges Fibroadenom enthält mehr proliferierende epitheliale Anteile, während in einem älteren Fibroadenom Hyalinose, Sklerose und Verkalkungen auftreten. Die Echokontur ist scharf und glatt oder gelappt. Die Struktur eines jungen Fibroadenoms ist echoarm und homo-

a
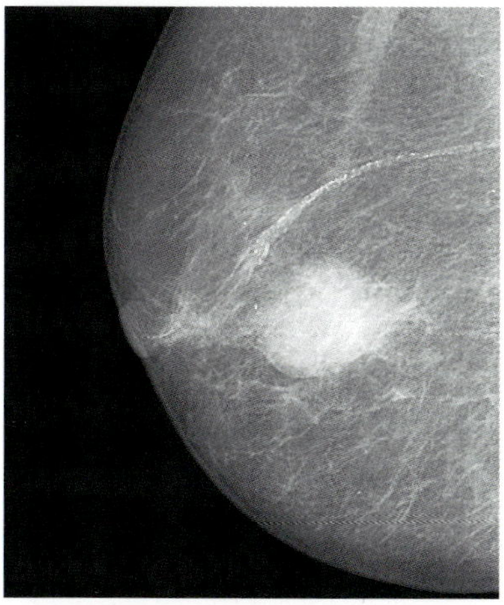

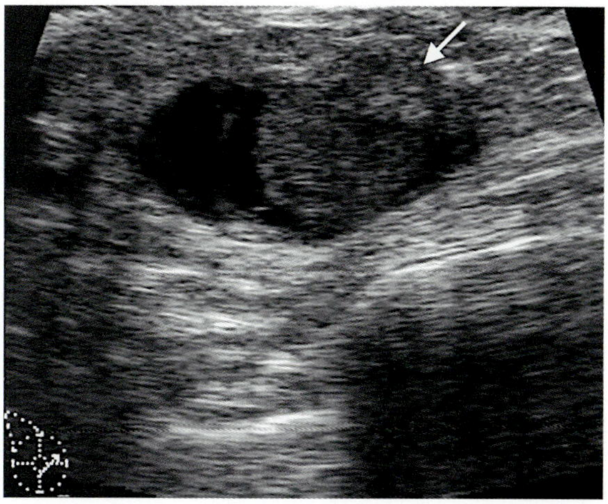
b

Abb. 7.**32** **a, b** **Intrazystisches Karzinom:**
a Herdbefund mit teilweise glattbegrenzter und teilweise unscharf begrenzter Kontur bei 77jähriger Patientin. Neben dem Herdbefund besteht eine verkalkte Arterie.
b Sonographisch echoarmer solider Herd in einer Zyste hervorquellend. Die Abgrenzung zum subkutanen Fettgewebe ist unscharf (Pfeil). Die Punktionsflüssigkeit war sanguinolent. Histologisch: papilläres, cribriformes Karzinom.

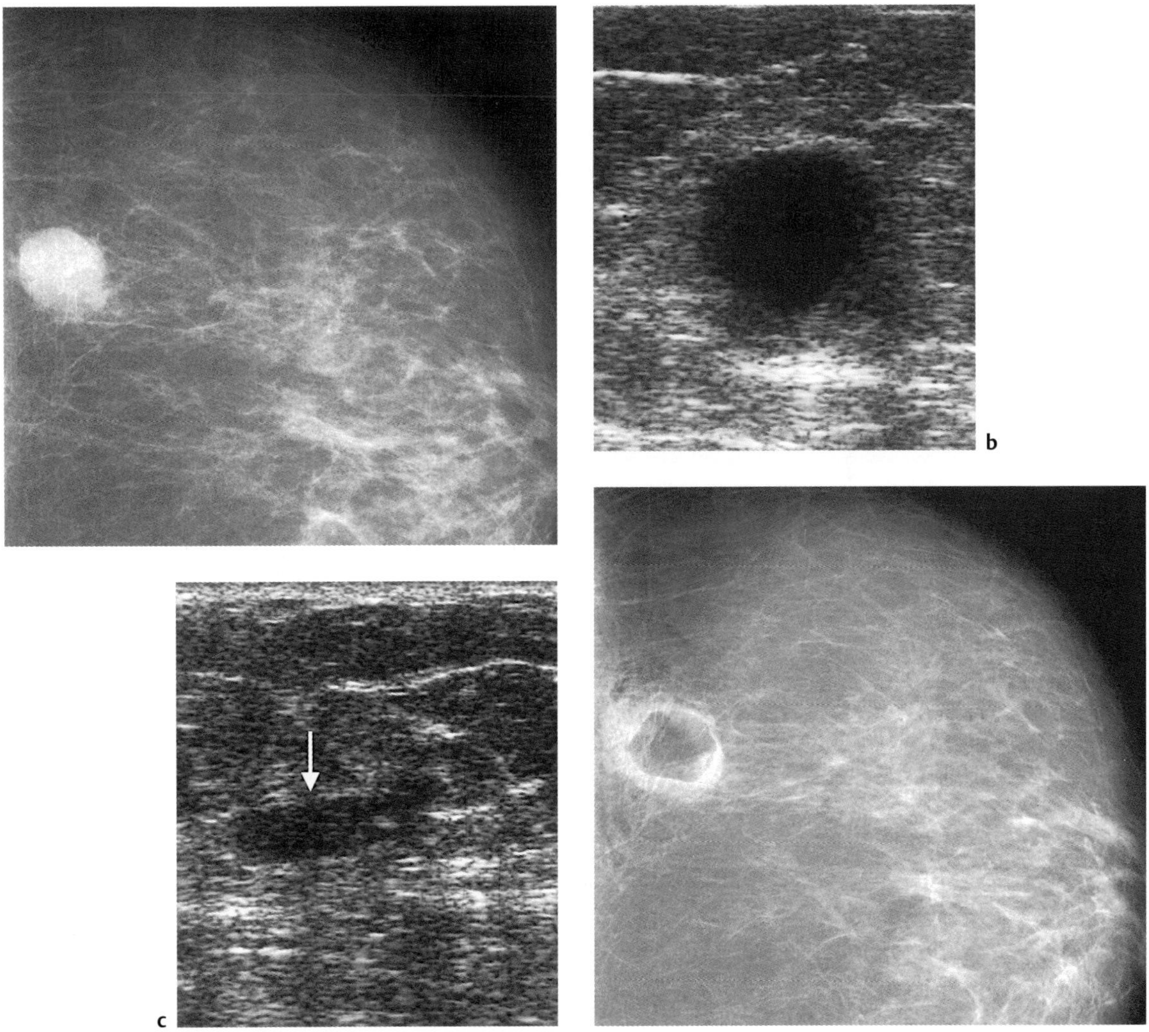

a b c d

Abb. 7.**33 a – d** **Intrazystisches Karzinom:**
a Herdbefund bei postmenopausaler Patientin mit teilweise scharfer und teilweise unscharfer Begrenzung.
b US zeigt einen zystischen Prozeß mit verdickter Wand.
c Nach der Punktion sanguinolenten Materials ist die kollabierte Wand noch erkennbar. Im sanguinolenten Punktat Karzinomzellen.
d Bei Pneumozystographie unregelmäßig verdickte Wand. Histologisch: intrazystisches Karzinom.

gen, die Schallausbreitung hinter dem Fibroadenom ist meistens unauffällig, bisweilen verstärkt. Die Struktur eines älteren Fibroadenoms ist öfters inhomogen. Wenn Sklerose oder Hyalinose stattfanden, tritt ein schwacher Schallschatten auf und die Hinterseite des Prozesses ist eben noch sichtbar. Der Schallschatten wird prominenter, wenn auch Verkalkungen anwesend sind. Die Longitudinalachse der Fibroadenome liegt meistens horizontal, d. h. gleichlaufend zur anatomischen Gewebsstruktur, im Brustgewebe. Das Verhältnis zwischen der Longitudinal- und der Transversalachse beträgt mindestens 1,4. Das Fibroadenom ist mit dem US immer leicht in dichtem Brustgewebe zu erkennen, aber kaum auffindbar in fettem Brustgewebe.

Beim schnell wachsenden Fibroadenom muß man damit rechnen, daß ein *Riesenfibroadenom (Synonym: juveniles Fibroadenom)* (Abb. 7.**40**) oder ein *Phylloidestumor* (Abb. 7.**41**) vorliegt. Es besteht ein wichtiger Unterschied im Wachstum: auch der Phylloidestumor ist ein aus mesenchymalen und epithelialen Anteilen bestehender Mischtumor, aber mit charakteristischer blumenkohlartiger Histologie. Der Phylloidestumor kann großes Ausmaß erreichen, rezidivieren und hat die Potenz zu maligner Entartung. Die US-Bilder des Riesenfibroadenoms und des Phylloidestumors können nicht voneinander unterschieden werden. Es kann aussehen wie ein unkompliziertes Fibroadenom: mit glatter Kontur, scharf begrenzt, homogen echoarm mit retrotumoröser Schallverstärkung. Durch regressive Veränderungen im Riesenfibroadenom und durch die typische Histologie des Phylloidestumors kann es auch komplex oder inhomogen sein, mit zystenartigen Spalten und

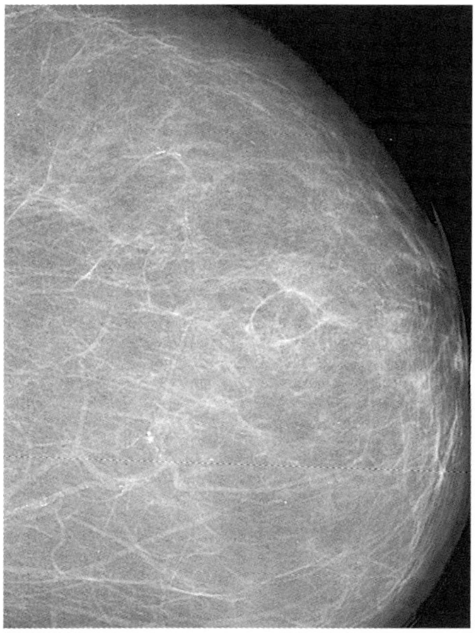
a

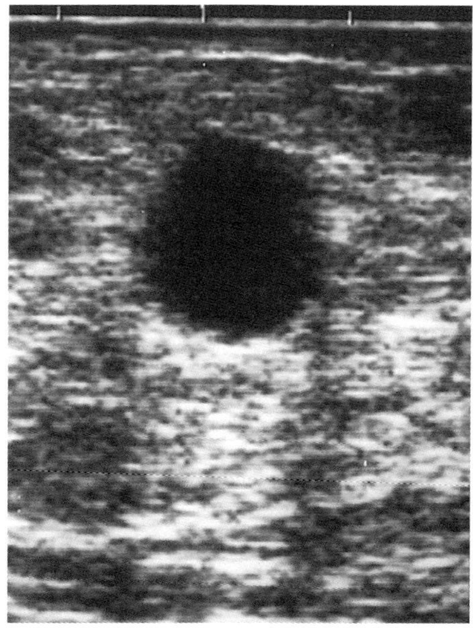
b

Abb. 7.**34 a, b**
Ölzyste. Einige Monate nach einem Fall bemerkte die 80jährige Patientin einen Herdbefund:
a Die Mammographie ergibt eine Ölzyste.
b Sonographisch echoleere Zyste. Bei Punktion klares Öl.

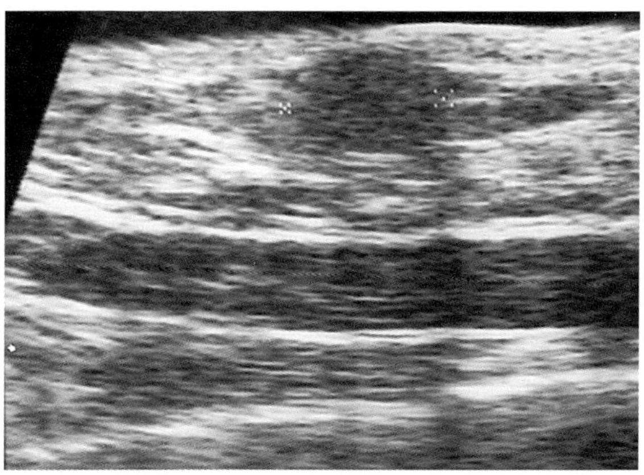

Abb. 7.**35** **Ölzyste.**
Mammographisch identische Läsion wie in Abb. 7.34 a, sonographisch jedoch echoreich. Bei Punktion trübes Öl.

echoreichen Anteilen. Durch die Größe sind die Konturen dann nicht mehr gut abgrenzbar.

Das *Fibroadenolipom (Synonym: Hamartom)* ist ebenfalls ein Mischtumor, mit variablen Anteilen Fettgewebe. Durch diese Unterschiede in den Fettanteilen ist das mammographische Bild oft, aber nicht immer charakteristisch. Der Fettanteil in einem Fibroadenolipom ruft ein echoreiches Bild hervor mit hellen Echos. Die Kontur ist glatt oder gelappt mit scharfer Begrenzung, die Schallausbreitung soll durch die Inhomogenität des Prozesses meistens vermindert sein. Auffällig ist die Verformbarkeit durch den Fettanteil, aber das Bild ist nie so charakteristisch wie das Röntgenbild.

Wenn ein Herdbefund reines Fettgewebe enthält (Lipom), ist er immer echoärmer als ein Herdbefund, der nur teilweise Fettgewebe enthält.

Das *Atherom* (Abb. 7.**42**) liegt unmittelbar gegen die Haut an im subkutanen Fettgewebe, zeigt eine scharfe Kontur, ist echoarm oder inhomogen durch Keratine und Fettanteile und oft verformbar.

Ein normaler, *intramammärer Lymphknoten* ist nicht größer als 1 cm und kann mammographisch in 5% der Mammae im oberen äußeren Quadranten beobachtet werden. Er ist oval und echoarm mit einem echoreichen Fettzentrum.

Ein *Papillom* kann eine Zyste oder einen Ductus ganz ausfüllen, wodurch keine Flüssigkeitsansammlung mehr sichtbar ist. Das Papillom hat benigne, aber keine spezifischen Kennzeichen: gelappte Kontur mit scharfer Begrenzung, echoarme Struktur und runde Form. Es fehlt die horizontale Orientierung des Fibroadenoms.

Eine *Mastopathie* mit lokaler atypischer Epithelhyperplasie von Lobuli kann sich wie ein Herdbefund präsentieren. Es handelt sich dann um ein mehr oder weniger unscharf begrenztes, echoarmes Gebiet mit inhomogener Struktur, worin sich neben echoarmen Ductuli und Lobuli auch sehr kleine Zysten befinden. Durch die Inhomogenität tritt eine Absorption auf, wodurch fast immer im mastopathischen Gewebe Schallschatten auftreten. Nur die Anwesenheit dieser Zysten ermöglicht es, die richtige Diagnose zu vermuten.

Eine oberflächliche Phlebitis der Mamma *(Morbus Mondor)* verursacht eine Zusammenziehung der Haut über der entzündeten Vene. An dieser Stelle kann man sonographisch eine echoarme tubuläre Struktur erkennen, die der entzündeten Vene entspricht (Abb. 8.**43 b**).

Maligne Prozesse. Der häufigste maligne solide Prozeß ist das *duktale Karzinom.* Es gibt viele histologische Grundtypen, die sich in sonographischen Erscheinungsformen widerspiegeln.

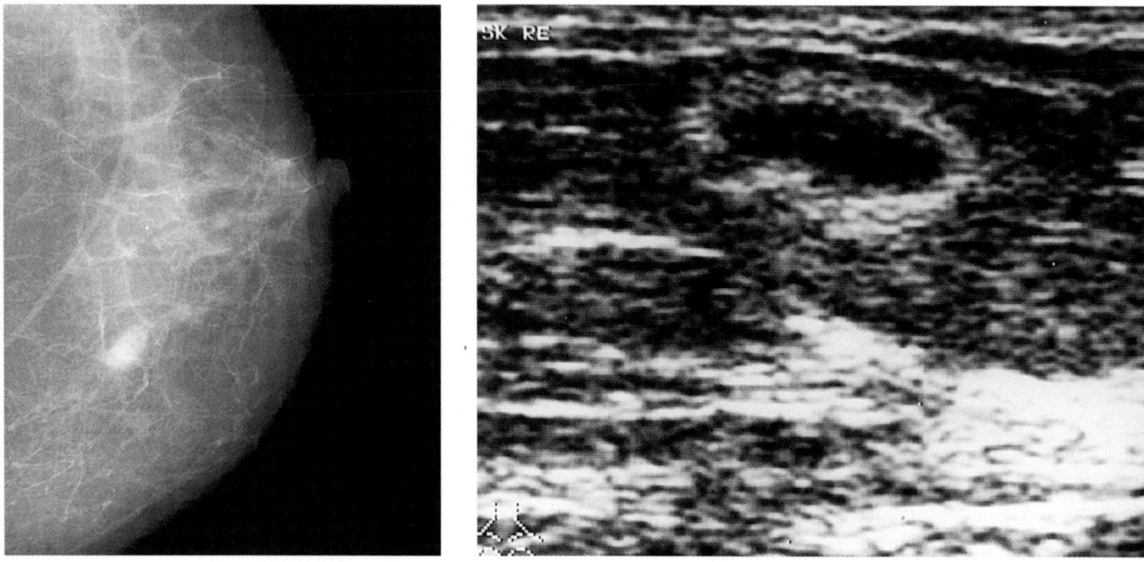

a b

Abb. 7.**36** a, b **Hämatom:**
a Kleiner Herdbefund bei 60jähriger Patientin unter Antikoagulanzientherapie.
b Der US zeigt eine Flüssigkeitsansammlung mit echoreicher, verdickter Wand. Bei Punktion wird altes Blut erhalten. Durch Verlaufskontrolle bestätigt.

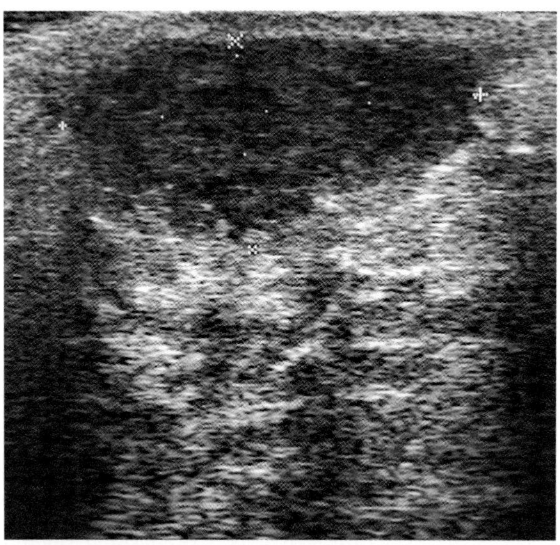

Abb. 7.**37** **Puerperalabszeß.** Verdickte unscharfe Wand mit echoarmen Inhalt.

Obwohl unter optimalen Bedingungen ein mit Karzinom gefüllter Milchgang auch mit dem US detektierbar ist, sind die meisten sonographisch detektierbaren Karzinome nicht rein intraduktale, sondern invasive Prozesse.

Kleine Duktalkarzinome von etwa 1 cm Größe haben oft eine glatte Kontur und scharfe Begrenzung, eine echoarme Struktur und unauffällige Schallausbreitung. Sie können sich von Fibroadenomen durch die runde Form unterscheiden. Dennoch besteht eine wesentliche Überlappung. Mit dem Wachstum der Karzinome treten folgende maligne Kennzeichen deutlicher hervor:

- Karzinome (Abb. 7.**43**), die aus einer runden oder gelappten Tumormasse aufgebaut sind, sind oft vom medullären, papillären oder muzinösen Typ. Die Kontur zeigt bei leichter Kompression eine Unschärfe der Begrenzungen. Durch die runde Form des Prozesses kann aber das bilaterale Schallphänomen auftreten, was die Beurteilung der Begrenzungen erschwert. Die Struktur ist inhomogen, mit echoarmen oder echoleeren Kompartimenten durch Tumornekrose oder muzinöse Degeneration. Die Schallausbreitung hinter dem Prozeß kann dadurch verstärkt sein, meistens ist sie unauffällig. Die Longitudinalachse ist in der Regel vertikal orientiert.
- Karzinome mit einer mehr oder weniger runden Tumormasse, mit nur kurzen Spikulä, sind meistens größere solide, duktale Karzinome („Carcinoma solidum"). Die Kontur ist gezackt und unscharf. Die Struktur ist echoarm. Durch Absorption der Schallwelle tritt geringe Schallschattenbildung auf. Auch diese Prozesse sind vertikal orientiert, mit Ausbreitung und Fixation im subkutanen Fettgewebe, wodurch sie einen echoreichen Aspekt bekommen.
- Karzinome mit vorherrschend sternförmiger Struktur sind meistens szirrhöse Karzinome. Die Schallschattenbildung steht im Vordergrund und kann so ausgeprägt sein, daß es nicht möglich ist, die Tumormasse abzugrenzen. Auch bei diesen Karzinomen kommt es oft zu einer Fixation im subkutanen Fettgewebe.
- Karzinome mit diffusem Wachstum und schneller Ausbreitung in Lymphspalten und Blutgefäße gehören oft zu den schlecht differenzierten Typen. Sie verursachen eine Zerstörung der normalen Architektur. Mit Kompression werden unscharf begrenzte, kleine, bizarre, echoarme Strukturen sichtbar, die Schall-

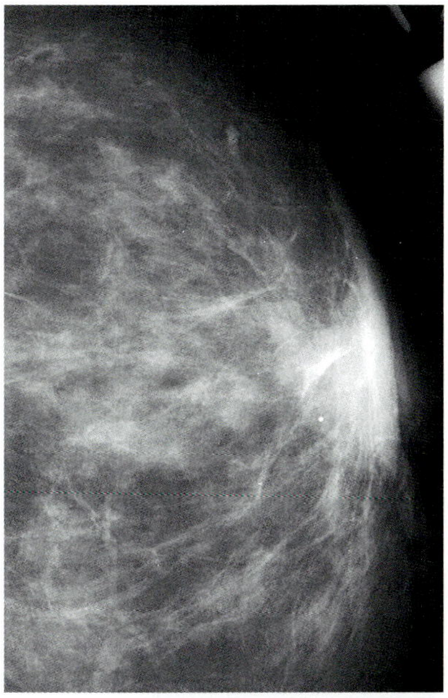
a

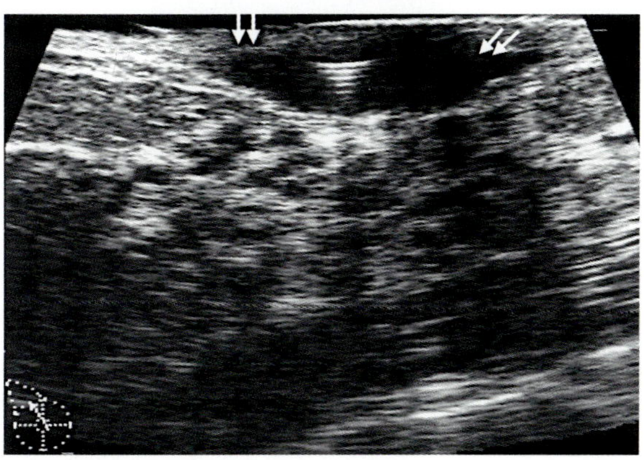
b

Abb. 7.38 a, b **Mastitis nonpuerperalis:**
a Retromamilläres Infiltrat. Haut und Areola verdickt.
b Sonographisch im retromamillären Infiltrat kleiner Abszeß (Pfeile) mit Gas.

schattenbildung auslösen. Auch bei diesen Karzinomtypen ist es nicht möglich, die Größe sonographisch genau festzustellen.

Nur 10% der Mammakarzinome gehören zum *lobulär-invasiven Typ* (Abb. 7.**44**). Diese sind weder mit der Mammographie, noch mit dem US vom IDC zu unterscheiden. Angesichts ihres subtilen, infiltrierenden Wachstums gleichen die US-Bilder der meisten lobulären Karzinome den diffus wachsenden duktalen Karzinomen. Mit Ausnahme dieser Typen ist durch eine vergleichende Untersuchung zwischen Palpation, Mammographie und US nachgewiesen, daß der US die Größe der Malignitäten am genauesten feststellen kann.

Andere Malignitäten der Mamma sind viel seltener, aber nicht außergewöhnlich. Das häufigste Sarkom ist das *Angiosarkom*, ein schnell wachsendes Malignom bei jungen Frauen. Es hat eine glatte oder gelappte, scharf begrenzte Kontur mit echoarmer Struktur und Schallverstärkung. Aber auch echoreiche und komplexe Läsionen sind beschrieben. Es fehlt die horizontale Orientierung des Fibroadenoms.

Alle *hämatopoetischen Malignome* können neben der bekannten Lokalisation in Leber, Milz und Lymphknoten auch im Brustgewebe auftreten (Abb. 7.**45** u. 7.**46**). Meistens handelt es sich um multiple, bisweilen auch bilateral auftretende Herdbefunde mit glatter oder gelappter, scharf begrenzter Kontur. Die Struktur kann sehr echoarm, echoreich oder gemischt sein und verursacht meistens eine erhöhte Schallausbreitung. Die Bilder haben keine Beziehung zu den histologischen Typen. Auch benigne hämatopoetische Erkrankungen wie die extramedulläre Hämatopoese können ein solches US-Bild ergeben. Die hämatopoetische Infiltration kann auch mehr diffus mit unscharfer Kontur des Herdbefunds erfolgen. Sekundär kann es zu einem Ödem der Haut mit erweiterten Lymphspalten kommen. Durch schnelles Wachstum können die Non-Hodgkin-Lymphome mit hohem Malignitätsgrad sehr groß werden.

Vergrößerte Lymphknoten (größer als 1 cm) im oberen äußeren Quadranten sind echoarm mit Verlust des echoreichen Zentrums. Meistens wird die Vergrößerung durch eine Metastasierung eines duktalen Karzinoms verursacht, aber nicht immer ist das primäre Karzinom zu erkennen. Auch *Metastasen* (Abb. 7.**47**) anderer Malignome in der Mamma, meistens Adenokarzinome und maligne Melanome, können zu einer Lymphknotenvergrößerung führen oder multiple, bisweilen bilaterale, runde echoarme Herdbefunde im Brustgewebe hervorrufen. Vom Thyroidkarzinom sind echoreiche Metastasen in der Mamma beschrieben. Diese Herdbefunde haben mehr benigne als maligne Kennzeichen, weil die typische desmoplastische Reaktion des duktalen Karzinoms fehlt.

Doppler-Sonographie

US-Geräte mit einem Doppler- oder Farb-Doppler ermöglichen die Untersuchung der Vaskularität eines Prozesses. Es handelt sich um kleine, dünnwandige Gefäße, wofür ein sehr flowempfindliches System zu verwenden ist. Man benötigt nicht nur eine hohe Schallsondenfrequenz, sondern auch eine hohe Doppler-Frequenz, so daß die geringen Doppler-Unterschiede der geringen Strömungsgeschwindigkeiten meßbar sind. Die Pulsrepetitionsfrequenz und der Hochpaßfilter sollen sehr niedrig eingestellt werden. Das Sample volume kann variieren, abhängig von der Gefäßgröße. Die Farben ermöglichen eine schnelle und genaue Wahl des Sample volume.

Der Untersuchungsgang mit Doppler-Geräten erfordert mehr Zeit. Durch die sehr empfindliche Einstellung des Geräts muß langsam untersucht werden, da sonst zu viele Bewegungsartefakte auftreten. Die Anzahl der Gefäßchen sollte gezählt werden, das Doppler-Spektrum dargestellt und die maximale Geschwindigkeit gemes-

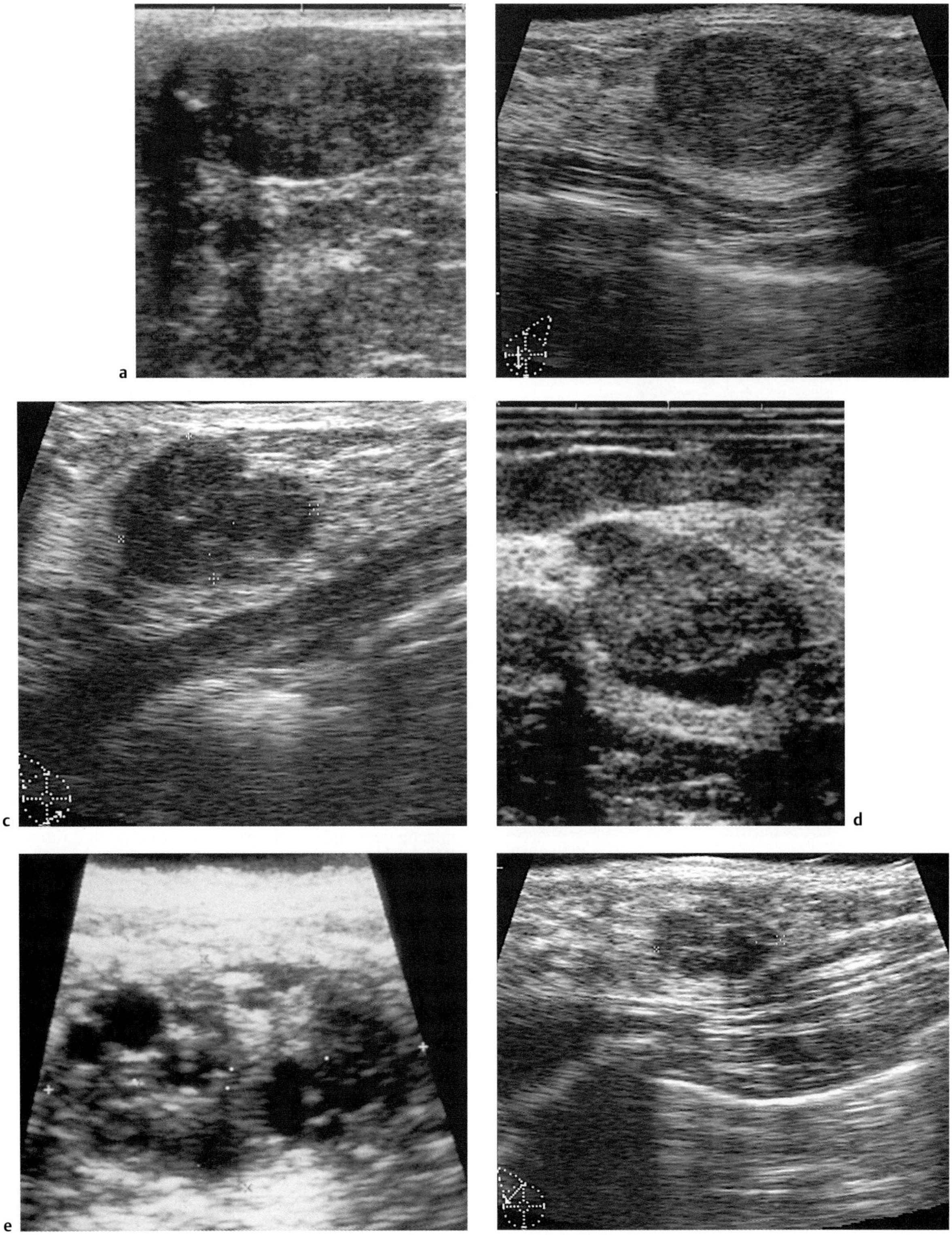

Abb. 7.39 a–f **Fibroadenom:**
a Ovales Fibroadenom mit Makroverkalkung bei einer 35jährigen Patientin, seit 8 Jahren vorhanden.
b Fast rundes Fibroadenom bei 26jähriger Patientin. Die Begrenzung ist scharf. Bilaterales Schallphänomen und leicht verstärkte Schallausbreitung. Die Struktur ist homogen.
c Gelapptes Fibroadenom.
d Gelapptes Fibroadenom, an der Hinterwand besteht eine kleine Flüssigkeitsansammlung.
e Fibroadenom mit zystischen Komponenten und verstärkter Schallausbreitung.
f Fibroadenom mit inhomogener Struktur durch Sklerose bei 43jähriger Patientin.

a

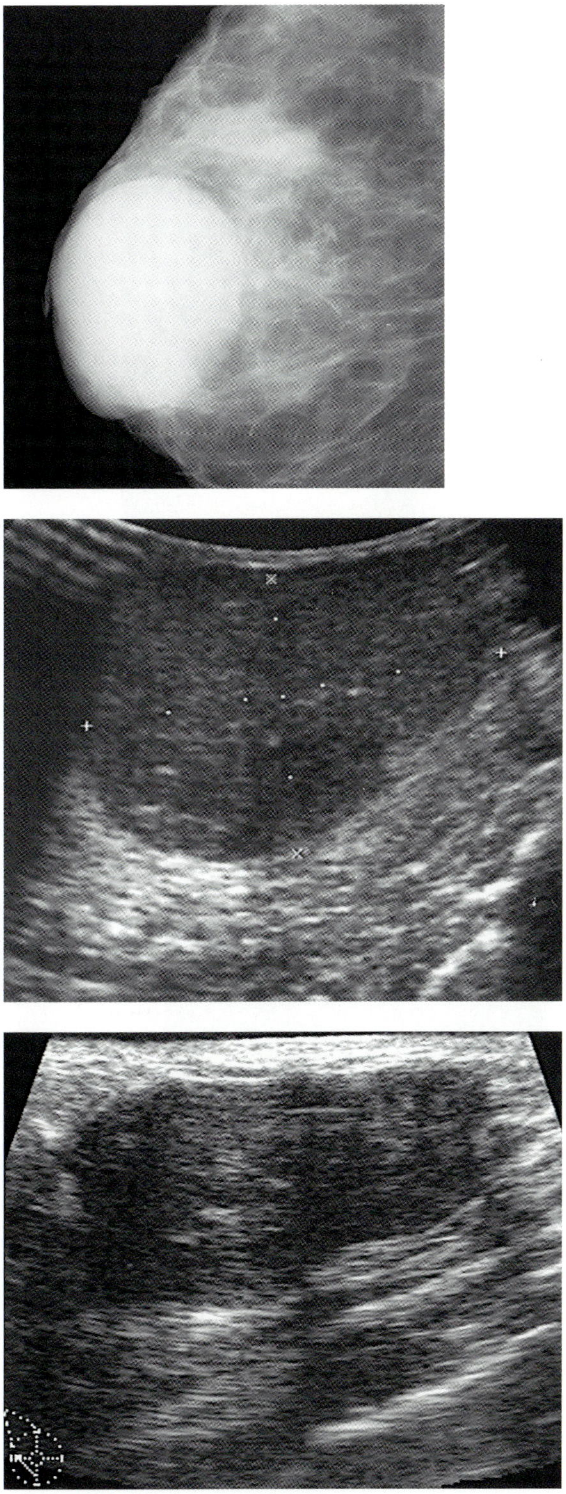

b

c

Abb. 7.**40 a–c** **Riesenfibroadenom:**
a Mammographie eines Riesenfibroadenoms bei einer 30jährigen Patientin mit scharfer Kontur.
b Der US mit 5-MHz-Schallsonde zeigt eine fast homogene echoarme Struktur.
c Der US eines Riesenfibroadenoms bei einer 22jährigen mit einer 10-MHz-Schallsonde führt aufgrund der geringeren Eindringtiefe zu mehreren Schatten und inhomogener Struktur.

sen werden. Bei diesen geschlängelten Gefäßchen hat eine Messung des Doppler-Winkels keinen Zweck. Die Benutzung der Farb-Doppler-Sonographie bei Herdbefunden im Brustgewebe gründet sich auf der Angabe, daß in Malignitäten schon bei einer Größe von einigen Millimetern eine Gefäßneubildung auftritt. Durch Anastomosen und Shunts zeigt sie schon in einem Frühstadium einen meßbaren Flow. Benigne solide Herdbefunde wie das Fibroadenom sind überwiegend gefäßarm; nur Fibroadenome von mehr als 2 cm Größe bei jungen Frauen zeigen einen mäßigen Flow. Maligne Herdbefunde zeigen oft einen ausgeprägten Gefäßreichtum mit wechselnder Strömungsgeschwindigkeit. Quantitative Messungen korrelieren gut mit der subjektiven Beurteilung; dennoch korrelieren die Doppler-Kennzeichen nicht mit dem Realtime-Bild und den histologischen Merkmalen. Hieraus folgt, daß die Doppler-Messung ein additives Verfahren ist, hilfreich bei der Differenzierung zwischen benignen und malignen Herdbefunden. Sie ermöglicht aber keine definitive Unterscheidung.

Diagnostik bei Malignitätsverdacht

Differenzierung zwischen zystischen und soliden Herdbefunden

Wenn das Mammogramm einer Patientin mit einem palpablen Herdbefund eine zirkumskripte Verdichtung zeigt, ist es mammographisch oft nicht möglich, die Art des Prozesses festzustellen. Mit Hilfe der Vergrößerungsmammographie können Ausläufer besser erkannt werden, aber eine Unschärfe durch Überlagerung des umgebenden Brustgewebes nicht. Hier ist eine ergänzende US-Untersuchung wichtig:

- Der US kann die Diagnose *„unkomplizierte Zyste"* stellen, womit die Diagnostik unbedingt beendet ist und womit eine 25%ige Reduktion zusätzlicher Diagnostik erreicht werden kann. Nur wenn keine eindeutige Zyste vorliegt, ist US-geführte FNA erforderlich:
  - Patientinnen mit großzystischer Mastopathie wissen, daß sich ihre Zysten spontan zurückbilden können und geben sich oft mit der US-Diagnose zufrieden.
  - Eine US-geführte Punktion reduziert falsch negative Punktionsresultate und damit die Anzahl der Biopsien.
  - Die US-Beurteilung der Zystenwand vermeidet das unnötige Auftreten von Rezidiven bei der intrazystischen Papillomatose oder beim intrazystischen Karzinom.
- Der US kann die Diagnose *„solider Herdbefund"* stellen. Der Verdacht auf eine Malignität wird zunehmen, wenn der Prozeß maligne Kennzeichen hat, wie eine gezackte, unscharfe Kontur, eine inhomogene Struktur und wenn ein Schallschatten hervorgerufen wird. Aufgrund der Überlappung der Befunde bei benignen und malignen Prozessen sollte immer eine

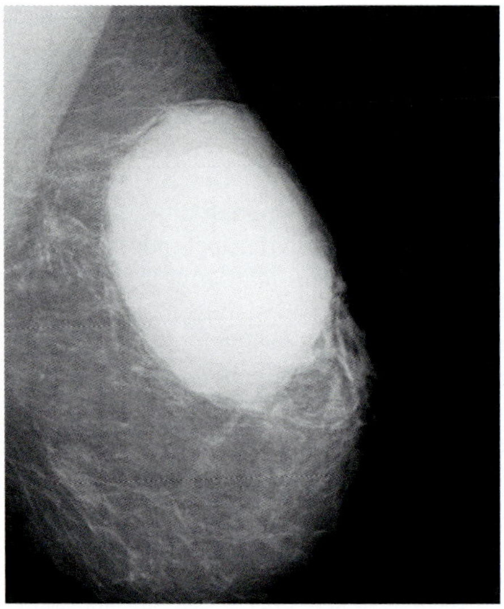

a

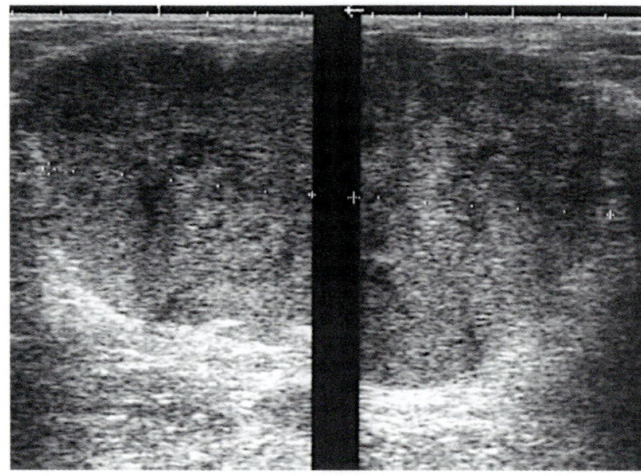

b

Abb. 7.**41** a, b **Phylloidestumor:**
a Mammographie eines Phylloidestumors bei einer 49jährigen Patientin. Die Kontur ist feingelappt, aber es bestehen keine Ausläufer.
b Auch der US zeigt die gelappte Kontur. Es sind Spalten nachweisbar.

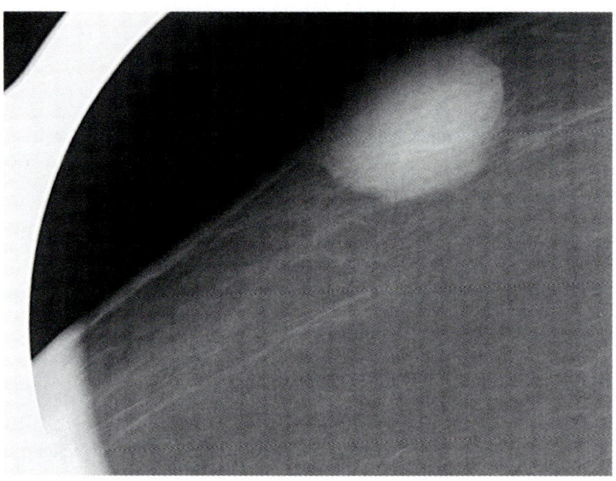

a

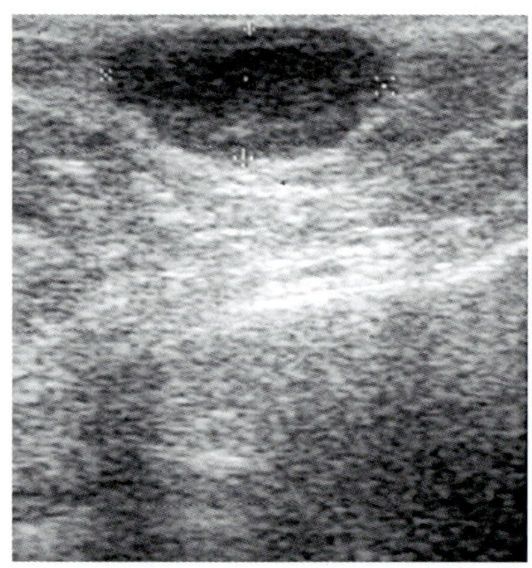

b

Abb. 7.**42** a, b **Atherom:**
a Unmittelbar gegen die Haut Herd mit scharfer Begrenzung.
b Inhomogener solider Prozeß durch Keratine und Fettanteile. Das Mammographiebild ist charakteristischer als das US-Bild.

zusätzliche Diagnostik stattfinden. Es gibt 2 Ausnahmen:

- solider Prozeß mit allen Kennzeichen eines Fibroadenoms, kleiner als 3 cm bei einer Frau unter 25 Jahren,
- solider Prozeß, kleiner als 1 cm mit mammographisch und sonographisch nur benignen Kennzeichen.

  Die Möglichkeit, daß diese Herdbefunde auf einem Malignom beruhen, ist mit 1,4% minimal. Deshalb kann man sich auf jährliche Kontrollen während der nächsten 3 Jahre beschränken.

Unsichere mammographische Befunde

Wenn die Mammographie an der Stelle des Palpationsbefunds nur eine Störung der Architektur oder eine verdächtige Asymmetrie des Brustgewebes zeigt, kann der US zusätzliche Informationen liefern. Mit zunehmender Kompression können unscharf begrenzte, echoarme Strukturen sichtbar werden, die Schallschattenbildung verursachen. Es handelt sich hier meistens um Karzinome mit einem diffusen Wachstum. In diesen Fällen sollte nach dem US eine tangentiale mammographische Aufnahme mit Bleimarkierung des verdächtigen Gebiets durchgeführt werden; oft ist der pathologische Befund mammographisch besser erkennbar.

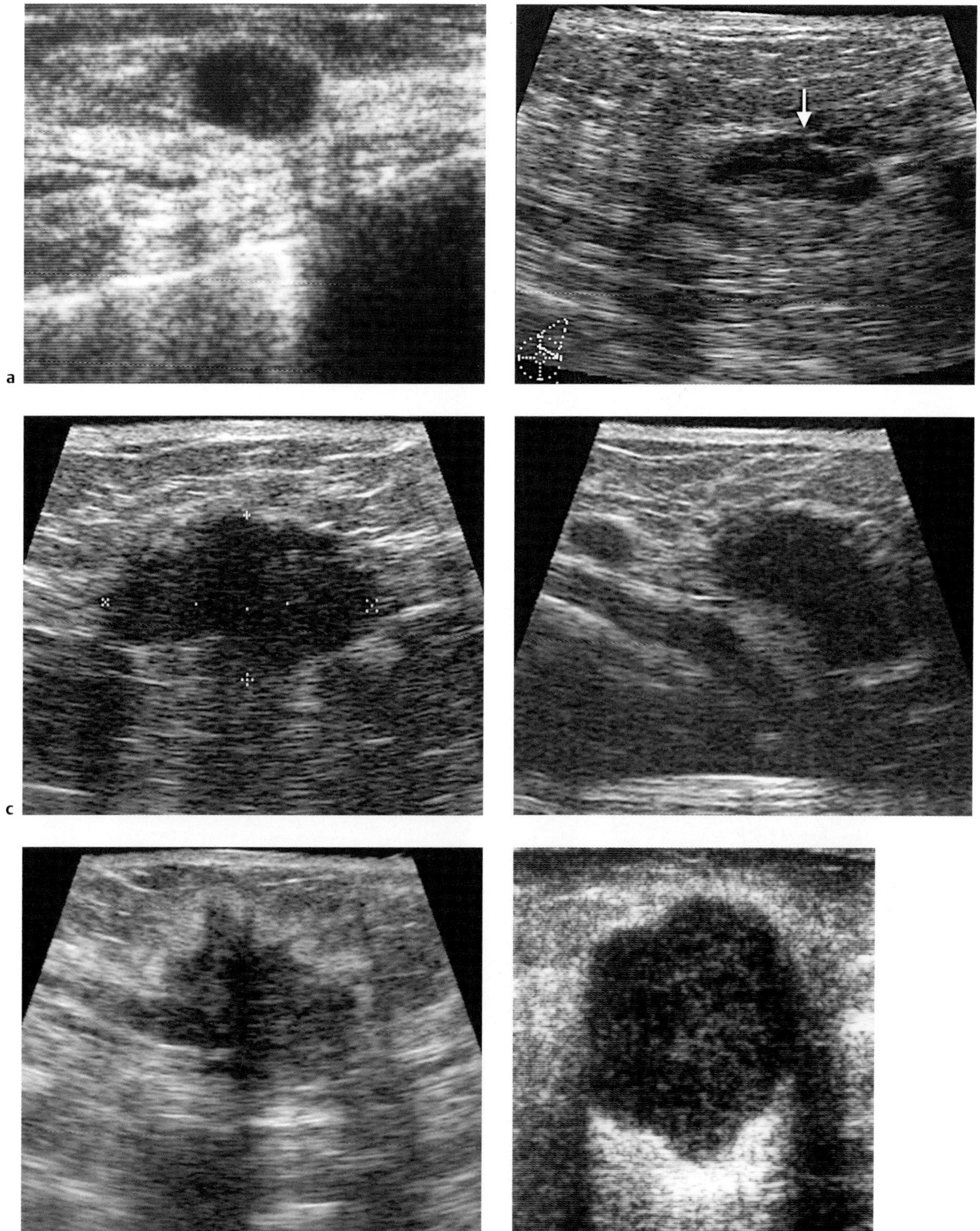

Abb. 7.**43 a – f** **Malignome:**

a Ovale Läsion mit scharfer und glatter Kontur. Histologisch: tubulopapilläres Karzinom.

b Ductus mit unregelmäßig verdickter Wand (kurzer Pfeil). Histologisch: gut differenziertes DCIS.

c Ovale Läsion mit unscharfer, gezackter Kontur, die Schallausbreitung hat abgenommen. Histologisch: IDC.

d In der Nähe dieses Malignoms besteht eine zweite solide Läsion, nicht erkennbar auf der Mammographie. Histologisch: Satellitenherd des Karzinoms.

e Szirröses Karzinom mit Infiltration des umgebenden subkutanen Fettgewebes.

f Scharfe, aber unregelmäßige Kontur eines medullären Karzinoms. Die Schallausbreitung hat auffallend zugenommen.

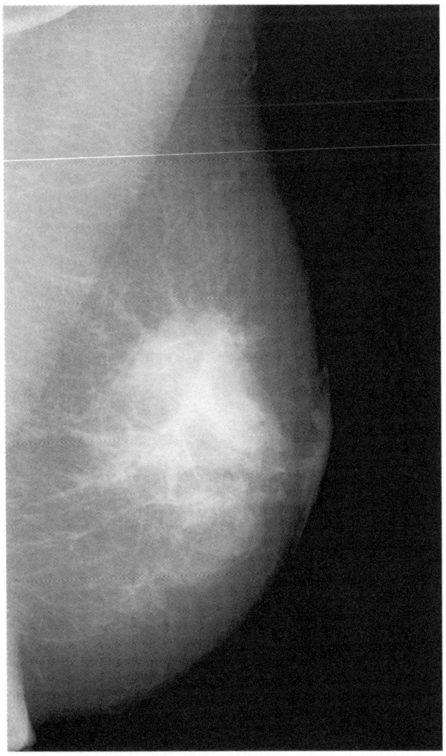
a

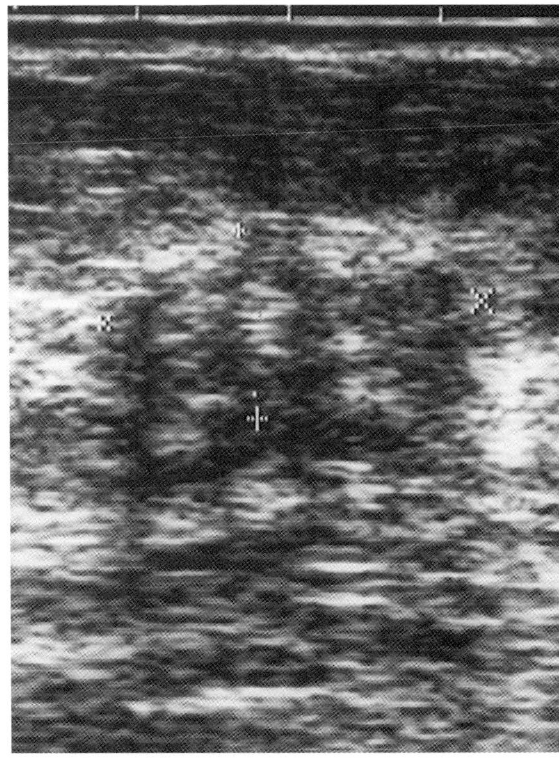
b

Abb. 7.**44 a, b** **ILC:**
a Störung der Architektur im oberen äußeren Quadranten.
b Dieselbe Störung der Architektur bildet sich mit dem US ab wie bei einer Ansammlung feiner Schallschatten, die nicht nur durch Kreuzungsstellen zwischen fibrösem Gewebe und Brustgewebe erklärt werden kann. Histologisch: ILC.

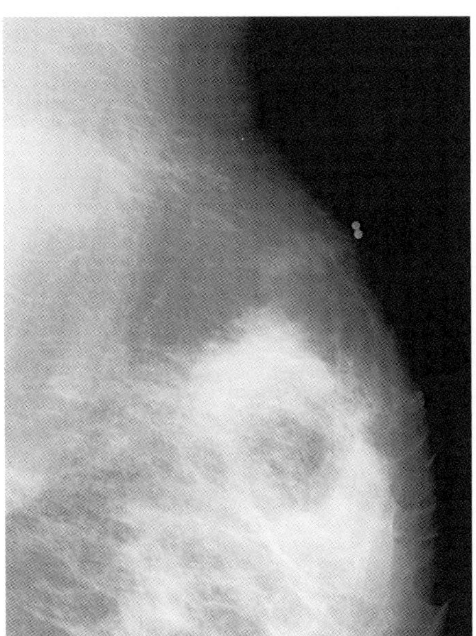
a

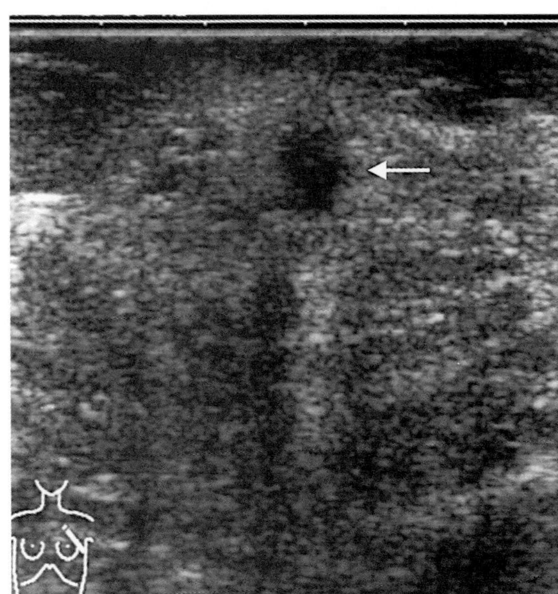
b

Abb. 7.**45 a, b** **Intramammäre Hodgkin-Lokalisation:**
a Der Palpationsbefund ist durch die Bleimarkierung erkennbar: kleine unscharf begrenzte, aspezifische Verdichtung.
b Auch der US zeigt nur eine aspezifische echoarme Läsion mit unscharfer Kontur. Die Orientierung ist vertikal (Pfeil).

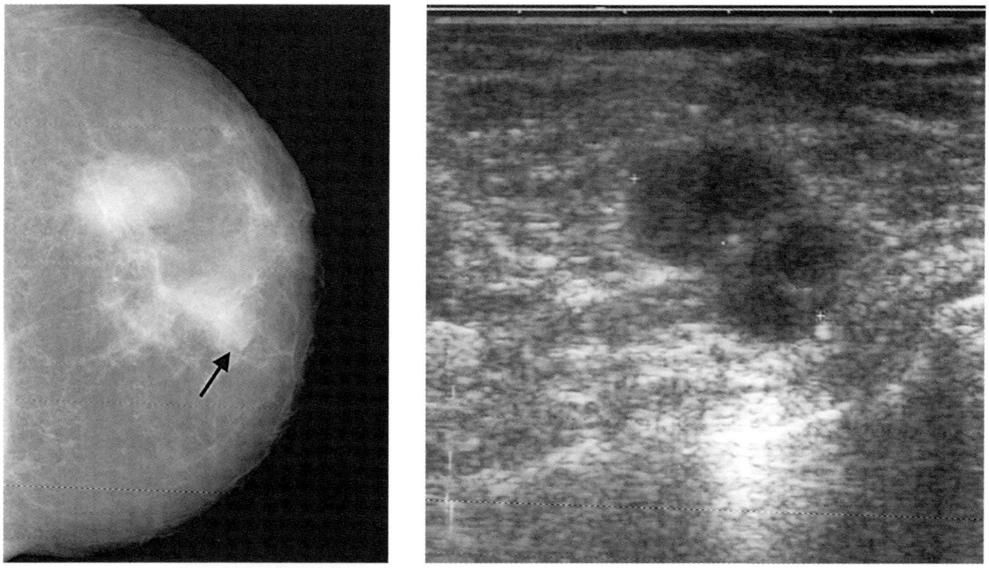

a b

Abb. 7.**46 a, b** **Intramammäre Non-Hodgkin-Lokalisation:**
a Palpable Veränderung, mammographisch lobierter, größtenteils glattbegrenzter Herd, etwas lateral der Mamille. Etwas medial der Mamille ist ein kleinerer Herd sichtbar (Pfeil).
b Der US ergibt ebenfalls einen lobulierten, soliden Herd mit inhomogener Struktur.

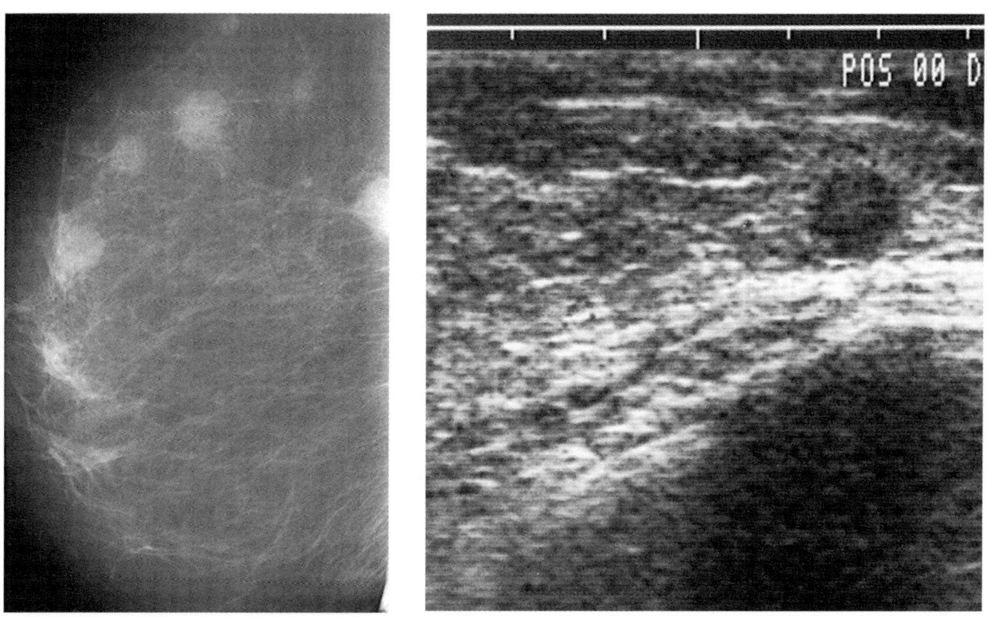

a b

Abb. 7.**47 a, b** **Metastasen eines malignen Melanoms:**
a Mammographie mit multiplen runden Herden, die meisten sind nicht scharf begrenzt. Außerdem bestehen mehrere kleine Ausläufer.
b Sonographisch sind die Metastasen rund, homogen und echoarm. Die Mammographie ist spezifischer als der US.

Wenn der US keine Läsion identifizieren kann, muß man wissen, daß die diagnostische Aussagekraft der State-of-the-art-Mammographie beim Karzinom dem US überlegen ist. Deshalb ist im Zweifelsfall der Mammographiebefund zur Verhütung falsch negativer Befunde entscheidend.

Palpationsbefund und negative mammographische Befunde

Wenn ein Palpationsbefund mammographisch nicht sichtbar gemacht werden kann, ist der US erforderlich (Abb. 7.**48**). Bei bestmöglicher Mammographiequalität restieren noch etwa 5% okkulte Malignitäten, die oft durch das additive Verfahren des US hinterher nachgewiesen werden können. Es handelt sich hier vor allem um die Detektion der Malignitäten ohne desmoplastische Reaktion, ohne Mikrokalzifikationen und andere mammographische Malignitätszeichen. Sie sind oft in fettlosen Mammae junger Frauen, im dichten retromamillären Brustgewebe und in Mammae mit klein- oder großzystischer Mastopathie nicht erkennbar. Für diese Patientengruppe gibt es einerseits im Fall eines deutlichen soliden Herdbefunds einen offenbaren Gewinn, andererseits im Fall eines undeutlichen soliden Herdbefunds das Problem des falsch positiven Befunds.

Der Palpationsunterschied zwischen einem Herdbefund und mastopathischem Gewebe kann schwierig sein, ebenso wie auch der US der mastopathischen Mammae. Der US der Mastopathie ist völlig unspezifisch, das Bild variiert von echoarmen soliden Läsionen, kleinen gruppierten Zysten bis zu Brustgewebe mit normaler Echostruktur. Es sind die kleinen, soliden und echoarmen Läsionen, die oft Zweifel lassen und wo die FNA eine Malignität nicht ausschließen kann. Wenn die Palpation bei normaler Mammographie und unspezifischem US-Befund zweifelhaft ist, sollte die Patientin zumindest kontrolliert werden. Die Verantwortung liegt hier beim Kliniker.

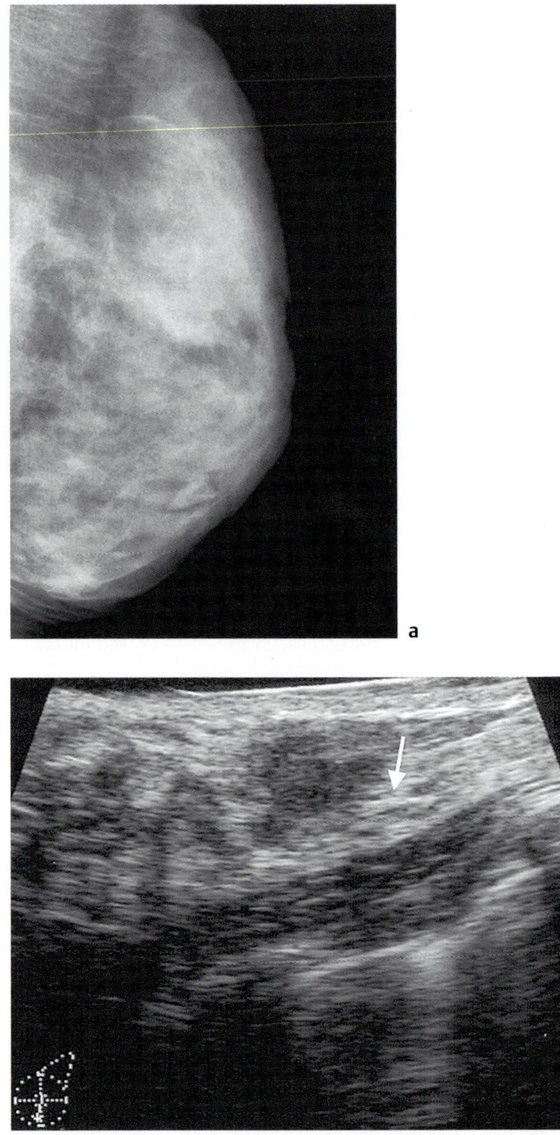

a

b

Abb. 7.**48 a, b** **Palpationsbefund und negativer mammographischer Befund:**
a 32jährige Patientin mit einem mobilen Palpationsbefund inframammilär, nicht erkennbar im dichten retromammilären Brustgewebe.
b Solider Herdbefund (Pfeil) mit gezackter, unscharfer Kontur und inhomogener Echostruktur. Unauffällige Schallausbreitung. Histologisch: IDC.

Nichtpalpabler Zufallsbefund bei der Mammographie (Abb. 7.**49**)

Hier beruht die Verantwortung für die weitere Analyse beim Radiologen. Nach genauer Lokalisation der Läsion auf dem Mammogramm sind alle Quadranten systematisch zu beurteilen. Man wandert mit der Schallsonde langsam von außen nach innen in Horizontal- und Vertikalschnitten bis zur Mamillarregion. Wenn die Läsion auch sonographisch erkennbar ist, muß eine genaue Beurteilung der Kennzeichen erfolgen. Für jeden soliden Herbefund größer als 1 cm bei einer Frau über 30 Jahren ist Zytologie oder Histologie notwendig.

Diagnostik von benignen Veränderungen

Junge Patientinnen und Schwangerschaft

Bei Frauen unter 25 Jahren kommt das Mammakarzinom kaum vor. Selten tritt es bei Frauen zwischen 25 und 35 Jahren auf und präsentiert sich dann fast ausnahmslos als Palpationsbefund. Auch während der Schwangerschaft äußert sich das Mammakarzinom als Palpations-

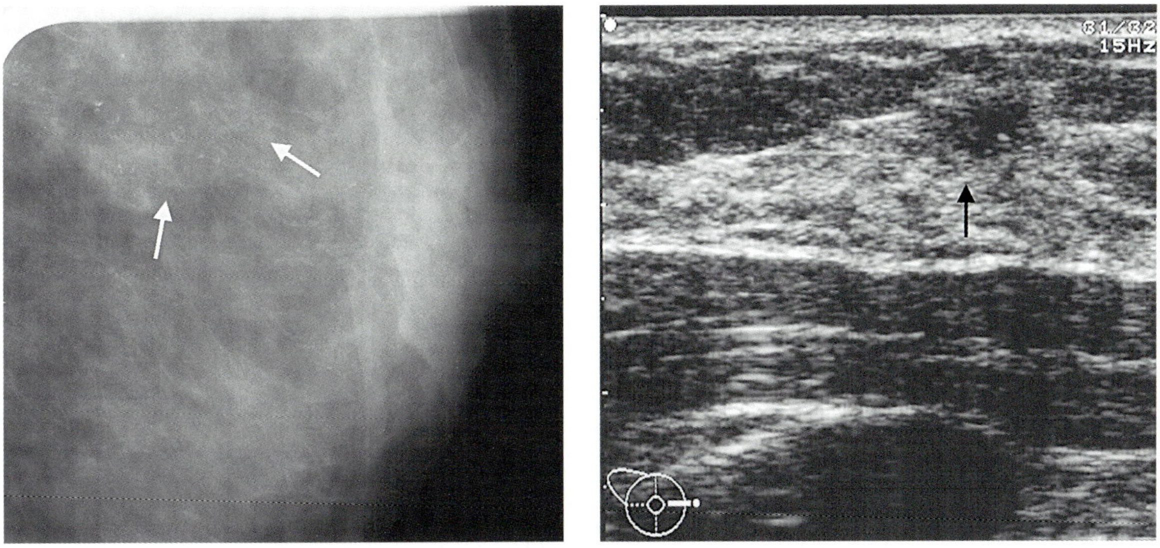

a b

Abb. 7.**49 a, b US als Hilfsmittel bei nichtpalpablem Zufallsbefund:**
a Malignitätsverdächtige Mikrokalzifikationen, von einer geringen Verdichtung umgeben (Pfeile).
b Verdichtung auch sonographisch erkennbar, deshalb verdächtig für infiltratives Wachstum. Histologisch: kleines IDC (Pfeil) in großem DCIS.

befund. In Anbetracht des dichten Brustgewebes der meisten jüngeren Frauen (unter 30 Jahren) und der Hypertrophie des Brustgewebes während der Schwangerschaft sind mammographische Interpretationsprobleme zu erwarten, so daß der US das zuerst anzuwendende bildgebende Verfahren sein sollte. Beschwerden, die nicht auf einem Palpationsbefund beruhen, wie Schmerzen und Galaktorrhö, stellen keine Indikation für ein bildgebendes Verfahren dar und werden am besten durch den Kliniker kontrolliert.

Bei jüngeren Frauen bestehen häufiger Fibroadenome als Zysten. Im Falle eines soliden Herdbefunds mit benignen Kennzeichen kleiner als 3 cm oder bei multiplem Auftreten steht die Diagnose fast ausnahmslos fest. Hier ist eine Beschränkung auf eine Kontrolle durch den Kliniker ausreichend. Mit der FNA kann die Art der größeren Herdbefunde festgestellt werden, weil ein US-Unterschied zwischen dem Riesenfibroadenom, dem Phylloidestumor und dem malignen Lymphom nicht möglich ist. Besteht sonographisch eine solide Läsion ohne typische benigne Kennzeichen, dann muß eine Mammographie folgen, evtl. mit Bleimarkierung der Läsion. Oft wird die Läsion selbst nicht besser sichtbar sein, wohl hingegen Mikrokalzifikationen oder sekundäre Malignitätskennzeichen. Während der Schwangerschaft gehört auch die Galaktozele zur Differentialdiagnose. Auch bei diesen Patientinnen sollte unbedingt die Mammographie erfolgen, wenn die Läsion im US keine benignen Kennzeichen hat. Die Angst vor Fruchtschädigung ist bei der heutigen Mammographietechnik unbegründet und darf nie Argument sein, die Mammographie völlig durch den US zu ersetzen.

Mastitis puerperalis und nonpuerperalis

Die *Mastitis* und *Abszeßbildung* treten bei 5–11% der Frauen in der Laktationsperiode auf, als Folge einer Staphylococcus-aureus-Infektion in der Mamille. Oft ist die klinische Symptomatologie eindeutig: Röte und Ödem der Haut über einer schmerzhaften, fluktuierenden Schwellung. Mit dem US ist eine Unterscheidung zwischen einem Entzündungsinfiltrat mit Mikroabszessen, einem unilokulären oder einem multilokulären Abszeß möglich.

Der *retromamillären Mastitis nonpuerperalis* liegt eine squamöse Metaplasie zugrunde. Die größeren Milchgänge verstopfen mit Keratin und es tritt eine sekundäre Infektion auf, bisweilen mit einem Fistelgang zur Areola. Die Symptomatologie ist nicht immer deutlich. Der US ist entweder typisch für einen Abszeß oder ergibt eine atypische, unscharf begrenzte echoarme Läsion. Auch bei der zystischen Mastopathie kann eine sekundäre Infektion der Zysten auftreten, sonographisch erkennbar als komplizierte Zysten.

Bei einer Patientin mit Mastitis hat eine Mammographie keine Bedeutung: Das Verfahren ist schmerzhaft und unzuverlässig, denn eine Unterscheidung zu einer Malignität ist infolge des Hautödems und der unscharfen Begrenzung der Läsion unmöglich. Die Diagnose sollte mit dem US gestellt werden, danach sollte eine Drainage oder Punktion erfolgen. Dennoch ist 3 Monate nach der Mastitis nonpuerperalis eine Mammographie auszuführen, um eine zugrundeliegende Malignität auszuschließen.

Postoperative Probleme

Nach einem chirurgischen Eingriff wie der Exzisionsbiopsie, der Lumpektomie oder der Rekonstruktionschirurgie können in der Nähe der Narbe ein Hämatom, ein Serom, eine Fibrosierung oder eine Fettgewebsnekrose auftreten. Die *Hämatome* und *Serome* sind relativ häufig, weil aus kosmetischen Gründen oft kein Drain eingebracht wird. Das Serom ist meist eine echoleere Flüssigkeitsansammlung; bisweilen fehlt eine Wand, und die Flüssigkeit liegt zwischen dem umliegenden Gewebe. Das Hämatom enthält oft Septa mit komplexem Inhalt. Die Prozesse sind häufig größer als die Läsionen, die ursprünglich exzidiert worden sind, und werden nur sehr langsam resorbiert. 50% sind bis zu 6 Monate noch nachweisbar. Auch das *Hautödem* läßt sich sonographisch abbilden, oft zusammen mit *erweiterten Lymphspalten*. Diese sind prominent, wenn nach dem Eingriff eine Strahlentherapie angewendet wurde. Nach 2–3 Jahren stabilisieren sich die postoperativen Veränderungen.

Lokale Karzinomrezidive treten in den ersten Jahren in unmittelbarer Nähe der Narbe auf. Wenn an der Stelle der Narbe ein solider Prozeß besteht, kann nur mit der FNA oder der Histologie zwischen einem *Fremdkörpergranulom* und einem *Rezidiv* unterschieden werden.

Mammaprothesen

Die *Siliconprothesen* umfassen eine semipermeable Membran aus Siliconelastomeren, gefüllt mit flüssigem Silicongel, manchmal umgeben durch ein additionelles Lumen mit physiologischer Kochsalzlösung. Die Siliconprothesen sind auf dem Mammogramm so dicht, daß das Gewebe dahinter und davor vollständig unbeurteilbar ist. Bei Patientinnen mit Siliconprothesen muß man immer feststellen, ob die Beschwerden vom (übriggebliebenen) Brustgewebe oder von der Prothese ausgehen. Durch die beschränkten Abbildungsmöglichkeiten der Mammographie ist es oft nur mit dem US möglich, bei einer Pathologie des Brustgewebes zwischen normalem Brustgewebe, Zysten oder soliden Herdbefunden zu differenzieren. Manchmal kann auch die Prothese hervorquellen und einen abnormalen Palpationsbefund ergeben.

Eine *intakte Prothese* hat eine glatte, echoreiche Vorderwand, die oft Reverberationsstreifen hervorruft. Die Hinterwand bildet sich meistens nicht völlig ab, weil die Geschwindigkeit der US-Wellen durch das Silicongel nur 997 m/s beträgt. Es bestehen oft kleine oberflächliche Falten: schmale, echoreiche Streifen, die 1–2 cm tief in die Prothese laufen. Das Gel ist echoleer, aber mit der Zeit treten echogene Aggregate auf, wahrscheinlich durch physikalische oder chemische Änderungen des Gels. Die Prothese kann durch eine kleine Menge Flüssigkeit umgeben sein. Die Kontur kann durch eine lokale Schwäche der fibrösen Kapsel hervorquellen, was nicht immer bedeutet, daß die Prothese nicht mehr intakt ist. Die Prothesen können auch noch nach Jahren Probleme verursachen. Der Körper reagiert auf den Fremdkörper mit einer Kapselbildung. Die Kapsel kann wie bei einer Kontraktur verhärten, die Form der Mamma wird rund und die Prothese verliert ihre Elastizität. Die abnormale Form ist sonographisch detektierbar, aber die Kapselbildung ist kaum nachweisbar. Wenn das Gel durch die Membran sickert, kann die Membran kollabieren. Man spricht dann von einer *intrakapsulären Ruptur*. Bei einer intrakapsulären Ruptur ist die kollabierte Membran im Gel als ein Konglomerat von Doppellinien sichtbar, die gerade oder kurvilinear sind. Das Gel enthält dann oft echogene Aggregate. Bei einer extrakapsulären Ruptur, also Austritt von Gel durch die Kapsel, treten die Geltropfen als echoarme, runde Läsionen auf, die von sehr echoreichem Bindegewebe umgeben sind. Mehrere kleine Tröpfchen führen zu einem großen Unterschied in der akustischen Impedanz, wodurch eine Defokussierung der US-Wellen mit dem Bild eines „Schneesturms" auftritt. Das dahintergelegene Gewebe kann dadurch nicht mehr beurteilt werden. Obwohl mit Hilfe des US die meisten lokalen Probleme mit Siliconprothesen befriedigend gelöst werden können, fehlt die Übersicht, die mit der MRT weitaus besser erreicht wird.

Stellenwert der Ultraschalluntersuchung

Über die Rolle des US in der Mammadiagnostik bestehen sehr unterschiedliche Ansichten. Die anfänglich optimistische Einstellung in bezug auf die Anwendbarkeit wurde schon bald nach der Introduktion in den 70er Jahren verlassen. Die diagnostische Leistung des US der gesamten Mamma war nachweislich der Mammographie unterlegen, so daß das US-Screening sich schon lange als eine überholte Methode erwiesen hat. Auch bei symptomatischen Patientinnen steht die diagnostische Leistung des US zur Diskussion, vor allem in der angelsächsischen Literatur, wo es heißt: das Mammakarzinom ist mit dem US zu sehen, aber nicht zu finden. Für diese Zurückhaltung gibt es weitere Argumente:

- Eine endgültige Unterscheidung zwischen benignen und malignen soliden Herdbefunden ist nicht möglich.
  Der Verlauf bei einem soliden Herdbefund mit malignen oder unsicheren Kennzeichen ist klar, aber der Verlauf bei Läsionen mit benignen Kenzeichen ist immer abhängig von der Kombination von Symptomatologie, Lebensalter der Patientin und Mammographiebefund. Man sollte sich bemühen, eine histopathologische Diagnose zu erhalten, zumindest mit der FNA.
  Die FNA sollte immer nach der Mammographie und dem US stattfinden, weil die vorherige Punktion durch entsprechende Veränderungen falsch positive Malignitätskennzeichen vortäuschen kann.

- Mikrokalzifikationen können nie sonographisch beurteilt werden. Auch wenn eine Gruppe von Mikrokalzifikationen (Abb. 7.**50**) mit dem US identifizierbar ist, was mit den jetzigen hochfrequenten Schallsonden häufig möglich ist, wird sich das therapeutische Vorgehen dadurch nicht ändern. Diese Identifikation hat nur Bedeutung zur Lokalisation.
- Die Abbildung vergrößerter Lymphknoten in der Axilla oder retrosternal hatte auch nur eine kurze Bedeutung. Für die endgültige Stadieneinteilung ist die histopathologische Untersuchung der vollständigen axillaren Lymphknotengruppe notwendig. Die Abbildung eines einzigen Lymphknotens wird den Verlauf und die Prognose nicht beeinflussen. Auch hier hat die Abbildung nur den Zweck der Lokalisation für die FNA, wenn die primäre Malignität nicht nachweisbar ist oder wenn ein Sentinel-node-Vorgehen geplant ist.
- Wenn die Mammographie keine Malignität zeigt, sondern eine asymmetrische Anordnung des fibroglandulären Gewebes, wird der additive US oft zu falsch positiven Befunden führen. Diese asymmetrische Anordnung kann wie bei der Mastopathie zu Bildern führen wie Störung der Architektur oder kleine echoarme solide Läsionen. Die Verwendung des US hat hier zu Unrecht den Platz der Detail- und Vergrößerungsmammographie eingenommen.

Zusammenfassung

Der US ist ein integraler Teil der Mammadiagnostik, aber man sollte ihn nur da anwenden, wo die Mammographie keine eindeutigen Befunde liefert:

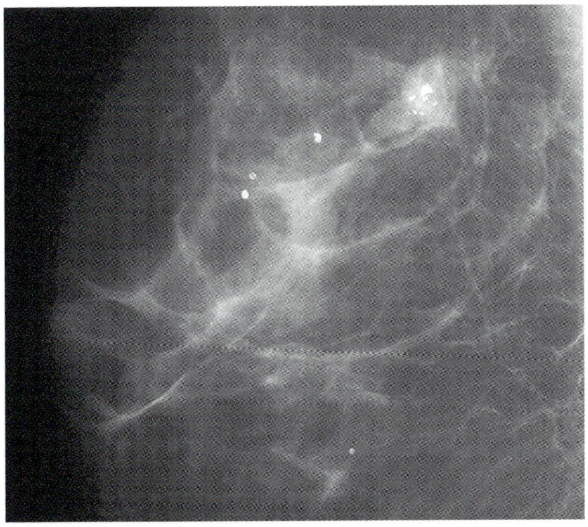
a

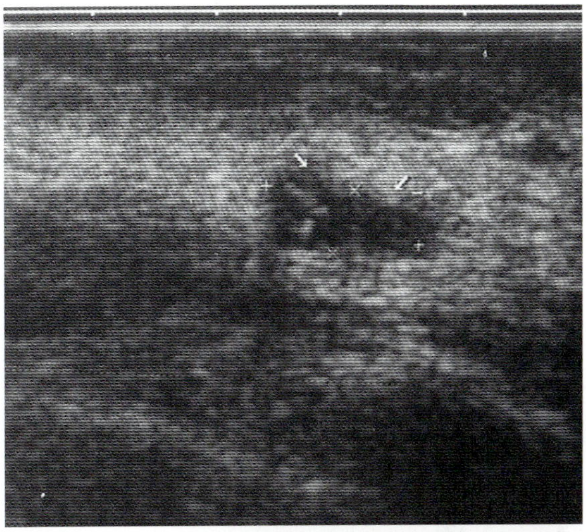
b

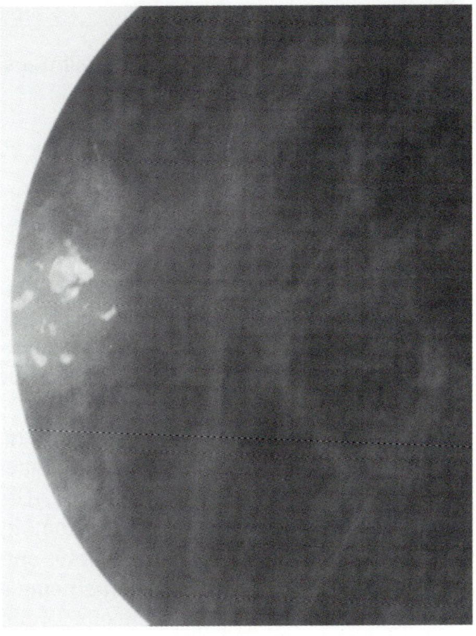
c

Abb. 7.**50 a – c** **US von Mikrokalzifikationen.**
Zufallsbefund bei einer 62jährigen Patientin:
a Die Mammographie zeigt eine Verdichtung, teilweise glatt konturiert, mit relativ grobscholligen Mikroverkalkungen, deren Art nicht eindeutig benigne oder maligne ist.
b Obwohl Mikrokalzifikationen auch sonographisch nachweisbar sind, erhält man keine zusätzliche Information.
c Die nicht optimale Vergrößerung zeigt unscharfe Begrenzungen der Verdichtung und Unterschiedlichkeit der Mikrokalzifikationen. Dadurch Malignitätsverdacht.
Histologisch: IDC.

- Differenzierung zwischen Zysten und soliden Herdbefunden,
- Palpationsbefund bei unbestimmten oder negativen mammographischen Befunden, z. B. bei röntgendichtem Brustgewebe,
- Lokalisation eines nichtpalpablen Zufallsbefunds auf dem Mammogramm,
- Palpationsbefund bei Patientinnen unter 30 Jahren, weil die Sensitivität der Mammographie in diesem Alter noch nicht hoch ist,
- benigne Probleme wie Mastitis, postoperative Komplikationen und Beurteilung von Prothesen; die Rolle des US kann hier größer sein als die Rolle der Mammographie; allerdings ist hier eine Überlappung mit der MRT möglich, aber der US steht dem Radiologen oft leichter zur Verfügung.

Schließlich ist der US optimal für Punktionstechniken wie FNA, histologische Punktion und Lokalisationstechniken. Eine aktive Beteiligung des Radiologen in der Mammadiagnostik ist für eine optimale Anwendung des US wünschenswert.

Magnetresonanztomographie

S. H. Heywang-Köbrunner und C. Boetes

Prinzip

Die MRT ist ein tomographisches Verfahren, mit der die Mamma schichtweise ohne Röntgenstrahlung abgebildet wird. Die Schichtbilder werden erzeugt, indem die Wasser- und Fettprotonen des Gewebes in einem Magnetfeld mit Hilfe von Radiowellen angeregt werden. Diese Energie wird anschließend von den Protonen ebenfalls in Form von Radiowellen wieder abgegeben, die vom Gerät empfangen werden. Durch spezielle Ortskodierungsverfahren kann ermittelt werden, von welchem Ort (d. h. Proton) die entsprechenden Radiowellen ausgesandt wurden, und es können somit Schnittbilder errechnet werden. Die Signalintensität der einzelnen Gewebe in derart erstellten Schnittbildern hängt einerseits von der Pulssequenz ab, mit der die Protonen angeregt und ihre Signalabgabe ausgemessen wird, andererseits wird sie bestimmt durch sog. Gewebeeigenschaften, die sich aus dem Bindungszustand der einzelnen Protonen erklären.

Gewebeeigenschaften, die die Signalintensität im Gewebe bestimmen:

- Protonendichte,
- T1-Relaxationszeit des Gewebes,
- T2-Relaxationszeit.

Je nachdem, ob durch eine Pulssequenz vorwiegend Unterschiede der Protonendichte, der T1-Zeiten oder der T2-Zeiten der Gewebe im Bild hervorgehoben werden, werden diese Bilder protonendichte-, T1- oder T2-gewichtet genannt.

Bei protonendichte-, T1- oder T2-gewichteten Pulssequenzen wird also ein- und dieselbe Schicht mit unterschiedlichen Kontrasten abgebildet. Ursprünglich wurde erhofft, daß bereits durch die Kombination verschiedener Pulssequenzen und der daraus entstehenden Kontraste mit ausreichender Sicherheit eine sog. Gewebecharakterisierung und vor allem eine Unterscheidung zwischen benignen und malignen Veränderungen möglich sei. Dies hat sich für die sog. *Nativ-MRT* (= MRT ohne Kontrastmittelgabe) leider nicht bewahrheitet: Trotz der meist sehr kontrastreichen Darstellung der einzelnen Gewebe, die sich aus dem jeweiligen Fett-, Wasser-, Zell- und Fibrosegehalt der Gewebe ergab, gelang eine ausreichend sichere Differenzierung und auch Identifizierung benigner und maligner Prozesse nicht.

Deshalb hat die Nativ-MRT für den Nachweis oder Ausschluß von Malignomen keine Bedeutung. Die sehr kontrastreiche schichtweise Darstellung ist aber von besonderem Vorteil für die Erkennung von Rupturen bei Siliconprothesen, weshalb dieses Gebiet eine Domäne der Nativ-MRT wurde.

Die *Kontrastmittel-MRT* der Mamma hingegen hat sich als neue interessante Ergänzungsmethode für Problemfälle entwickelt. Bei der Kontrastmittel-MRT wird die gesamte Mamma schichtweise vor sowie nach intravenöser Injektion eines paramagnetischen magnetresonanztomographischen Kontrastmittels abgebildet. Bei entsprechender Technik werden bereits geringe Anreicherungen im Gewebe als deutliche Signalzunahme sichtbar.

Dabei hat sich gezeigt, daß fast alle invasiven Karzinome (Abb. 7.**51** – 7.**53**) das Kontrastmittel anreichern, was wohl durch vermehrte Vaskularisation, erhöhte Gefäßpermeabilität und ggf. einen erhöhten Interstitialraum zu erklären ist. Diese Veränderungen wiederum sind besonders in malignen Tumoren zu finden und könnten durch sog. Angiogenese- und Permeabilitätsfaktoren verursacht sein. Nach neuesten Erkenntnissen dürften bei optimaler Technik und sorgfältiger Befundung 95 – 99% der invasiven Karzinome und über 85% der In-situ-Karzinome (im Vergleich zu nichtproliferierendem Normalgewebe, was aber nicht immer dem Umgebungsgewebe gleichzusetzen ist!) vermehrt anreichern. Diese Informationen sind von besonderem Vorteil in mammographisch sehr dichtem oder vernarbtem Gewebe.

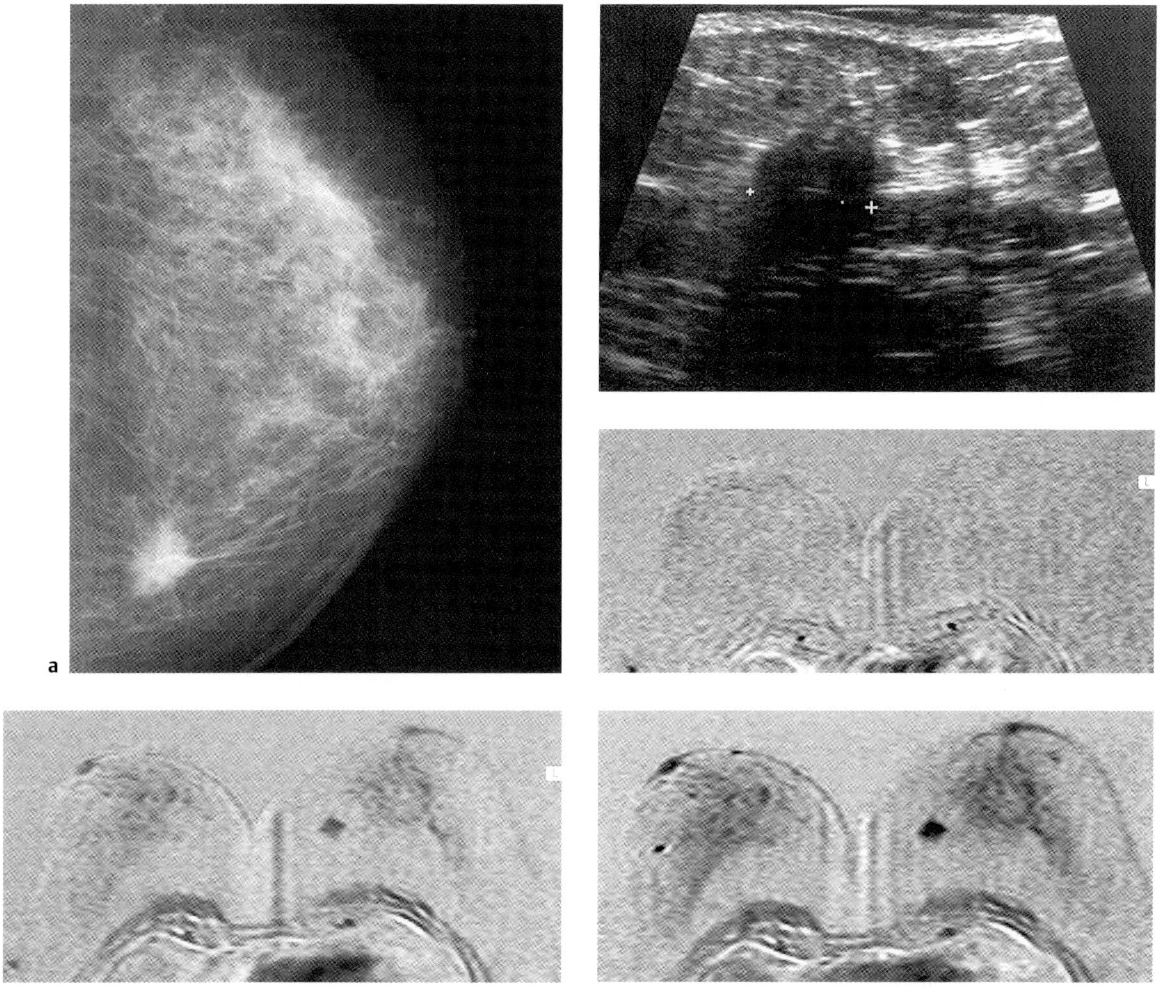

Abb. 7.51 a–e **Invasives tubulolobuläres Karzinom von 2 cm Größe in der linken Mamma medial.**
22 Lymphknoten negativ:
a CC-Aufnahme: im medialen Unterquadranten sternförmige Verdichtung mit relativ langen Spikulä. Keine Mikroverkalkungen.
b US: unregelmäßige 1,3 cm große echoarme Struktur.
c–e *MRT (Turbo-FLASH-2 D, Subtraktionsaufnahmen). Schnelle Anfärbung der Läsion:*
c Nach 0 s: Anfärbung der Aorta.
d Nach 8 s.
e Nach 18 s.
(Beginn der Anfärbung bereits nach 4 s.)

Technik

Die optimale Technik ist wie bei der Mammographie eine unbedingte Voraussetzung, damit kleine Läsionen erkannt werden.

Bei der Kontrastmittel-MRT sind folgende Punkte zu berücksichtigen:

- Die Einfach- oder Doppelmammaspule ist eine Voraussetzung für die gute Bildqualität und eine ausreichende Auflösung.
- Die Untersuchung ist in Bauchlage der Patientin durchzuführen zur Minimierung von Bewegungsartefakten durch die Atmung. Zusätzlich wird empfohlen, die Mamma durch ein Kompressorium (oder Watte) leicht bis mäßig zu komprimieren (zur Reduktion von Bewegungsartefakten).
- Die Pulssequenz sollte so gewählt sein, daß die Kontrastmittelanreicherungen möglichst sensitiv dargestellt werden. Dabei ist aber zu beachten, daß die Signalintensität möglichst linear mit der Kontrastmittelkonzentration im interessierenden Bereich zunehmen muß, da sonst eine Unterschätzung der Anreicherung in Bereichen mit nichtlinearem Kurvenverlauf auftreten kann.
- Die Echozeit muß so gewählt werden, daß kein sog. Opposed image entsteht. Beim Opposed image stehen Fett- und Wasservektor einander entgegen und subtrahieren sich. Dies kann besonders in anreichernden Carcinoma in situ (die Partialvolumen mit Fett aufweisen) zu einer Signalzunahme, aber auch zu unveränderter Signalintensität oder -abnahme führen, was erhebliche Fehlinterpretationen verursachen kann. Daher dürfen für eine Mamma-MRT

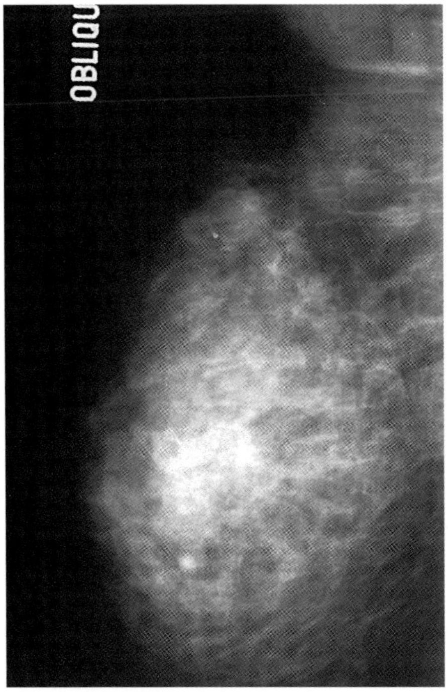

a

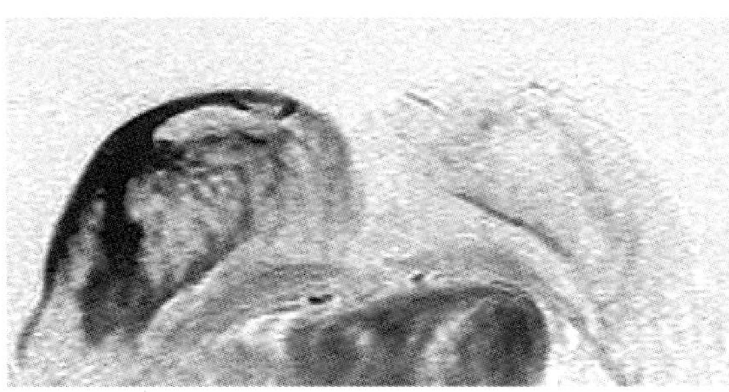

b

Abb. 7.**52 a, b** **Mastitis carcinomatosa rechts.**
Stadium T4 N1 MX, 58jährige Frau:
a Schrägaufnahme. Hautverdickung. Keine herdförmige Läsion.
b MRT (Turbo-FLASH-2 D, Subtraktionsaufnahme). Starke Anfärbung der Haut und von glandulären Strukturen.

nur Echozeiten verwendet werden, die ein sog. In phase image erlauben (bei 1,5 Tesla 5, bei 1 Tesla 7, bei 0,5 Tesla 14 ms +/- 25% oder weniger als 3,5 ms). Sehr gut für die Kontrastmittel-MRT der Mamma eignen sich sog. gespoilte 3dimensionale Gradienten-Echo-Sequenzen (z.B. FLASH-3 D, gespoilte 3 D-FFE oder GRASS oder 3 D-FT). Optimaler Kontrast wurde mit FLASH-3 D bei 1,5 Tesla mit einer Repetitionszeit (TR) von 12 ms, einer Echozeit (TE) von 5 ms und einem Flipwinkel (FA) von 25° erreicht, bei 1 Tesla mit TR = 14 ms, TE = 7 ms, FA = 25°.
Mit dieser Pulssequenz kann die gesamte Mamma (64 oder 32 Schichten mit jeweils 2 bzw. 4 mm) in 87 bzw. 44 s abgebildet werden.

- Routinemäßig sollte die gesamte Mamma lückenlos einmal vor sowie mindestens 2mal nach intravenöser Applikation des paramagnetischen Kontrastmittels (ohne zwischenzeitliche Geräteabstimmung) abgebildet werden. Neben den verbreiteten dynamischen KM-Untersuchungen, wo alle Schichten alle 30 - 90 s abgebildet werden, sind mit etwas geringerer Spezifität auch aus der 1. Postkontrastmittelmessung (akquiriert in der 1. - 3. Minute Postkontrastmittel) und der 2. Messung (akquiriert um die 5. - 7. Minute Postkontrastmittel) frühzeitig bzw. später anreichernde Gewebe zu erkennen.

Im Rahmen von Studien wurden in 1 - 4 ausgewählten Schichten eine hochaufgelöste, frühdynamische Kontrastmitteluntersuchung durchgeführt. Diese Messung dürfte in der untersuchten Schicht eine Spezifizitätsverbesserung vor allem in diffus anreichernden Geweben erlauben. Eine routinemäßige Anwendung von Sequenzen mit derart hoher dynamischer Auflösung kann aber erst diskutiert werden, wenn die Mamma vollständig abgebildet werden kann und damit die Läsion (die, wenn sie klein ist, nativ nicht erkennbar ist) sicher im Untersuchungsvolumen enthalten ist.

- Für die Interpretation der Originalbilder empfiehlt sich eine standardisierte Fenstereinstellung sowie routinemäßige Erstellung von Subtraktionsbildern (korrespondierende Schichten Postkontrastmittel minus entsprechende Schichten Präkontrastmittel) (Abb. 7.**54**).
- Fettunterdrückende Pulssequenzen sind für die Kontrastmittel-MRT der Mamma ebenfalls möglich, aber keinesfalls notwendig. Bei Magnetfeldinhomogenität können gerade bei fettunterdrückenden Sequenzen Fehleinschätzungen der Kontrastmittelanreicherung auftreten. Damit ist die Subtraktionstechnik der Fettunterdrückungstechnik unseres Erachtens überlegen.
- Eine erhöhte Kontrastmitteldosis von 0,16 - 0,2 mmol Gadolinium-DTPA (Diethylentriamin pentaacetat) erscheint der üblichen Dosierung von 0,1 mmol Gadolinium-DTPA besonders zum Nachweis sehr kleiner Läsionen überlegen.

Zum Nachweis oder Ausschluß von Rupturen in Siliconprothesen ist folgendes zu beachten:

- Es muß unbedingt eine Kombination von mindestens 3 Pulssequenzen durchgeführt werden. Eine T1-gewichtete Pulssequenz sollte mit Fettunterdrückung, eine T2-gewichtete Pulssequenz nach Möglichkeit mit Wasser- oder Siliconunterdrückung durchgeführt werden.
- Die Schichtdicke sollte unter 5 mm liegen. Eine Pulssequenz sollte Schichten unter 2 mm Schichtdicke erlauben.
- Es müssen verschiedene Schichtorientierungen (transversal, sagittal und evtl. koronal) untersucht sein.

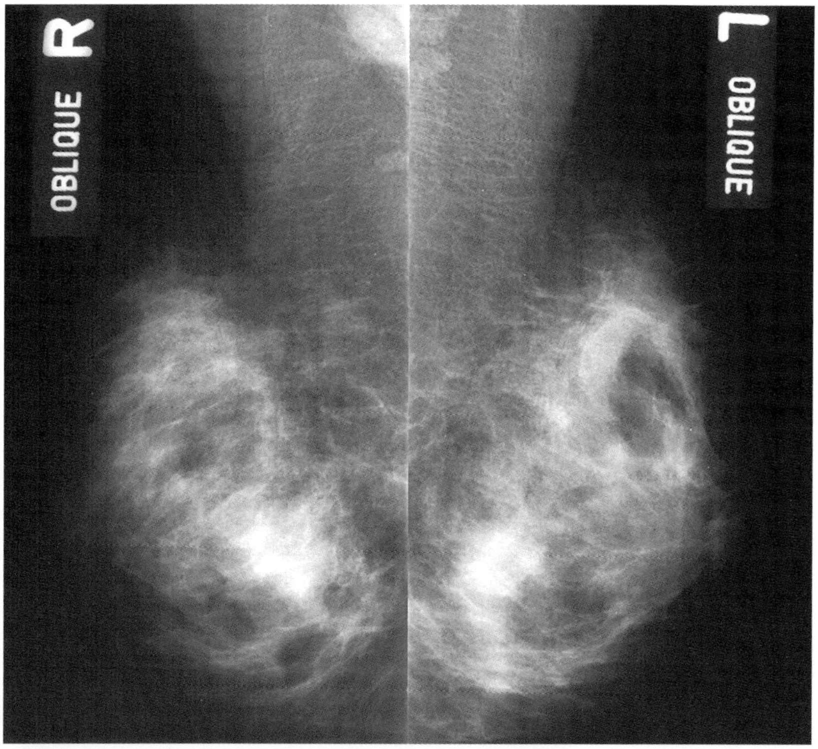

a b

Abb. 7.**53 a – e IDC von 4 cm Größe mit schlecht differenziertem DCIS.** Mitoseaktivitätsindex 32. 15 Lymphknoten ohne Metastasen. Die 36jährige Frau palpierte seit 1 Monat einen Knoten in der rechten Mamma:
a, b Schrägaufnahmen beider Mammae. Keine Läsion bei relativ dichten Mammae erkennbar.
c US: unregelmäßig begrenzte echoarme Läsion von 2,8 cm Durchmesser.
d, e *MRT (Turbo-FLASH-2 D, Subtraktionsaufnahmen). Schnell anfärbender Tumor:*
d Anfärbung der Aorta sichtbar (Zeitpunt 0).
e 8 s später starke Anfärbung der Läsion.

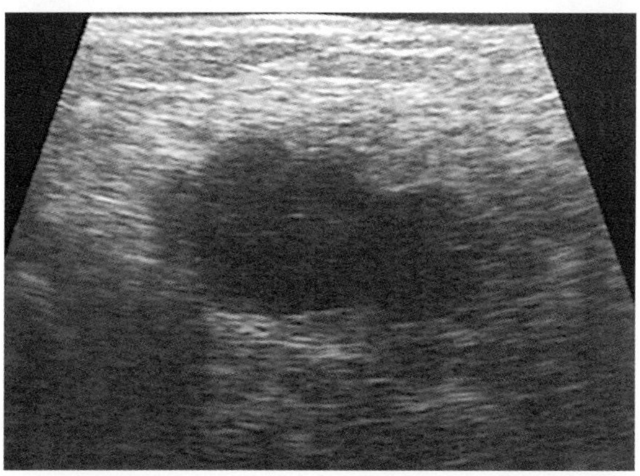

c

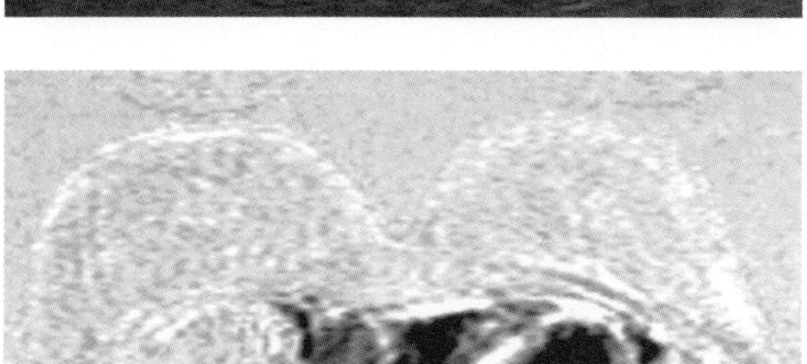

d

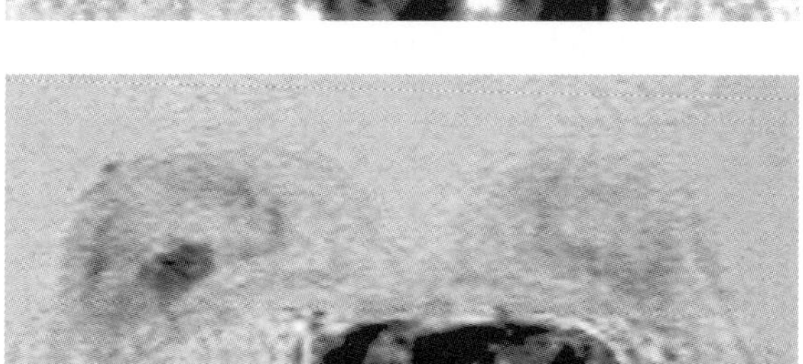

e

Befundungskriterien

Die Befundungskriterien variieren noch zwischen den einzelnen Autoren, die verschiedene quantitative Auswertungsverfahren empfehlen.

Bei niedrigen Schwellenwerten und nur vorsichtiger Einbeziehung dynamischer Informationen können sehr hohe Sensitivitäten (95 – 99%) erreicht werden, bei allerdings mäßiger Spezifität (30 – 70%).

Die Verwendung höherer Schwellenwerte sowie die Einbeziehung dynamischer Informationen in die Diagnose erlaubt eine deutliche verbesserte Spezifizität (70 – 90%), bei allerdings schlechterer Sensitivität (ca. 90%). (Die schlechtere Sensitivität bei letzterer Methode ist dadurch bedingt, daß die ca. 10% langsam anreichernden Karzinome als „benigne" fehlklassifiziert werden.)

Damit ist die Kenntnis der Befundungskriterien wichtig für die korrekte Bewertung des MRT-Befunds.

Die endgültige Diagnose ergibt sich aus KM-MRT, die nicht als alleinstehende Methode durchzuführen ist, aus mammographischem und klinischem Befund.

Folgende Befundungskriterien sind bei der Kontrastmittel-MRT zu empfehlen:

- *Fehlende Anreicherung* schließt ein invasives Karzinom größer als die Schichtdicke mit sehr hoher Sicherheit aus (Sensitivität für invasive Karzinome 95 – 99%).
  Von den Carcinoma in situ dürften ca. 80 – 90% mindestens mäßiggradig, frühzeitig oder verspätet Kontrastmittel anreichern. Aufgrund des hohen Prozent-

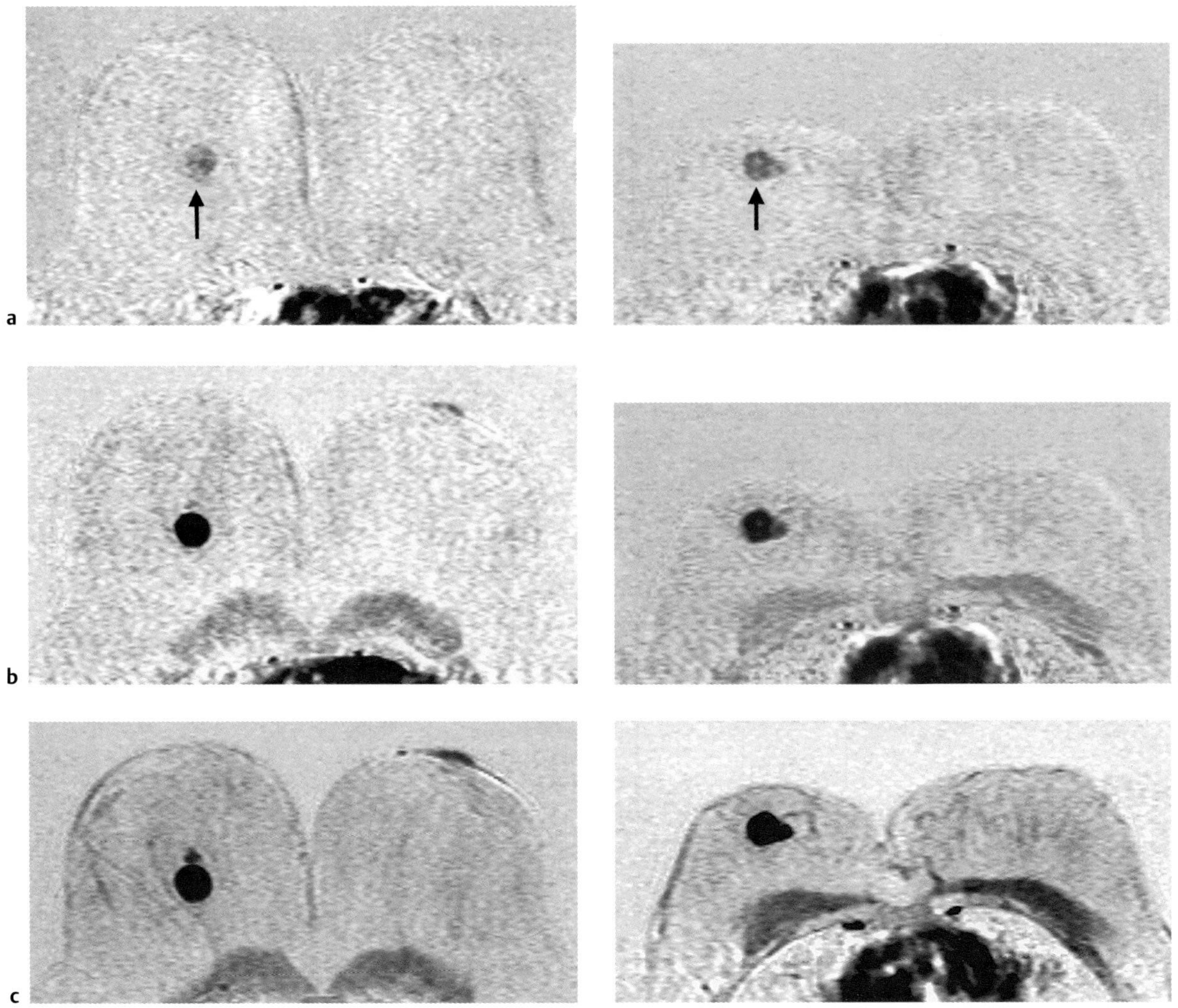

Abb. 7.**54 a–f** **2 Patientinnen mit palpablen Knoten in der rechten Mamma.** Auf den Mammographien in beiden Fällen relativ scharf begrenzte Rundschatten:
a–c 39jährige Frau. Turbo-FLASH-2 D, Subtraktionsaufnahmen. Von zentral nach peripher (zentrifugal) anreichernde Läsion.
Histologisch: Fibroadenom.
d–f 62jährige Frau. Turbo-FLASH-2 D, Subtraktionsaufnahmen. Von peripher nach zentral (zentripetal) anreichernde Läsion.
Histologisch: IDC.

satzes verspätet anreichernder Carcinoma in situ sowie um nichtanreichernde Carcinoma in situ fehlzudiagnostizieren, ist die Kontrastmittel-MRT immer zusammen mit der Mammographie zu interpretieren. (Mammographisch sind die meisten Carcinoma in situ durch suspekten Mikrokalk erkennbar.)

- *Fokal unregelmäßig begrenzte Anreicherung* kann durch ein Malignom (oder fokal proliferierende Mastopathie, Fettnekrose, Papillom, Fibroadenom) verursacht sein und sollte auch bei unauffälliger Mammographie zur weiteren Abklärung (Stanzbiopsie oder offene Biopsie) führen. (Frühzeitige Anreicherung spricht eher für ein Malignom, späte Anreicherung schließt ein Malignom aber nicht sicher aus. Eine histologische Abklärung auch letzterer Befunde ist indiziert, wenn sie in einem mammographisch, sonographisch oder klinisch verdächtigen Areal liegen.)
- *Fokal glatt begrenzte Anreicherung* kann durch ein Fibroadenom, Papillom oder seltener ein glatt begrenztes Malignom verursacht sein. Ist die Läsion mit anderen Methoden erkennbar oder tastbar und nicht eindeutig benigne, ist weitere Abklärung (Stanzbiopsie oder offene Biopsie) notwendig. Ist die Läsion asymptomatisch, zeigt keinen frühen „Washout" oder zentripetale Anreicherungsdynamik und ist nur im MRT entdeckt, empfehlen wir (zur Vermeidung falsch positiver Befunde und unnötiger Biopsien) eine MRT-Kontrolle in ca. 6 Monaten.
- Eine diffuse Anreicherung kommt meist bei benignen Veränderungen vor, kann aber ein Malignom

nicht sicher ausschließen. Daher ist hier die MRT nicht hilfreich und sollte das weitere diagnostische Prozedere nicht beeinflussen.

- Bei frühdynamischen Kontrastmitteluntersuchungen ist eine Anreicherung, die vor der 11,5. s nach dem Enhancement der Aorta sichtbar wird, als hochsuspekt zu werten, was unbedingt zur weiteren Abklärung führen soll.
- Siliconprothesen stellen sich im allgemeinen als glatt begrenzte Kissen mit homogener Signalintensität dar. Ihr Inhalt ist bei einlumigen Prothesen homogen. Bei Doppellumenprothesen liegt die kleinere zentrale Prothese innerhalb einer zweiten größeren.
  Je nach Zusammenfassung (außen Kochsalzlösung und innen Silicon oder außen Silicon und innen Kochsalzlösung) zeigen die Innen- und Außenprothese unterschiedliche Signalintensität.
  Zwischen Außen- und Innenprothese findet sich eine feine signalarme Trennlinie, die der Siliconschale der Innenprothese entspricht. Die Außenprothese ist ebenfalls von einem signalarmen Saum umgeben, der der Siliconschale und der direkt anliegenden fibrösen Bindegewebskapsel um die Außenschale entspricht.
  Die äußere Siliconschale und fibröse Bindegewebskapsel sind im allgemeinen nicht zu differenzieren. Findet sich flüssiges Silicon oder Gewebeflüssigkeit außerhalb der äußeren Siliconschale, so wird die fibröse Bindegewebskapsel von der Außenschale abgeschoben.
  An dieser Stelle sind dann die fibröse Kapsel und die Siliconschale durch das flüssige Silicon bzw. durch Gewebsflüssigkeit getrennt und somit differenzierbar. Gewebsflüssigkeit und flüssiges Silicon können durch unterschiedliche Signalintensität vor allem bei silicon- oder wasserunterdrückten T2-gewichteten Pulssequenzen unterschieden werden.
  Für die Erkennung von Prothesenrupturen wurden dabei beschrieben:
  - Linguini-Zeichen,
  - C-Zeichen,
  - Schlüssellochzeichen,
  - Tropfenzeichen.

  (Geringe Siliconaustritte durch intakte Außenschalen sind auch bekannt, sog. „Schwitzen" der Prothese.)
  Solange sich Silicon noch innerhalb der fibrösen Kapsel befindet, wird von einer interkapsulären Ruptur gesprochen (95% der Rupturen).
  Befindet sich Silicon auch außerhalb der fibrösen Kapsel, handelt es sich um eine extrakapsuläre Ruptur.

Patientenvorbereitung

Für die Kontrastmittel-MRT der Mamma ist keine spezielle Vorbereitung notwendig. Die Patientinnen dürfen essen oder trinken. Eine Vorinjektion von Antiallergika ist lediglich bei schweren bekannten Allergien zu diskutieren, bzw. bei einer seltenen Allergie gegen MR-Kontrastmittel indiziert.

Die Patientin muß über die Art der Untersuchung informiert sein und verstehen, daß sie sich während der gesamten Untersuchungszeit von ca. 15 Minuten nicht bewegen darf.

Erscheinungsbild verschiedener Mammaveränderungen

Normales Drüsengewebe, nichtproliferierende Mastopathie sowie ein Teil der *proliferierenden Mastopathien* nehmen nicht oder nur unwesentlich Kontrastmittel auf.

Da in der 1. und 4. Zykluswoche deutliche unspezifische Anreicherungen in normalem Drüsengewebe auftreten können, empfiehlt es sich, die Untersuchung während der 2. und 3. Zykluswoche durchzuführen. (Bei postmenopausaler Hormonsubstitution können Hormonpräparate mit hohem Gestagengehalt zu reversiblen Kontrastmittelanreicherungen im normalen Gewebe führen und diagnostische Probleme bereiten. Ein Absetzen der Hormonsubstitution kann bei wichtigen diagnostischen Entscheidungen diskutiert werden.)

Zysten nehmen kein Kontrastmittel auf.

Narben nehmen nach kompletter Fibrosierung, d. h. ab 3 – 6 Monate postoperativ oder ab 12 – 18 Monate nach Radiatio Kontrastmittel nicht wesentlich auf und können somit gut von Malignomen differenziert werden.

Narbengranulome können, wenn sie aktiv sind – ähnlich wie frische *Fettnekrosen* – Kontrastmittel stark, frühzeitig und fokal aufnehmen und sind dann nicht von Malignomen zu unterscheiden. Granulome sind meist rundlich und relativ glatt begrenzt, während Fettnekrosen unregelmäßig begrenzt sind. Sind Granulome fibrosiert und nicht mehr aktiv, so nehmen sie Kontrastmittel nur unwesentlich auf.

Benigne Tumoren (Fibroadenome, Papillome) nehmen Kontrastmittel unwesentlich auf, wenn sie (häufiger bei älteren Patientinnen) vollständig sklerosiert sind. Nichtsklerosierte Tumoren können hingegen mäßig bis stark, verspätet oder frühzeitig Kontrastmittel aufnehmen, und sind damit nicht sicher von glatt begrenzten Malignomen zu differenzieren (Abb. 7.**55**).

Entzündliche Veränderungen nehmen meist diffus (Abszeß fokal) und verspätet (selten frühzeitig) Kontrastmittel auf.

Invasive Karzinome nehmen mit vereinzelten Ausnahmen (Vorsicht bei lobulär-szirrhösen Karzinomen oder mukinösen Karzinomen) deutlich Kontrastmittel auf. Die Anreicherung ist in 85 – 90% der Fälle rasch und fokal. Sie kann aber – je nach Histologie – auch diffus (bei diffus wachsenden Karzinomen oder Karzinomen, die von proliferierender Mastopathie umgeben sind) oder verspätet (medulläres Karzinom, tubuläres, szirrhöses, papilläres Karzinom) sein.

Carcinoma in situ dürften – gute Technik vorausgesetzt – in 80 – 90% der Fälle zu mäßigen bis starken Kontrastmittelaufnahmen führen.

Diese sind aber in ca. der Hälfte der Fälle diffus oder verspätet und somit nicht sicher von den Anreicherungen bei proliferierenden Mastopathien zu differenzieren.

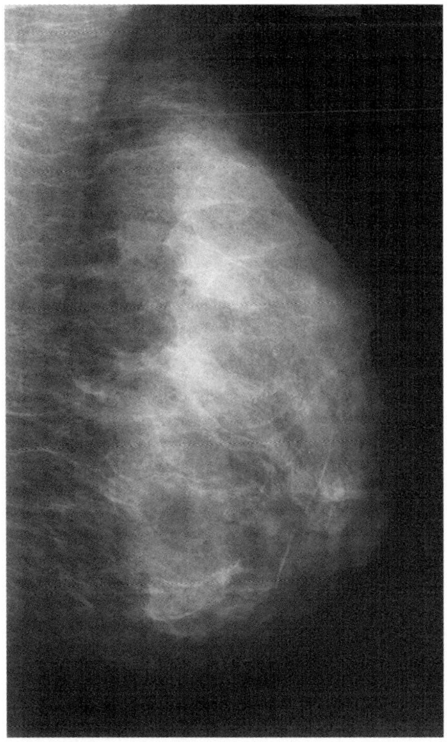

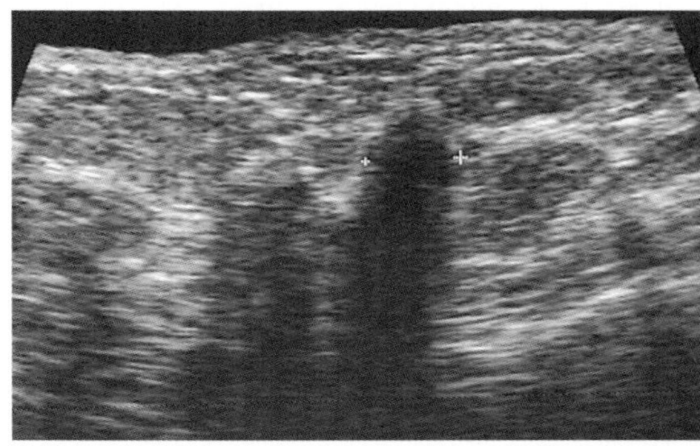

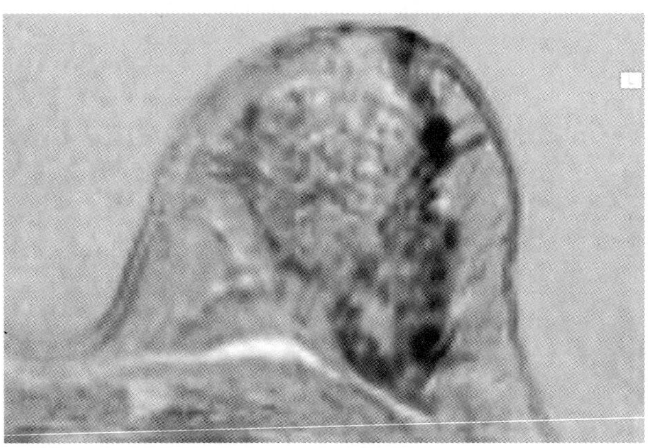

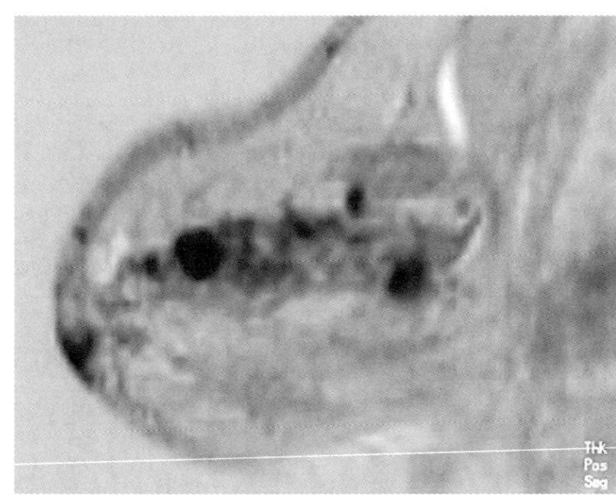

Abb. 7.**55 a – d** **Kleiner palpabler Knoten in der linken Mamma einer 45jährigen Frau:**
a Schrägaufnahme links: keine Läsion intramammär (auch nicht auf CC-Aufnahme). Einige Lymphknoten axillar.
b US: 6 mm große echoarme Läsion mit Schallschatten.
c, d *MRT (FLASH-3 D, Subtraktionsaufnahmen). Starke Anfärbung eines Gebiets von Thoraxwand bis zur Mamille:*
c Transversal.
d Sagittal.
Histologisch: ILC von 9 cm Ausdehnung.

Aufgrund dieser Differenzierungsprobleme wird die Kontrastmittel-MRT nicht empfohlen zur weiteren Differenzierung von Mikroverkalkungen, außerdem sollte auch bei verspäteten oder diffusen Anreicherungen eine weitere Abklärung erfolgen, wenn ein konkreter Verdacht durch die Mammographie oder den klinischen Befund besteht (Abb. 7.**55**).

Prothesenrupturen werden anhand der auf S. 177 beschriebenen Zeichen erkannt. Nach ersten Erfahrungen ist die MRT bei korrekter Technik sehr sensitiv für den Nachweis auch feinster Rupturen und Siliconaustritte aus der Schale. Falsch positive und falsch negative Befunde kamen vereinzelt vor.

Problematisch erscheint aber vor allem die klinische Relevanz feinster Rupturen, da bisher nicht klar gesichert ist, in welchem Prozentsatz hier tatsächlich Antigen-Antikörper-Reaktionen auftreten, die eine Entfernung einer Prothese sinnvoll machen könnten.

Indikationen

Indiziert ist die Kontrastmittel-MRT als ergänzende Methode bei Problemfällen, die mit anderen Methoden nicht zu lösen sind, oder bei erheblich eingeschränkter Beurteilbarkeit kombiniert mit erhöhtem Risiko,

- bei ausgeprägten Vernarbungen nach multiplen Voroperationen,
- bei Zustand nach Tumorexstirpation und Radiatio (später als 12 – 18 Monate nach Radiatio),
- bei Siliconprothese (Abb. 7.**56**),

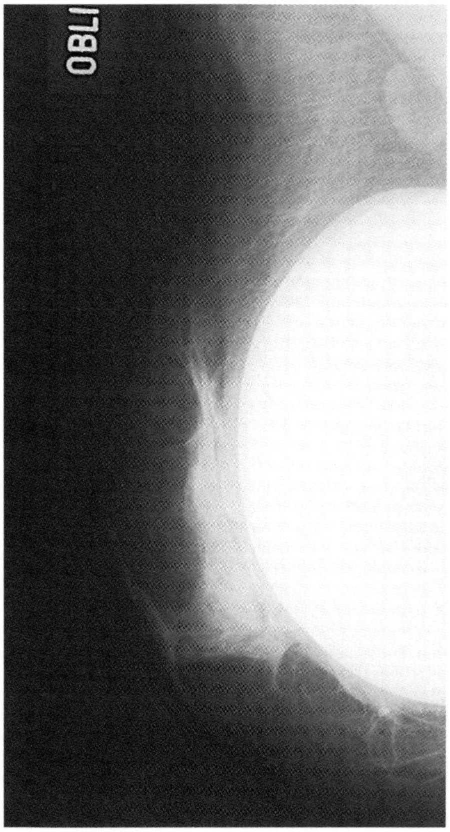

a

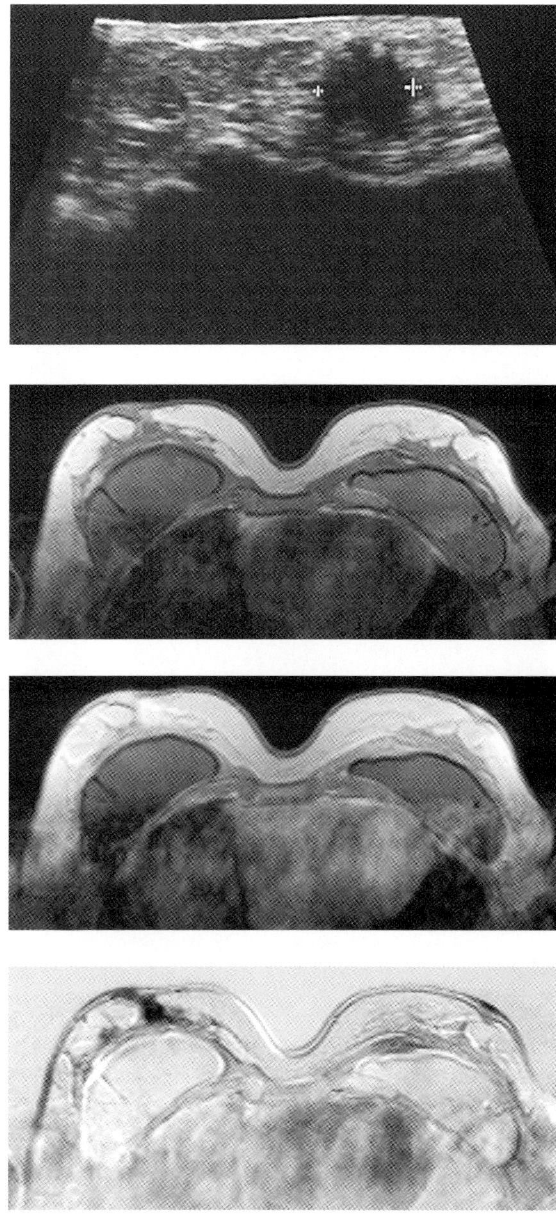

b c d e

Abb. 7.**56** a–e **44jährige Frau mit Status nach Mammaprothese beidseits.** Einige Tage vor der Mammographie Knötchen in rechter Mamma festgestellt:
a Schrägaufnahme: subpektorale Prothese, sonst unauffällig.
b US: 1 cm großer solider Tumor. Granulom? Malignität?
c–e *MRT (MPR-3 D):*
c Vor Kontrastmittelverabfolgung signalarmer Tumor retromamillär.
d Nach intravenöser Verabfolgung von Gadolinium-DTPA starke Anreicherung.
e Auf der Subtraktionsaufnahme bessere Abbildung der Läsion.
Histologisch: 1,8 cm großes ILC. 25 Lymphknoten negativ.

- bei Primärtumorsuche in mammographisch sehr dichtem Drüsengewebe (Abb. 7.**57**),
- Ausschluß bzw. Nachweis von Multifokalität, Multizentrizität und Beurteilung der genauen Ausdehnung bei Karzinomen in dichtem Gewebe, die für konservative Therapie vorgesehen sind.

Folgende weitere Indikationen werden derzeit in Studien überprüft:

- Malignomausschluß oder -nachweis bei Hochrisikopatientinnen mit dichter Mamma (sehr starke Familienanamnese, genetisches Risiko) (Abb. 7.**58**).
- Karzinomnachweis oder -ausschluß in der gegenseitigen Mamma bei Mammakarzinom.

Nicht indiziert ist Kontrastmittel-MRT für die weitere Differenzierung von Mikroverkalkungen (eingeschränkte Sensitivität bei Carcinoma in situ, Differenzierungsprobleme bei mäßiger Anreicherung) sowie für die Differenzierung von benignen Veränderungen mit bekannter Anreicherung (Fibroadenom der jungen Patientinnen, entzündliche Veränderungen, sezernierende Mamma, proliferierende Mastopathie mit bekannter Anreicherung) von Malignomen.

Aus Kostengründen sollte die Kontrastmittel-MRT ebenfalls nicht eingesetzt werden, wenn eine Diagnose durch die wesentlich kostengünstigeren anderen Methoden zu erhalten ist (fettreiche Mamma, alle Befunde, die einer Stanzbiopsie zugänglich sind usw.) und bei Patientinnen mit geringem Risiko. Die röntgendichte

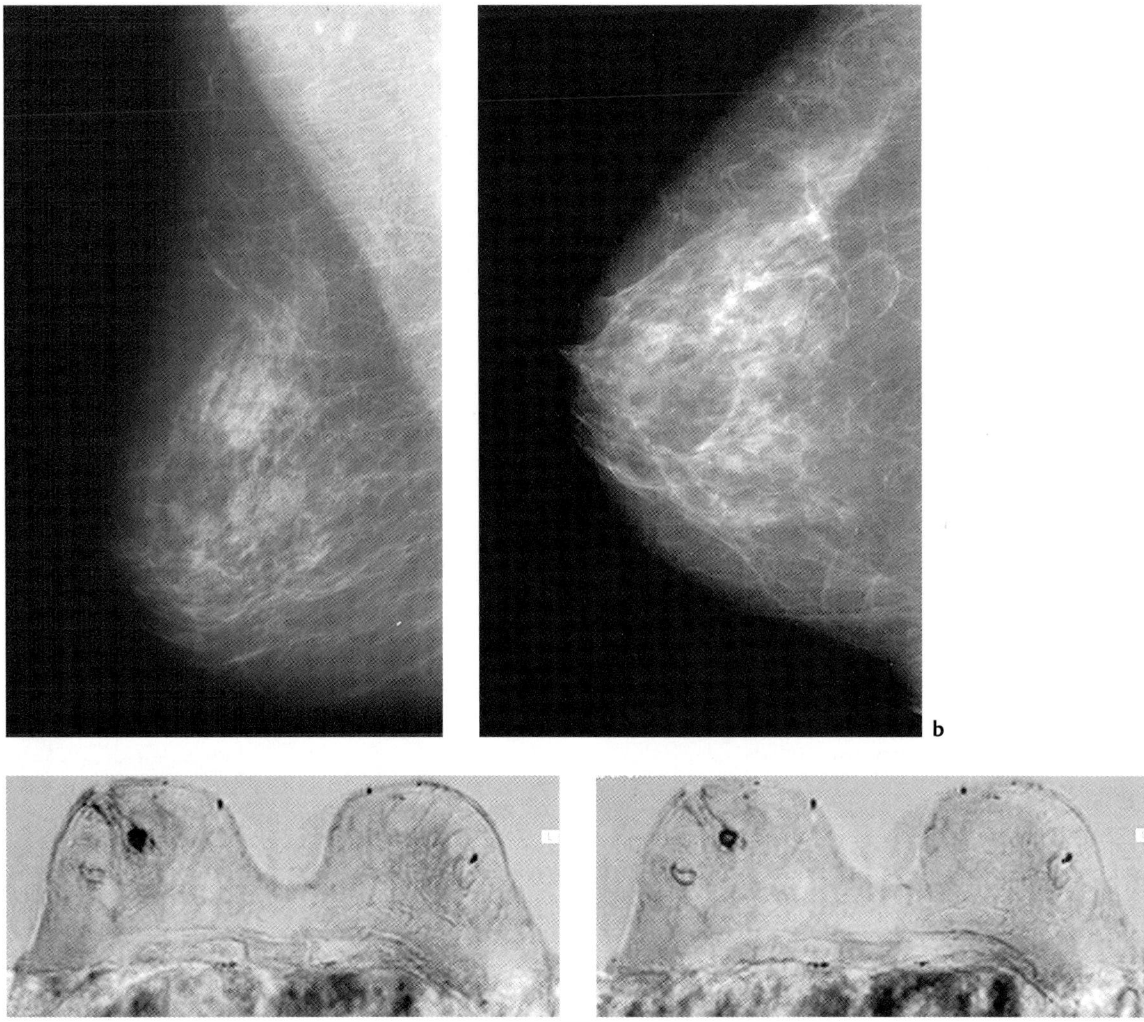

Abb. 7.57 a – d **55jährige Frau mit palpablen axillaren Lymphknoten rechts.** Histologie des axillaren Lymphknotens: Metastasen eines Adenokarzinoms:

a, b *Mammographie rechts:*

a Schrägaufnahme: vergrößerte axillare Lymphknoten. Keine tumorverdächtige Läsion intramammär.

b CC-Aufnahme: keine Besonderheiten.

c, d MRT (FLASH-3 D, Subtraktionsaufnahmen). Von peripher nach zentral sich anfärbender Herd in rechter Mamma zentral.
Histologisch: IDC.

Mamma allein ist keine Indikation für die Kontrastmittel-MRT. Bei unklarem Befund sollte hier zunächst der US eingesetzt werden.

Kontraindikationen und Nebenwirkungen

Kontraindikationen. Kontraindikationen gegen die MRT bestehen bei Patienten mit Herzschrittmachern, magnetischen intrazerebralen Gefäßclips, magnetischen Fremdkörpern, Herzklappen, elektronischen Pumpen usw.

Bei Beachtung dieser durch das Magnetfeld bedingten Kontraindikationen sind durch die MRT keine Nebenwirkungen zu erwarten.

Nebenwirkungen. Nebenwirkungen durch das paramagnetische Kontrastmittel sind extrem selten, was vor allem für Gadolinium-DTPA durch umfangreiche Studien belegt ist. Gadolinium-DTPA sollte nicht angewandt werden bei schweren Leber-Nieren-Funktionsstörungen sowie bisher in der Schwangerschaft und Stillzeit.

Zusammenfassung

Durch Bewertung des Anreicherungsverhaltens erlaubt die Kontrastmittel-MRT im Vergleich zu den anderen Methoden neue pathophysiologische Informationen über das fragliche Gewebe. Technik und Befundungskriterien sind z.T. noch in der Entwicklung. Die genaue Kenntnis der angewandten Methodik sowie die Integrie-

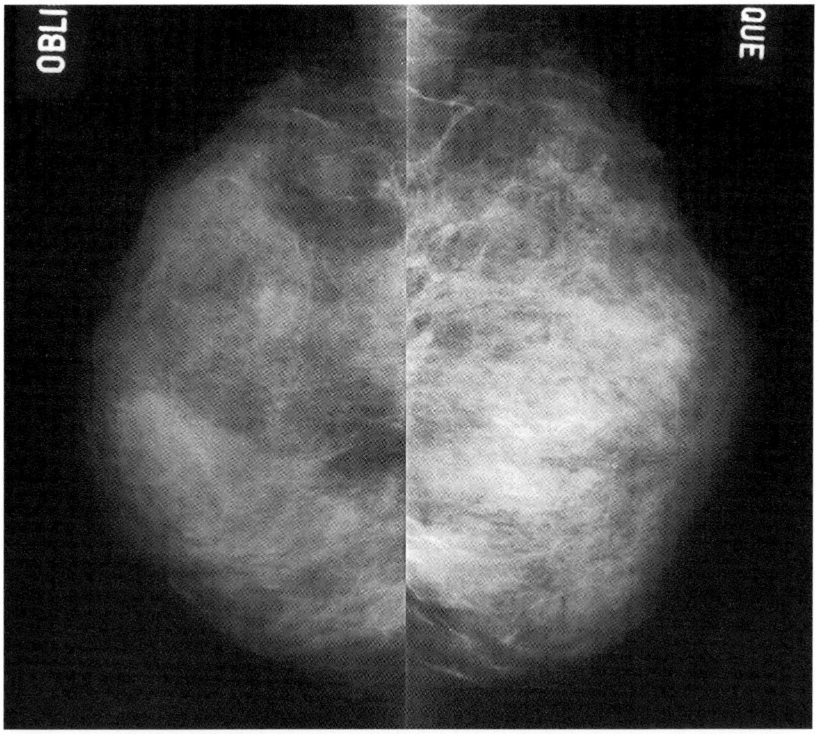

a b

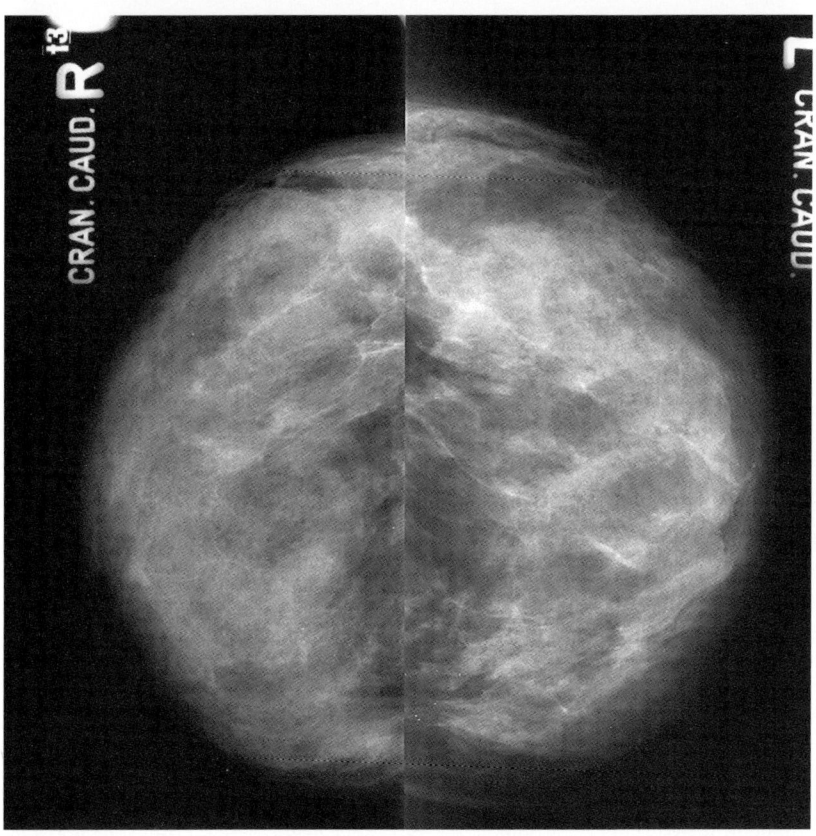

c d

Abb. 7.**58 a – e** **Keine palpable Läsion in den Mammae, 37jährige Frau.** In der Familienanamnese mehrfach Mammakarzinome prämenopausal festgestellt:

a – d Mammographie beidseits (CC- und Schrägaufnahmen). Beide Mammae dicht: Keine Läsion nachweisbar. Aufgrund mangelhafter Beurteilbarkeit der Mammographien MRT angezeigt.

e MRT (FLASH-3 D, Subtraktionsaufnahme). Im rechten lateralen Unterquadranten mehrere anfärbende Läsionen (durch geringe Bewegungsunschärfe scheinbar verdickte Haut der linken Mamma).
Histologisch: IDC rechts.
Lymphknoten negativ.

Abb. 7.**58 e** s. nächste Seite

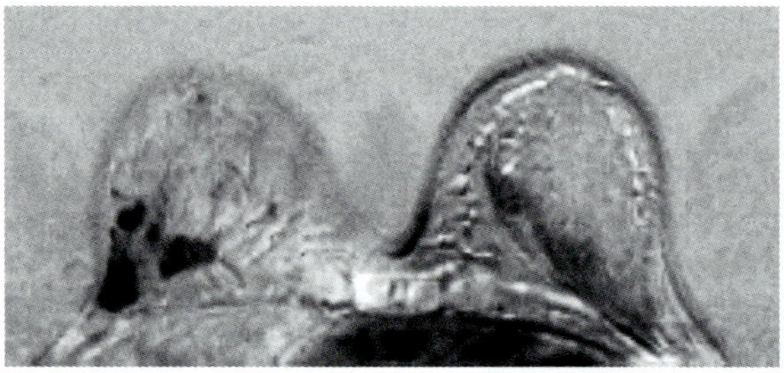

Abb. 7.**58 e**

rung der Informationen der konventionellen Methoden sind für die optimale Diagnosestellung erforderlich. Vor allem, um falsch positive Befundungen und damit unnötige durch die MRT veranlaßte Biopsien zu vermeiden sowie aus Kostengründen, sollte die Kontrastmittel-MRT auf diejenigen Indikationsgebiete beschränkt sein, wo ergänzende wichtige Informationen zu erwarten sind und wo die Beurteilbarkeit mit konventionellen Methoden eingeschränkt ist. Hier kann dann durch die ergänzende Kontrastmittel-MRT die diagnostische Treffsicherheit verbessert werden.

Überholte Methoden

J. H. C. L. Hendriks

Diaphanoskopie

Die Diaphanoskopie (Synonyme: Diaphonographie, Transillumination) betrifft die Durchstrahlung der Mamma mit Rotlicht, das im Spektrum unmittelbar vor Infrarot liegt. Karzinome sollten aufgrund ihrer Neovaskularität angeblich die Wellenlänge dieses Lichts stärker absorbieren als normales Brustgewebe. Auch hochintensives helles Licht wurde angewendet. Die Methode weist eine mangelhafte Effektivität auf:

- Detektierbarkeit der Karzinome liegt nur bei etwa 30–60%,
- auch für die Differentialdiagnose von Zyste und solidem Tumor ist die Methode nicht geeignet und dem US weit unterlegen.

Zusammenfassend ist diese Methode sowohl für das Screening auf das Mammakarzinom als auch für die Lösung von Problemen abzulehnen. Die elektronische Verstärkung und Computerisierung haben keine neuen Aspekte gebracht.

Thermographie

Bei der Thermographie wird die zirkulationsbedingte Temperatur der Oberfläche des Körpers in Form der Infrarotstrahlung gemessen und bildhaft dargestellt.

Zur Anwendung kommen *elektronische Thermographie* und *Plattenthermographie*. Bei der elektronischen Thermographie findet sich die Kamera in einigem Abstand, bei der Plattenthermographie wird eine Spezialfolie auf die Oberfläche der zu untersuchenden Körperstelle gedrückt.

Die in der Folie angebrachten Flüssigkeitskristalle geben entsprechend der Temperatur ein Farbbild.

Die anfänglichen Berichte über die Thermographie für die Erkennung und Differenzierung von Brustkrankheiten waren sehr positiv. Mikrokalzifikationen können nicht nachgewiesen werden, manche Karzinome äußern sich als nicht heiß, hingegen manche benigne Krankheiten wohl. Selbst bei der Kombination mit der körperlichen Untersuchung wird die Hälfte der subklinischen Karzinome nicht entdeckt.

Die Thermographie fügt der Mammographie keine weitere Information hinzu. Mit der weiteren Vervollkommnung der Mammographie ist die Thermographie für die Diagnostik des Mammakarzinoms als obsolet anzusehen, denn sowohl Sensitivität als auch Spezifizität der Methode sind sehr niedrig.

Literatur

Vergrößerungsmammographie:

1 McSweeney, M. B., P. Sprawls, R. L. Egan: Magnification Mammography. Recent Results in Cancer Research, Vol. 90. Springer, Berlin 1984
2 Reuther, G., R. Hoffmann, B. Bier: Digitale Vergrößerungsmammographie. Radiologe 33 (1993) 260–266
3 Sickles, E. A.: Further experience with microfocal spot magnification mammography in the assessment of clustered breast microcalcifications. Radiology 137 (1980) 9–14
4 Teubner, J., J. Z. Lenk, K. U. Wentz, M. Georgi: Vergrößerungsmammographie mit 0,1 mm Mikrofokus. Radiologe 27 (1987) 155–164

Transkutane Diagnostikmethoden, präoperative Lokalisation und Präparatradiographie:

1 Azavedo, E., G. Auer, G. Svane: Stereotactic fine needle biopsy in 2594 mammographically detected non-palpable lesions. Lancet 13 (1989) 1033–1036
2 Ciatto, S., S. Catarzi, D. Morrone, M. Rosseli del Turco: Fine-needle aspiration cytology of non-palpable breast lesions: US versus stereotaxic guidance. Radiology 188 (1993) 195–198
3 Dronkers, D. J.: Stereotaxic core biopsy of breast lesions. Radiology 183 (1992) 631–634
4 Evans, W. P.: Stereotaxic fine needle aspiration and core biopsy. RSNA categorical course in breast imaging. RSNA, Oak Brook 1995 (pp. 151–160)
5 Fornage, B. D., J. D. Coan, C. L. David: Ultrasound guided needle biopsy of the breast and other interventional procedures. Radiol. Clin. N. Amer. 30 (1992) 167–185
6 Gordon, P. B., S. L. Goldenberg, N. H. L. Chan: Solid breast lesions: diagnosis with US-guided fine-needle aspiration biopsy. Radiology 189 (1993) 573–580
7 Harter, P. P., J. S. Curtis, G. Ponto, P. H. Craig: Malignant seeding of the needle track during stereotaxic core needle breast biopsy. Radiology 185 (1992) 713–714

8 Helvie, M. A., D. E. Baker, D. D. Adler, I. Andersson, B. Naylor, K. A. Buckwalter: Radiographically guided fine-needle aspiration of non-palpable breast lesions. Radiology 174 (1990) 657-661
9 Hendrick, R. E., S. H. Parker: Stereotaxic imaging. RSNA categorical course in physics. RSNA, Oak Brook 1994 (pp. 263-274)
10 Jackson, V. P., H. E. Reynolds: Stereotaxic needle-core biopsy and fine-needle aspiration cytologic evaluation of non-palpable breast lesions. Radiology 181 (1991) 633-634
11 Jackson, V. P.: Needle localization to guide excisional biopsy. RSNA categorical course in breast imaging. RSNA, Oak Brook 1995 (pp. 161-166)
12 Liberman, L., D. D. Dershaw, P. P. Rosen, A. F. Abramson, B. M. Deutsch, L. E. Hann: Stereotaxic 14-gauge breast biopsy: How many core biopsy specimens are needed? Radiology 192 (1994) 793-795
13 Liberman, L., W. Ph. Evans, D. D. Dershaw, L. E. Hann et al.: Radiography of microcalcifications in stereotaxic mammary core biopsy specimens. Radiology 190 (1994) 223-225
14 Liberman, L., D. D. Dershaw, P. P. Rosen, C. S. Giess et al.: Stereotaxic core biopsy of breast carcinoma: accuracy at predicting invasion. Radiology 194 (1995) 379-381
15 Löfgren, M., I. Andersson, L. Bondeson, K. Lindholm: X-ray guided fine-needle aspiration for the cytologic diagnosis of non-palpable breast lesions. Cancer 61 (1988) 1032-1037
16 Moritz, J. D., S. Luftner-Nagel, J. P. Westerhof, J. W. Oestmann, E. Grabbe: Microcalcifications in breast core biopsy specimens: disappearance at radiography after storage in formaldehyde. Radiology 200 (1996) 361-363
17 Parker, S. H., J. D. Lovin, W. E. Jobe, J. M. Luethke et al.: Stereotactic breast biopsy with a biopsy gun. Radiology 176 (1990) 741-747
18 Parker, S. H., J. D. Lovin, W. E. Jobe, B. J. Burke et al.: Non-palpable breast lesions: stereotactic automated large-core biopsies. Radiology 180 (1991) 403-407
19 Parker, S. H., W. E. Jobe, M. A. Dennis, A. T. Stavros et al.: US-guided automated large-core breast biopsy. Radiology 187 (1993) 507-511
20 Parker, S. H., F. Burbak, R. J. Jackman et al.: Percutaneous large-core breast biopsy; a multi-institutional study. Radiology 193 (1994) 359-364
20a Parker, S. H., M. A. Dennis, A. T. Stavros, K. K. Johnson: Ultrasound-guided mammotomy, a new breast biopsy technique. J. diagn. Med. Sonogr. 12 (1996) 113-118
21 Sickles, E. A.: Management of probably benign lesions. RSNA categorical course in breast imaging. RSNA, Oak Brook 1995 (pp. 133-138)

Galaktographie:

1 Cardenosa, G., C. Doudna, G. W. Eklund: Ductography of the breast: technique and findings. Amer. J. Roentgenol. 162 (1994) 1081-1087
2 Menges, V., A. Troxler, R. Stadelmann, W. Wirth: Galaktographie: Indikation und diagnostische Aussage. Fortschr. Röntgenstr. 120 (1974) 381-388
3 Tabár, L., P. B. Dean, Z. Pentek: Galactography: the diagnostic procedure of nipple discharge. Radiology 149 (1983) 31-38

Pneumozystographie:

1 Cardenosa, G., G. W. Eklund: Interventional procedures in breast imaging (part II), ductography, cyst aspiration and pneumocystography and fine needle aspiration. In Taveras, J. M., J. T. Ferrucci: Radiology, Diagnosis, Imaging and Intervention. Lippincott, Philadelphia 1993
2 Hoeffken, W., C. Hintzen: Die Diagnostik der Mammazysten durch Mammographie und Pneumozystographie. Fortschr. Röntgenstr. 112 (1970) 9-18
3 Pentek, Z., I. Balogh, B. Bako: Maligne Papillomatose in einer riesigen Brustzyste. Fortschr. Röntgenstr. 120 (1974) 756-759
4 Tabár, L., Z. Pentek, P. B. Dean: The diagnostic and therapeutic value of breast cyst puncture and pneumocystography. Radiology 141 (1981) 659-663

Computertomographie:

1 Chang, C. H. J., D. E. Nesbit, D. R. Fisher, S. L. Fritz et al.: Computed tomographic mammography using a conventional body scanner. Amer. J. Roentgenol. 138 (1982) 553-558
2 Kopans, D. B.: Computed breast tomography. In Kopans, B.: Breast Imaging. Lippincott, Philadelphia 1989 (pp. 312-319)

Sonographie:

1 Bassett, L. W., C. Kimme-Smith: Breast sonography: technique, equipment and normal anatomy. Semin. Ultrasound 10 (1989) 82-89
2 Cooperberg, P. L.: Artefacts in US. In Rifkin, M. D.: Special Course: Ultrasound 1991. Radiological Society of North America, Oak Brook 1991 (p. 57)
3 Cosgrove, D. O., R. P. Kedar, J. C. Bamber, B. Al-Murrani et al.: Breast diseases: color Doppler US in differential diagnosis. Radiology 189 (1993) 99-104
4 Dronkers, D. J.: Mammografisch occult mammacarcinoom. Ned. T. Geneesk. 129 (1985) 1632-92
5 Feig, S. A.: Breast masses: mammographic and sonographic evaluation. Radiol. Clin. N. Amer. 30 (1992) 67-92
6 Fornage, B., O. Toubas, M. Morel: Clinical, mammographic, and sonographic determination of preoperative breast cancer size. Cancer 60 (1987) 765-771
7 Fornage, B. D., J. G. Lorigan, E. Andry: Fibroadenoma of the breast: sonographic appearance. Radiology 172 (1989) 671-675
8 Harris, K. M., M. A. Ganott, K. C. Shestak, H. W. Losken, H. Tobon: Silicone implant rupture: detection with US. Radiology 187 (1993) 761-768
9 Hilton, S. v. W., G. R. Leopold, L. K. Olson, S. A. Wilson: Real-time breast sonography: application in 300 consecutive patients. Amer. J. Roentgenol. 147 (1986) 479-486
10 Kopans, D. B.: Breast imaging and the standard of care for the symptomatic patient. Radiology 187 (1993) 608-611
11 Liberman, L., C. S. Giess, D. D. Dershaw, D. C. Louie, B. M. Deutsch: Non-Hodgkin lymphoma of the breast: imaging characteristics and correlation with histopathologic findings. Radiology 192 (1994) 157-160
12 Mendelson, E. B.: Evaluation of the postoperative breast. Radiol. Clin. N. Amer. 30 (1992) 107-138
13 Shaw de Paredes, E., L. P. Marsteller, B. V. Eden: Breast cancers in women 35 years of age and younger: mammographic findings. Radiology 177 (1990) 117-119

Magnetresonanztomographie:

1 Beatty, S. M., S. G. Orel, M. D. Schnall et al.: MR imaging detection of occult breast carcinoma manifesting as axillary metastases. Radiology 201 (1996) (P) 129
2 Boetes, C., R. D. M. Mus, R. Holland, J. O. Barentsz et al.: Breast tumors: comparative accuracy of MR imaging relative to mammography and US for demonstrating extent. Radiology 197 (1995) 743-747
3 Boné, B., P. Aspelin, B. Isberg et al.: Contrast-enhanced MR imaging of the breast in patients with silicon implants after cancer surgery. Acta radiol. 36 (1995) 111-116
4 Die, van L. E., C. Boetes, J. O. Barentsz et al.: Additional value of MR imaging of the breast in women with pathologic axillary lymph nodes and normal mammograms. Radiology 201 (1996) (P) 241
5 Everson, L. I., H. Parantainen, T. Detlie et al.: Diagnosis of breast implant rupture: imaging findings and relative efficacies of imaging techniques. Amer. J. Roentgenol. 163 (1994) 57-60
6 Fischer, U., R. Vosshenrich, A. Probst et al.: Preoperative MR mammography in patients with breast cancer - useful information or useless extravagance? Fortschr. Röntgenstr. 161 (1994) 300-306

7 Gilles, R., J. M. Guinebretière, O. Lucidarme, P. Cluzel et al.: Non palpable breast tumors: diagnosis with contrast-enhanced subtraction dynamic MR imaging. Radiology 191 (1994) 625-631
8 Gilles, R., J. M. Guinbretière, L. G. Shapeero et al.: Assessment of breast cancer recurrence with contrast-enhanced subtraction MR imaging: preliminary results in 26 patients. Radiology 188 (1993) 473-478
9 Gorczyca, D. P., E. Scheider, N. D. DeBruhl, T. K. Foo et al.: Silicone breast implant rupture: comparison between three point Dixon and fast spin-echo MR imaging. Amer. J. Roentgenol. 162 (1994) 305-310
10 Harms, S. E.: MRI in breast cancer diagnosis and treatment. Curr. Probl. diagn. Radiol. 25 (1996) 193-215
11 Heinig, A., S. H. Heywang-Köbrunner, P. Viehweg: Wertigkeit der Kontrastmittelmagnetresonanztomographie der Mamma bei Wiederaufbau mittels Implantat. Radiologe 37 (1997) 710-717
12 Heywang-Köbrunner, S. H., R. Beck: Contrast-Enhanced MRI of the Breast. Springer, Berlin 1996
13 Heywang-Köbrunner, S. H., P. Viehweg, A. Heinig, Ch. Küchler: Contrast-enhanced MRI of the breast: accuracy, value, controversies, solutions. Europ. J. Radiol. 24 (1997) 94-108
14 Heywang-Köbrunner, S. H., H. D. Wolf, M. Deimling et al.: Misleading changes of the signal intensity on opposed phase MRI after injection of contrast medium. J. Comput. assist. Tomogr. 20 (1996) 173-178
15 Kuhl, C. K., H. B. Bieling, J. Gieseke et al.: Healthy premenopausal breast parenchyma in dynamic contrast-enhanced MR imaging of the breast: normal contrast-medium enhancement and cyclical-phase dependency. Radiology 203 (1997) 137-144
16 Monticciolo, D. L., R. C. Nelson, W. T. Dixon et al.: MR detection of leakage from silicone breast implants: value of silicone selective pulse sequence. Amer. J. Roentgenol. 163 (1994) 51-56
17 Morris, E. A., L. H. Schwartz, D. D. Dershaw et al.: Breast MR in patients with occult primary cancer. Radiology 201 (1996) (P) 129
18 Müller-Schimpfle, M., K. Ohmenhäuser, P. Stoll et al.: Menstrual cycle and age: influence on parenchymal contrast medium enhancement in MR imaging of the breast. Radiology 203 (1997) 145-149
19 Mumatz, H., M. A. Hall-Craggs, T. Davidson et al.: Staging of symptomatic primary breast cancer with MR imaging. Amer. J. Roentgenol. 169 (1997) 417-424
20 Oellinger, H., S. Heins, B. Sander et al.: Gd-DTPA enhanced MR of breast: the most sensitive method for detecting multicentric carcinomas in female breast? Europ. Radiol. 3 (1993) 223-226
21 Orel, S. G., M. D. Schnall, C. M. Powell et al.: Staging of suspected breast cancer. Effect of MR imaging and MR-guided biopsy. Radiology 156 (1995) 115-122
22 Orel, S. G., M. H. Mendonca, C. Reynolds et al.: MR imaging of ductal carcinoma in situ. Radiology 202 (1997) 413-420
23 Schulz-Wendtland, R., S. Krämer, K. Döinghaus et al.: MR mammography in the diagnosis of local recurrences in breast cancer. Europ. J. Radiol. 7, Suppl. (1997) Poster 243
24 Soderstrom, C. E., S. E. Harms, D. S. Copit et al.: Three-dimensional RODEO breast MR imaging of lesions containing ductal carcinoma in situ. Radiology 201 (1996) 427-432

Überholte Methoden:

1 American College of Radiology: College policy reviews use of thermography. Amer. Coll. Radiol. Bull. 40 (1984) 13
2 Bartum, R. J. Jr., H. C. Crow: Transillumination light-scanning to diagnose breast cancer: a feasibility study. Amer. J. Roentgenol. 142 (1984) 409-414
3 Gautherie, M., C. M. Gros: Breast thermography and cancer risk prediction. Cancer 45 (1980) 51-56
4 Gros, Ch. M.: Les maladies du sein. La transillumination. Masson, Paris 1963 (pp. 260-262)
5 Gros, C., M. Gautherie, P. Bourjat: Prognosis and posttherapeutic follow-up of breast cancers by thermography. Bibl. radiol. 6 (1975) 77-90
6 Moskowitz, M., S. H. Fox, R. Brun del Re, J. R. Miller et al.: The potential value of liquid-crystal thermography in detecting significant mastopathy. Radiology 140 (1981) 659-662
7 Sickles, E. A.: Breast cancer detection with transillumination and mammography. Amer. J. Roentgenol. 142 (1984) 841-844
8 Threatt, B., J. M. Norbeck, N. S. Ullman, R. Kummer, P. F. Roselle: Thermography and breast cancer: an analysis of a blind reading. Ann. N.Y. Acad. Sci. 335 (1980) 501-509

8 Mammographische Zeichen und ihre Interpretation

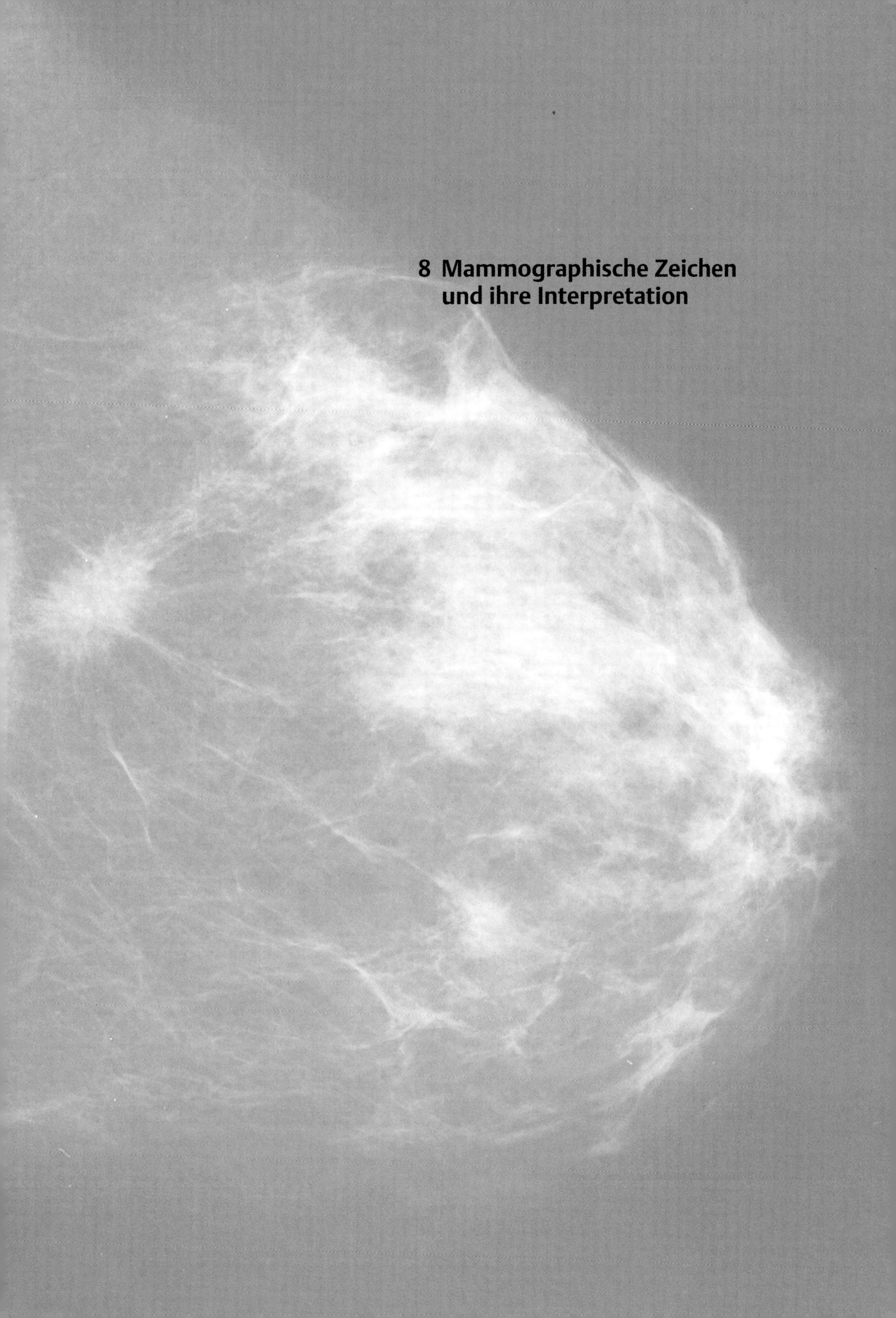

Betrachtungsstrategie

P. A. M. Bun

Der erfahrene Radiologe hat kaum Schwierigkeiten eine signifikante Veränderung auf einem Mammogramm zu erkennen. Ein systematisches Vorgehen bei der Betrachtung von Mammogrammen ist allerdings wichtig, um auch feinere Veränderungen nachzuweisen und damit die Anzahl der falsch negativen Diagnosen zu reduzieren. Außerdem muß man wissen, daß mehrere Veränderungen in der gleichen oder der anderen Mamma vorhanden sein können.

Bei der Beurteilung von Mammogrammen sollte man sich an eine bestimmte Vorgehensweise in einer festen Reihenfolge halten.

Aufhängen der Mammogramme am Betrachtungskasten

Die Mammographieaufnahmen müssen systematisch aufgehängt werden. Zur Verhinderung der Reflektion von auffallendem Licht sollte das Umgebungslicht herabgesetzt werden.

Beide Mammae zeigen normalerweise eine symmetrische Verteilung des Drüsengewebes. Dieses wichtige Hilfsmittel ist bei der Beurteilung anzuwenden, wenn die Schräg- und die CC-Aufnahmen als Spiegelbilder, d.h. mit der Thoraxseite gegenüber, hängen. Die Aufnahmen der linken Mamma hängt man rechts und die der rechten Mamma links ausgehend vom Betrachter auf, wie beim Betrachten von Röntgenaufnahmen üblich.

Durch Einblenden muß das Licht um die Aufnahmen möglichst ausgeschaltet werden, was besonders der Beurteilung der Peripherie der Mamma zugute kommt und auch die Kontrastwahrnehmung verbessert.

Anhand der Patientendaten werden folgende Punkte kontrolliert:

- korrekter Name,
- Geburtsdatum,
- Untersuchungsdatum.

Für die Interpretation von Veränderungen ist das Alter der Patientin wichtig.

Die Seitenkennzeichnung muß deutlich machen, was rechts und links ist, was kranial auf den Schrägaufnahmen und was lateral oder medial auf den CC-Aufnahmen ist.

Voraufnahmen zum Vergleich

Sind Voraufnahmen vorhanden, bieten sie eine wichtige Hilfe beim Auffinden besonders subtiler Veränderungen. Die Voraufnahmen werden genau so aufgehängt wie die neuen Aufnahmen. Liegen noch ältere Voraufnahmen vor, sollten sie ebenfalls für die Beurteilung herangezogen werden. Kleinere Veränderungen fallen manchmal erst nach einem längeren Intervall auf.

Meist vergleicht man die aktuellen Aufnahmen nur mit der letzten Voruntersuchung. Die alten Schräg- und CC-Aufnahmen werden besser oberhalb und nicht neben den neuen Aufnahmen aufgehängt, was den Vorteil hat, mit einem Blick, aufgrund des quadratischen Blickfelds, vergleichen zu können.

Betrachten des Mammogramms

Beurteilung der technischen Qualität. Vor der Analyse des Mammogramms muß erst beurteilt werden, ob Einstelltechnik und Belichtung optimal sind. Wenn die Einstelltechnik suboptimal ist aufgrund von Veränderungen der Patientin (z.B. Thoraxdeformation, steife Schulter, Brustimplantat, Herzschrittmacher) sollte die MTRA dies notiert haben.

Viele moderne Mammographiegeräte legen gleichzeitig mit der Aufnahme der Mammographie die Belichtungsparameter fest. Dies ist wichtig für eine gute Reproduzierbarkeit der Aufnahmen bei einer späteren Untersuchung.

Klassifikation der Beurteilbarkeit der Mammogramme. Bei einer optimalen Aufnahme ist die Beurteilbarkeit des Mammogramms vom Verhältnis Drüsengewebe zu Fettgewebe abhängig. Wenn die Mamma nahezu nur aus Fettgewebe besteht, sind Veränderungen leichter zu entdecken als bei einem ausgeprägten Drüsengewebe. Mit zunehmendem Lebensalter involuiert im allgemeinen das Drüsengewebe. Wenn die Beurteilbarkeit der Aufnahmen bei der Befundung klassifiziert wird in gut, mäßig, schlecht, informiert man dadurch den Anfrager, wie zuverlässig die Beurteilung zu werten ist.

Symmetrie. Durch den Vergleich der linken mit der rechten Mamma auf Symmetrie hin sind Veränderungen leichter zu entdecken. Hinsichtlich des Parenchyms muß man auf folgende Punkte achten:

- Asymmetrie der Menge Drüsengewebe als normale Variante: bekannte normale Varianten, die auch beidseitig vorkommen können, sind:
  - ektopisches Drüsengewebe axillar, mit der ersten Mammaanlage übereinstimmend,
  - ektopisches Drüsengewebe mediokaudal, die sog. dritte Mammaanlage, bei Inspektion der Mamma manchmal mit eigener Mamille (s. Embryologie, Milchleiste).

Vorgehen. Zuerst beurteilt man die Mammae aus etwas größerem Abstand, ob möglicherweise größere Asymmetrien vorliegen. Man darf keine großen Veränderungen übersehen. Daneben hilft die Abdeckmethode („Masking-Methode“) bei der Entdeckung subtilerer asymmetrischer Veränderungen: Man deckt tatsächlich entsprechende Teile beider Mammae ab oder stellt sich eine solche Abdeckung vor. In horizontaler oder schräger Richtung macht man immer wieder einen Streifen sichtbar, wodurch nur schmale symmetrische Zonen miteinander verglichen werden.

Mit der Lupe kann man teilweise den gleichen Effekt erreichen, da man hiermit nur einen Teil der Mamma betrachten kann.

Auch als normale Variante kann in einer Mamma mehr Drüsengewebe als in der anderen vorhanden sein mit dadurch verschiedener Komprimierbarkeit, was Dichteunterschiede des Drüsengewebes mit sich bringt. Man muß allerdings darauf achten, daß nur ein Unterschied in der Menge Drüsengewebe besteht, nicht in den übrigen Komponenten, d.h. die Architektur und Fettverteilung müssen vergleichbar und das trabekuläre Muster muß intakt sein.

Wenn bei vorliegender Asymmetrie auch klinische Symptome bestehen, wie eine palpable Schwellung oder Schmerzen, ist eine weitergehende Analyse notwendig:

- **Asymmetrische Verdichtungen können auf eine benigne oder maligne Veränderung hinweisen:**
  - *Fokale asymmetrische Verdichtung im Drüsengewebe:* Diese ist in den 2 Ebenen zu sehen und mehr oder weniger abgrenzbar von der Umgebung. Die Verdichtung ist nicht diffus, sondern zentral am dichtesten mit langsamer Abnahme zur Peripherie hin.
    Gebiete, wo Tumoren häufig auftreten, z.B. im lateralen oberen Quadranten oder retromamillär, erfordern eine besondere Aufmerksamkeit.
  - *Fokale asymmetrische Verdichtung außerhalb des Drüsengewebes:* Es ist darauf zu achten, nicht nur das Drüsengewebe zu analysieren, sondern auch Gebiete, in denen das Parenchym nur aus Fettgewebe besteht. Dies gilt in erster Linie für die axillare Region, in der nicht nur normale oder pathologisch vergrößerte Lymphknoten auftreten, sondern auch primäre Malignitäten.
    Zwischen dem Drüsenkörper und der Thoraxwand besteht meist ein schmälerer oder breiterer Rand von Fettgewebe, wo besonders auf Verdichtungen zu achten ist. Dies gilt für die Zone längs der Vorderseite des M. pectoralis auf der Schräg- und der CC-Aufnahme.
  - *Asymmetrische Störung oder Retraktion des Parenchyms selbst oder dessen Konturen:* Das Mammagewebe ist gleichmäßig aufgebaut, dem Verlauf der Ductus in Richtung Mamille entlang. Eine Durchkreuzung erfolgt durch die kurvilinearen Cooper-Bänder in Richtung Subkutis. Dies verursacht einen gewellten Parenchymrand an entsprechender Stelle. Eine Störung dieses normalen Musters, z.B. Einziehung, Unterbrechung oder ein gerader Verlauf dieser Linien, erfordert weitere Analyse bzw. Erklärung. Manchmal ist dies nur in einer Ebene zu sehen. Wenn dies auf einer Aufnahme in einer anderen Richtung und auf zusätzlichen Aufnahmen in noch etwas anderen Richtungen nicht festzustellen ist, liegt ein Überlagerungs- bzw. Summationseffekt vor. Wenn sich die Veränderung als 3dimensional herausstellt, muß sie bioptiert werden, wenn nicht früher an dieser Stelle operiert wurde.
    An der Stelle der Parenchymkontur kann sich eine Architekturstörung als Zug von Strukturen von einer exzentrischen Stelle der Mamille oder auch als Einziehung der Kontur nach innen durch eine tiefer gelegene Malignität äußern. An der dorsalen Seite des Parenchyms verursacht dies das sog. „Zeltzeichen". Dieses braucht nur in einer Ebene sichtbar zu sein und wird manchmal durch normales Drüsengewebe verdeckt.
  - *Asymmetrisch prominente Milchgänge:* Es betrifft meist eine normale Variante, außer wenn eine palpable Veränderung besteht oder Zeichen für Malignität wie Mikroverkalkungen.
  - *Asymmetrische Gefäße:* Die intramammären Gefäße sind meist symmetrisch hinsichtlich Größe und Verteilung. Manchmal sind Arterien durch Wandverkalkungen und den geringeren Durchmesser von Venen zu unterscheiden. Eine diffuse ein- oder doppelseitige Erweiterung von Venen kann auf eine Herzdekompensation hindeuten. Selten besteht eine einzelne weite Vene, die meist einer normalen Variante entspricht oder auf unterschiedliche Kompression zurückzuführen ist. Nur ausnahmsweise ist sie ein Hinweis auf Malignität oder auf eine Entzündung.
  - *Asymmetrie der Haut und Subkutis:* Symmetrische Hautverdickung der ganzen Mamma beidseits oder einseitig kann auf eine systemische Krankheit hinweisen, z.B. ein Ödem als Folge einer Herzdekompensation. Eine einseitige Hautverdickung und vor allem eine lokale einseitige Hautverdickung können ein sekundäres Zeichen von Malignität in der Mamma sein (S. 218).
    Man muß feststellen, ob eine solche Veränderung, oder auch eine subkutane Veränderung, z.B. eine unscharfe Grenze zwischen Haut und Subkutis, wirklich einseitig bzw. lokal vorhanden ist, bevor man dies als pathologisch beurteilt.

Verkalkungen. Bisher beschränkte sich die Betrachtung auf Verdichtungen. Die gesamte Mamma muß jetzt nochmals mit dem Vergrößerungsglas auf Verkalkungen untersucht werden. Es ist besonders auf Gruppen von Verkalkungen zu achten. Man muß diese entsprechend vergrößern, um vor allem sehr kleine Verkalkungen nicht zu übersehen.

Man muß die Untersuchung in allen Phasen durchführen, auch wenn bereits eine Veränderung gefunden wurde. In beiden Mammae können verschiedenartige Veränderungen auftreten. Obgleich der Mehrwert des Mammogramms darin bestehen kann, eine gleichzeitig vorhandene zweite klinisch okkulte und noch in einem kurablen Stadium sich befindende Veränderung zu entdecken.

Nachdem die genannten Phasen getrennt durchlaufen sind, sollten die veränderten Gebiete nochmals genau analysiert werden, bevor die Interpretationsphase beginnt. Auf diese Weise kann man möglicherweise auch weniger auffallende abweichende Zeichen an entsprechender Stelle entdecken und die verschiedenen Veränderungen kombinieren, z. B. eine Verdichtung mit Mikroverkalkungen, Distorsien des Parenchyms, pathologische Lymphknoten oder lokale Hautverdickung.

Bei größerer Erfahrung können diese Beurteilungen mehr oder weniger gleichzeitig erfolgen.

Interpretationsphase

Weitere Analyse der Veränderungen

Bei einer festgestellten Veränderung sollten folgende Fragen beantwortet werden:

- *Befindet sich die Veränderung wirklich in der Mamma und nicht in oder auf der Haut?*
  Die Beantwortung dieser Frage erfordert die Inspektion der Haut und kann, wenn nötig, mit einer zusätzlichen meist tangentialen Aufnahme mit oder ohne Bleikugelmarkierung nachgewiesen werden. Eine Warze, die sich als Verdichtung in die Mamma projiziert, ist durch das spezifische blumenkohlartige Bild, das durch die umgebende Luft verursacht wird, erkennbar. Eine Gruppe von Hautverkalkungen oder Zinksalbe, Talkpuder oder Tätowierungen können manchmal ohne zusätzliche Aufnahmen nur schwer als solche erkannt werden.
- *Ist die Veränderung reell oder liegt eine sog. Zufallskonfiguration als Folge von Überlagerung vor?*
  Manchmal ist eine Veränderung in einer Ebene deutlicher abgebildet als in einer anderen, z. B. eine radiäre Narbe oder Narbe. Das „Zeltzeichen" in einer Ebene ist immer suspekt. In der anderen Ebene findet man bei Malignität eine asymmetrische Verdichtung. Ergänzende Aufnahmen in einer etwas anderen Projektionsrichtung als der ursprünglichen mit der Veränderung, können hier die Auflösung ergeben. Ist auf dieser Aufnahme keine Veränderung festzustellen, ist eine Superposition sehr wahrscheinlich. Häufig ist eine ergänzende Detailvergrößerungsaufnahme zur Bestätigung oder zum Ausschluß einer Veränderung notwendig. Liegt keine palpable Veränderung vor, und wenn das Bild dem Drüsengewebe entspricht, ist die Untersuchung beendet.

Bestehen durch die Palpation von Drüsengewebe und der Veränderung noch Zweifel, dann kann der US Aufklärung bringen. Wenn die Veränderung reell und in der Mamma gelegen ist, teilt man diese in eine der folgenden Gruppen ein:

- umschriebene Verdichtungen,
- sternförmige Verdichtungen,
- Verkalkungen (Mikro-, Makroverkalkungen),
- Störung der Architektur und Asymmetrie,
- Hautveränderungen (Syndrom der verdickten Haut),
- Lymphknoten,
- Kombination von 2 oder mehr der oben genannten Veränderungen.

Anschließend geht man zur weiteren Diagnostik über, u. a. mit ergänzenden Detailvergrößerungsaufnahmen, US, Punktion usw. anhand der Veränderung und dem klinischen Kontext.

Klinischer Kontext

Bei der Interpretation von Veränderungen muß man über die Patientin informiert sein. Manche Fragen treten bereits bei der Entdeckung einer Veränderung in der Betrachtungsphase auf:

- *Wie alt ist die Patientin?*
  Eine Veränderung von relativ benignem Aspekt auf dem Mammogramm bei einer postmenopausalen Patientin, vor allem, wenn die Veränderung neu ist oder größer wurde, ist viel malignitätsverdächtiger als bei einer jungen Frau.
- *Erfolgt eine hormonale Substitution bzw. regelmäßige Medikamenteneinnahme?*
  Dies kann eine diffuse Zunahme von Drüsengewebe beidseits erklären bei gleichzeitiger Größenzunahme von benignen Verdichtungen (Zysten). Ist dies bei einer postmenopausalen Frau vor allem einseitig ohne die oben genannte Behandlung der Fall, ist der Befund hingegen malignitätsverdächtig.
- *Wurde die Patientin operiert bzw. bestrahlt?*
  Veränderungen mit dem Aspekt einer Narbe werden erklärlich, wenn die Lokalisation übereinstimmt. Das gleiche gilt auch für eine diffuse Architekturstörung. Nach der Bestrahlung kann eine diffuse Zunahme der Dichte oder lokale/diffuse Hautverdickung auftreten. Selbstverständlich dürfen diese Veränderungen im Laufe der Zeit nur abnehmen, während eine Zunahme malignitätsverdächtig ist.
- *Bestehen Hautveränderungen, wodurch die Veränderung auf dem Mammogramm erklärt werden kann?*
  Hier ist zu beachten, daß die Lokalisation der Veränderung auf dem Mammogramm übereinstimmt mit der Projektion der Hautveränderung (S. 218).
- *Liegen Risikofaktoren vor?*
  Risikofaktoren, wie positive Familienanamnese, frühere Malignität in derselben oder der anderen Mamma, sind Zeichen dafür, daß der Verdacht bei einer bestimmten Veränderung höher ist und die Alertheit bzgl. einer Veränderung auch in der anderen Mamma zunimmt.
- *Besteht eine palpable Veränderung?*
  Durch eine palpable Veränderung kann die Veränderung auf dem Mammogramm erklärt werden. Eine Korrelation der palpablen Veränderung mit der Veränderung auf dem Mammogramm ist notwendig.

Auf einer Schrägaufnahme kann eine Veränderung, die kranial in der Mamma gelegen ist, in der Mitte oder selbst im Unterquadranten abgebildet werden. Die Wiederholung der Aufnahme nach der Markierung der palpablen Veränderung mit einer Bleikugel kann zu einer Lösung führen. Meist ist jedoch der US zur Abklärung erforderlich.

Beurteilung des Mammogramms, ausgehend von der Indikation für die Untersuchung, ergibt folgende Fragen:

Aus klinischer Sicht:

- Hat die Patientin Beschwerden/Symptome oder handelt es sich um eine Vorsorgeuntersuchung z.B. wegen Risikofaktoren?
- Bestehen Beschwerden/Symptome, z.B. eine palpable Veränderung? Ist dieses Gebiet ausreichend abgebildet oder sind ergänzende Aufnahmen notwendig, z.B. eine „Kleopatra-Aufnahme", eine lateromediale oder mediolaterale Aufnahme oder Detailvergrößerungsaufnahmen?
- Erklärt das Mammogramm die Beschwerden oder ist eine ergänzende Diagnostik erforderlich? Ein normales Mammogramm kann z.B. bei Schmerzen ausreichend sein. Aber bei einer palpablen Veränderung ist eine weitere Untersuchung notwendig bis eine abschließende Erklärung der Veränderung erreicht ist. Bei einer palpablen Veränderung ist der US die erste ergänzende Untersuchung.

Ausgehend vom Mammogramm, wenn eine Veränderung gefunden wurde:

- Ist die festgestellte Veränderung eine Erklärung der Symptome?
- Ist die festgestellte Veränderung bei den Beschwerden/Symptomen ein Zufallsbefund? Dann hat dieser Befund die gleiche Bedeutung wie bei einer Screeningsmammographie.
- Sind eine oder mehrere Veränderungen vorhanden? In welche Kategorie gehören sie? Ist von einem multifokalen Prozeß die Rede bzw. ist die gefundene Veränderung ein Bestandteil eines diffusen Prozesses?

Bei der Analyse von Veränderungen muß man sich überlegen, welche Auswirkung die Diagnose auf die Behandlung hat. Die Entscheidung, ob eine Patientin eine brusterhaltende Therapie erhalten kann, muß von Radiologen, Chirurgen und Strahlentherapeuten gemeinsam getroffen werden.

Umschriebene/zirkumskripte Verdichtungen

J. W. Th. Muller

Umschriebene/zirkumskripte Verdichtungen sind fast immer auf 2 verschiedenen Projektionsebenen des Mammogramms sichtbar. Bei exzentrischer Lage kann es allerdings vorkommen, daß die Veränderung nur in einer Ebene vorhanden ist.

Unterteilung der umschriebenen Verdichtungen:

- Noduläre/knotige Verdichtungen,
- sternförmige Verdichtungen.

Voraussetzung für gute Beurteilung sind Aufnahmen in 2 Richtungen, ergänzt durch eine Detailaufnahme bzw. Detailvergrößerungsaufnahme des interessierenden Gebiets. Die Mammographie erlaubt keine Differenzierung zwischen zystös und solide. Deshalb ist meist eine ergänzende Diagnostik mittels US und Punktion unentbehrlich. Eine Punktion unmittelbar vor der Mammographie kann das mammographische Bild der Verdichtung so stören, daß eine korrekte Interpretation unmöglich ist. Dies gilt auch für die Untersuchung mit dem US.

Noduläre/knotige Verdichtungen

Bei der diagnostischen Beurteilung nodulärer Verdichtungen sind folgende Faktoren wichtig (Abb. 8.**1**):

Kontur

Die Art der Kontur ist das wichtigste Kriterium, um eine Veränderung als maligne oder benigne einzustufen. Eine noduläre Verdichtung mit vollständig oder teils unscharfer Begrenzung ist als malignitätsverdächtig anzusehen, besonders wenn Spikulä vorhanden sind. Die Kontur eines benignen Tumors ist im allgemeinen glatt und scharf begrenzt.

Allerdings sind Ausnahmen möglich. Bei der Beurteilung der Kontur muß man mit Überlagerung von Umgebungsstrukturen (Superposition) vor allem von Ligamenten, Drüsengewebe und Gefäßen rechnen.

Dichte

Die meisten nodulären Läsionen sind strahlendicht. Die Dichte reicht im Vergleich mit dem umgebenden Drüsengewebe von hypodens, isodens bis hyperdens. Die meisten malignen Läsionen sind hyperdens, doch gelegentlich auch isodens. Die Beurteilung der Tumorart ausschließlich aufgrund seiner Dichte ist somit nur eingeschränkt möglich.

Umschriebene strahlentransparente Läsionen enthalten Fett und sind in der Regel benigne. Das gilt auch für Mischbilder (teils strahlentransparent, teils strahlendicht).

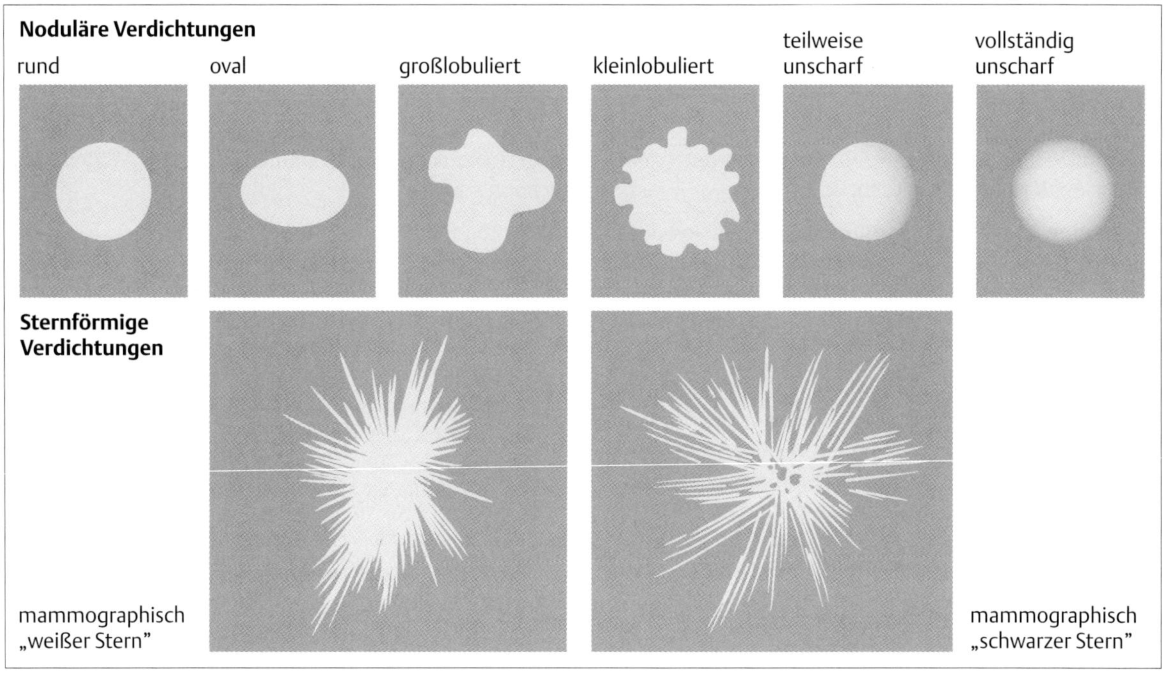

Abb. 8.1 **Charakterisierung von umschriebenen Verdichtungen.**

Form

Die Form nodulärer Läsionen variiert von rund bis oval. Fibroadenome können auch grob lobuliert sein. Grob lobuliert weist meist auf Benignität hin, während fein lobuliert auch Malignität bedeuten kann. Zysten, die nicht unter Spannung stehen, sind häufig oval. Vereinzelt werden bandförmige Verdichtungen bei prominierenden Ductus und einem intraduktalen Karzinom beobachtet.

Größe

Die Größe sagt allgemein wenig über die Art der Pathologie aus. Bei großen scharf begrenzten Veränderungen muß man an ein Riesenfibroadenom, einen Phylloidestumor, ein Sarkom oder eine Zyste denken. Auch ein medulläres Karzinom kann bei seiner Entdeckung groß sein.

Das strahlentransparente Lipom kann sehr groß sein, ebenso das gemischt strahlentransparente/strahlendichte Fibroadenolipom. Ob Tumoren palpabel sind, hängt einerseits von ihrer Größe und Konsistenz ab, andererseits von der Größe und Konsistenz der Mamma selbst. Meist sind sie größer als 1,5 cm.

Lokalisation

Sowohl maligne als auch benigne Tumoren können überall in der Mamma auftreten. Die meisten Karzinome sind allerdings im lateralen Oberquadranten der Mamma lokalisiert, danach retromamillär, wo sie manchmal schwierig zu entdecken sind. An ein Karzinom muß man auch denken, wenn die Veränderung am Rande des Drüsenkörpers liegt oder in einem Gebiet, das eigentlich involuiert sein müßte (Asymmetrie!) (Abb. 6.**17**).

Lage (räumliche Anordnung)

Wenn die Längsachse einer retromamillär gelegenen ovalen nodulären Läsion parallel zum Verlauf der Drüsengänge gelegen ist, spricht dies für Benignität.

Multiples Auftreten

Sowohl benigne, als auch maligne Veränderungen können multipel auftreten, auch bilateral.

Bei ihrer Entdeckung sind 1 – 2 % der Karzinome bilateral vorhanden. Eigentlich ist das Mammakarzinom eine segmentale Krankheit (unizentrisch). In einem solchen Segment (S. 7) kann ein Karzinom unifokal oder multifokal auftreten. Bis zu 5 mm große Herde einer multifokalen Läsion können mammographisch unentdeckbar sein. Einige Herde entgehen aber der Detektion trotz ihrer Größe.

Lebensalter

Tumoren können bei Frauen in jedem Alter auftreten. Vor dem 25. Lebensjahr kommt das Karzinom jedoch selten vor. Das Risiko auf ein Mammakarzinom nimmt mit dem Alter zu.

Fibroadenome treten vorzugsweise in der 2. und 3. Lebensdekade auf und sind später seltener. Zysten sind zwischen dem 30. und 50. Lebensjahr am häufigsten.

In einer nodulären Verdichtung oder in deren direkten Umgebung können Verkalkungen auftreten. Wenn diese Mikroverkalkungen einen malignen Aspekt haben, muß unabhängig von der Kontur die Läsion als maligne angesehen werden. Fibroadenome haben meist charakteristische grobschollige Verkalkungen (S. 207).

Eine Anzahl nodulärer Verdichtungen sind, trotz guter Beurteilung nach den oben genannten Kriterien, nicht einzuordnen. Der Radiologe muß sich immer bewußt sein, daß noduläre Veränderungen, vor allem wenn sie neu aufgetreten sind oder Wachstum zeigen, auf einem Karzinom beruhen können.

Ausgehend von der Kontur werden im folgenden die häufigsten nodulären Verdichtungen mit scharfer und unscharfer Kontur beschrieben:

Noduläre Verdichtungen mit scharfer Kontur

Diagnostik und Inzidenz

Eine scharfe Begrenzung weist im allgemeinen auf eine Benignität hin. Der scharf begrenzte Tumorrand kann durch einen strahlentransparenten Halo, der auf komprimiertes Fett zurückzuführen ist, betont werden. Man hat herausgefunden, daß besonders bei wachsenden benignen und malignen Tumoren der Halo deutlicher ist. Der Halo wurde früher einem Mach-Effekt zugeschrieben. Der Halo selbst wird allgemein als ein typisch benignes Merkmal angesehen. Scharf begrenzte Verdichtungen kommen häufig vor. Stomper u. Mitarb. (1991) fand bei der Screeninguntersuchung bei 7% der Fälle scharf begrenzte Verdichtungen. Zur Vermeidung unnötiger Biopsien ist deshalb die Diagnostik benigner Verdichtungen sehr wichtig. Die häufigsten scharf begrenzten Verdichtungen beruhen auf Zysten und Fibroadenomen.

Zysten. Zysten entstehen als Erweiterung der TDLU, wodurch die glatte Innenwand zustande kommt. Die unter Spannung stehende Zyste ist im allgemeinen rund. Eine nicht unter Spannung stehende Zyste kann auch oval sein. Oft sind Zysten mehrkammerig und auf dem Mammogramm grob lobuliert. Sie treten meistens multifokal und bilateral auf, können asymptomatisch sein und während vieler Jahre eine unveränderliche Form zeigen. Zysten können spontan verschwinden, aber auch rezidivieren. Verkalkungen können in den Wänden von größeren Zysten auftreten und sind dann kurvilinear. Vor der Einführung des US war es üblich, eine zystenverdächtige Läsion zu punktieren, abzusaugen und danach mit Luft zu füllen, um evtl. intrazystische Proliferationen festzustellen (sog. Pneumozystographie). Der US gibt bei Nachweis der echographischen Kriterien für Zysten (glatte Begrenzung, keine inneren Echos und verstärkte Reflektionen an der Hinterwand) beinahe die Sicherheit, daß eine unkomplizierte Zyste ohne intrazystische Proliferation vorliegt. Multiple kleine Zysten (Mikrozysten) ergeben mammographisch ein noduläres Bild (S. 16).

Fibroadenome. Fibroadenome entstehen durch fibroepitheliale Proliferation. Heute wird die Mammographie bei jungen Frauen (unter 25 Jahre) wenig ausgeführt. Da Fibroadenome vor allem in der 2. und 3. Lebensdekade vorkommen, wird die Diagnose heute oft sonographisch gestellt. Die Form des Fibroadenoms ist variabel. Das Fibroadenom ist oft rund, aber auch oval oder grob lobuliert. Durch Degeneration können charakteristische grobschollige Verkalkungen entstehen. Fibroadenome können sogar vollständig verkalken. Manche Fibroadenome hyalinisieren, mit der Folge einer unscharfen Begrenzung, weshalb sie schwer von einem Karzinom zu unterscheiden sind. Das Fibroadenom ist unterschiedlich groß. Das sehr große Fibroadenom (Riesenfibroadenom) und der benigne Phylloidestumor sind schnell wachsende Tumoren, worin oft Blutungen und zystische Degenerationen stattfinden. Die Verdichtung auf dem Mammogramm ist glatt begrenzt und oft stark lobuliert. Das US-Bild zeigt einen soliden glatt begrenzten Prozeß, worin die Zyste oder zystenartige Strukturen festzustellen sind. Vom Phylloidestumor besteht eine maligne Variante (S. 20).

Karzinome. Nur im Ausnahmefall ist ein glatt begrenzter Tumor doch maligne, z. B. das intrazystische Karzinom. Auch ein kleines Karzinom kann noch eine nahezu glatte Kontur aufweisen (Abb. 8.**2**). Einige histologische Typen wie das medulläre, muzinöse und intrazystische papilläre Karzinom können eine mehr oder weniger glatte Kontur haben und sind deshalb mammographisch scheinbar benigne. Das *medulläre Karzinom* besteht überwiegend aus einer homogenen Masse mit Lymphzyteninfiltrationen und wächst stärker expansiv als infiltrativ. Das *Gallertkarzinom* (Carcinoma gelatinosum) besteht vor allem aus Schleimansammlungen mit Gruppen von Schleimzellen und ist häufig wenig dicht. Ebenso wächst das Gallert-Karzinom stärker durch Expansion als durch Infiltration. Aufgrund ihrer Ähnlichkeit mit benignen Tumoren bildet diese Gruppe Karzinome ein differentialdiagnostisches Problem.

Das *DCIS* kann sich mammographisch als eine Verdichtung ohne Verkalkungen präsentieren. In 5% der Fälle ist der Tumorschatten relativ gut begrenzt. Malignität kann nur histologisch ausgeschlossen werden. Auch *Metastasen* und *Lymphome* können sich in der Mamma als benigne aussehende Tumoren äußern. Runde scharf begrenzte Verdichtungen im axillären Gebiet lassen an erster Stelle an Lymphknotenmetastasen oder an Lymphome denken. Äußerst selten ist das Auftreten von *Fernmetastasen* in der Mamma. Allgemein betrifft es glatt begrenzte, ziemlich dichte Schatten, die nicht von Fibroadenomen oder Zysten zu unterscheiden sind. Das *maligne Lymphom* wird ebenfalls als Seltenheit in der Mamma und dann als glatt begrenzter oder lobulierter Tumor angetroffen. Obgleich ein glatt begrenzter Tumor ausnahmsweise maligne ist, muß man doch, vor allem beim Screening, einem neu auftretenden kleinen gut begrenzten Schatten mißtrauen, vor allem wenn seine Größe zunimmt.

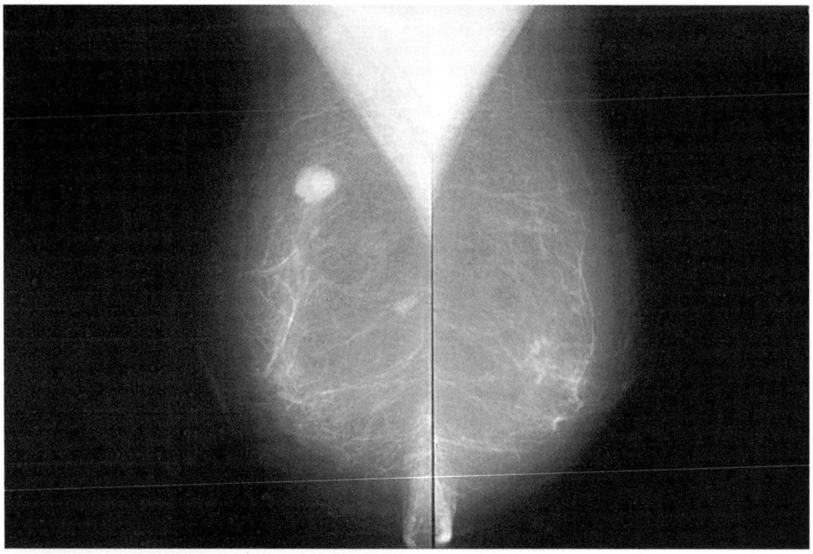

a

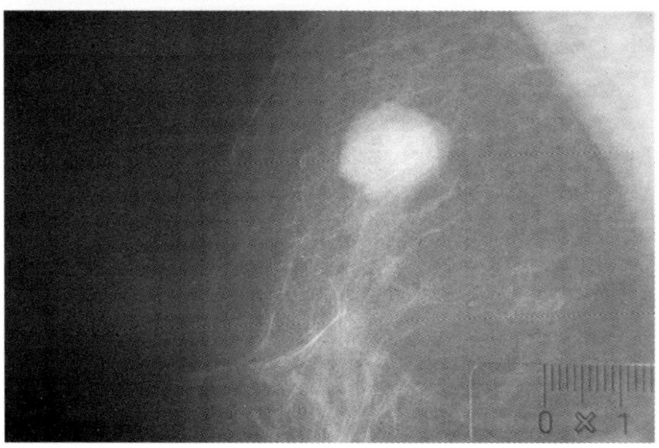

b

Abb. 8.**2** **a, b** **Relativ glatt begrenzter Rundschatten rechts:**
a Schrägaufnahmen.
b Detail aus Abb. **a**.

Histologisch: IDC mit einem Durchmesser von 12 mm: Lymphknoten negativ.

Papillome. Das intraduktale Papillom ist als benigne Proliferation im Lumen der Milchgänge meistens nicht palpabel und manifestiert sich klinisch durch eine seröse oder blutige Sekretion. Ohne Schattenbildung ist die Läsion bei der Galaktographie als Gangaussparung sichtbar. Bei einem Wachstum kommt es zu einer Schattenbildung. Ohne spezifische Merkmale ist diese nicht von anderen benignen Tumoren zu unterscheiden. Die Lokalisation hilft hier weiter. Papillome sind meistens retromamillär gelegen. Der ovale oder lobulierte Tumorschatten ist radiär zur Mamille hin ausgerichtet. Das Papillom kann auch intrazystös auftreten und unterscheidet sich dann mammographisch nicht von einer Zyste. Der US hilft hier weiter. Blutige Sekretion tritt nur auf, wenn die Zyste mit einem Milchgang kommuniziert. Das Papillom kann solitär auftreten oder als Papillomatose. Das Bild der Papillomatose ist ein perlschnurartiger Schatten, der von einigen Formen des duktalen Karzinoms schwierig zu unterscheiden ist. Es treten auch typische Verkalkungen in Papillomen auf.

Veränderungen vollständig oder teilweise aus Fett:

- *Lipom:* Das Lipom ist normalerweise ein langsam wachsender solitärer Fettgewebetumor (Abb. 8.**3**), der im Fettgewebe aufgrund der gleichen Dichte schwer erkennbar ist. Häufig liegt eine dünne Kapsel vor, die aus Bindegewebe besteht, so daß ein feiner Saum das Fettareal umgibt. Die Form ist rund oder oval. Das Lipom muß von normalem Fettgewebe unterschieden werden, das nur teilweise durch Cooper-Ligamente umgeben ist.
- *Fibroadenolipom (FAL, Adenolipom):* Das Fibroadenolipom (Abb. 8.**4**) wird in der angelsächsischen Literatur auch als Hamartom bezeichnet. Bei der Palpation fühlt man eine große weiche und kaum abgrenzbare Schwellung. Es hat eine gut definierte Bindegewebskapsel. Innerhalb dieser Kapsel ist Fettgewebe vorhanden, worin wiederum kleinere oder größere Partien Drüsengewebe vorhanden sind. Innere Septen können vorhanden sein, manchmal grob flekkige Verkalkungen. Die Diagnose ist charakteristisch, eine chirurgische Exzision ist nicht notwendig. Es besteht der Eindruck, daß es häufig auch an Stellen auf-

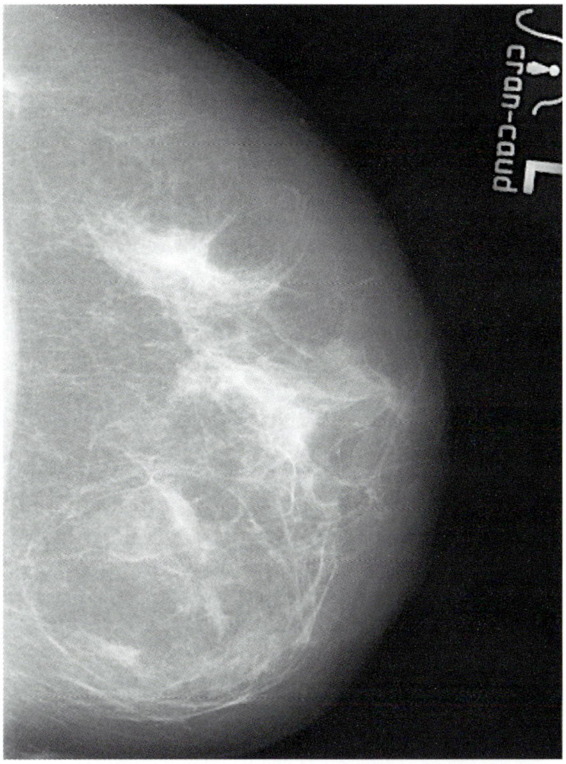

Abb. 8.3 **Größerer runder Tumor mit feiner Kapsel, einem Lipom entsprechend.**

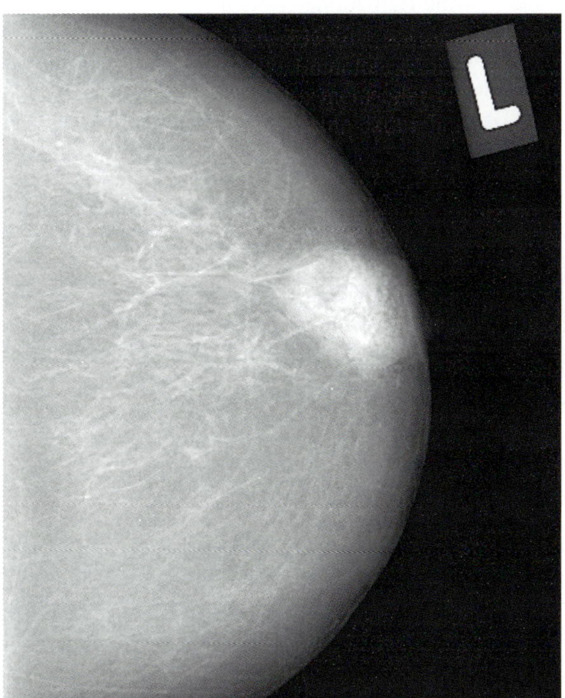

Abb. 8.4 **Noduläre Verdichtung mit zentraler Aufhellung durch Fettgewebe** (42jährige Frau). Histologisch: Fibroadenolipom.

tritt, wo ektopisches Drüsengewebe gefunden wird, d. h. lateral oben und medial unten in der Mamma.

- *Ölzyste:* Die Ölzyste ist eine Form der Fettgewebsnekrose, wahrscheinlich als Folge verschiedener Arten traumatischer Einwirkung. Kennzeichnend für die Entwicklung von Ölzysten ist die lokale Destruktion von Fettzellen, wobei zähflüssige Lipide entstehen. Deswegen wird in der zentralen Höhle ölartiges Material gefunden. Eine dünne Kapsel umgibt das strahlendurchlässige Zentrum. Häufig verkalkt diese Kapsel, wodurch die typische verkalkte Fettnekrose entsteht (Liponecrosis calcificans macro- oder microcystica).
- *Lymphknoten* (S. 220): Lymphknoten werden auf fast jedem Mammogramm in der Axilla beobachtet, können aber auch intramammär vorkommen. Das charakteristische Kennzeichen eines Lymphknotens ist der Schatten mit einem fetthaltigen Hilus, der auf der tangentialen Aufnahme wie ein Nidus imponiert. Häufig ist der Lymphknoten ein gering dichter Schatten, der teilweise aber auch vollständig verfetten kann, wobei die Verfettung im Hilus des Lymphknotens beginnt. Differentialdiagnostisch ist ein Lymphknoten ohne Fettgewebe nicht von einer Zyste, einem Fibroadenom oder selbst einer Malignität zu unterscheiden.
- *Galaktozele:* Eine Galaktozele entsteht während der Laktation und ist tatsächlich eine Zyste mit einer milchartigen Flüssigkeit. Abhängig von der Zusammenstellung imponiert die Galaktozele als ein strahlentransparenter oder dichter Schatten, manchmal sogar mit Kalkteilchen. Die Diagnose wird meistens mit dem US gestellt, wobei der Inhalt aufgrund des hohen Fettgehalts echoreich sein kann.

Sonstige Veränderungen. Eine Verdichtung auf dem Mammogramm kann auch durch Veränderungen verursacht sein, die nicht in der Mamma gelegen sind, sondern in der Haut, z. B. Warzen oder Fibrome, Hämangiome und Atheromzysten. In Wirklichkeit sind dies Pseudomammaveränderungen.

Noduläre Verdichtungen mit unscharfer Kontur

Verdichtungen mit einer unscharfen Kontur beruhen häufig auf einem Karzinom. Ein Karzinom kann sich allerdings in der Anfangsphase als kleine noduläre Verdichtung mit einer gut begrenzten Kontur (Abb. 8.**5**) ohne Ausläufer manifestieren. Wenn die Zellen zügellos und ungleichmäßig in verschiedene Richtungen wachsen, erhält die Läsion eine verschwommene Kontur. In der Anfangsphase sind diese Läsionen nicht oder schwierig von benignen Tumoren zu unterscheiden. Durch Wachstum kann die unscharfe Begrenzung deutlicher werden. Das Zentrum kann sehr dicht sein. Die Verdichtung kann bizarre Formen annehmen, vor allem wenn der Tumor groß ist. Kurze Ausläufer mit breiter Ba-

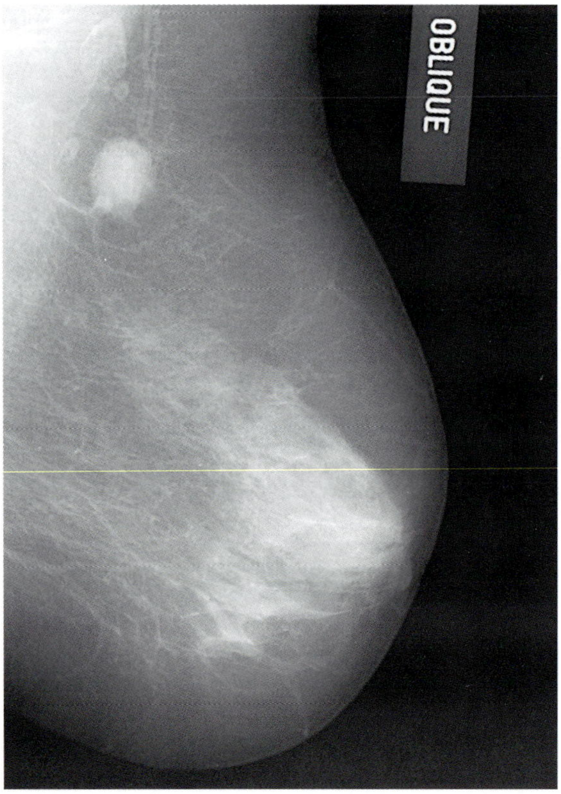

Abb. 8.5 **Noduläre Verdichtung mit gut begrenzter Kontur und kleinem Satellitenherd.** Außerdem verschieden große fettig involvierte Lymphknoten sichtbar. Histologisch: IDC mit einem Durchmesser von 17 mm; alle axillaren Lymphknoten negativ. Schrägaufnahme.

sis stellen eine Tumorinfiltration in das umgebende normale Gewebe dar. Ein differentialdiagnostisches Problem stellen benigne Makroverkalkungen in einer unscharf begrenzten Verdichtung dar (Abb. 8.**6**). Die Veränderung kann auf einem hyalinisierenden Fibroadenom beruhen, aber auch auf einem Karzinom, deshalb ist immer eine histologische Abklärung indiziert.

In fettig involuierten Mammae sind bereits etwa $^{1}/_{2}$ cm große noduläre Verdichtungen mit unscharfer Kontur, die auf einem Karzinom beruhen, einfach erkennbar. Prämenopausal erschwert die Überlagerung von Drüsenstruktur die Diagnostik. Die Mastopathie erschwert die Diagnostik in noch stärkeren Maße. Eine Mastopathie ist mit dichtem Nebel vergleichbar, in dem die Konturen von Gegenständen verlorengehen. Kompressionsvergrößerungsaufnahmen sind hier essentiell, da hiermit zusätzliche Informationen zu erhalten sind. Bei einem solitären Herd können sekundäre Malignitätszeichen in Form von Drüsenkörpereinziehung, Hautverdickung und -einziehung auftreten.

Außer als solitäre noduläre oder sternförmige Verdichtungen können sich Mammakarzinome auch als Störung der Architektur des Mammagewebes oder als Asymmetrie manifestieren. Hat jedoch der Tumor ungefähr die gleiche Dichte (isodens) wie der Drüsenkörper, was manchmal bei einem invasiv lobulären Mammakarzinom vorkommt, bleibt das Karzinom mammographisch okkult. Eine Asymmetrie des Drüsenkörpers kann auf das Vorliegen eines ILC hinweisen. Liegen ältere Vergleichsaufnahmen vor, weist die Ausbildung der Asymmetrie noch stärker auf ein ILC hin, vor allem bei gleichzeitiger Dichtezunahme.

Manche Karzinome sind nicht von Verdichtungen zu unterscheiden, die als sog. Minimal signs (minimale Zeichen) eingeteilt werden oder die benigne Kriterien erfüllen. Andere Gründe für die Nichterkennung kleinerer Karzinome sind eine ungewöhnliche Lokalisation (z. B. axillär) oder die Lage in dichtem Drüsengewebe (retromamillär) oder außerhalb des Drüsenkörpers.

Differentialdiagnose

Verdichtungen mit unscharfer Kontur beruhen meist auf einem Karzinom. Differentialdiagnostisch bestehen eine Anzahl von Veränderungen, bei denen anhand der Klinik und/oder der Anamnese die Diagnose gestellt werden kann.

Hämatom. Ein Hämatom kann die Folge eines Traumas oder einer Operation sein und kann auch bei Patienten mit einer Antikoagulanzientherapie auftreten. Ein Hämatom ist meist eine Verdichtung mit unscharfer Begrenzung; Verkalkungen fehlen. Die meisten Hämatome bilden sich meist innerhalb von mehreren Wochen zurück. Manche Hämatome werden während der Regression vollständig oder teilweise strahlendurchlässig (Ölzyste). Aber sie können auch fibrosieren, wodurch das Bild einer sternförmigen Läsion entsteht (S. 225). Bei einem Hämatom nach einer Lumpektomie ist die Kontrolle besonders aufgrund der frühzeitigen Entdeckung eines möglichen Tumorrezidivs angezeigt. Ein Rezidivkarzinom ist besonders schwer von einem Hämatom zu differenzieren, wenn sich dieses als sternförmige Läsion oder Distorsion manifestiert.

Abszeß. Der Abszeß ist mammographisch eine unscharf begrenzte Verdichtung, meist nicht von einem Karzinom zu unterscheiden. Die klinische Diagnose ist meist einfach. Es besteht eine schmerzhafte Schwellung mit Erythem, in kurzer Zeit entstanden. Die ergänzende Diagnostik mittels US und Punktion ergibt die Diagnose.

Sternförmige Verdichtungen

Es besteht kein prinzipieller Unterschied zwischen dem Bild der unscharf begrenzten nodulären Verdichtung mit radiären Spikulä (Abb. 8.**7**) und der sternförmigen Verdichtung. Wenn die Ausläufer eine größere Länge haben als der Durchmesser des zentralen Kerns, spricht man von einer sternförmigen Verdichtung (Abb. 8.**8**). Das Mammakarzinom präsentiert sich häufig als sternförmige Struktur, sog. Szirrhus.

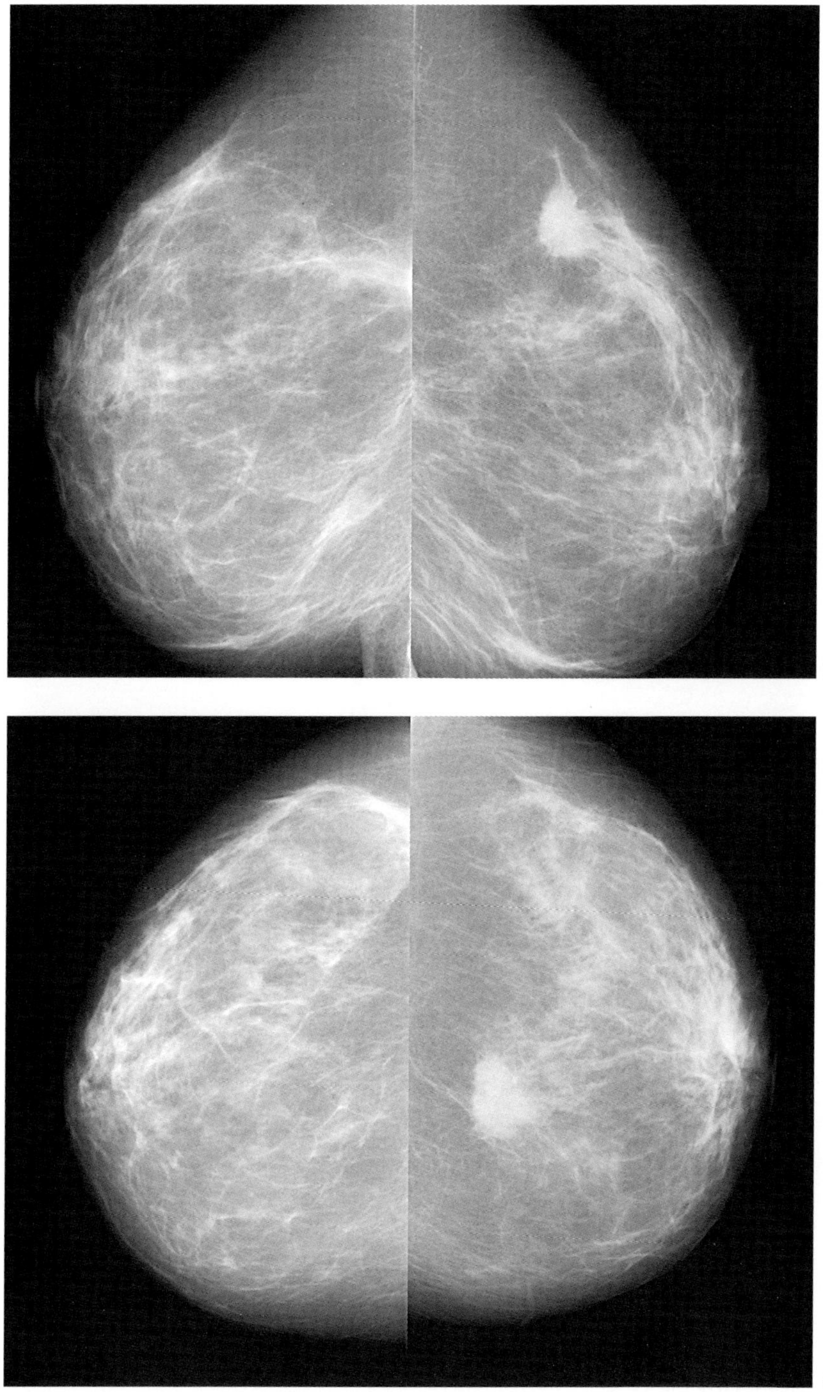

a b c d

Abb. 8.6 a–d **Noduläre Verdichtung mit kleinen Ausläufern in der linken Mamma.** 49jährige Frau mit palpablem Befund:
a, b Schrägaufnahmen.
c, d CC-Aufnahmen.
Histologisch: IDC mit einem Durchmesser von 19 mm; axillare Lymphknoten negativ.

Bei der Analyse sternförmiger Verdichtungen ist der zentrale Kern sehr wichtig. In der Anfangsphase kann der Tumor so klein sein, daß die Ausläufer (Spikulä) kaum erkennbar sind. Gezielte Kompressionsdetailvergrößerungsaufnahmen in 2 Ebenen sind essentiell. In einer späteren Phase werden Kern und Ausläufer größer und dadurch besser erkennbar (Abb. 8.**9** u. 8.**10**). Die Ausläufer bestehen aus einer fibrösen Reaktion des Nachbargewebes auf das Karzinom. Diese sog. *desmoplastische Reaktion* ist eine Bindegewebsbildung als Abwehrreaktion des Körpers auf die Tumorzellen. Eine starke desmoplastische Reaktion könnte deshalb ein prognostisch günstiges Zeichen sein. In einer noch späteren Phase können allerdings auch Karzinomzellen in den Ausläufern festgestellt werden.

Die Länge der Ausläufer variiert stark. Eine direkte Beziehung zwischen dem Durchmesser des Tumors und der Länge der Ausläufer muß nicht bestehen. Roebuck

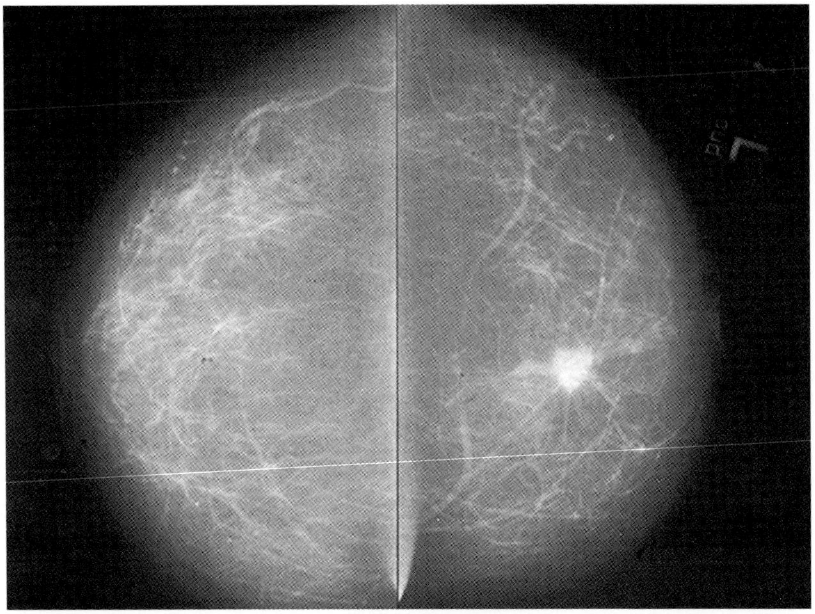

a

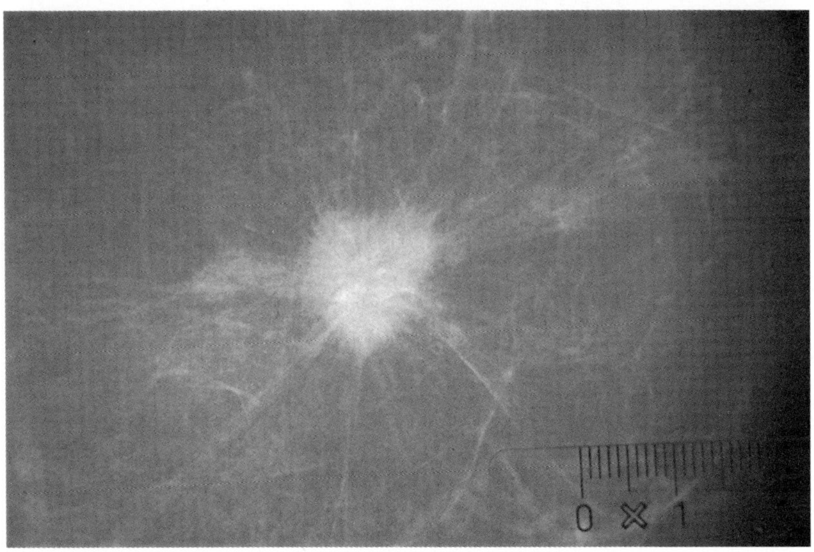

b

Abb. 8.7 a, b **Noduläre Verdichtung mit Spikulä in der linken Mamma:**
a CC-Aufnahmen.
b Detail aus Abb. **a**.

Histologisch: IDC mit einem Durchmesser von 10 mm; axillare Lymphknoten positiv.

(1990) unterscheidet zwischen Spikulä und Tentakeln. Spikulä sind kurz und haben eine breite Basis am Tumor. Sie könnten eine Tumorinfiltration in das umgebende Gewebe darstellen. Tentakel sind länger und in der gesamten Länge gleich dünn. Diese sollten eher auf einer desmoplastischen Reaktion beruhen.

Bei sternförmigen Karzinomen können Ausläufer zur Haut und zur Mamille vorhanden sein (lokale Hautverdickung durch ein lokales Ödem, Mamillenretraktion).

Bei sternförmigen Verdichtungen ist es möglich, daß kein deutlicher zentraler Tumorschatten vorhanden ist. Das Zentrum enthält dann meist kleine strahlendurchlässige Gebiete, nicht selten bandförmiger Art. Die Spikulä sind zunächst meist gebündelt und verlaufen dann jeweils in einer anderen Richtung. Dies ist das Bild der sog. *radiären Narbe.* Diese Veränderung, auch als sklerosierende Dukthyperplasie bekannt (Abb. 8.**11** u. 8.**38**), wird beim Screening als nichtpalpabler Zufallsbefund entdeckt. Da die Differenzierung von einem Karzinom schwierig oder manchmal unmöglich ist, ist eine Biopsie notwendig (S. 19).

Die anderen häufigsten sternförmigen Mammaverdichtungen sind die chirurgische Narbe, das hyalinisierte Fibroadenom und die fibrosierte traumatische Fettnekrose (z. B. nach chirurgischer Exzision). Häufig ist mammographisch in der Nähe der Verdichtung eine Hautretraktion (Narbe) vorhanden.

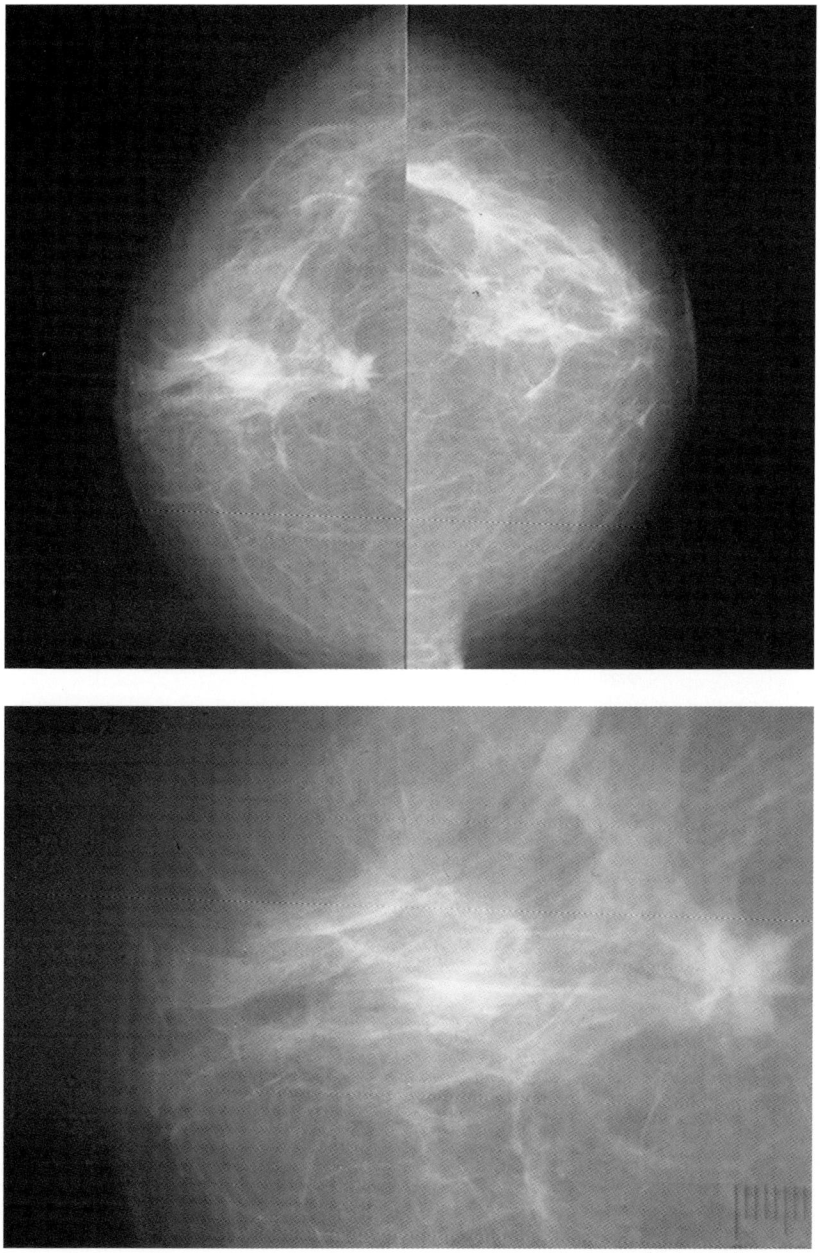

a

b

Abb. 8.8 a, b **Sternförmige Verdichtung rechts:**
a CC-Aufnahmen.
b Detail aus Abb. **a**.

Histologisch: IDC mit einem Durchmesser von 10 mm; axillare Lymphknoten negativ.

Mammographisch okkulte Karzinome

Manche palpable und auch nichtpalpable Karzinome können die gleiche Dichte wie das Drüsengewebe haben. Fehlen sekundäre Merkmale, sind sie nicht oder kaum erkennbar (Abb. 8.**12**), besonders wenn sie im Drüsengewebe liegen (mammographisch okkulte Karzinome) (Abb. 8.**13**). Hierzu gehören das lobuläre Karzinom und auch das intraduktale Karzinom ohne Mikroverkalkungen. Von den palpablen Karzinomen sind 5–7% nicht auf dem Mammogramm erkennbar. Der US ist darum bei palpablen Veränderungen ohne mammographische Veränderungen eine unabkömmliche ergänzende Methode in der Diagnostik.

Palpable Veränderungen. Palpable noduläre Läsionen, die auf den ergänzenden Vergrößerungsdetailaufnahmen eine nachweisbare unscharfe Kontur haben, sind malignitätsverdächtig und erfordern eine weiterführende Diagnostik (US, zytologische oder histologische [Nadel]-Biopsie). Verdichtungen, die auf ergänzenden Vergrößerungsdetailaufnahmen eine scharfe Kontur haben, sind im Prinzip benigne und kommen ebenfalls für eine weitere Diagnostik in Frage (US, evtl. gefolgt von Aspiration [Zyste] oder FNA [solider Tumor]). Abhängig von

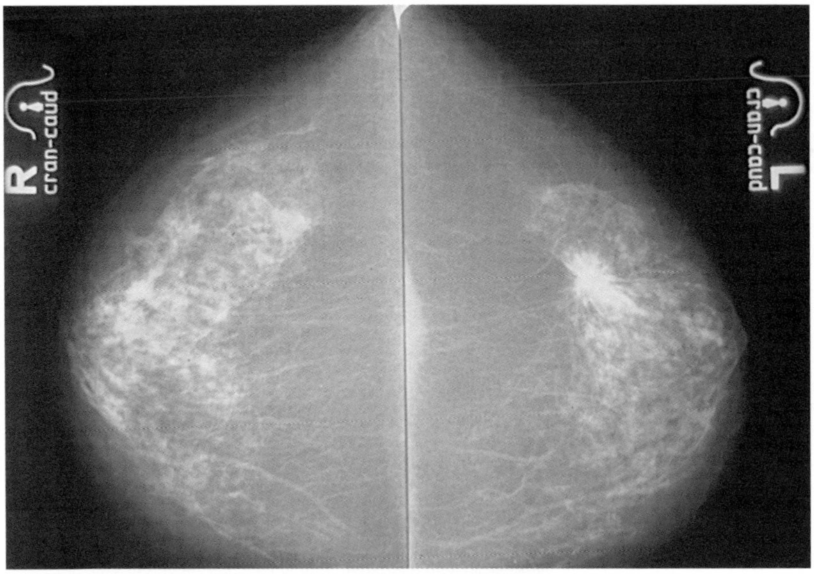

a

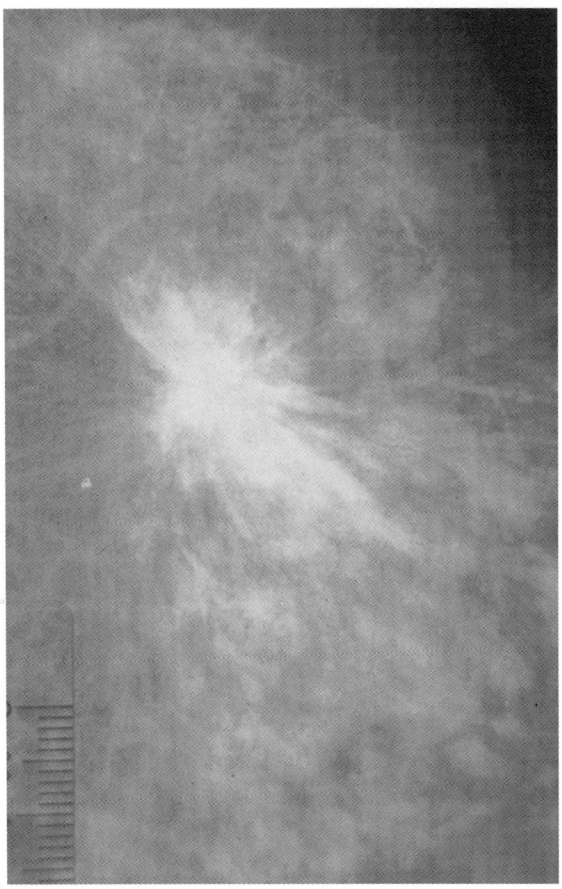

b

Abb. 8.**9a, b** **Sternförmige Verdichtung links, durch lange Spikulä besser erkennbar:**
a CC-Aufnahmen.
b Detail aus Abb. **a**.

Histologisch: IDC mit einem Durchmesser von 13 mm; axillare Lymphknoten negativ.

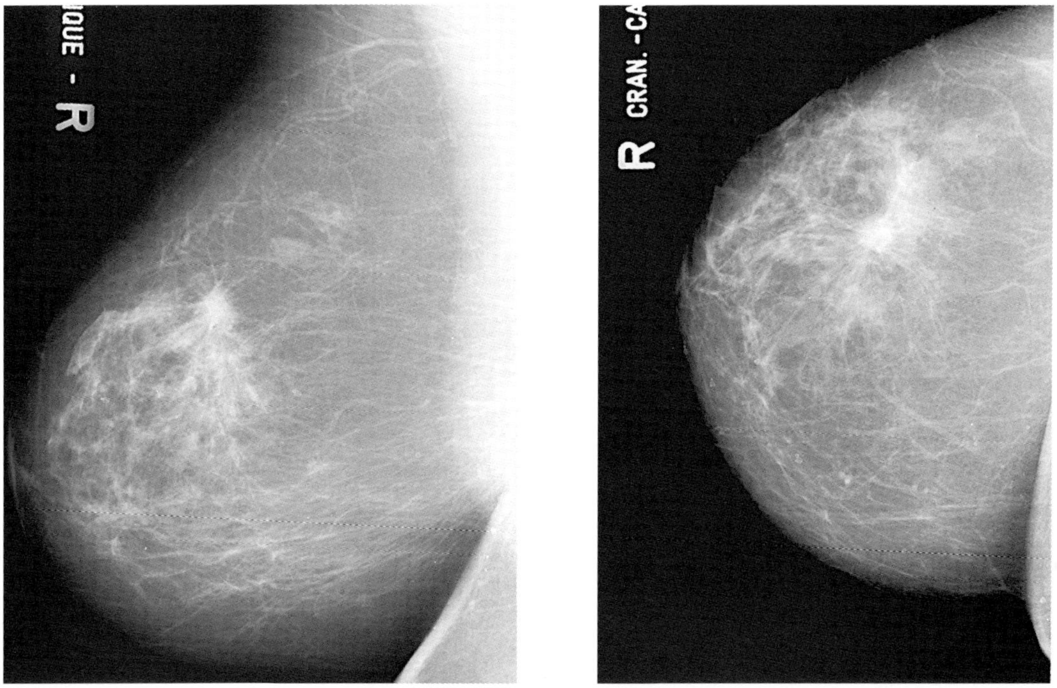

a b

Abb. 8.**10 a, b** **Sternförmige Verdichtung rechts.** Entdeckung bei Screeninguntersuchung einer 69jährigen Frau. Nichtpalpabel.
a Schrägaufnahme.
b CC-Aufnahme. Histologisch: IDC mit einem Durchmesser von 11 mm; axillare Lymphknoten negativ.

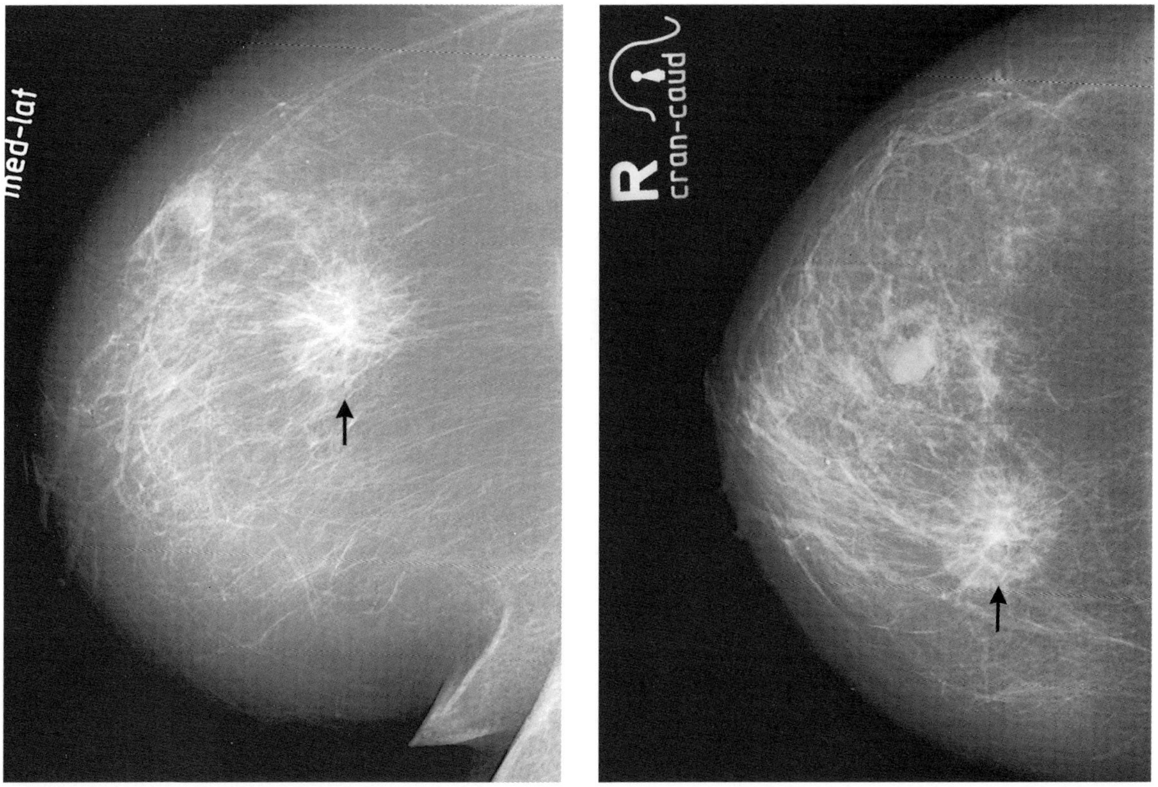

a b

Abb. 8.**11 a, b** **Strukturveränderung, einer radiären Narbe ähnelnd.** Screeningbefund, nichtpalpabel. Histologisch: ILC mit einem Durchmesser von 15 mm; 1 axillarer Lymphknoten positiv.

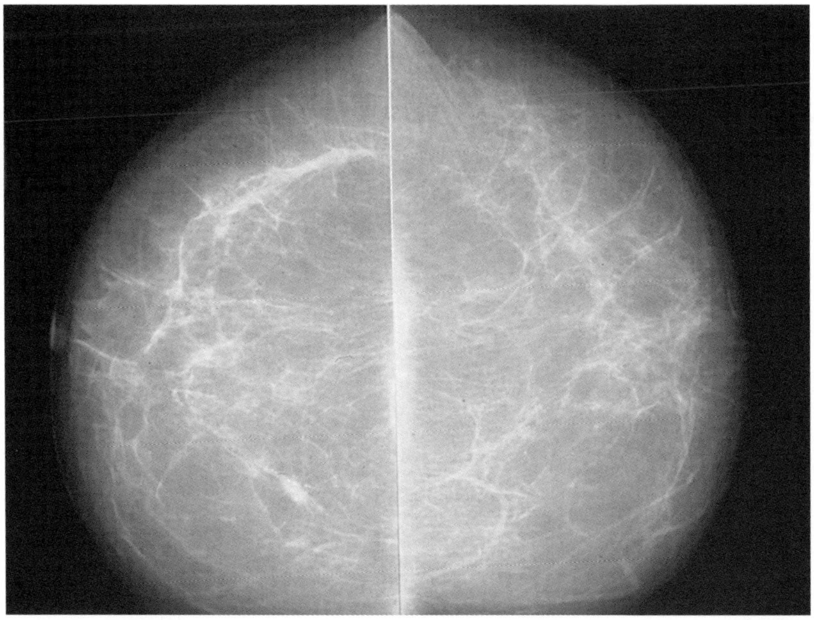

a

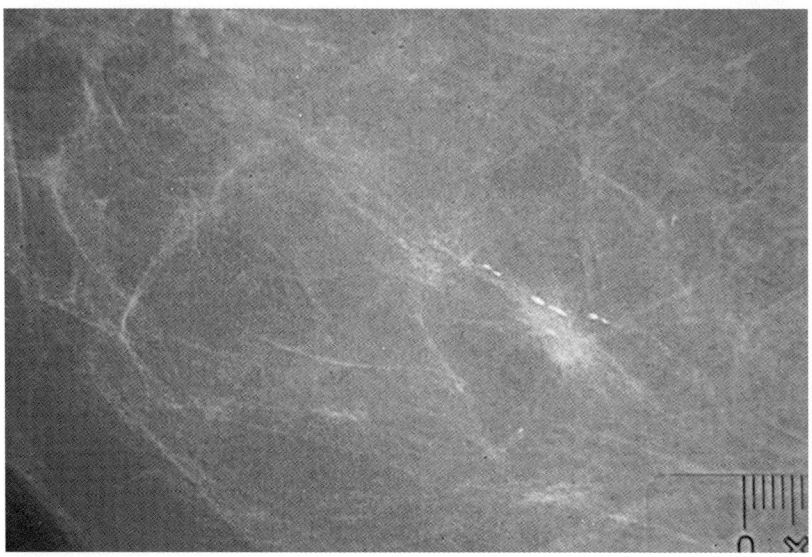

b

Abb. 8.**12 a, b** **Kleines ILC rechts, kaum zu unterscheiden vom Drüsengewebe:**
a CC-Aufnahmen.
b Detail aus Abb. **a**.

den Befunden erfolgt eine chirurgische Exzision oder es wird eine abwartende Haltung eingenommen. Bei bewiesenen Fibroadenomen gilt als Kriterium für eine chirurgische Exzision die klinische Symptomatik (Schmerz oder Unruhe der Patientin). Auch deutlich palpable, größer werdende Veränderungen sollten exzidiert werden. Noduläre Verdichtungen mit grob fleckigen Verkalkungen, die für ein Fibroadenom charakteristisch sind, und Läsionen, die vollständig oder teilweise aus Fett bestehen, erfordern keine ergänzende Diagnostik oder eine chirurgische Exzision, da das typische mammographische Bild ausreichend Garantie für Benignität bietet.

Nichtpalpable Veränderungen. Im allgemeinen gelten die gleichen Kriterien wie bei den palpablen Verdichtungen. Bei Verdichtungen mit unscharfer Kontur ist eine histologische Abklärung notwendig. Kleinere Verdichtungen ohne Verkalkungen mit scharfer Kontur und wahrscheinlich als benigne diagnostiziert, können nach US-Evaluation (Nachweis von Zysten) mammographisch kontrolliert werden. Die Chance, daß solche Verdichtungen maligne sind, ist sehr klein (PPV = positive predictive value/positiver Vorhersagewert 1,4%) und die Prognose bei der Entdeckung eines solchen Karzinoms günstig (Sickles 1994). Für die übrigen Verdichtungen ist das gleiche abwartende Verhalten gültig wie bei den palpablen Verdichtungen.

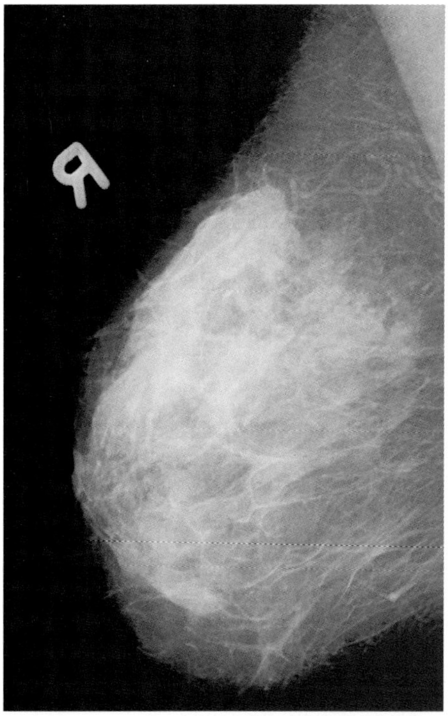

a

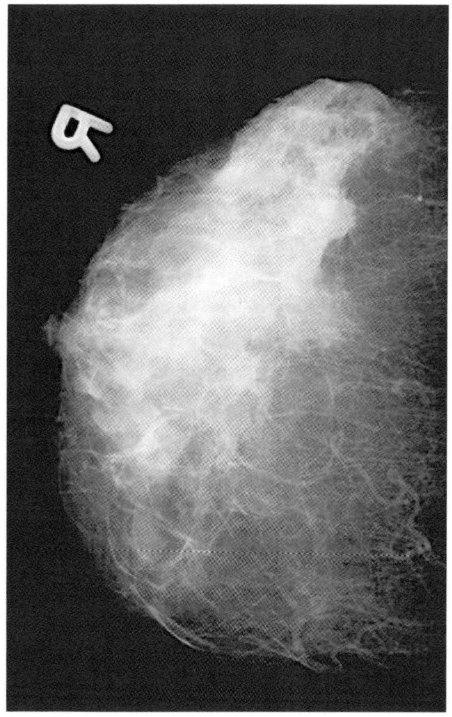

b

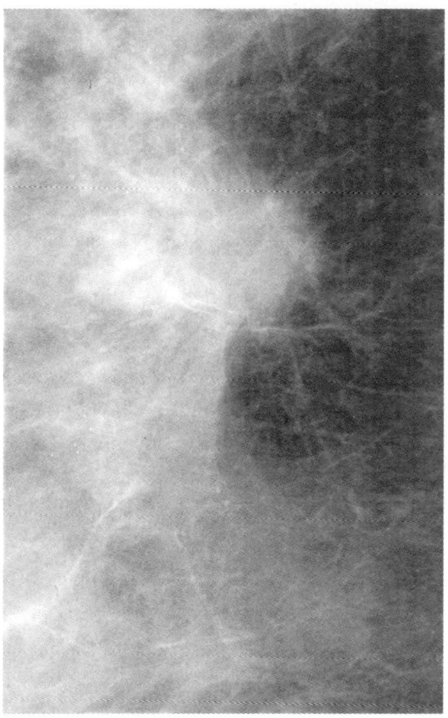

c

Abb. 8.**13 a – c** **ILC:**
a Auf der Schrägaufnahme kaum im Drüsengewebe erkennbar.
b CC-Aufnahme. Kontur vom Karzinom sichtbar.
c Detail aus Abb. **b**.

Verkalkungen

P. A. M. Bun

Für die Analyse von Verkalkungen auf dem Mammogramm ist die Verwendung eines speziellen Vergrößerungsglases (Lupe) unentbehrlich (Stärke +3 Dioptrien, Durchmesser mindestens 12 cm). Vergrößerungsdetailaufnahmen in 2 Ebenen sind bei möglicher Malignität ebenfalls erforderlich. Auf diesen Aufnahmen sind kleine Verkalkungen besser zu beurteilen, manchmal sind auch noch weitere Verkalkungen zu entdecken.

Sowohl maligne als auch benigne Mammaläsionen können Verkalkungen zeigen. Verkalkungen können auch physiologisch sein. Da Verkalkungen in vielen Fällen für Malignität oder Benignität charakteristisch sind, ist eine genaue Analyse von Verkalkungen in der Differentialdiagnose notwendig.

Bei Verkalkungen muß die pathoanatomische Lokalisation erkannt werden, d.h. die Identifizierung der Stelle, wo sie entstanden sind, und des Prozesses, wodurch sie gebildet wurden. Verkalkungen sind ein Produkt und daher spiegeln sie einen benignen oder malignen Prozeß wider, der zu ihrer Entstehung führte.

Lokalisation

Verkalkungen können überall in der Mamma vorkommen. Die differentialdiagnostisch wichtigen Verkalkungen treten vor allem im fibroglandulären Gewebe mit dem charakteristischen Bestandteil TDLU auf.

Pathogenese

- Verkalkungen von nekrotischem Zellmaterial (dystrophische Verkalkungen),
- Kristallisation von eingedicktem zellulärem Sekret,
- Verkalkungen infolge degenerativer Prozesse oder Entzündungen,
- Verkalkungen infolge von Narbenbildung,
- Verkalkungen durch Parasiten oder Fremdkörper.

■ Analyse von Verkalkungen

Durch die Analyse von Größe (einschließlich Dichte), Anzahl, Form, Anordnung (z.B. Gruppierung) und evtl. vorhandenem Tumorschatten ist es möglich, aufgrund der pathoanatomischen Lokalisation und der Genese den zugrundeliegenden benignen oder malignen Prozeß festzustellen.

Größe

Verkalkungen von mehr als 2 mm Größe werden als *Makrokalzifikationen* (Makroverkalkungen) bezeichnet. Diese sind so gut wie immer benigne (S. 203). Verkalkungen von weniger als 1 mm Größe werden als *Mikroverkalkungen* bezeichnet. Mikroverkalkungen können auf Malignität hinweisen, aber nicht alle sind Ausdruck eines malignen Prozesses.

Bei Vorhandensein zahlreicher Mikroverkalkungen in einem beschränkten Gebiet ist es möglich, daß durch Superposition von Mikroverkalkungen ein irreführendes Bild von (benignen) Makroverkalkungen gebildet wird.

Allgemein bestimmt auch die Größe der Mikroverkalkungen ihre Dichte. Wechselnde Dichten und Größen sind Zeichen von Malignität. Wenn in einer Verkalkung ein kleines Gebiet vorhanden ist mit einer deutlich niedrigeren Dichte, weist das auf einen Einschluß und daher auf Benignität hin.

Anzahl

Die Anzahl der Verkalkungen allein ist für die Differentialdiagnose nicht hilfreich, aber in Beziehung zur Größe, Form usw. Die Zunahme der Anzahl von Mikroverkalkungen in einer Gruppe oder das Entstehen einer Gruppe von Mikroverkalkungen bei einer Kontrolluntersuchung ist oft ein Zeichen für Malignität.

Form

Die Form und auch die Begrenzung der Verkalkungen wird in vielen Fällen durch den Ort bestimmt, an dem sie entstanden sind und auf welche Weise (Abb. 8.**14**).

Makroverkalkungen können, abhängig von der Pathogenese, eine sehr unterschiedliche Form haben.

Die kleinsten Mikroverkalkungen sind *Involutionsverkalkungen.* Sie sind oft schwer erkennbar. Involutionsverkalkungen sind rund, multipel und über größere Gebiete verstreut und werden als puderartig beschrieben. Sie entstehen in atrophierten Lobuli. Sekretverkalkung in normalen oder erweiterten Lobuli bildet etwas kleinere runde, homogene, scharf begrenzte, perlenartige Mikroverkalkungen. Sie kommen multipel vor und liegen innerhalb der Gruppe lediglich durch 2 normale dünne Wände des Lobulus bzw. Azinus getrennt nahe beieinander (Abb. 8.**30**).

Diese typischen lobulären Verkalkungen sind benigne. Sie kommen vor allem bei der sklerosierenden Adenose vor, sind dann jedoch oft etwas kleiner und durch die Fibrose etwas weiter auseinander.

In dilatierten Lobuli kann der Calciumgehalt des Sekrets so hoch werden, daß sog. „Kalkmilch" entsteht (Abb. 8.**14d** u. 8.**15**). Die entsprechenden mammographischen Befunde sind typisch:

- bei vertikalem Strahlengang sieht man runde Verkalkungen,
- bei horizontalem Strahlengang sieht man halbrunde oder sichelförmige Verkalkungen, nach kaudal konvex, wodurch das sog. Teetassenphänomen entsteht (Lanyi 1986).

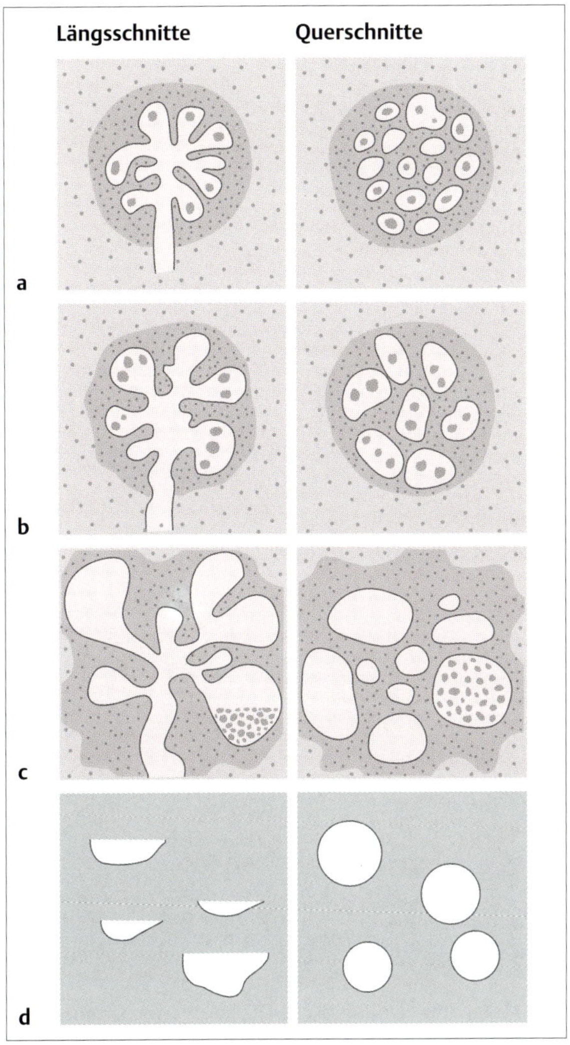

Abb. 8.**14 a–d** **Lobuläre Verkalkungen bei Adenose:**
a Blunt-duct-Adenose.
b Mikro- bzw. kleinzystische Adenose.
c Fortgeschrittene kleinzystische Adenose.
d Schematisches Röntgenbild.
Horizontaler und vertikaler Strahlengang.

Mikroverkalkungen, die eine irreguläre Form, eine unterschiedliche Größe und Dichte haben, nennt man *granulär*. Sie sehen bröckelig aus und weisen meist auf Malignität hin.

Man unterscheidet *grobgranuläre Mikroverkalkungen*, die auch ohne Vergrößerungsglas gut zu sehen sind, und die *feingranulären (Mikroverkalkungen)*, die kleiner sind und nur mit dem Vergrößerungsglas gut erkennbar sind. Die grobgranulären Mikroverkalkungen entstehen meistens im nekrotischen Zentrum eines malignen Prozesses im Gangsystem. Hierdurch und durch die Tatsache, daß sich eine Wolke von feinen Kalkpartikeln in der Nekrose um das verkalkte Zentrum befindet, sind diese Mikroverkalkungen auf dem Mammogramm von irregulärer Form und unscharf begrenzt.

Wenn sich eine Anzahl grobgranulärer Mikroverkalkungen im Zentrum der Tumornekrose im Gang anhäufen, bilden sie eine linear verzweigende Verkalkung, da sie dem Verlauf des Gangsystems, worin sie entstehen, folgen. Der Verlauf ist meist zur Mamille hin gerichtet, wodurch die sog. duktale Konfiguration entsteht. Auch diese Verkalkungen haben wegen ihrer Pathogenese ebenfalls eine irreguläre Begrenzung. Diese linear verzweigenden Verkalkungen wurden früher als Ausgußtyp- (casting type) oder Komedotypverkalkungen bezeichnet (Abb. 8.**16**).

Die feingranulären Mikroverkalkungen entstehen durch Kristallisation in eingedicktem Sekret zwischen den Tumorzellen in den Lobuli (s. Abb. 3.**11**). Sie kommen in Grüppchen vor. Charakteristisch für diese Partikel ist, daß sie im Gegensatz zu den benignen lobulären Verkalkungen eben nicht so nahe aneinander liegen, da sie durch Tumorgewebe voneinander getrennt sind. Es können manchmal perlenartige, also einigermaßen runde bzw. ovale Partikel sein, die hinsichtlich der Form schwierig von den (benignen) lobulären Verkalkungen zu unterscheiden sind.

Anordnung

Verkalkungen können regelmäßig verstreut sein über den größten Teil des Mammaparenchyms beider Mammae. Das ist ein Zeichen von Benignität. Manchmal kommen Verkalkungen ausschließlich in einem bestimmten Teil der Mamma vor. Es liegt dann eine segmentale oder lobäre Lokalisation vor, weshalb man an eine Malignität denken muß. Schließlich können die Verkalkungen dicht beieinander in einer Gruppe liegen. Abhängig von Form, Größe, Ausrichtung und Abstand untereinander kann dies auf eine Malignität hinweisen, vor allem wenn in einem bestimmten Mammasegment multiple Grüppchen vorhanden sind.

Benigne Makroverkalkungen

- Sekretorisch: Plasmazellmastitis (Abb. 8.**17**).
- Fettnekrose: Liponekrose (Liponecrosis micro-/macrocystica calcificans) (Abb. 8.**18**).
- Hautverkalkungen, Talgdrüsenverkalkung (Abb. 8.**19**).
- Gefäßverkalkungen (Abb. 8.**20** u. 8.**21**).
- Verkalkungen in Fibroadenom (Abb. 8.**22** u. 8.**23**), Papillom (Abb. 8.**24**), Hämangiom.
  Die Verkalkungen in Fibroadenom sind:
  - Grobschollige Verkalkungen, zentral in der runden oder ovalen Verdichtung gelegen. Es sind Verkalkungen im fibrosierten oder hyalinisierten Stroma.
  - Verkalktes Sekret in Zysten und gangartigen Strukturen im Fibroadenom. Die Anordnung ist allerdings nicht so regelmäßig wie im normalen fibroglandulären Gewebe. Manchmal haben sie den gleichen Abstand zueinander, da sie durch ein

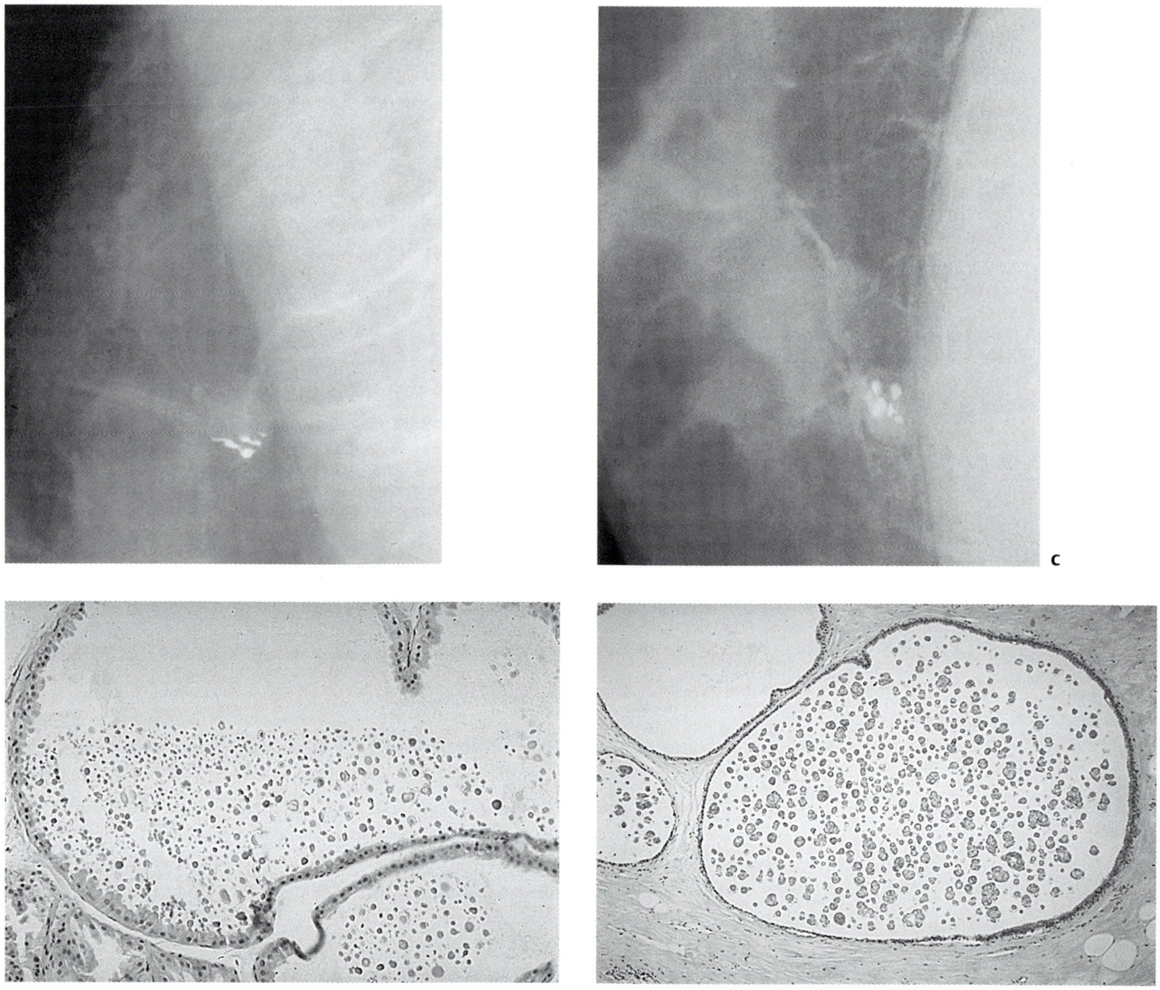

Abb. 8.**15 a – d** **Kalkmilch in Mikrozysten:**
a Schrägaufnahme: sichelförmiger kalkdichter Schatten durch Sedimentation (Tea-cup-Phänomen).
b Histologisches Präparat, passend zu Abb. **a**.
c CC-Aufnahme zeigt rundlichen kalkdichten Schatten.
d Histologisches Präparat, passend zu Abb. **c**.
Die histologischen Präparate zeigen Kalkpartikel, die sedimentiert sind.

Septum von 2 oder mehr Zellagen getrennt sind. Diese Verkalkungen sind bei ihrer Entstehung am schwierigsten von malignen Mikroverkalkungen zu differenzieren. Durch Größenzunahme der Verkalkungen im Laufe der Zeit wird die Differenzierung einfacher.
- Eine Kombination aus den ersten beiden Punkten (Lanyi 1986, Sickles 1986).

- Narbenverkalkungen.
- Verkalkungen in Lymphknoten (z. B. Tb), Pseudoverkalkungen in Lymphknoten nach Goldtherapie.
- Verkalkungen vortäuschende Ursachen: Tätowierungen (Abb. 8.**25**), Salben-(Abb. 8.**26**) und Puderreste (Abb. 8.**27**), Filmartefakte, Fremdkörper (Abb. 8.**28** u. 8.**29**).

Benigne Mikroverkalkungen

- Lobuläre Verkalkungen (Abb. 8.**30**) einschließlich Kalkmilch und sklerosierende Adenose,
- Involutionsverkalkungen.

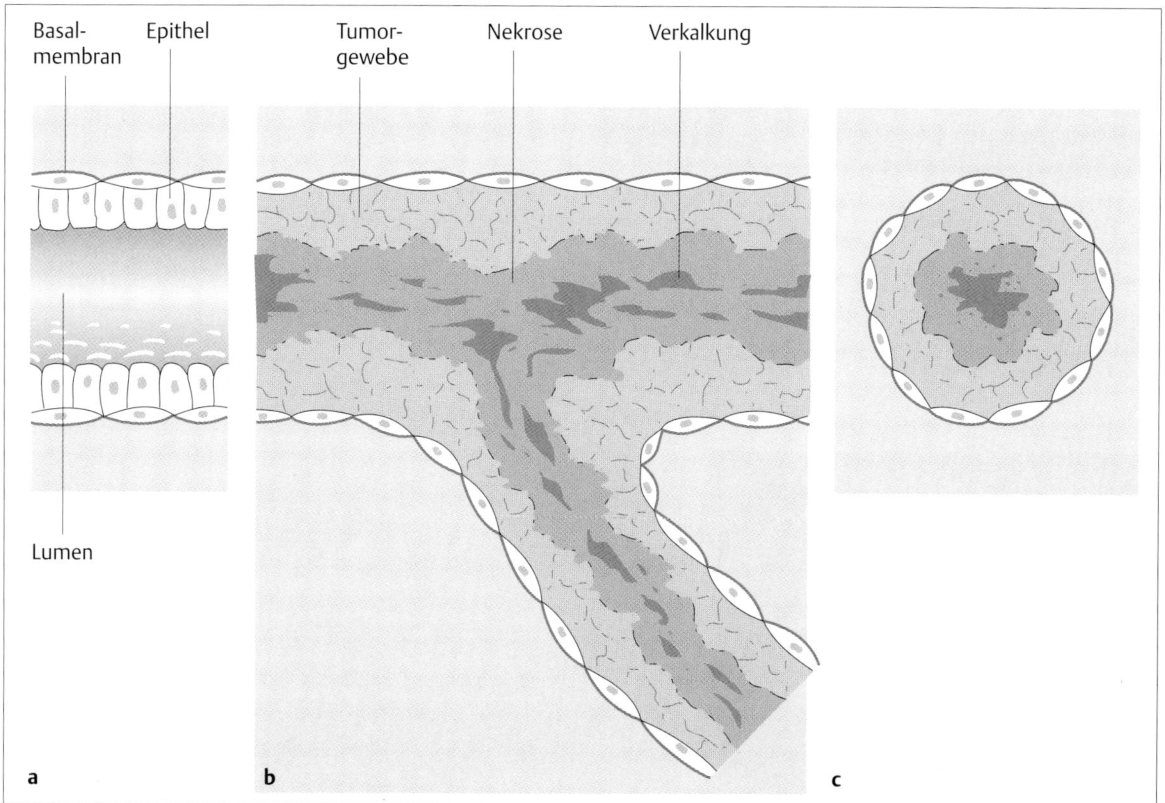

Abb. 8.**16 a – c** **Maligne intraduktale Verkalkungen:**
a Normaler Gang.
b, c Granuläre Verkalkungen bis zu ausgußartigen Verkalkungen beim schlecht differenzierten DCIS. Verkalkungen irregulär, fragmentiert, ausgerichtet:
b Längsschnitt.
c Querschnitt.

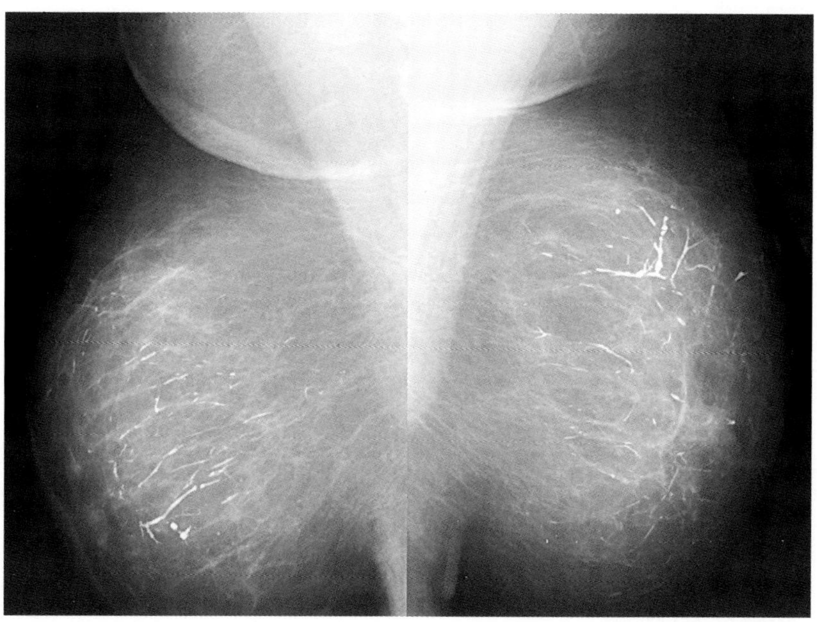

Abb. 8.**17** **Plasmazellenmastitis beidseits.**
Lineare homogen-dense Verkalkungen mit glatter Kontur, überwiegend nicht verzweigend. Es betrifft verkalktes eingedicktes Sekret.

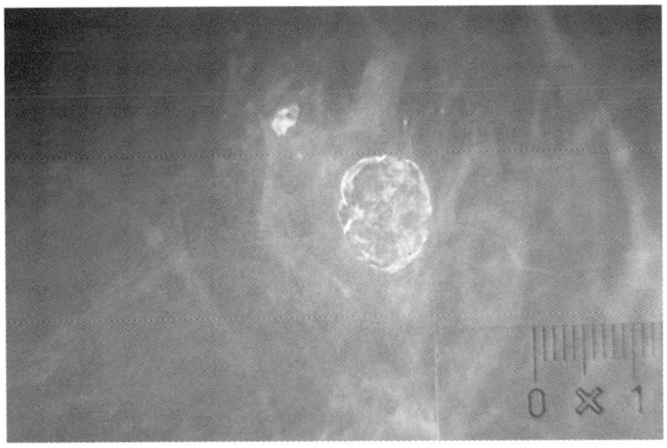

Abb. 8.**18** **Fettnekrose mit Verkalkung.**
Grobschollige Verkalkungen in der Wand von Ölzyste.

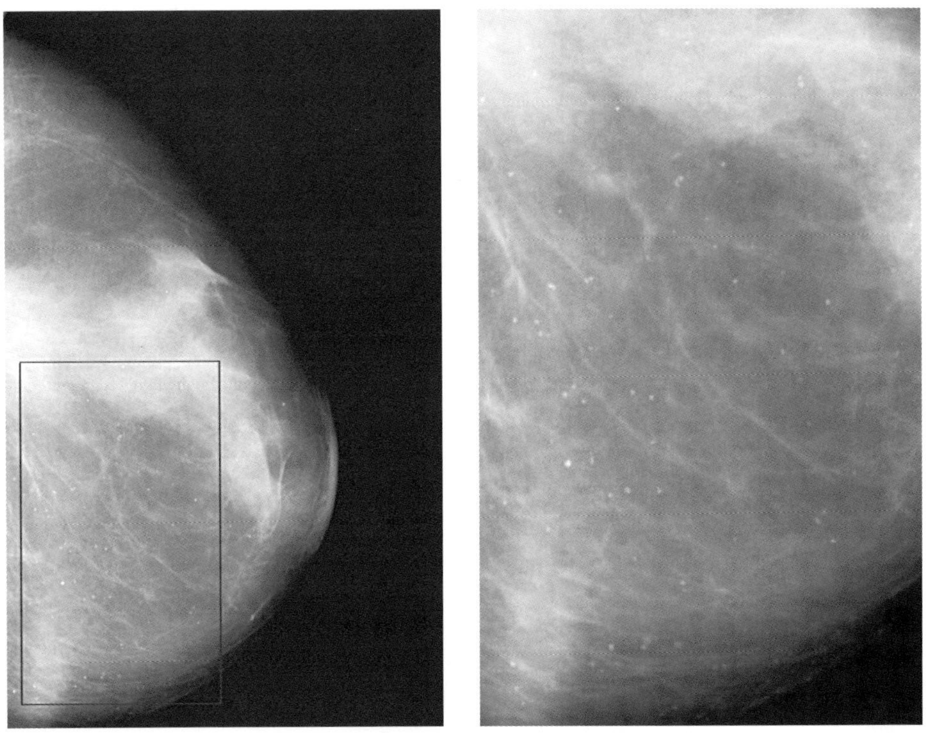

a b

Abb. 8.**19 a, b** **Talgdrüsenverkalkung:**
a CC-Aufnahme.
b Detailvergrößerung.

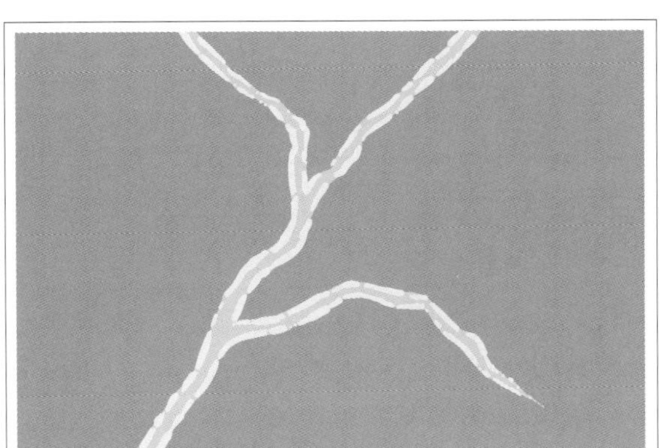

Abb. 8.**20** **Schematische Darstellung von Arterienwandverkalkungen.**

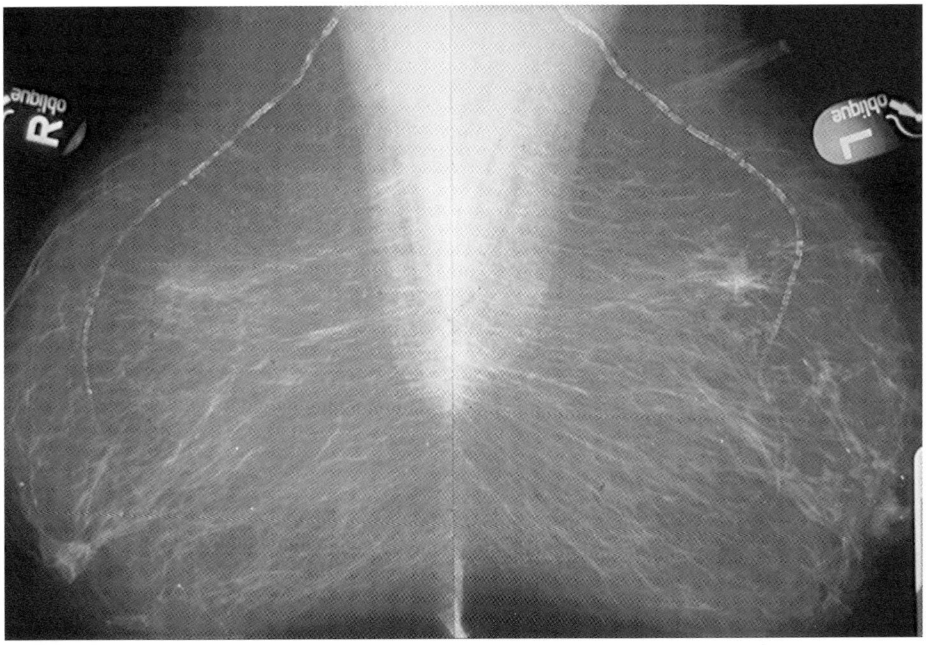

Abb. 8.21 **Arterienwandverkalkungen beidseits.** Links aber auch sternförmige Läsion (Screeningbefund). Histologisch: IDC mit einem Durchmesser von 15 mm; Lymphknoten negativ.

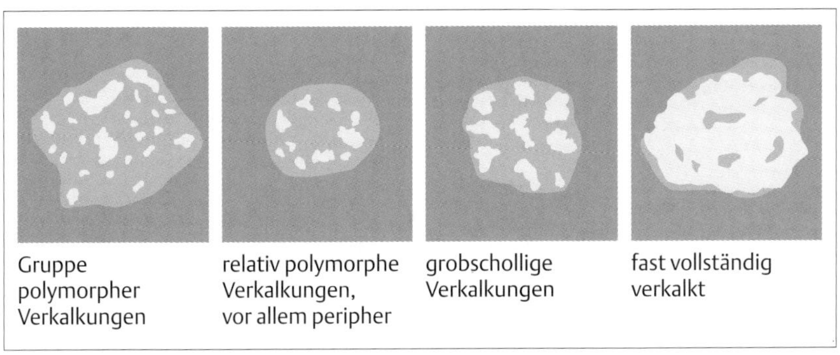

Abb. 8.22 **Verkalkungsarten des Fibroadenoms.**

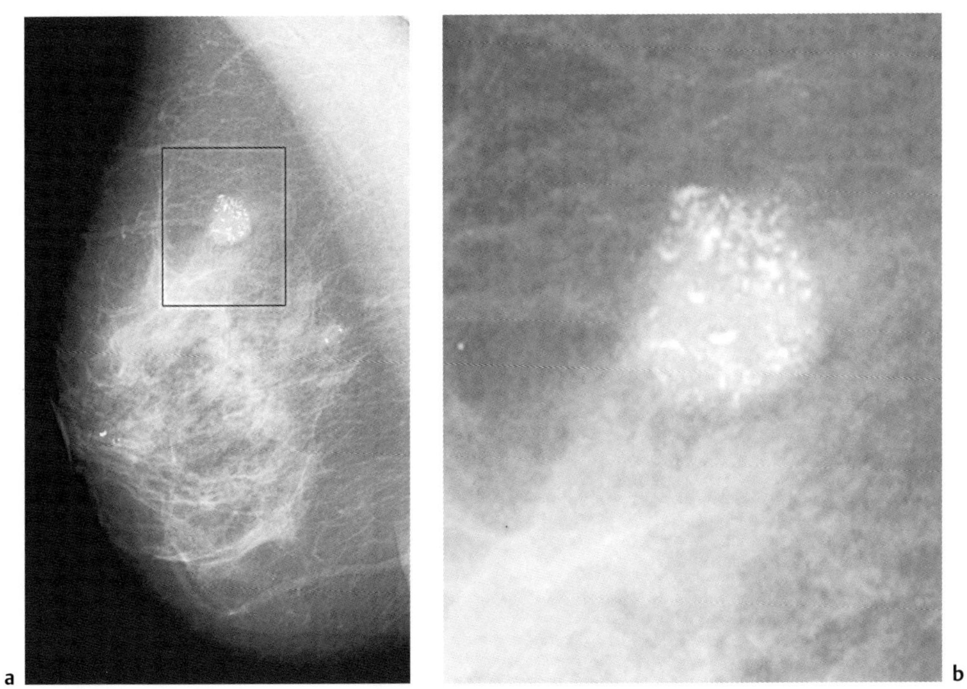

Abb. 8.23 a, b **Atypische polymorphe Verkalkungen im Fibroadenom.** Meist sind die Verkalkungen des Fibroadenoms größer als hier.

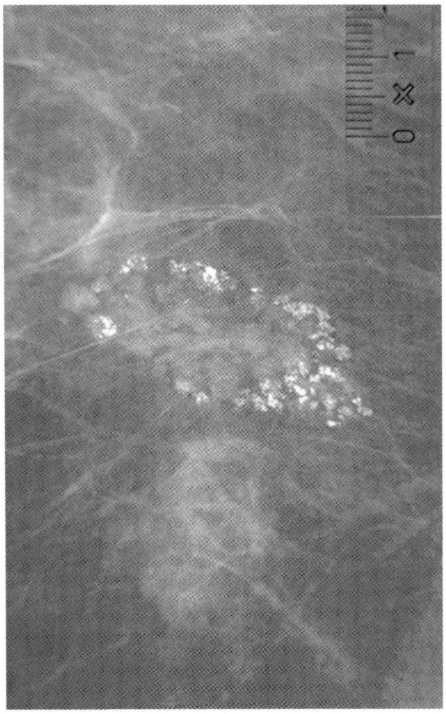

Abb. 8.**24** **Papillom mit Verkalkungen.** Überwiegend peripher in Verdichtung grobschollige Verkalkungen.

a 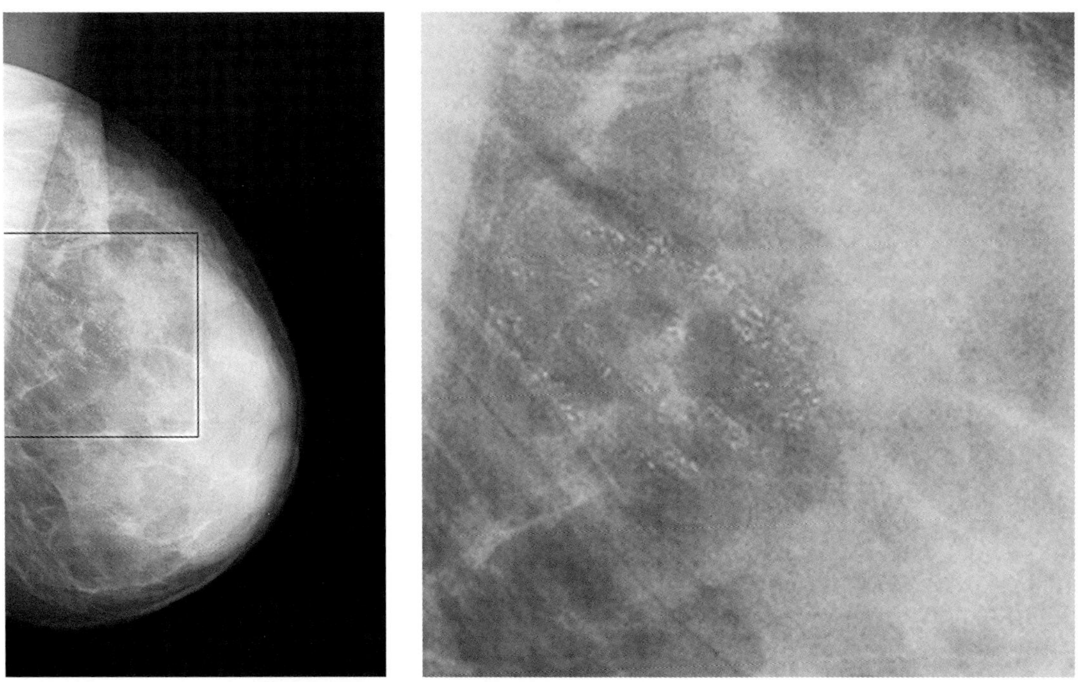 b

Abb. 8.**25 a, b** **Tätowierung.** Röntgenpositive Farbstoffpartikel in der Haut:
a CC-Aufnahme.
b Detailvergrößerung.

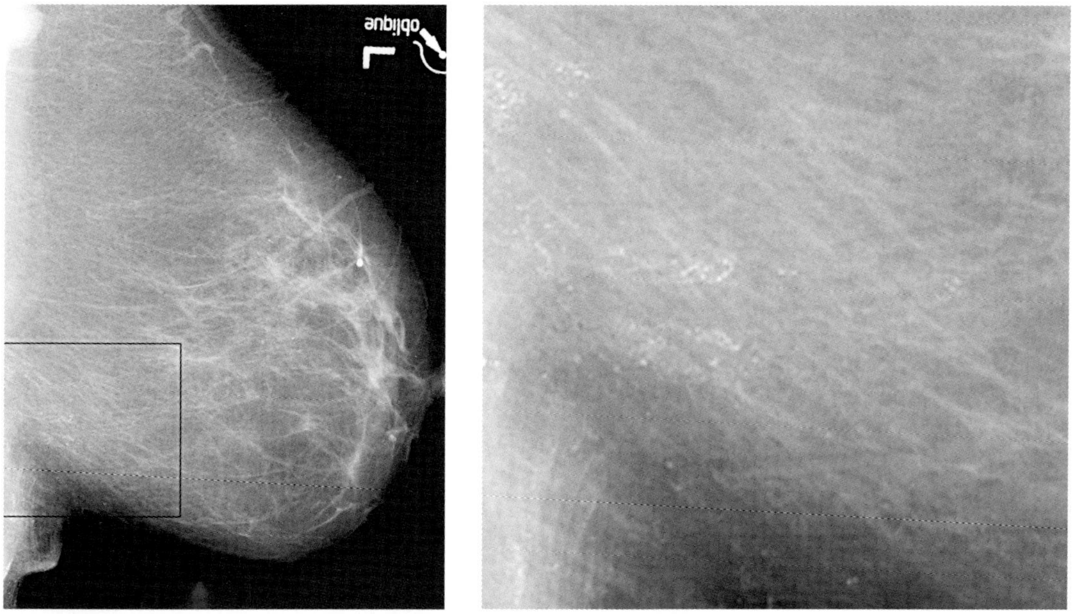

Abb. 8.**26** **a, b** **Zinksalbe auf der Haut der Unterseite der linken Mamma:**
a Schrägaufnahme. **b** Detailvergrößerung.

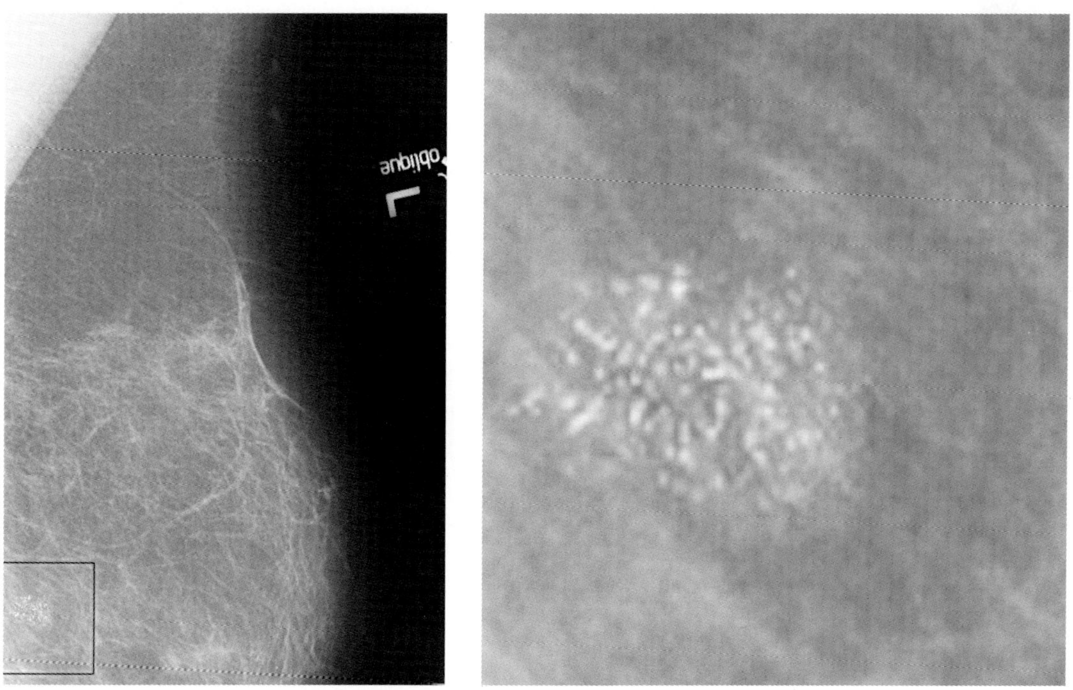

Abb. 8.**27** **a, b** **Nävus mit Talkpuder:**
a Schrägaufnahme links. **b** Detailvergrößerung.

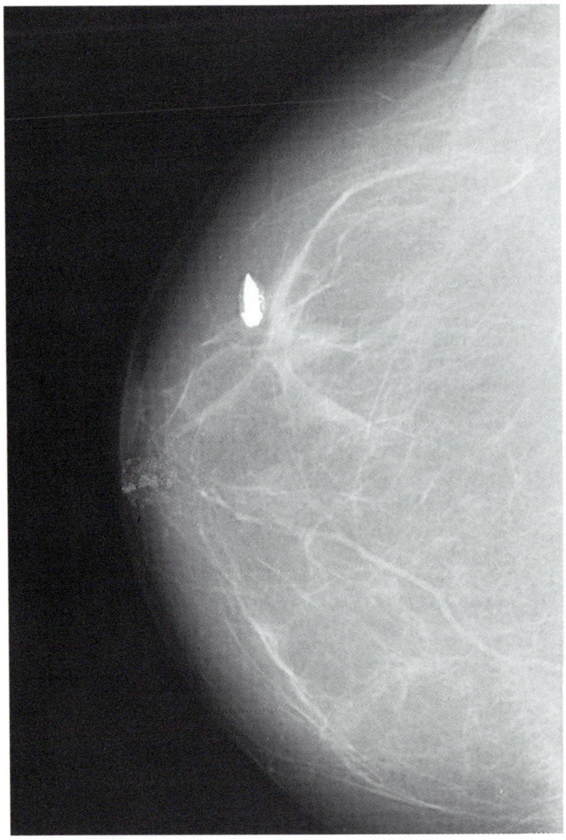

Abb. 8.28 **Granatsplitter.**

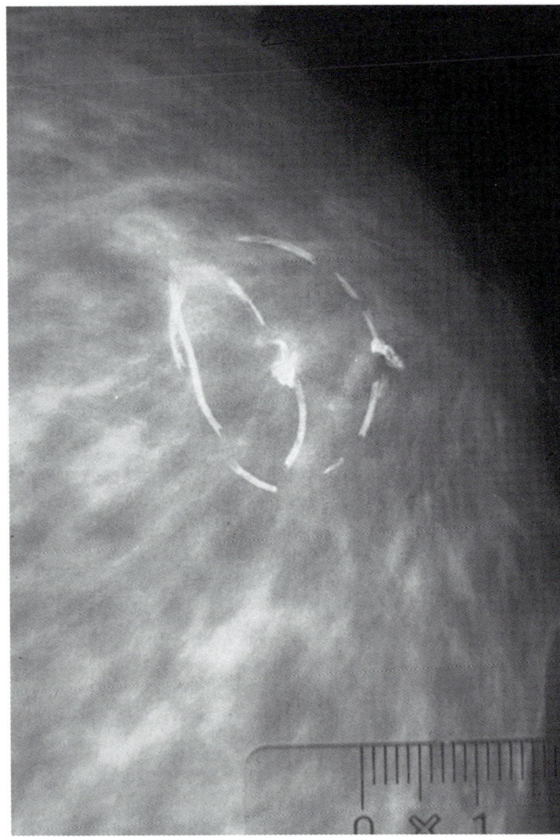

Abb. 8.29 **Verkalktes Catgut.**

Maligne Mikroverkalkungen

Wenn nur Mikroverkalkungen vorhanden sind ist die Möglichkeit groß, daß es sich hier um DCIS handelt. Eine zusätzlich vorhandene Verdichtung an gleicher Stelle kann auf ein invasives Wachstum hinweisen. Manchmal löst ein Carcinoma in situ eine desmoplastische Reaktion aus, wodurch auch eine Verdichtung an gleicher Stelle entstehen kann. Eine Verdichtung nahe bei Mikroverkalkungen ist deshalb nicht immer ein Hinweis für infiltratives Wachstum. Maligne Mikroverkalkungen in oder um den Tumorschatten eines invasiven Karzinoms repräsentieren oft zusätzliche Herde eines Carcinoma in situ:

- grobgranuläre (duktale) Mikroverkalkungen mit linearer Anordnung (Abb. 8.**31**) als Ausdruck eines schlecht oder mäßig differenzierten DCIS,
- feingranuläre (lobuläre), auch kribriforme Mikroverkalkungen genannt (Abb. 8.**32**) als Ausdruck eines gut differenzierten DCIS (Tab. 8.**1**).

Alle malignitätsverdächtigen Mikroverkalkungen erfordern eine histologische Abklärung, allerdings weisen linear verzweigende Mikroverkalkungen auf ein schlecht differenziertes duktales Karzinom hin. Bei grobgranulären Verkalkungen kann man lediglich feststellen, daß

Tabelle 8.**1** Maligne Mikroverkalkungen (DCIS): Einteilung[1)]

Alte Einteilung (aufgrund von Nekrose):	
• Komedotyp	• Nichtkomedotyp
Neue Einteilung (zytonukleäre und Architekturdifferenzierung):	
• schlecht differenziert	• gut differenziert
Mikroverkalkungen:	
• amorphe Verkalkungen • in Nekrose • linearverzweigend • grobgranulär • im Gangverlauf	• perlenartige Verkalkungen • im Sekret • multiple Grüppchen • feingranulär • in Lobuli
Größe des Prozesses:	
• mammographische Größe entspricht Größe im histologisch-pathologischen Präparat	• mammographisch kleiner als im histologisch-pathologischen Präparat • Größe auf mammographischer Vergrößerungsaufnahme entspricht der im histologisch-pathologischen Präparat
Risiko auf Invasion:	
• groß	• klein

1) Es kommen auch Zwischenformen (intermediär differenziert) vor

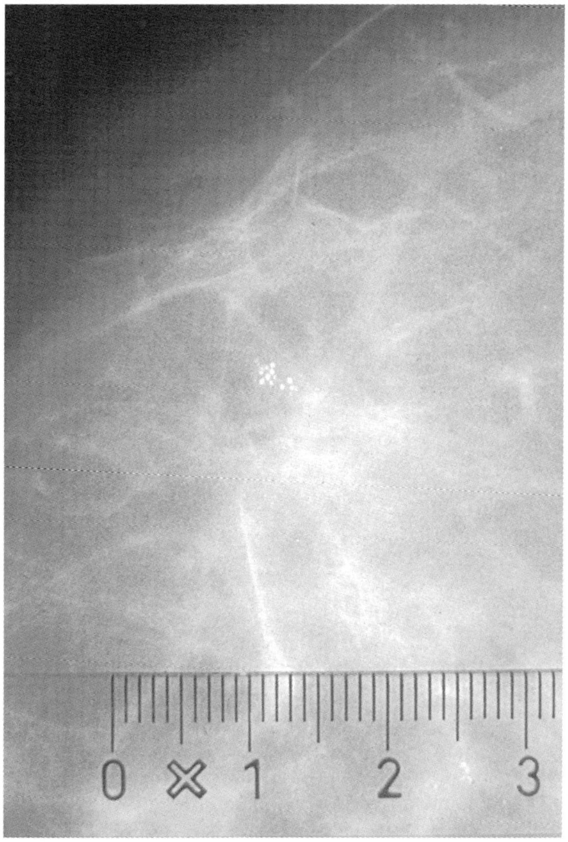

a

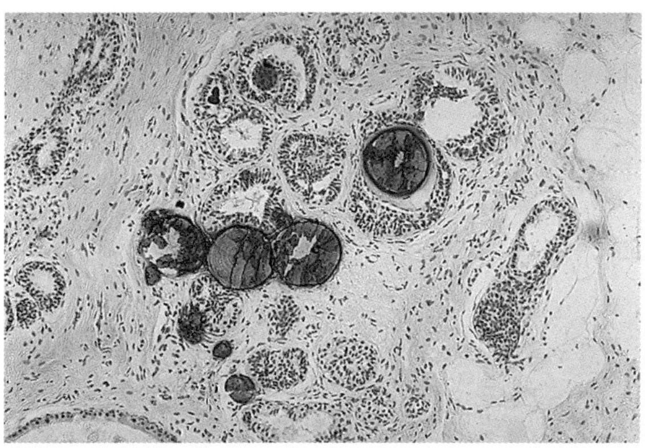

b

Abb. 8.**30 a, b** **Benigne lobuläre Mikroverkalkungen:**
a Benigne, runde, scharf begrenzte Mikroverkalkungen auf Detail von Mammogramm.
b Runde, scharf begrenzte lamellierte Verkalkungen histologisch (HE).

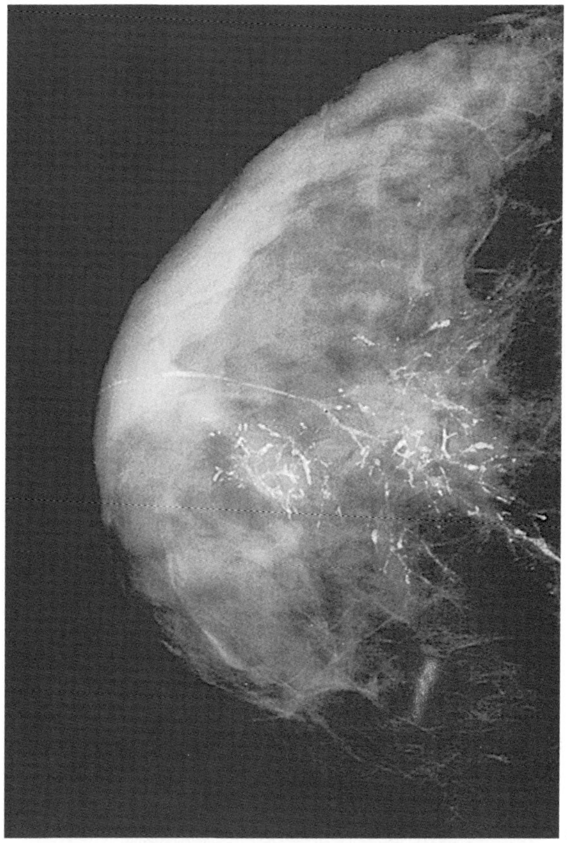

a

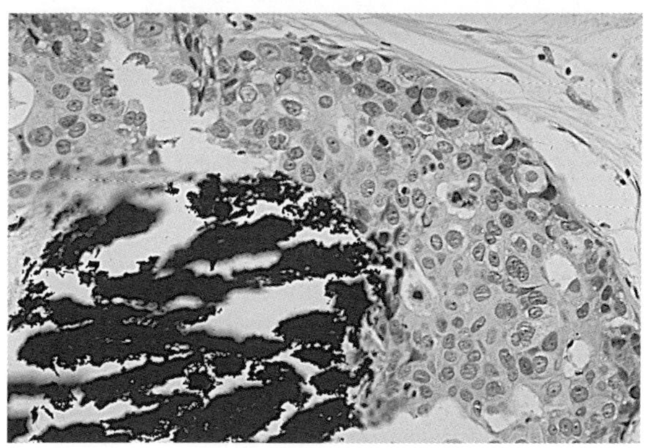

b

Abb. 8.**31 a, b** **Schlecht differenziertes DCIS mit Mikroverkalkungen:**
a Grobgranuläre und lineare, teilweise verzweigende Mikroverkalkungen, typisch für ein kontinuierlich wachsendes schlecht differenziertes DCIS.
b Querschnitt eines Ductus mit schlecht differenziertem DCIS und zentral gelegenen dystrophischen Verkalkungen. (Färbung nach von Kossa und HE.)

das Risiko auf schlecht differenzierte Karzinome größer ist als bei feingranulären, besonders wenn sie nur in einer Gruppe auftreten. Wenn feingranuläre Mikroverkalkungen in mehreren Gruppen auftreten, weist dies auf ein gut differenziertes duktales Karzinom hin.

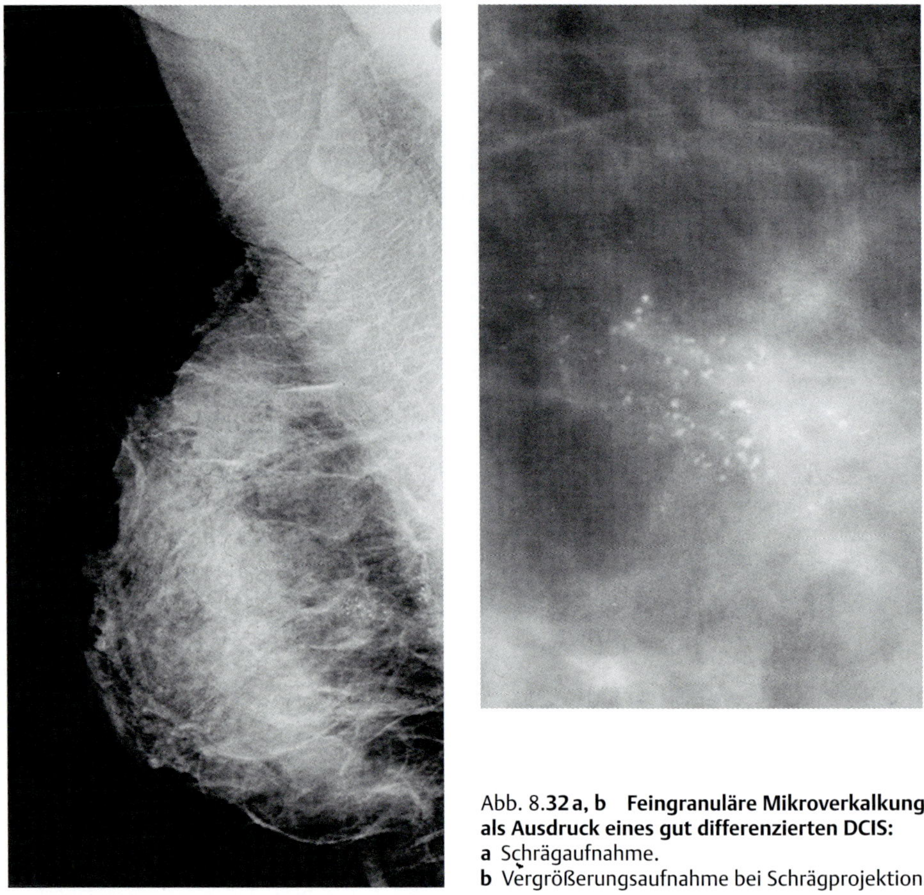

Abb. 8.**32** a, b **Feingranuläre Mikroverkalkungen als Ausdruck eines gut differenzierten DCIS:**
a Schrägaufnahme.
b Vergrößerungsaufnahme bei Schrägprojektion.

Störung der Architektur und Asymmetrie

D. J. Dronkers

Neben den üblichen Erscheinungsformen wie suspekte Mikrokalzifikationen und/oder unscharf begrenzte oder sternförmige Verdichtungen, kann sich eine maligne Veränderung mammographisch auch subtiler manifestieren.

Die karzinomtypischen sternförmigen Verdichtungen sind im Prinzip aus einer zentralen Tumormasse und einer radiären Umgebungsstruktur, den Spikulä, zusammengesetzt (Abb. 8.**33**). Ist die zentrale Tumormasse im Vergleich zur radiären Umgebungsstruktur klein, dann ist der Prozeß mammographisch schwieriger zu erkennen. Dies trifft in noch stärkerem Maße zu, wenn keine deutliche zentrale Tumormasse sichtbar ist, sondern ausschließlich die radiäre Struktur. Ist auch die radiäre Struktur nicht mehr als solche zu erkennen, dann besteht die mammographische Veränderung nur aus einer lokalen Störung der Architektur oder einer Asymmetrie des Drüsenkörpers. Diese subtilen Veränderungen sind mammographisch äußerst schwer zu entdecken.

Pathoanatomie

Die durch fettige Involution veränderte normale Mamma zeigt mammographisch häufig das Stroma des Drüsenkörpers als ein deutliches Netzwerk von scharf und unscharf begrenzten trabekulären, strangförmigen Verdichtungen. Dieses Netzwerk wird durch die Superposition verschiedener anatomischer Bindegewebsstrukturen gebildet:

- interlobäre und interlobuläre Bindegewebssepten,
- sackförmige, den Drüsenkörper umhüllende Faszie mit zeltartigen Ausziehungen an der Vorderseite (Fascia superficialis), die bis in die Haut verlaufen, sog. Cooper-Ligamente,
- trabekuläre Stränge, die von der Innenseite der tiefen Faszie ausgehen und in das Mamillengebiet kovergieren,
- retromamilläre Milchgänge, aufgrund des periduktalen kollagenen Bindegewebes mammographisch sichtbar.

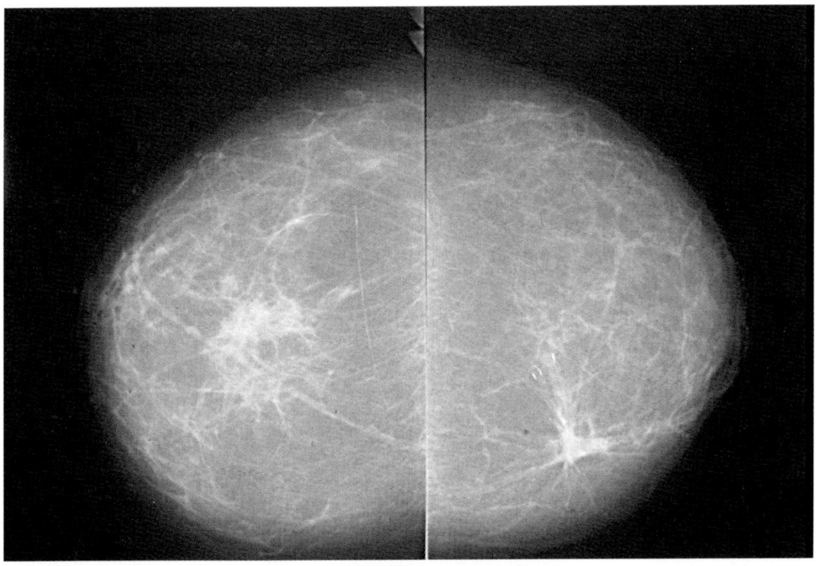

a

Abb. 8.**33** a, b **Karzinomtypische sternförmige Verdichtung mit relativ langen Spikulä in der linken Mamma medial** (59jährige Patientin).
a CC-Aufnahmen.
b Detailvergrößerung von Abb. **a**.

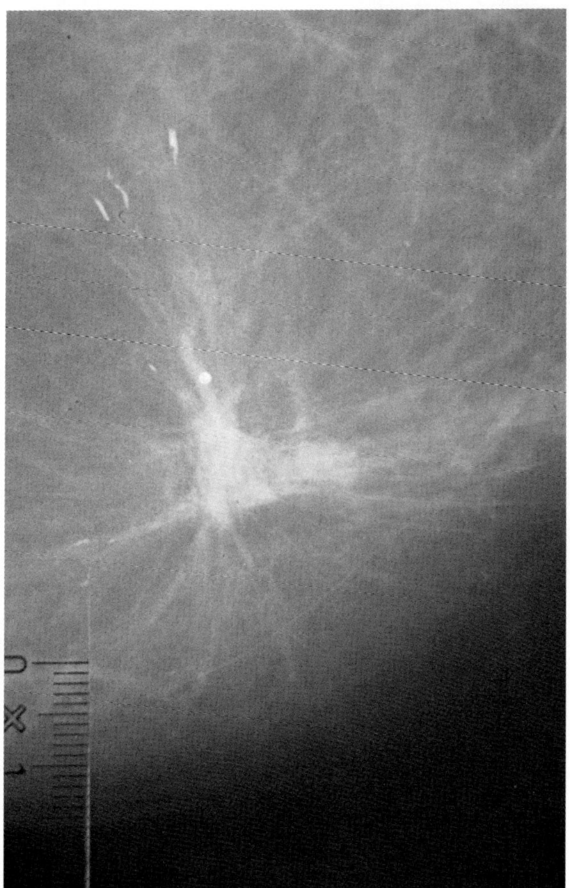

b

Pathologie

Das normale trabekuläre Muster kann folgendermaßen gestört sein:

- Die trabekulären Stränge können durch expansiv wachsende Prozesse verdrängt werden. Dies tritt zumeist bei benignen Veränderungen auf:
  - Lipomatose: lokale Proliferation von Fettgewebe,
  - Zysten,
  - Phylloidestumor,
  - Fibroadenome, Lipome und Fibroadenolipome,
  - expansiv wachsende maligne Tumoren.

  Die umgebenden Mammastrukturen werden verdrängt und komprimiert. Dies verursacht in der direkten Umgebung der lipomatösen Proliferationen abnormale Verdichtungen und Asymmetrie, wodurch das Bild einer Mammaveränderung vorgetäuscht werden kann. Bei Asymmetrie ist es demnach ratsam, nach ursächlichen lipomatösen Prozessen in der Umgebung zu suchen (Abb. 8.**34**). Im übrigen kann eine Asymmetrie des Drüsengewebes auch dann auftreten, wenn keine expansiv wachsende Veränderung vorliegt (Abb. 8.**36**). Eine besondere Asymmetrie des Drüsengewebes beruht auf einer rudimentär entwickelten akzessorischen Mamma. Man unterscheidet die sog. „erste Mamma", die lateral oben ihren Ursprung hat und manchmal deutlich vom zentralen Drüsenkörper getrennt ist und die sog. „dritte Mamma", medial unten im zentralen Drüsenkörper. Die fettige Involution des Drüsengewebes in akzessorischen Mammae findet meistens später statt als im übrigen Mammagewebe. Das akzessorische Mammagewebe bleibt mammographisch länger als diffuse Verdichtung sichtbar und kann als Tumor fehlinterpretiert werden (Abb. 8.**35**). Insbesondere bei einseitigem Auftreten sollte man an die „kongenitale" Ursache dieser Asymmetrie denken.

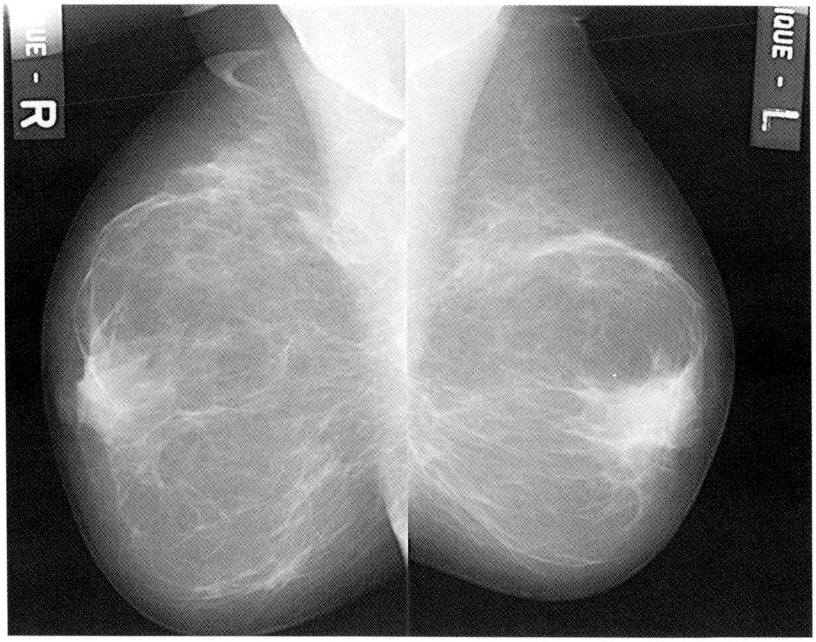

a b

Abb. 8.**34a, b** **Doppelseitige lokale Fettproliferation.** Schrägaufnahmen.

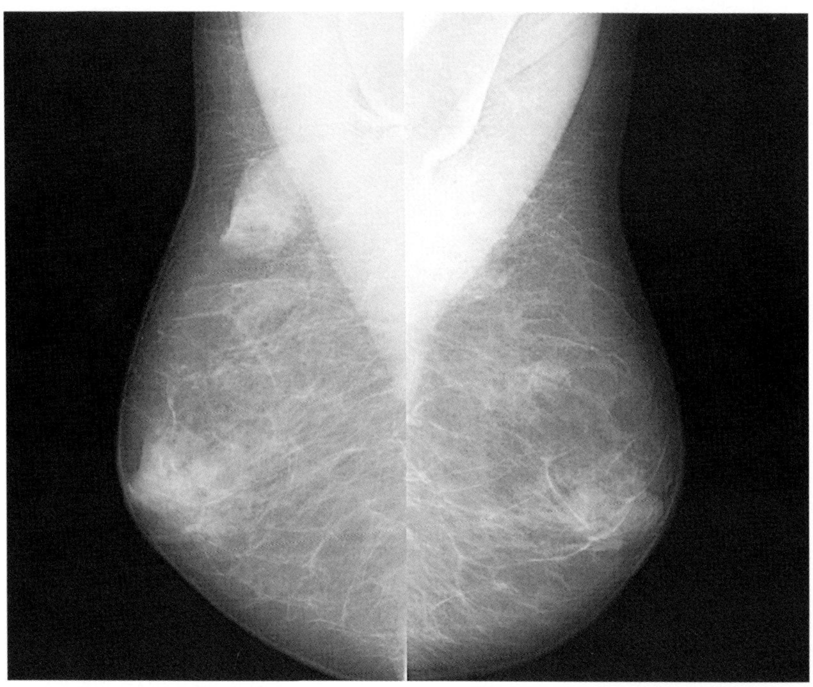

a b

Abb. 8.**35a, b** **Ektopisches Drüsengewebe mit verspäteter Involution kranial in der rechten Mamma.**

- Bei nahezu allen Mammakarzinomen, sowohl den in situ als auch den invasiv wachsenden, tritt als desmoplastische Reaktion des Immunsystems eine Fibrose und Elastose auf, was ein Schrumpfen des lokalen Gewebes zur Folge hat. Durch diese lokale Volumenverkleinerung kommt es in diesem Gebiet zu einer Veränderung der normalen Mammaarchitektur (Abb. 8.**37**). Die trabekulären Stränge können hierdurch gedehnt und gestreckt werden (gradlinige Strukturen sind in der Mammographie ungewöhnlich) oder sie können zueinander hingezogen werden. Diese Konvergenz führt zu einer sternförmigen Konfiguration. Peripher davon kann eine Strukturarmut auftreten. All dies weist auf eine Retraktion durch lokale Schrumpfung und meistens auf einen malignen Prozeß hin. Es handelt sich häufig um ein ILC. Dieser relativ seltene Tumor ist durch eine diffuse Infiltration ohne Destruktion der Umgebungsstrukturen gekenn-

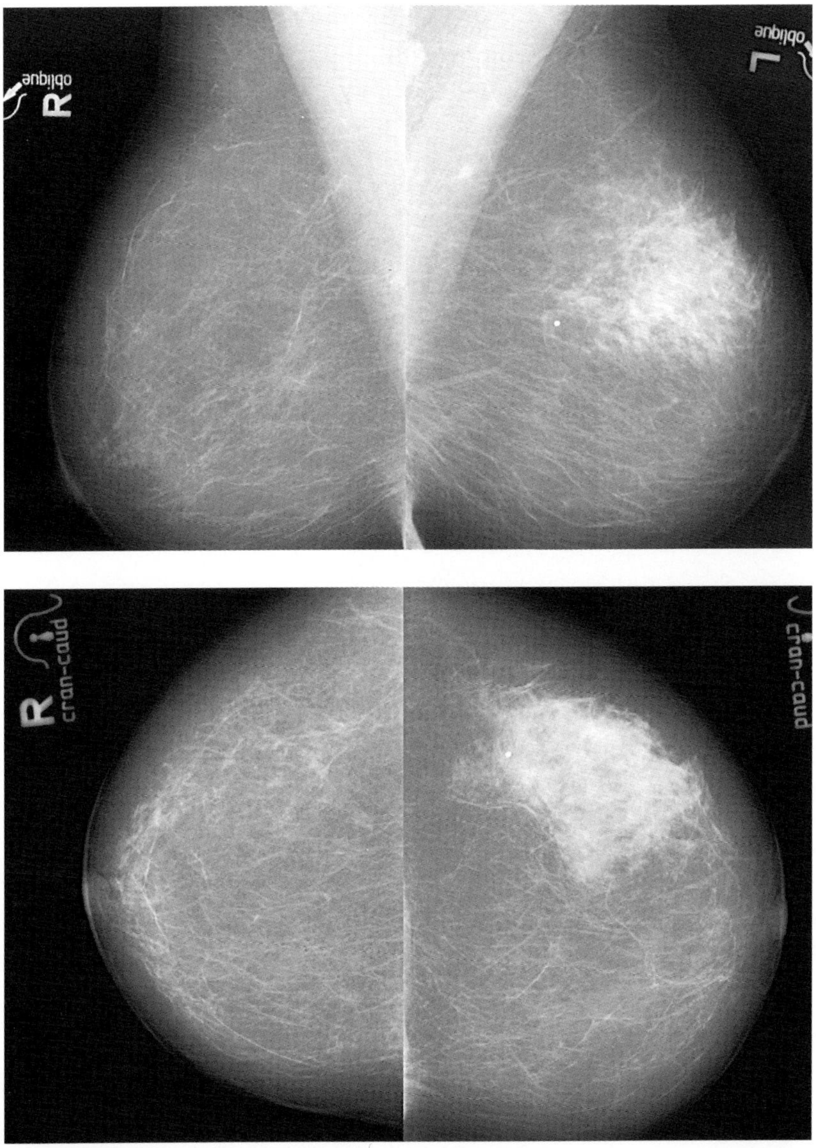

a

b

Abb. 8.**36** a, b **Benigne Asymmetrie des Drüsengewebes:**
a Schrägaufnahmen.
b CC-Aufnahmen.

zeichnet. Nahezu $^1/_3$ der ILC wird nur durch eine lokale Veränderung der Architektur oder eine asymmetrische Verdichtung mammographisch entdeckt. Auf der Mammographie präsentiert sich der Tumor dann indirekt durch die ausgelöste desmoplastische Reaktion. Beim ILC treten relativ häufig eine Hautverdikkung und eine Einziehung von Haut und Mamille auf. Bei der Beurteilung von Mammographien muß man sowohl den schattengebenden Drüsen- und Bindegewebsstrukturen, als auch der symmetrischen Verteilung der Fettstrukturen Beachtung schenken.
Eine Schrumpfung mit Retraktion kann jedoch auch bei benignen Abweichungen wie einer radiären Narbe („radial scar") vorkommen (Abb. 8.**38**).

Radiäre Narbe (S. 19): Diese zumeist nichtpalpable, benigne Veränderung kann sich mammographisch als eine radiäre Struktur darstellen, die bei Änderung der Projektion eine andere Form hat. Manchmal ist die Veränderung nur in einer Projektion sichtbar, da sie sehr flach ist und somit in einer Ebene liegt. Häufig besteht eine Diskrepanz zwischen der deutlichen Abbildung auf der Mammographie und der Unmöglichkeit sie zu palpieren, selbst bei subkutaner Lage. Es besteht in den meisten Fällen mammographisch keine zentrale Masse, bisweilen jedoch zentral ein oder mehrere strahlentransparente Gebiete durch Fettgewebe. Parallel zu den Spikulä können auch durch Fett bedingte strahlentransparente Streifen vorkommen. Hautverdickungen oder -einziehungen treten nicht auf, aber man findet gelegentlich atypische Mikrokalzifikationen. Dies erhöht den Verdacht auf Malignität (Abb. 8.**39**).

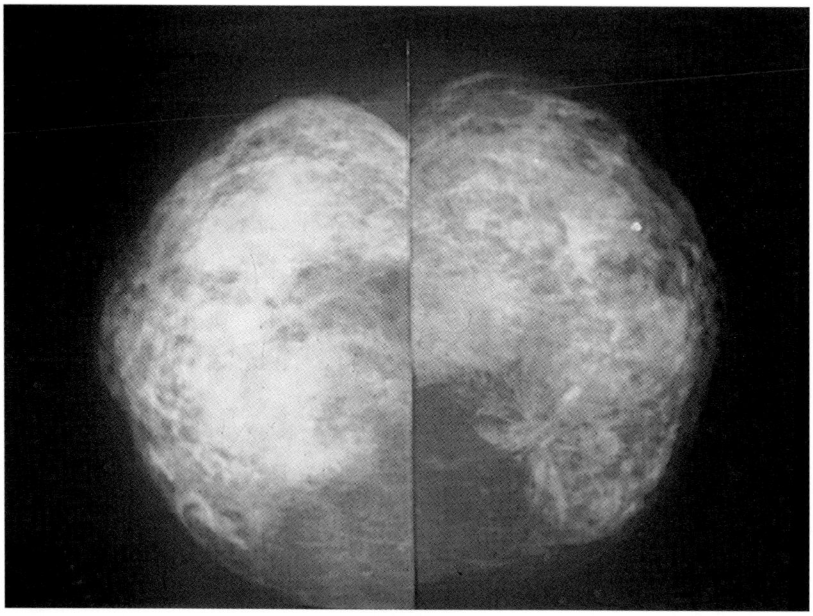

a

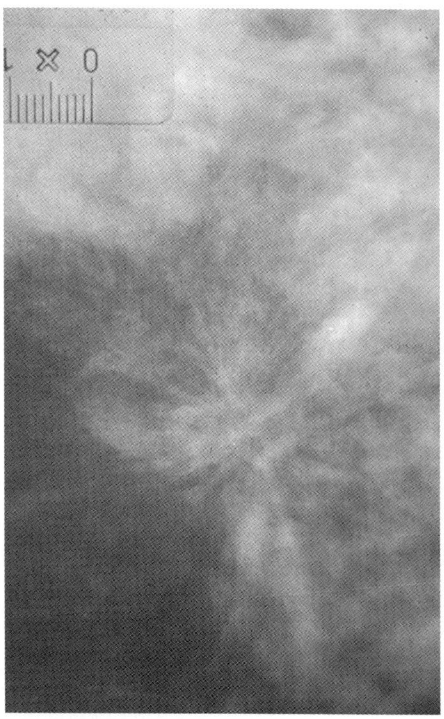

b

Abb. 8.**37** **a, b** **Asymmetrie durch Schrumpfung medial in der linken Mamma:**
a CC-Aufnahmen.
b Detailvergrößerung von Abb. **a** (linke Mamma).
Histologisch: DCIS mit einem Durchmesser von 8 mm; axillare Lymphknoten negativ.

Im Prinzip handelt es sich um eine benigne, sternförmige, fibrotische Veränderung mit zentraler Fibroelastose. Die vielen Bezeichnungen machen deutlich, daß man lange Zeit unterschiedlich über die Art dieser Veränderung gedacht hat. Die wichtigsten Synonyme s. S. 19.
Inzwischen steht fest, daß in einem geringen Prozentsatz dieser Läsion eine Malignität vorkommen kann. Andererseits kann sich ein invasives tubuläres Karzinom mammographisch ganz ähnlich darstellen.

Demgegenüber kann eine radiäre Narbe manchmal eine zentrale Verdichtung aufweisen. Bei Verdacht auf eine radiäre Narbe sollte deshalb eine Exzisionsbiopsie durchgeführt werden. Ein abwartendes Verhalten ist nicht angebracht. Empfehlenswert ist es, dem Pathologen die mammographischen Beweggründe mitzuteilen, die für eine Biopsie gesprochen haben. Dies auch im Hinblick auf die Tatsache, daß die Gefrierschnittdiagnose falsch positiv sein kann, mit der Konsequenz einer Überbehandlung. Die in einer radiären Narbe benigne floride Adenose kann im Schnellschnitt für ein tubuläres Karzinom angesehen werden.

Chirurgische Narbe: Eine Fibrose oder desmoplastische Reaktion nach chirurgischen Eingriffen an der Mamma sind eher eine Ausnahme. Hierbei können Einziehungen der Kontur des Drüsenkörpers auftreten („Zeltzeichen“, „tent-sign“), verbunden mit lokaler Volumenreduktion und örtlicher Zunahme der Dichte. Häufig findet sich der Hinweis auf ein radiäres Trabekelmuster. Derartige postoperative Veränderungen verschwinden meistens im Laufe von 1 – 2 Jahren.

Durch Fibrosierung geheilte Fettgewebsnekrosen: Fettgewebsnekrosen können außer durch eine Operation und bei Unfällen (z. B. Autosicherheitsgurte) auch durch rezidivierende Mikrotraumata, wie dem beim „Büstenhaltersyndrom“ (laterale Seite der Mamma durch Büstenhalter mit Metallbügel), entstehen.

Fibrose nach Entzündung, Tuberkulose usw.: Obwohl der Morbus Mondor bei der klinischen Untersuchung am Ort der oberflächlichen Thrombophlebitis der Vv.

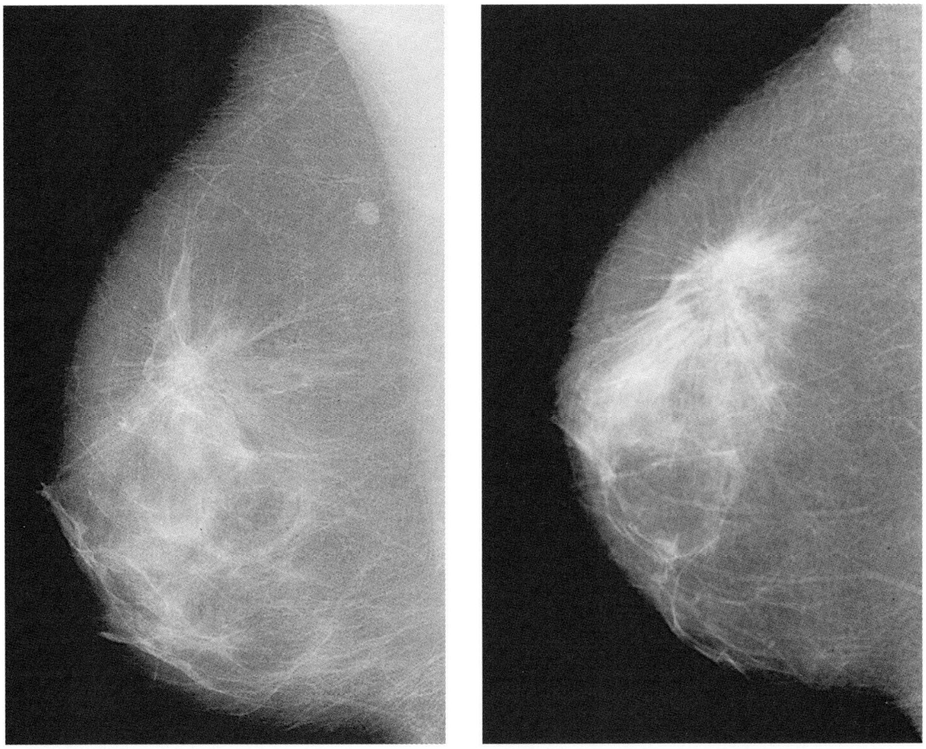

Abb. 8.**38 a, b** **Radiäre Narbe in rechter Mamma.** In diesem Fall ist die Läsion in beiden Projektionen sichtbar:
a Schrägaufnahme.
b CC-Aufnahme.

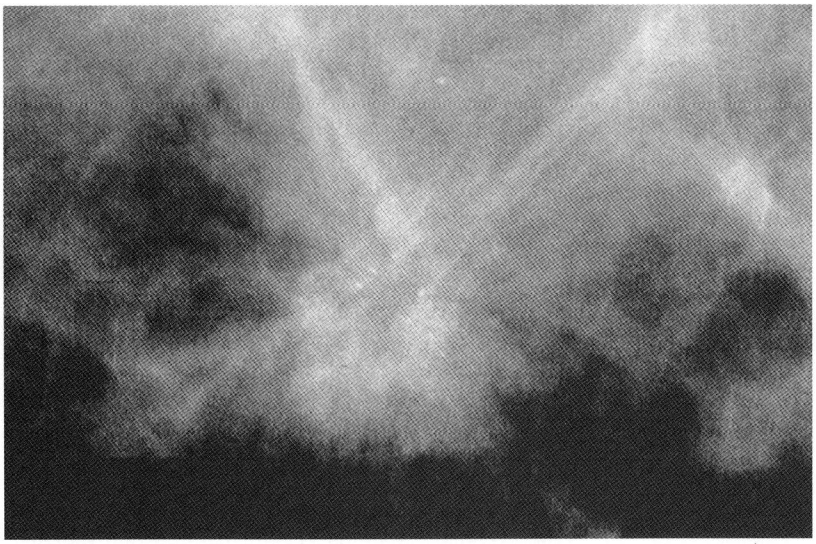

Abb. 8.**39** **Radiäre Narbe mit Mikroverkalkungen.** Histologisch: gut differenziertes DCIS (49jährige Patientin). Detailvergrößerung aus CC-Aufnahme.

thoracoepigastricae eine längliche Einziehung der Haut zeigt, ist bei dieser Veränderung manchmal auch mamographisch eine Retraktion zu erkennen (Abb. 8.**43**).

- Unterbrechung trabekulärer Stränge als Folge örtlicher Destruktion durch Tumorwachstum. Nach Roebuck (1990) ist dieses oft schwer wahrnehmbare Zeichen ein Hinweis auf Malignität. Die mammographischen Veränderungen hierbei können äußerst subtil sein.

In dichtem Drüsengewebe werden diese Veränderungen mammographisch nur sichtbar bei gut dosierter Kompression, bei optimaler Belichtung und gutem Kontrast. Im Zweifelsfall können gezielte Vergrößerungsaufnahmen nützliche Zusatzinformationen liefern.

Durch lokale Fibrose und Elastose als Folge eines Karzinoms tritt im Tumorgebiet ein Verlust an Elastizität des Gewebes auf. In einem Stadium, in dem diese Prozesse sich noch nicht als Verdichtung präsentieren, ist ihre mammographische Entdeckung wahrscheinlich nur durch optimale Kompression möglich. Da die Läsion lokal nicht dehnbar ist, wird sie inmitten des verformbaren Gewebes als Distorsion sichtbar.

Differentialdiagnose strahlenförmiger (radiärer) Mammastrukturen:

- Szirrhöses Karzinom,
- tubuläres Karzinom,
- ILC
- sklerosierende Dukthyperplasie (radiäre Narbe, „radial scar"),
- mit Fibrose ausgeheilte Fettgewebsnekrose,
- hyalinisiertes Fibroadenom (zumeist noduläres Zentrum),
- umschriebene fibrotische Mastopathie,
- postoperative Narbe,
- strahlige Form der fibrosierenden Adenose,
- sklerosierende Form der Tuberkulose,
- Superposition normaler Mammastrukturen.

Hautveränderungen

D. J. Dronkers

Um Hautveränderungen auf den Mammogrammen auswerten zu können, ist nahezu immer Grellicht erforderlich. Durch ein lokales Ödem, Entzündung, Trauma (chirurgische Eingriffe) und einen peripheren malignen Prozeß kann eine subkutane Veränderung mit Verdickung der Haut auftreten. Die subkutane Veränderung zeigt sich mammographisch als eine Verwischung der scharfen Grenzlinie zwischen Haut und subkutanem Fett. Es können hier auch kleine schattengebende Streifen sichtbar werden. Durch Retraktion und Infiltration eines subkutanen Karzinoms in die Haut, kann die verdickte Haut auch eine Einziehung aufweisen. Eine mammographische Hautverdickung ist nicht unbedingt ein Hinweis für die Tumorinfiltration in die Haut. Eine auf den Mammogrammen sichtbare lokale Hautverdickung kann der einzige Hinweis auf ein mammographisch okkultes Mammakarzinom sein (Abb. 8.**40**). Es handelt sich nicht selten um ein invasives, lobuläres, zumeist palpables Karzinom. Diese lokale Hautverdickung kann durch ein Lymphödem infolge der Obstruktion des oberflächigen Lymphabflusses durch den Tumor verursacht sein. Auch eine periareoläre Hautverdickung (Abb. 8.**41**) kann von einer Lymphobstruktion durch ein mammographisch okkultes Karzinom verursacht sein.

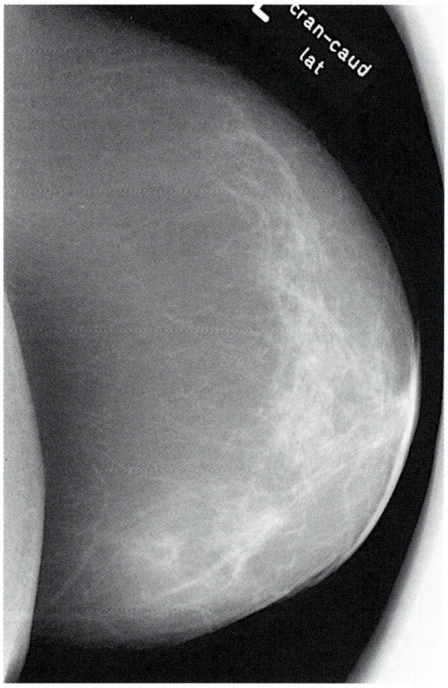

Abb. 8.**40** **Lokale Hautverdickung durch radiologisch okkultes lobuläres Karzinom, das aber palpabel war.** Histologisch: ILC mit einem Durchmesser von 30 mm mit Fixation an der Haut.

Generalisierte Verdickung der Haut, streifige Zeichnung des Stützgewebes und/oder eine diffuse Zunahme der Dichte des Drüsenkörpers weist auf Mastitis hin, bei älteren Frauen auf eine Mastitis carcinomatosa. Häufig wird dabei auch die Anwesenheit eines Tumorschattens festgestellt. Bekannt ist die mehr oder weniger generalisierte Hautverdickung nach einer Strahlentherapie der Mamma. Hierbei kommt es als Folge eines Lymphödems zu einer diffusen Zunahme der Dichte des Mammagewebes, zu einer Verdickung der Trabekel und zu einer generalisierten subkutanen Veränderung. Sind diese Symptome nach 1 – 1½ Jahren nicht verschwunden, dann muß die Möglichkeit eines Karzinomrezidivs erwogen werden.

Dieses Krankheitsbild ist auch als *Syndrom der verdickten Mammahaut* bekannt und beruht auf einem Lymphödem durch axillare lymphovenöse Obstruktion. Die erkrankte Mamma ist geschwollen und die Haut zeigt Aspekte einer Apfelsinenhaut. Auch hier ist die Mammographie nicht in der Lage, zwischen einer benignen Mastitis und einer sog. Mastitis carcinomatosa zu unterscheiden. Die klinische Differenzierung ist hierbei ausschlaggebend.

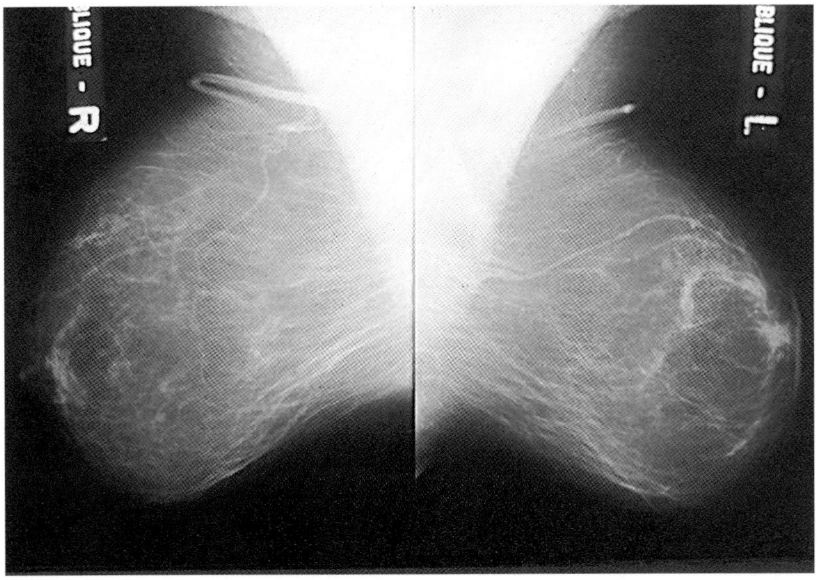

Abb. 8.41 **Hautverdickung links periareolär und Verdickung der Mamille auf der Screeningaufnahme einer 69jährigen Patientin.** 8 Monate später Ulkus der Mamille und palpabler Tumor retromamillär. Histologisch: IDC mit einem Durchmesser von 30 mm mit Morbus Paget; Lymphknoten negativ.

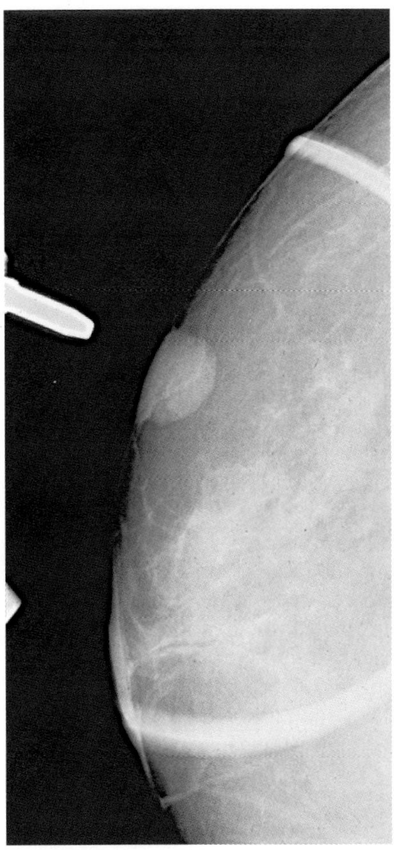

Abb. 8.42 **Talgretentionszyste in Höhe der Markierung.**

Ursachen des Syndroms der verdickten Mammahaut:

- Mastitis carcinomatosa,
- akute banale Mastitis, Abszesse, Psoriasis,
- axillare Lymphobstruktion durch Metastasen, maligne Lymphdrüsenerkrankungen, mediastinale Lymphgefäßobstruktion usw.
- lokale Entzündung in der Umgebung der Mamma,
- Ödem bei Backward failure des rechten Ventrikels, venöse Obstruktion usw.

Ursachen von lokaler Hautverdickung:

- Talgretentionszysten, meist einzeln vorkommend (Abb. 8.**42**); Neurofibrome (Morbus Recklinghausen) oft multipel auftretend,
- Morbus Mondor (S. 22) (Abb. 8.**43**),
- Faltenbildung der Haut kann eine lokale Hautverdickung vortäuschen,
- Mamillenverdickung kann auch bei Morbus Paget auftreten (S. 32) (Abb. 8.**41**).

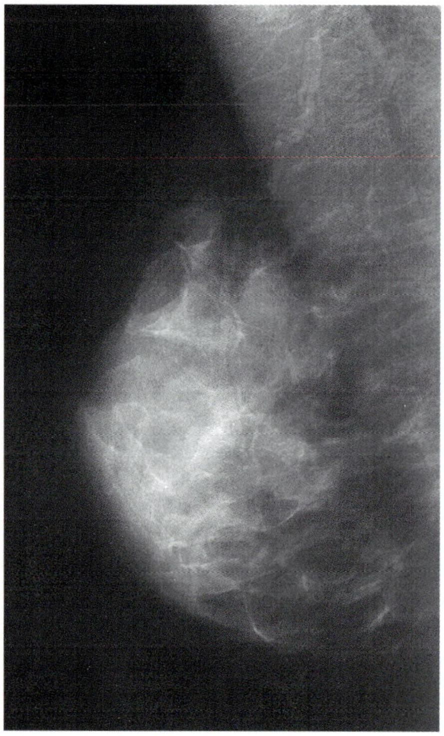
a

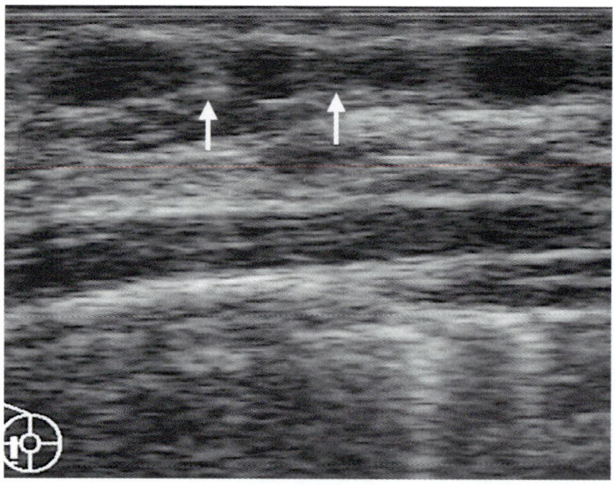
b

Abb. 8.**43** a, b **Morbus Mondor der rechten Mamma:**
a Mammographie: verdickte Vene.
b US: thrombosierte Vene (Pfeile).

Lymphknoten

D. J. Dronkers

Axillare Lymphknoten

Auf den Schrägaufnahmen sind häufig die unteren axillaren Lymphknoten zu sehen, die in Anzahl und Abmessung wechseln (Abb. 8.**44**). Durch ihre unterschiedliche Lage werden sie röntgenologisch auch in verschiedenen Projektionen sichtbar, variierend von typischer Bohnenform bis kugelrund. Im Durchschnitt werden sie 5–20 mm groß. Anzahl und Größe von mammographisch sichtbaren Lymphknoten sind individuell verschieden.

Die normale Involution der Lymphknoten beginnt mit Fettablagerung im Hilusgebiet, breitet sich aus und nimmt zum Schluß die gesamte Drüse ein, ausgenommen eine kleine, schmale Zone entlang der Oberfläche. Dabei fällt auf, daß nahezu vollkommen von Fettgewebe eingenommene Lymphdrüsen häufig sehr groß und rund sind.

Das Auftreten von Fett bringt es mit sich, daß der normale Lymphknoten mammographisch und sonographisch ein eindeutiges Bild zeigt (Abb. 8.**45**).

Bei Tumormetastasen ist das Fett durch dichtes Tumorgewebe ersetzt. Hierdurch erhält der Lymphknoten nicht nur eine gleichmäßig dichte Struktur, sondern ist auch vergrößert und häufig von runder Form. Bei einem extranodalen Tumorwachstum wird die normalerweise scharfe Begrenzung unscharf. Zeigt der Lymphknoten Spikulä, ist dies ein sicherer Hinweis auf eine Tumorinvasion in das perinodale Fettgewebe. In den Lymphknotenmetastasen werden nur selten Mikrokalzifikationen gesehen. Nach einer Goldtherapie bei rheumatoider Arthritis ist in den axillaren Lymphknoten eine Goldablagerung festgestellt worden. Die Tuberkulose ist wohl die bekannteste Ursache einer Kalkablagerung in den Lymphknoten (Abb. 8.**46**).

Die doppelseitige Lymphknotenvergrößerung und abnormale homogene Struktur kommt bei einer generalisierten Lymphadenopathie vor, wie z.B. dem Non-Hodgkin-Lymphom, der lymphoiden Leukämie usw., außerdem auch bei rheumatoider Arthritis und dermatologischen Erkrankungen wie der Psoriasis. Bei einem Mamma-, Pankreas-, Ösophagus- oder Ovarialkarzinom ist mammographisch zwischen benigner Adenopathie und axillaren Lymphknotenmetastasen keine Differenzierung möglich.

Ein vergrößerter oder mehrere vergrößerte, homogen dichte Lymphknoten bei einer verdächtigen Mammaveränderung weisen auf eine Metastasierung in die axillaren Drüsen hin. Es steht jedoch auch fest, daß bei röntgenologisch normal aussehenden axillaren Lymphknoten eine Metastasierung nicht ausgeschlossen werden kann. Einerseits können Mikrometastasen vorliegen, andererseits werden die meisten axillaren Lymphknoten bei der Standardmammographie über-

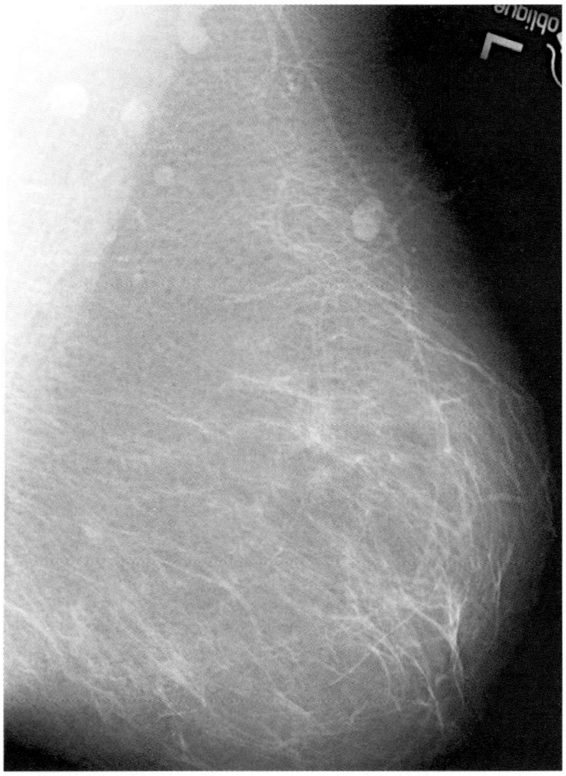

Abb. 8.**44** **Kleine normale axillare Lymphknoten.**

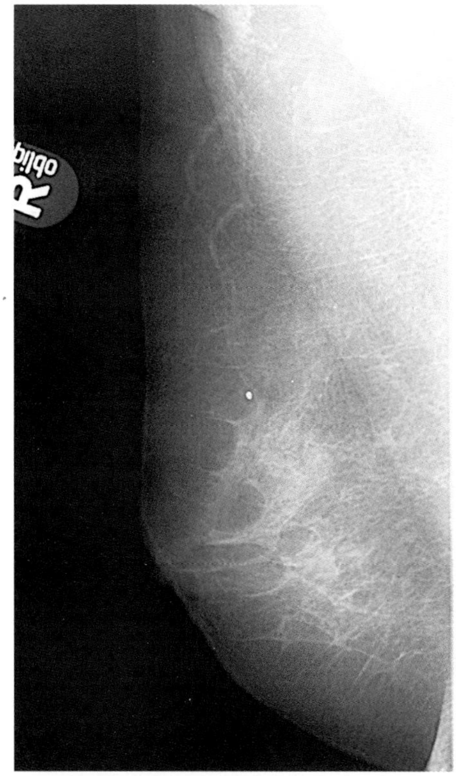

Abb. 8.**46** **Kalkablagerung in axillaren Lymphknoten nach Tuberkulose.**

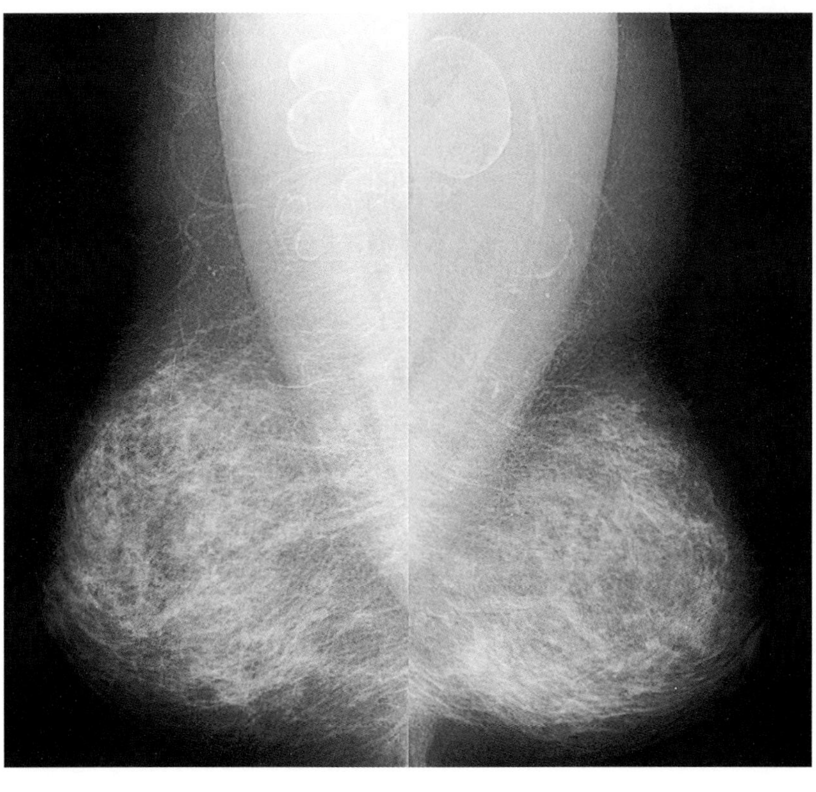

Abb. 8.**45** **Beidseits vergrößerte axillare Lymphknoten durch fettige Involution.**

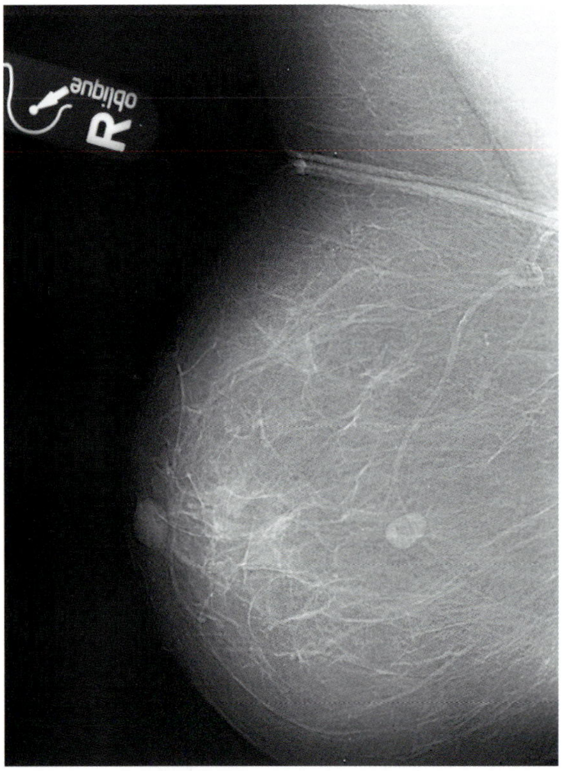

Abb. 8.**47** **Typisches Bild eines fettig involuierten intramammären Lymphknotens.**

haupt nicht abgebildet. Da die Spezifität der axillaren Aufnahme für Lymphknotenmetastasen ungenügend ist, gehört die axillare Aufnahme nicht mehr zur Standardmammographie.

Retrosternale Lymphknoten sind nur mit der CT oder der Lymphknotenszintigraphie abzubilden.

Intramammäre Lymphknoten

Nicht selten erscheinen intramammäre Lymphknoten auf Mammographien als solitäre, bohnenförmige oder runde, scharf begrenzte Verdichtungen. Sie treten überall in der Mamma auf (Abb. 8.**47**), am häufigsten jedoch lateral oben am Hinterrand des Drüsenkörpers, sind häufig bilateral und symmetrisch.

Bei Frauen im mittleren Lebensalter und bei älteren Frauen tritt durch die Fettstapelung im Hilusgebiet zentral ein Gebiet mit verminderter Dichte auf. Hierdurch entsteht mammographisch ein typisches Bild, und es läßt sich ein intramammärer Lymphknoten mühelos erkennen. Die intramammären Lymphknoten sind in der Regel kleiner als axillare Lymphknoten und sind selten größer als 10 mm.

Wenn ein schon zuvor vorhandener intramammärer Lymphknoten homogen und gleichzeitig dichter und größer wird, dann besteht ein Verdacht auf Malignität, insofern eine lokale Mastitis oder Dermatitis ausgeschlossen ist.

Mammographische Befunde nach chirurgischen Eingriffen und Strahlentherapie

H. M. Zonderland

Chirurgische Eingriffe aus diagnostischen, therapeutischen oder plastisch-korrektiven Gründen hinterlassen wahrnehmbare Änderungen sowohl bei der Inspektion als auch mammographisch. Wenn sich ein Eingriff auf die Entfernung einer palpablen oder mammographisch suspekten Läsion beschränkt, spricht man von einer *Exzisionsbiopsie (Probeexzision)* oder einer *Lumpektomie*. Haut wird hierbei gewöhnlich nicht entfernt, höchstens eine schmale Ellipse. Wenn mit dem Prozeß der entsprechende Quadrant Brustgewebe entfernt wird, spricht man von einer *Quadrantenexzision*. Seit 20 Jahren werden Malignome, wenn möglich, mittels einer Lumpektomie oder Quadrantenexzision entfernt. Dieser *brusterhaltende Eingriff* kann die Mastektomie ersetzen, wenn

- der Eingriff kosmetisch zu verantworten ist,
- das Malignom *in toto* entfernt werden kann,
- der Eingriff mit *Dissektion der axillaren Lymphknoten* und *postoperativer Strahlentherapie* kombiniert werden kann.

Das kosmetische Resultat ist das wichtigste Kriterium, große Tumoren in großen Mammae und positive axillare Lymphknoten sind keine absoluten Kontraindikation für einen brusterhaltenden Eingriff. Meistens werden einige Clips im Tumorbett angebracht, um eine optimale Bestrahlung zu erzielen. Um ein gutes kosmetisches Resultat zu erreichen, läßt man die Exzisionshöhle sich von selbst auffüllen, weswegen nur subkutane und kutane Nähte ohne Drainage ausgeführt werden. Plastisch-korrektive Eingriffe finden nach einer Mammaamputation (Mammarekonstruktion) oder aus ästhetischen Gründen statt (*Mammaverkleinerung* oder *-vergrößerung*). Bei der Interpretation des Mammographieergebnisses ist es wichtig, über die Art und den Zeitpunkt des Eingriffs und über die Lokalisation des entfernten Prozesses informiert zu sein. Außerdem muß man herausfinden, ob die Beschwerden der Patientin operationsbedingt sind. Vergleich mit allen Voraufnahmen ist notwendig.

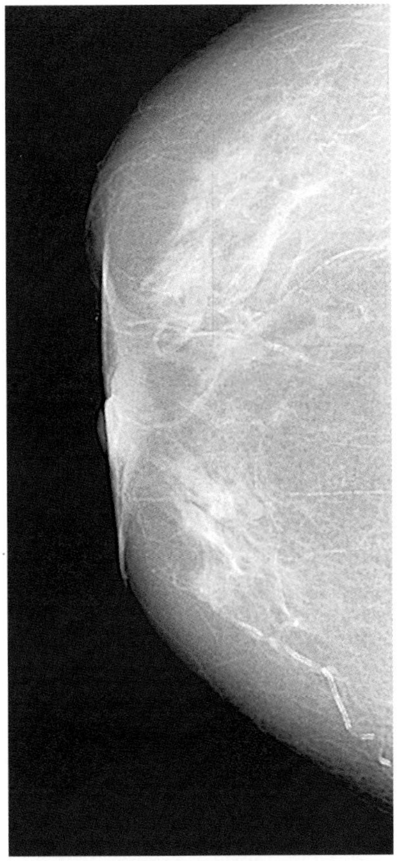

Abb. 8.**48** **10 Jahre nach Exzision des retromamillären Konus wegen blutigen Ergusses.** Histologisch: Papillomatose.

Exzisionsbiopsie und brusterhaltende Eingriffe

Jede Inzision führt mammographisch zu einer reversiblen Hautverdickung und einer lokalen Störung der Architektur (Abb. 8.**48**). Sekundär können in der Nähe der Narbe ein Hämatom (Abb. 8.**49**), ein Serom, eine Fettgewebsnekrose, Verkalkungen und Fibrosierung auftreten. Nach histologischen Nadelbiopsien sind nach kurzer Zeit (Wochen bis Monate) mammographisch keine Reste der Eingriffe mehr sichtbar.

Hautverdickung und Ödem

Die normale Haut der Mamma hat eine Dicke von 0,8 – 3 mm, an der medialen und unteren Seite ist sie dikker als an der lateralen und kranialen Seite. Die Hautverdickung nach einer kleinen Exzisionsbiopsie besteht 4 – 6 Wochen, nach größeren Eingriffen länger (Abb. 8.**50**). Das Ödem ist besonders ausgedehnt, wenn nach einer Dissektion der axillaren Lymphknoten, wodurch die Lymphdrainage unterbrochen wird, eine Strahlentherapie ausgeführt wurde. Das Ödem ist dann

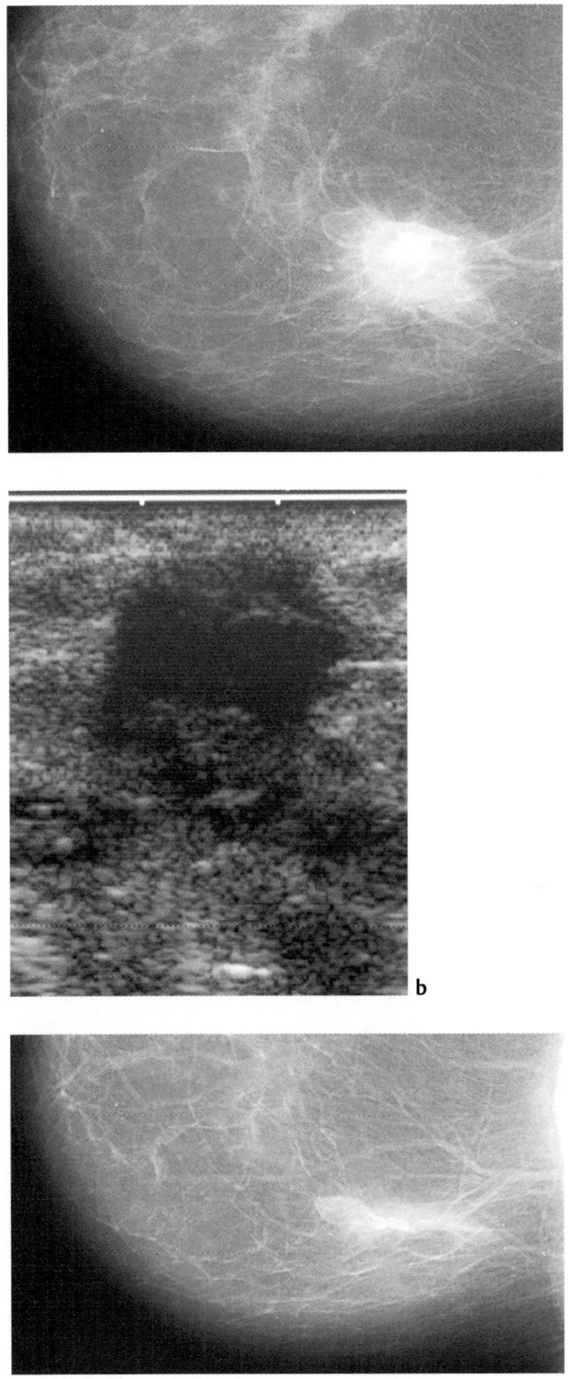

a

b

c

Abb. 8.**49** **a – c** **Resorption eines Hämatoms:**
a 4 Wochen nach einer Probeexzision (benigne Histologie) runde Läsion mit Ausläufer.
b Der US zeigt eine Läsion mit gezackter Kontur und komplexer Echostruktur mit einem Hämatom übereinstimmend.
c 8 Monate später ist das Hämatom resorbiert.

nicht auf die Narbe beschränkt, sondern breitet sich auch um die Mamille und Areola aus. Operationstechnik und individuelle Unterschiede im Wundheilungsverlauf spielen eine wesentliche Rolle.

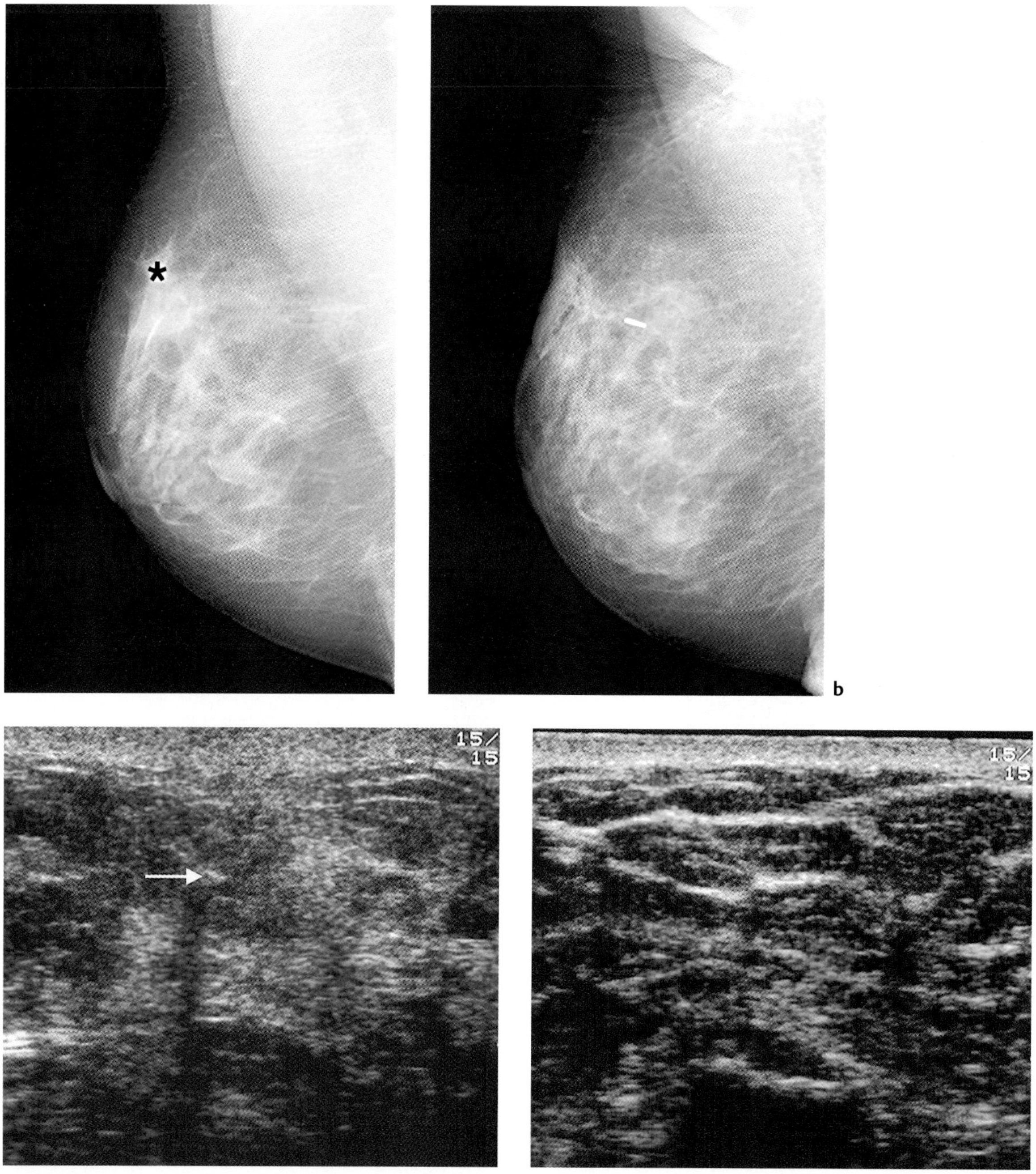

a b c d

Abb. 8.50 a–d Brusterhaltender Eingriff:
a Herdbefund im äußeren oberen Quadranten (*). Histologisch: IDC.
b Lumpektomie mit Dissektion der axillaren Lymphknoten. Aufgrund der Strahlentherapie sind Clips angebracht an der Stelle des Herdbefunds und axillar.
c Der US zeigt eine Hautverdickung mit Unschärfe durch allgemeines Ödem. Der Clip ist als ein starkes Echo mit einem schmalen Schallschatten sichtbar.
d Zum Vergleich die mediale Seite der Mamma mit normaler Hautdicke und scharfer Begrenzung der Strukturen.

Die Hautdicke auf dem Mammogramm sollte mit einer starken Lichtquelle beurteilt werden, weil die Haut auf einem Mammogramm oft überbelichtet dargestellt ist. In der Subkutis bestehen verdickte, netzig-streifige Bindegewebestrukturen. Der Drüsenkörper ist anfangs unscharf begrenzt, wird aber später wieder schärfer konturiert. Nach Rückbildung der Hautreaktion ist noch immer eine Verkürzung der Cooper-Ligamente sowie eine Verschmälerung der subkutanen Fettgewebszone zu erkennen.

Besonders bei negroiden Patientinnen kann eine Hautverdickung durch Keloidbildung auftreten. Diese abnormale Wundheilung wird durch eine verhältnismäßige Überproduktion von Kollagen in der Hautnarbe verursacht. Diese Komplikation ist auch äußerlich sichtbar und darf keine diagnostische Probleme geben.

Differentialdiagnose des Hautödems:

- Lymphobstruktion durch lymphoinvasives Wachstum,
- bakterielle Entzündung (Mastitis),
- Herzversagen (Decompensatio cordis),
- dermatologische Erkrankung.

Narbe

Die Narbe in der Haut und im Drüsenkörper kann sich wie eine lokale Störung der Architektur oder wie ein sternförmiger Prozeß darstellen (Abb. 8.**51**). Wenn die Narbe eine Retraktion der Haut verursacht, veranlaßt sie eine Doppelkontur auf dem Mammogramm, manchmal mit Einziehung der Mamille. Ohne Kenntnis der Vorgeschichte sind die Bilder kaum von einem Malignom zu unterscheiden.

Differentialdiagnostische Hinweise:

- Häufig ist Fett in die Narbe eingeschlossen, dieses Trapped fat verursacht eine Aufhellung innerhalb der Narbe.
- Da die Narbe in einer Ebene liegt, ändert sich die Konfiguration der Narbe in den verschiedenen Projektionen, im Gegensatz zu einem sternförmigen Malignom, das meist eine 3dimensionale Ausdehnung hat.
- Die Ausläufer einer Narbe sind meistens etwas gebogen, kürzer und gröber als die geradlinigen Ausläufer eines Malignoms.

Hämatom und Serom

Hämatome und Serome entstehen häufig in der Exzisionshöhle, wenn kein Drain eingebracht wurde. Es sind Prozesse, die oft größer sind als die entfernten Läsionen. Sie resorbieren sehr langsam und können 6 – 12 Monate und ausnahmsweise Jahre persistieren. Es handelt sich um zirkumskripte Verdichtungen mit scharfen oder bei frischem Narbengewebe mit unscharfen Begrenzungen. Mit dem US kann eine Flüssigkeitsansammlung nachgewiesen werden. Ein *Hämatom* hat meistens eine scharfe Begrenzung, der Inhalt hat oft eine komplexe Zusammenstellung durch Blutgerinnsel und Fibrose, aber der Inhalt kann auch flüssig sein. Ein *Serom* befindet sich meistens ohne Begrenzung in der Mitte der Narbe mit echoleeren, später mit echoarmen Kompartimenten (Abb. 8.**52**). Verdichtungen im Narbenbereich können auch aussehen wie ein solider Herdbefund mit unscharfer Kontur aber ohne Schallschattenbildung. Es handelt sich dann um eine *Fremdkörperreaktion* (Abb. 8.**53**). Dieser Befund sollte immer durch eine FNA- oder histologische Stanzbiopsie bestätigt werden. Hämatome und Serome können sich auch durch Degeneration in Ölzysten oder Fettgewebenekrosen mit Verkalkungen verändern.

Fettgewebenekrose und Fibrosierung

Bei einem chirurgischen Eingriff werden Fettzellen verletzt, wodurch Fett frei wird, das dann durch Lipophagen entfernt wird. Es bilden sich so Fettvakuolen, die durch Fibroblasten kapselartig abgegrenzt werden. In diesem

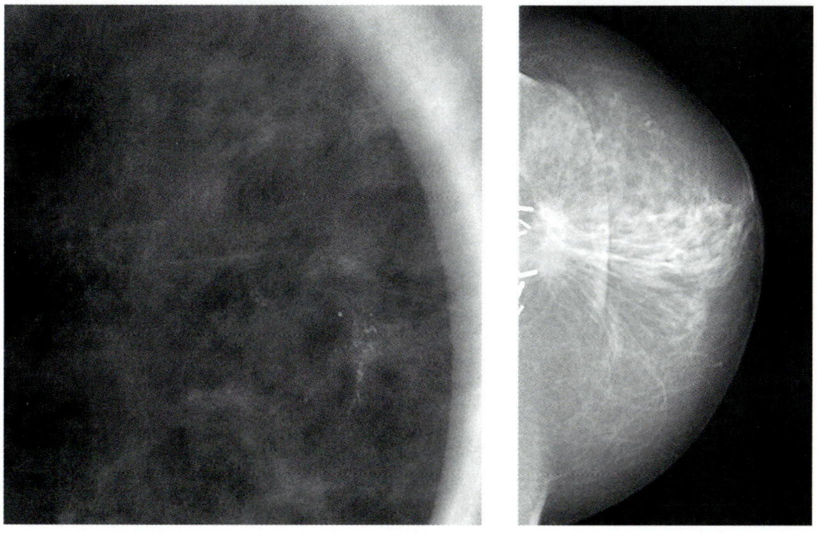

a b

Abb. 8.**51 a, b** **Narbenbildung mit Retraktion der Haut nach Probeexzision wegen eines kleinen Clusters Mikrokalzifikationen.** Histologisch: DCIS.
a Präoperativ.
b Postoperativ: große Narbe.

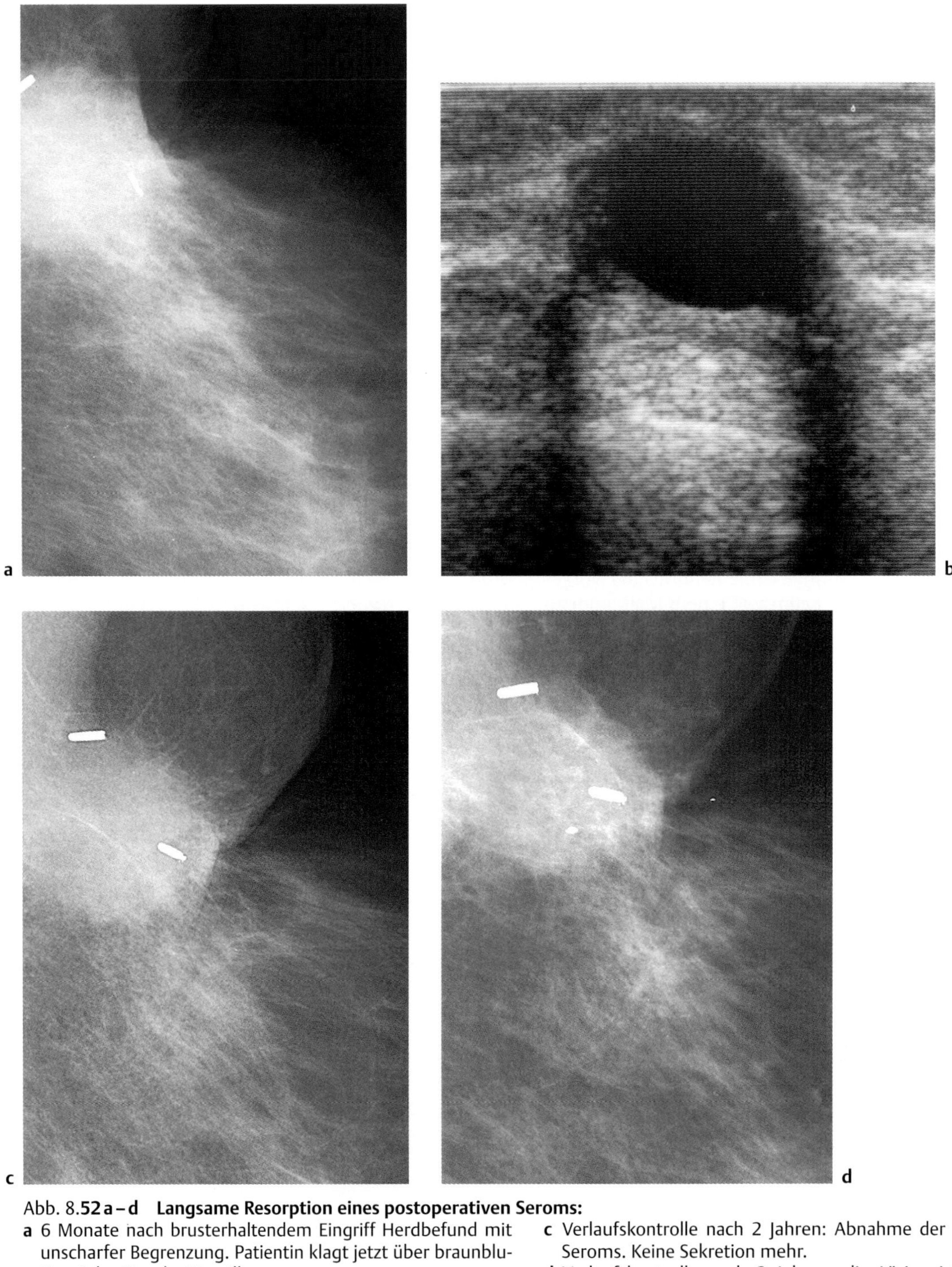

Abb. 8.**52 a – d** **Langsame Resorption eines postoperativen Seroms:**

a 6 Monate nach brusterhaltendem Eingriff Herdbefund mit unscharfer Begrenzung. Patientin klagt jetzt über braunblutige Sekretion der Mamille.

b Der US zeigt eine Flüssigkeitsansammlung mit verdickter Wand. Bei Punktion die gleiche braunblutige Flüssigkeit wie das Sekret. Die Zytologie ergibt nur Makrophagen.

c Verlaufskontrolle nach 2 Jahren: Abnahme der Größe des Seroms. Keine Sekretion mehr.

d Verlaufskontrolle nach 3 Jahren: die Läsion ist fast verschwunden. Kleine dystrophische Verkalkung.

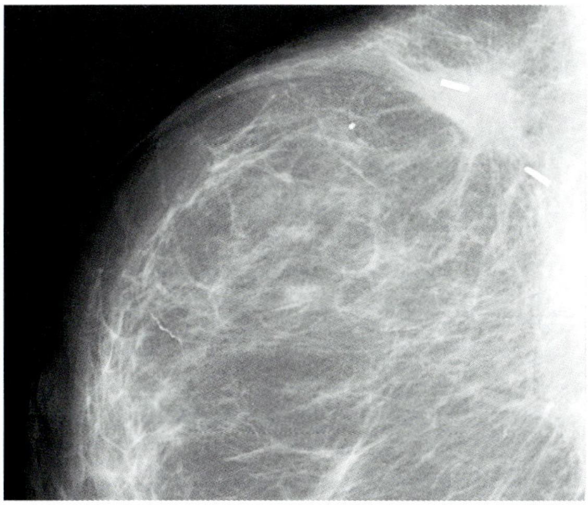
a

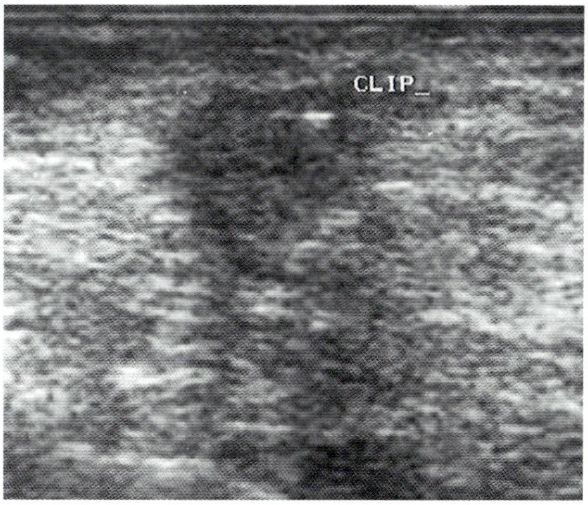

b

Abb. 8.**53** a, b **Fremdkörperreaktion:**
a 3 Jahre nach brusterhaltendem Eingriff wird neben Hautverdickung ein neuer Herdbefund bemerkt. Wenig Trapped fat in der Narbe, ein Rezidiv ist nicht auszuschließen.
b Der US ergibt einen soliden Herd um den Clip herum, trägt also nicht zur Diagnose bei. Histologisch: makrophagenreiches Granulom.

Narbengewebe können sich nach ca. 6 Monaten Kalksalze niederschlagen. Dieses Phänomen tritt nicht nur nach chirurgischen Eingriffen auf, sondern auch nach einer Strahlenbehandlung, nach einer bakteriellen und abakteriellen Entzündung (Plasmazellmastitis) sowie nach einem Trauma (z.B. Verletzung durch Sicherheitsgurte bei Autounfällen).

Verschiedene Formen von Verkalkungen, die man im Röntgenbild unterscheiden kann:

- *Liponekrotische Mikro- und Makrozysten:* Sie sind meist solitär, seltener in Gruppen angeordnet und zeigen eine zentrale Aufhellung oder innerhalb der Ringverkalkung punktförmige oder amorphe Verkalkungen. Die Makrozyste kann man als Ölzyste mit Kapselverkalkung beschreiben.
- *Gruppierte amorphe Verkalkungen im Narbenbereich:* Astförmige, stabartige und punktförmige Mikroverkalkungen in der Nähe der Narbe, die in der Verlaufskontrolle grobscholliger und klumpiger werden. Wenn sie in der Umgebung der verkalkten liponekrotischen Mikrozysten zu finden sind, wird die Differentialdiagnose gegenüber einem intraduktalen Karzinom erleichtert.
- *Verkalkung des Nahtmaterials:* Dies tritt in 1% der Fälle auf; die Kombination von linearen Verkalkungen mit einem zentralen Knötchen ist kennzeichnend (Abb. 8.**29**).

Strahlentherapie

Die beschriebenen postchirurgischen Veränderungen sowie das Auftreten der Verkalkungen werden durch die Strahlentherapie verstärkt, besonders durch ^{192}Ir-Implantation (Abb. 8.**54**). Die Veränderungen sind in den ersten 6 Monaten nach der Therapie progressiv. Nach 6–12 Monaten steht das chronische Ödem im Vordergrund. Nach 2–4 Jahren sind sie in $^2/_3$ der Fälle verschwunden, obwohl die Mamma meistens kleiner und fester geworden ist durch eine Strahlenfibrose; die lokale Hautverdickung bildet sich dann nicht mehr vollständig zurück.

Oft führen die Narben und übrigen postchirurgischen und strahlentherapeutischen Veränderungen dazu, daß die Beurteilung der Mammographie schwieriger wird. Eine gute Kompression und eine optimale Positionierung der schmerzhaften Mamma sind nicht immer möglich. Man kann erwägen, bei der postoperativen Mammographie die Schrägaufnahme durch eine mediolaterale Projektion zu ersetzen, weil diese oft den Drüsenkörperrest vollständiger abbildet als die Schrägprojektion. Auch eine „Kleopatra-Projektion" kann eine wertvolle Ergänzung sein.

Lokoregionales Rezidiv

Ein lokoregionales Rezidiv liegt vor, wenn sich im Operationsgebiet ein Rezidivtumor entwickelt oder in regionalen Lymphknoten Metastasen auftreten. Es sind somit sowohl Resttumoren als auch lokoregionale Metastasen einbezogen. Bei etwa 7–10% der operierten Frauen treten Rezidive auf, durchschnittlich 3 Jahre postoperativ (Abb. 8.**55**). Sie befinden sich in den ersten 7 Jahren meistens in der direkten Nähe der Narbe, später auch im

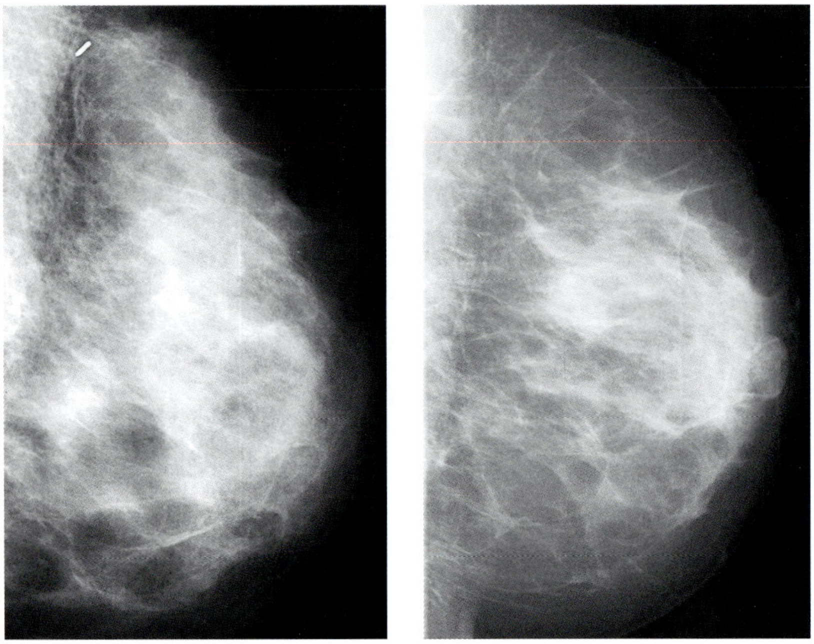

a b

Abb. 8.54 a, b Veränderungen nach Strahlentherapie:
a Brusterhaltender Eingriff mit ^{192}Ir-Implantation (50 Gy), Verlaufskontrolle nach 1 Jahr.
b Verlaufskontrolle nach 4 Jahren: die Hautverdickung und die Unschärfe durch das allgemeine Ödem haben abgenommen. Durch die Retraktion der Narbe ist es nicht mehr möglich, die Mamille tangential abzubilden.

Drüsenkörperrest selbst. Trotz der Schwierigkeiten der postoperativen Mammographie hat die Röntgenverlaufskontrolle eine wesentliche Bedeutung:

- $^1/_3$ der Rezidive werden nur mammographisch nachgewiesen,
- Frühdiagnostik des lokoregionalen Rezidivs ist wichtig, um ein gutes kosmetisches Resultat nach Salvage-Operation zu erhalten.

Die Differenzierung zwischen Rezidiv und Narbengewebe kann schwierig sein. Das wichtigste Kriterium für eine Narbe ist, daß bei Verlaufsuntersuchungen die Dichte und Störung der Architektur der Narbenregion kontinuierlich abnimmt (Abb. 8.**56**).

Früheste Zeichen eines Rezidivs:

- Zunahme der Größe und Dichte im Narbengebiet,
- Zunahme der noch bestehenden Hautverdickung durch die Behandlung,
- Auftreten von malignen Mikroverkalkungen,
- Auftreten eines soliden Herdbefunds in der Nähe der Narbe.

In der Zukunft wird die MRT eine zunehmend größere Rolle spielen. Wenn nach 12 – 18 Monaten die endgültige Narbenbildung erreicht ist, erlaubt die MRT eine zuverlässige Unterscheidung zwischen Bindegewebsbildung und lokalem Rezidiv (s. Kap. 7, S. 180).

Wenn die Radikalität der Operation fraglich ist, insbesondere bei den IDC mit extensiver intraduktaler Komponente, sollte die erste postoperative Mammographie 4 – 6 Wochen nach der Operation erfolgen, noch bevor die Strahlentherapie beginnt. In den übrigen Fällen sind jährliche Kontrollen angezeigt. Die ersten postoperativen Aufnahmen sind schwierig zu beurteilen, aber sie sind wichtig als Ausgangsdokument. Auch die Kontrolle der kontralateralen Mamma ist wichtig, denn es besteht ein erhöhtes Risiko auf ein zweites primäres Mammakarzinom, sowohl für die operierte, als auch die kontralaterale Mamma.

Mammaverkleinerung (Mammareduktion)

Eine Mammaverkleinerung wird nach einer Amputation oder brusterhaltenden Therapie der kontralateralen Seite oder aus ästhetischen Gründen ausgeführt. Das Brustgewebe des kaudalen Teils wird entfernt, der Mamillen-Areola-Komplex wird nach kranial versetzt. Mammographisch sind diese Folgen zu erkennen:

- die Architektur der Mamma ist verändert,
- das Brustgewebe befindet sich weiter kaudal vom Mamillen-Areola-Komplex,
- die Kontinuität zwischen Mamille und dem Brustgewebe ist unterbrochen (Abb. 8.**57**),
- sekundär erscheinen fettnekrotische und dystrophische Verkalkungen.

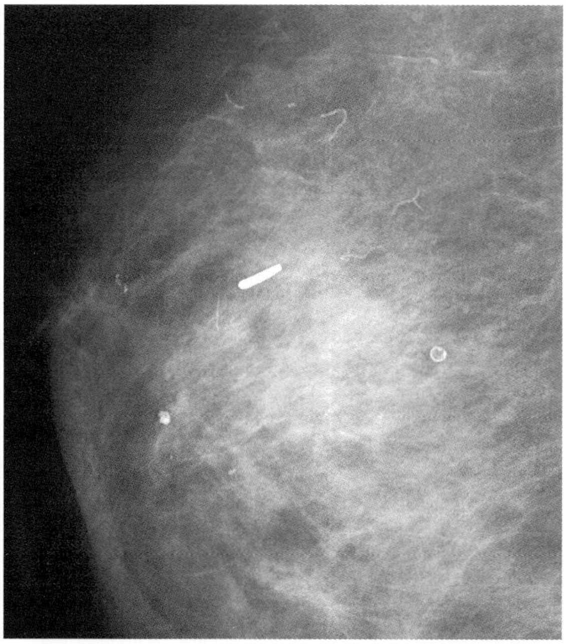
a

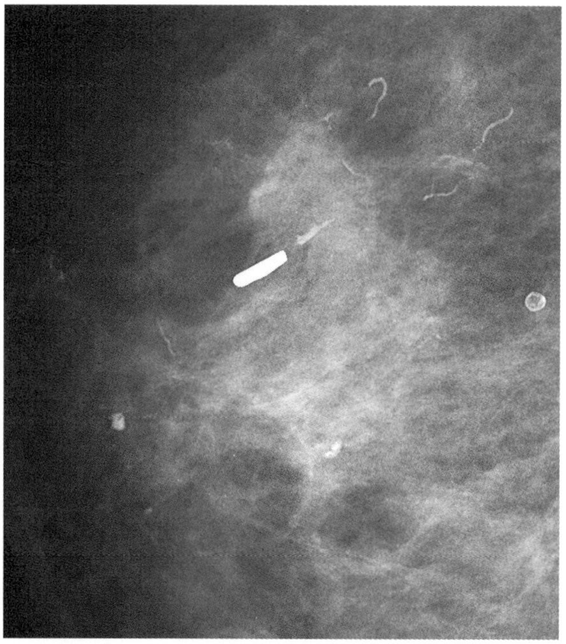
b

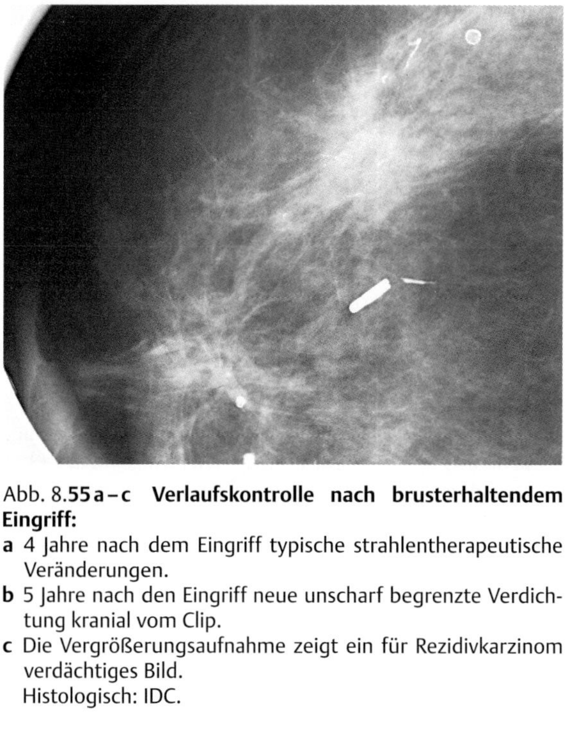
c

Abb. 8.**55 a – c** **Verlaufskontrolle nach brusterhaltendem Eingriff:**

a 4 Jahre nach dem Eingriff typische strahlentherapeutische Veränderungen.

b 5 Jahre nach den Eingriff neue unscharf begrenzte Verdichtung kranial vom Clip.

c Die Vergrößerungsaufnahme zeigt ein für Rezidivkarzinom verdächtiges Bild.
Histologisch: IDC.

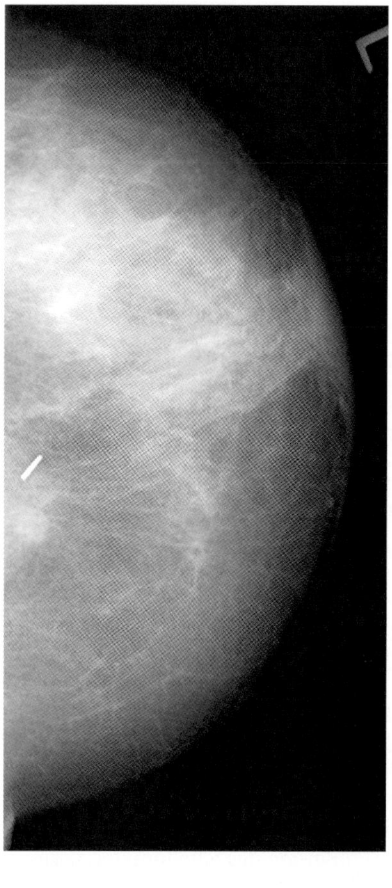

Abb. 8.**56** **Lokoregionales Rezidiv.**
3 Jahre nach brusterhaltendem Eingriff (Clip) wegen eines IDC noduläre Verdichtung in der Nähe des Clips. Histologisch: IDC.

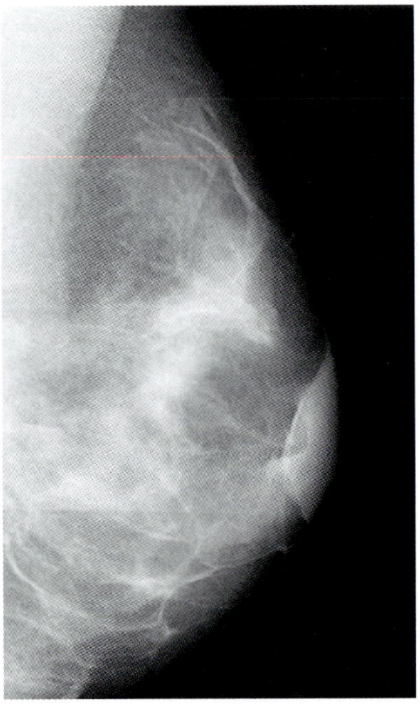

a

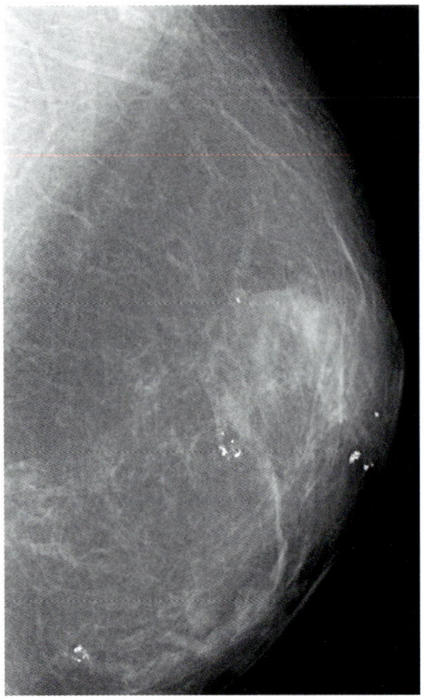

b

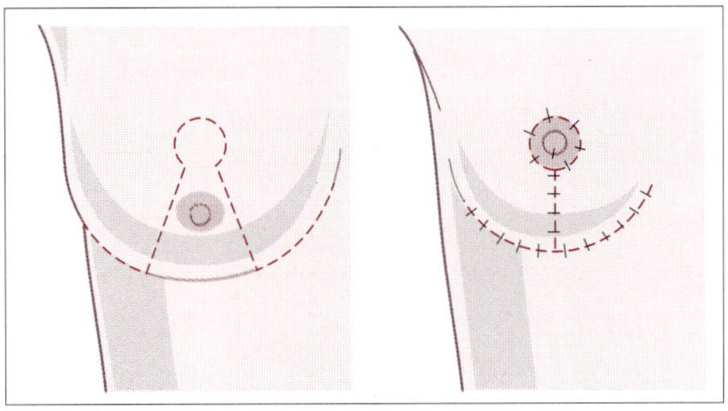

c

Abb. 8.**57 a–c** **Zustand nach Mammaverkleinerung:**
a Status nach Mammaverkleinerung, es besteht eine Störung der Architektur des kaudalen Teils, die Kontinuität zwischen Mamille und Brustgewebe ist unterbrochen.
b Status nach Mammaverkleinerung mit geringer Hautverdikkung und amorphen Verkalkungen im Narbenbereich.
c Schematische Darstellung der Technik der Mammaverkleinerung: die Inzision um die Mamille herum ist mit der inframammären Inzision verbunden (Schlüssellochinzision). Das überschüssige Brustgewebe wird entfernt und die Mamille nach oben verlagert.

Mammavergrößerung (Mammaaugmentation)

Typen von Prothesen

Nach einer Mastektomie können verschiedene Techniken zur Rekonstruktion der Mamma angewendet werden:

Der *Haut-Fett-Faszien-Lappen* gewinnt an Bedeutung, weil die *Siliconimplantate* durch eine Reihe von Problemen in die Kritik geraten sind. Für kosmetische Operationen sind in den USA alle Siliconprothesen verboten. Nur für Rekonstruktionszwecke sind Implantate mit einer Siliconkapsel und einer Füllung mit physiologischer Kochsalzlösung in den USA erlaubt. In den 40er Jahren wurde Silicon als ein chemisch inertes Material eingeführt und bald bestanden mehrere medizinische Anwendungsgebiete. In den 50er und 60er Jahren wurde für die Mammavergrößerung das Siliconmaterial direkt in das Brustgewebe injiziert. Rasch traten Komplikationen auf: Bildung schmerzhafter Knoten und Migration der Siliconpartikel in die Weichteile der Thoraxwand. Die Eingriffe wurden verboten und durch die Siliconprothesen ersetzt. Die klassische Siliconprothese hat eine äußere, semipermeable Schale von Siliconelastomer, der Inhalt besteht aus einem Gel von Siliconmonomer. Die Form ist ellipsoid und kosmetisch angepaßt. Fast immer entsteht um die Prothese eine fibröse Kapsel, die schrumpfen kann.

Außerdem kann das Silicongel früher oder später durch die semipermeable Membran sickern („bleeding"). Um diese Komplikationen zu vermeiden entwikkelte man verschiedene neue Typen von Prothesen:

- *Prothese mit Polyurethanbeschichtung:* Diese wurde sehr schnell aus dem Handel genommen, weil die Beschichtung eine Granulomentwicklung verursachte und die Abbauprodukte bei Tierversuchen karzinogene Eigenschaften zeigten.
- *Prothese mit 2 Kompartimenten („double lumen"):* Bei dieser Prothese ist das äußere Kompartiment mit einer Siliconschale mit physiologischer Kochsalzlösung und das innere Kompartiment mit Silicongel gefüllt (Abb. 8.**58**). Diese Prothese ist empfindlicher für traumatische Schäden als die übrigen Typen, aber es treten seltener andere Komplikationen auf. Die Prothesen werden auch mit einem Ventil und einer Expansionsmöglichkeit hergestellt, z. B. für kosmetische Rekonstruktion nach einer Mastektomie.
- *Völlig strahlendurchlässige Prothese mit Sojaöl (Triglyceride).*

Die Prothese kann von einer inframammären oder periareolären Inzision aus eingebracht werden. Sie kann hinter den Drüsenkörper oder hinter den M. pectoralis fixiert werden. Diese letzteren Eingriffe sind größer, aber sie wirken dem Auftreten einer Kapselbildung entgegen.

Auch die Entfernung erfolgt durch diese Inzisionen, aber hierbei muß auch die fibröse Kapsel geöffnet werden (Abb. 8.**59**). Es ist wichtig, daß die Entfernung der Prothese sehr behutsam mit einer Gummipinzette geschieht, so daß keine Ruptur entsteht und freies Silicongel zurückbleibt. Die Kapsel kann durch Zusammenziehen und Verkalkungen so verhärtet sein, daß eine Atrophie des umgebenden Brustgewebes, des M. pectoralis, von Rippen und Haut auftreten kann. Nach der Entfernung ist es deshalb häufig notwendig, eine Rekonstruktion mit einem Haut-Fett-Faszien-Lappen oder eine Mastopexie auszuführen.

Komplikationen

Akute postoperative Komplikationen sind selten und bestehen aus einem Hämatom, einem Serom oder einer bakteriellen Infektion. Sekundär sollte dadurch eine schnelle Kapselbildung auftreten. Heute ist klar, daß die Spätkomplikationen der Siliconprothesen viel weiter gehen als es zu Beginn der Einführung bekannt war.

Immunologische Krankheiten. Obwohl Silicon nahezu chemisch inertes Material ist, tritt eine Fremdkörperreaktion auf; Siliconpartikel werden durch Makrophagen resorbiert und durch Fibroblasten und Lymphozyten umgeben. Es sind siliconspezifische Antikörper nachgewiesen worden und es wird vermutet, daß Siliconimplantate eine Rolle beim Entstehen von immunologischen Krankheiten spielen. Eine neuere epidemiologische Studie hat dafür noch keinen Beweis erbracht. Studien zur Detektion der Siliconmigration z. B. mit MR-

a

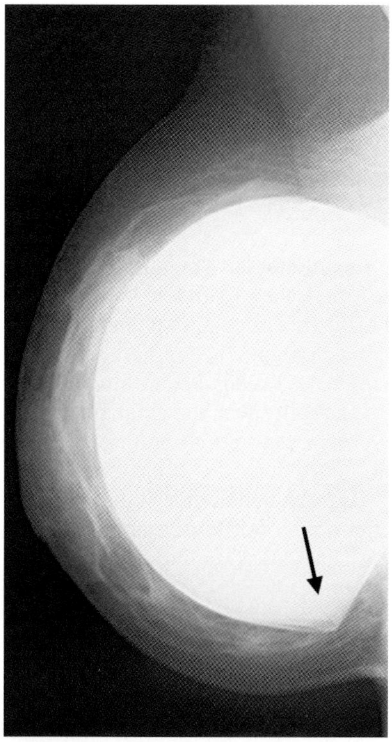

b

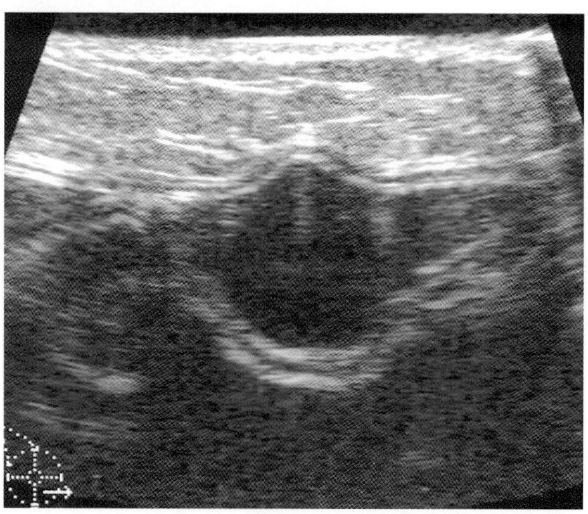

Abb. 8.**58** a, b **Siliconprothese:**
a Prothese mit 2 Kompartimenten. Das äußere Kompartiment ist mit physiologischer Kochsalzlösung gefüllt. Kapselbildung Grad 2: die Prothese konnte man palpieren, war aber nicht sichtbar. Die Patientin bemerkte einen Herdbefund im medialen unteren Quadranten: eine Falte des Außenkompartiments der Prothese (Pfeil).
b Die Falte war auch sonographisch nachweisbar (∗).

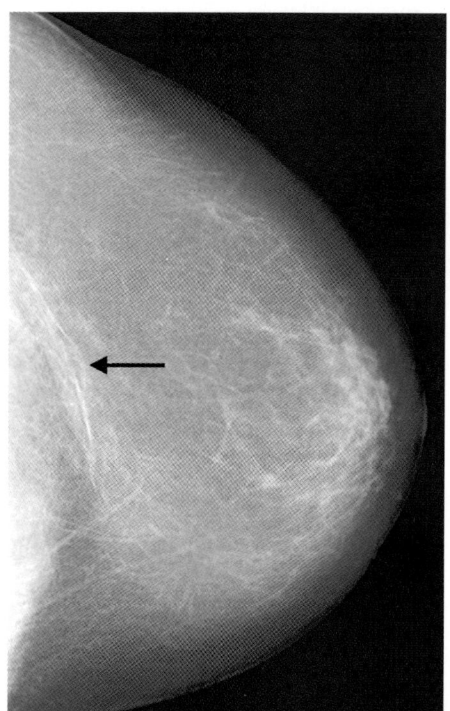

Abb. 8.**59** **Zustand nach der Entfernung der Prothese.** Ein Teil der fibrösen Kapsel ist zurückgeblieben (Pfeil).

Spektroskopie befinden sich noch im Experimentalstadium.

Kapselbildung. Die Dicke der Kapsel um die Prothese kann von 0,4 – 7,2 mm variieren. Sie hat eine aktive kontraktile Komponente, wodurch eine Schrumpfung auftritt. Zusammen mit fokalen oder diffusen Verkalkungen verhärtet die Prothese und verliert ihre ellipsoide Form. Diese Komplikation tritt in 40% der Fälle auf, manchmal innerhalb einiger Wochen. Man spricht dann von Firestorm fibrosis.

4 Grade von Kapselbildung:

- *Grad 1:* Die Mamma fühlt sich weich wie eine nicht operierte Mamma an.
- Grad 2: Die Mamma ist weniger weich, die Prothese ist zu palpieren. Eine Deformation der Mamma ist nicht sichtbar.
- *Grad 3:* Die Mamma ist verhärtet, die Prothese ist palpierbar und deformiert die Mamma.
- *Grad 4:* Die Mamma ist verhärtet, schmerzhaft und deformiert, sie fühlt sich kalt an.
  Durch äußere Kapsulotomie sind diese Veränderungen zu beseitigen. Komplikationen bei der Kapsulotomie sind Hämatom, Ruptur und Siliconleckage.

Siliconleckage. Das Silicongel kann durch das semipermeable Elastomer sickern, vor allem an Stellen mit Materialermüdung, z.B. infolge von Falten. Diese Leckage fördert die Kapselbildung. Bleiben die Siliconpartikel innerhalb der Kapsel, dann spricht man von einer *intrakapsulären Leckage* (Abb. 8.**60**), sonst von einer *extrakapsulären Leckage* (Abb. 8.**61**).

Prothesenruptur. Wenn die Kontur der Mamma plötzlich irregulär wird und mammographisch freies Silicongel außerhalb der Schale nachgewiesen wird, liegt eine Prothesenruptur vor. Die Ruptur kann plötzlich nach einem Trauma oder nach manueller Kapsulotomie auftreten, aber auch spontan und auf der Mammographie einen Zufallsbefund darstellen. Das Material kann sich weit verbreiten, selbst Siliconfluß aus der Mamille wurde beschrieben.

Zusätzliche Mammapathologie. Frauen mit Siliconimplantaten aus kosmetischen Gründen sind meistens jung und gehören nicht zur Gruppe mit einem erhöhten Risiko auf ein Mammakarzinom. Die Prothese selbst verursacht keine Zunahme des Risikos. Patientinnen mit erhöhtem Karzinomrisiko sollte aber von einer Siliconprothese abgeraten werden, denn durch Prothesen ist die mammographische Beurteilung des Brustgewebes nur teilweise möglich. Dadurch befinden sich die Mammakarzinome bei Patientinnen mit Prothesen häufiger in einem weiter fortgeschrittenem Stadium als bei Patientinnen ohne Prothesen.

Mammographie

Siliconimplantate sind keine Kontraindikation für die Mammographie, aber das Brustgewebe wird immer unvollständig abgebildet, weil diese Prothesen strahlenundurchlässig sind. Dennoch ist sie eine unentbehrliche

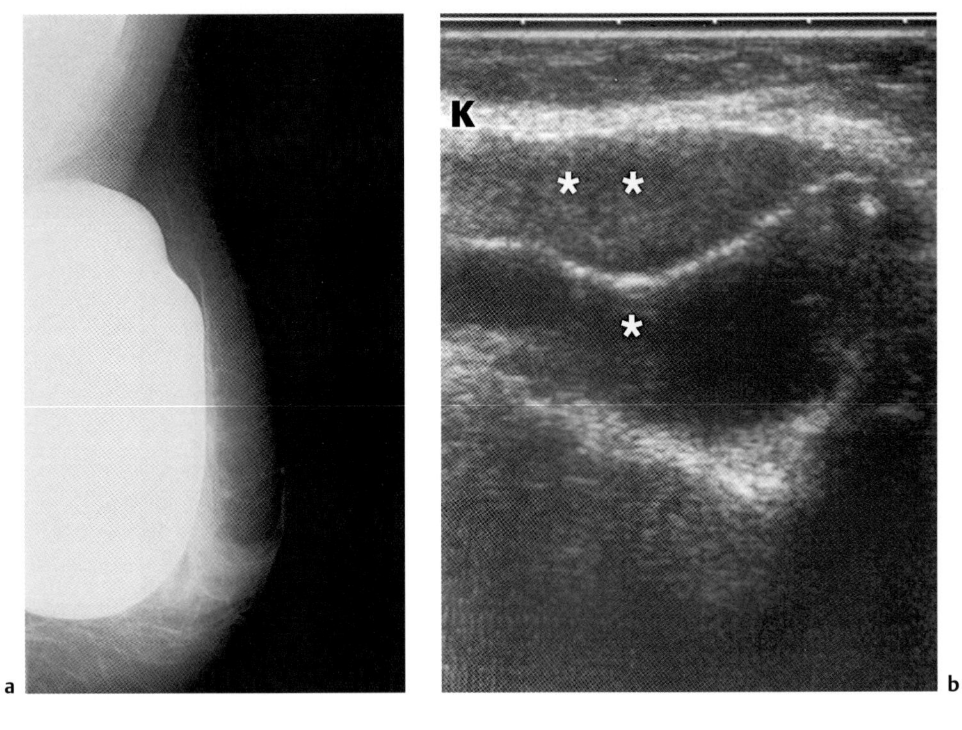

Abb. 8.**60 a, b** **Intrakapsuläre Siliconleckage:**
a Siliconprothese mit irregulärer Kontur. Das Röntgenbild ist auf Ruptur verdächtig, zeigt aber kein freies Silicongel.
b Der US zeigt Silicongel innerhalb (*) und außerhalb (**) der Schale. Es scheint, daß das Gel innerhalb der Kapsel (K) geblieben ist.

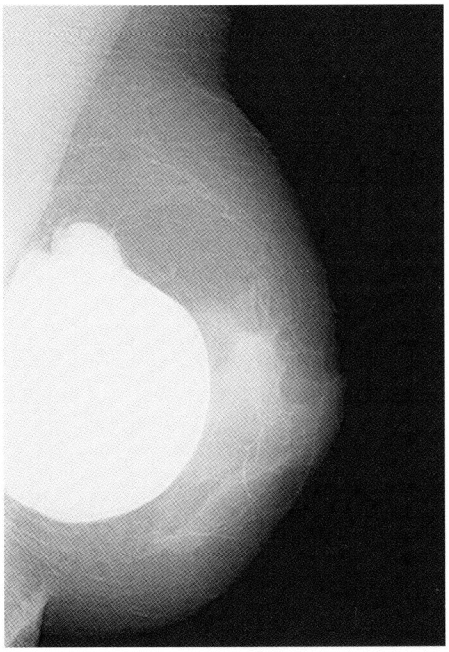

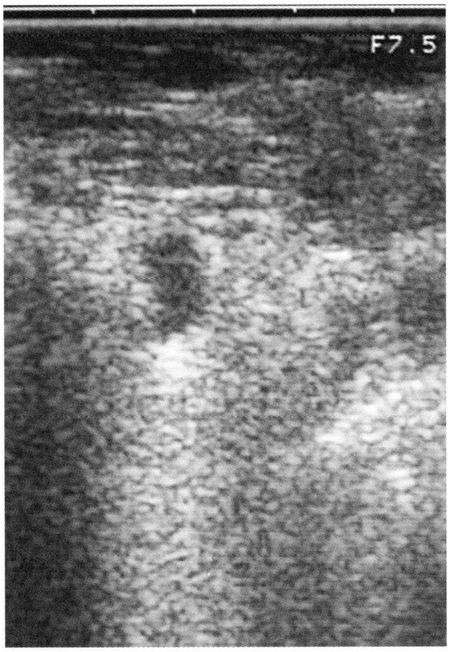

Abb. 8.**61 a, b** **Extrakapsuläre Siliconleckage:**
a Unscharfe Begrenzung des Gels außerhalb der Prothesenkontur ist auf eine extrakapsuläre Leckage verdächtig.
b Der US zeigt das Bild einer echoarmen Läsion, umgeben durch ein schneesturmähnliches Bild, verursacht durch mehrere kleine Silicontröpfchen.

Ausgangsuntersuchung bei Patientinnen mit Mammabeschwerden. Die Kompression muß mit Vorsicht erfolgen, insbesondere, wenn eine ernste Kapselbildung besteht. Die Belichtung der Mammographieaufnahmen sollte mit der Handtechnik durchgeführt werden, denn der automatische Belichtungsmesser schaltet infolge des dichten Siliconmaterials zu spät ab.

Die Aufnahme einer Prothese zeigt die Siliconschale um das sehr röntgendichte Silicongel. Häufig gibt es kleine oberflächliche Falten, die nicht pathologisch sind. Wenn die Prothese mit einer Salzlösung gefüllt ist, ist die Röntgendichte geringer. Auf den Mammogrammen ist die Position der Prothese hinter dem Drüsenkörper oder hinter dem M. pectoralis zu erkennen. Die fibröse Kapsel ist bisweilen wie eine kurvilineare Verdichtung um die Prothese nachweisbar, mit oder ohne Verkalkungen. Eine Kontraktur der Kapsel kann vermutet werden, wenn nur eine mangelhafte Kompression der verhärteten und abgerundeten Prothese möglich ist. Eine geringgradige, intrakapsuläre Siliconleckage durch Bleeding ist oft nicht nachweisbar; eine extrakapsuläre Siliconleckage ist nur dann nachweisbar, wenn die Menge ausreichend ist.

Eine Ruptur innerhalb einer dicken fibrösen Kapsel kann unbemerkt bleiben, weil die Konturen erhalten sind. Aber meistens äußert sich die Ruptur durch die bizarre Kontur des Implantats: die Schale befindet sich im Zentrum des Silicongels, nur zusammengehalten durch die fibröse Kapsel. Ruptur und Leckage verursachen Beschwerden, es entstehen schmerzhafte Granulome und vergrößerte Lymphknoten. Die Prothesen sollten entfernt werden. Nach der Entfernung kann sich das Röntgenbild normalisieren, aber häufig tritt eine Störung der Architektur durch Narben und Fettnekrose mit Fremdkörperreaktion in der Nähe der zurückgelassenen Silicongelpartikel und des Nahtmaterials auf.

Auf Standardprojektionen ist immer ein Teil des Brustgewebes hinter der Prothese verborgen (Abb. 6.**42**). Diese Projektionen sind für das Screening nicht geeignet. Es ist notwendig, bei der Patientin mit einer Prothese eine genaue Palpation durchzuführen, die dann ergänzende Aufnahmen erforderlich machen kann:

- Oft sind die Ergebnisse der seitlichen Aufnahme besser als die der Schrägaufnahme.
- Ein Palpationsbefund kann mit einer Bleimarkierung für die ergänzende Vergrößerungsmammographie erkennbar werden.
- Bei der Aufnahme nach Eklund, wobei die Prothese nach hinten gedrückt wird, wird das Brustgewebe besser komprimiert. Die Aufnahme ist besonders bei der retropektoralen Prothese geeignet (Abb. 8.**62**).

Zusätzliche Abbildungsmöglichkeiten

Der US ist bei Patientinnen besonders nützlich, wenn sie sich mit einem Herdbefund vorstellen (Abb. 8.**63**). Sonographisch ist eine zuverlässige Differenzierung zwischen Herdbefund ausgehend von der Prothese oder vom Brustgewebe möglich. Aufgrund der beschränkten Abbildungsmöglichkeiten mittels Mammographie ist es oft nur mit dem US möglich bei Pathologie des Brustgewebes zwischen normalem Brustgewebe, einer Zyste oder einem soliden Herdbefund zu differenzieren. Manchmal kann auch die Prothese hervorquellen und einen abnormalen Palpationsbefund ergeben. Eine *intakte Prothese* hat eine glatte, echoreiche Vorderwand, die oft Reverberationsstreifen produziert. Die Hinterwand bil-

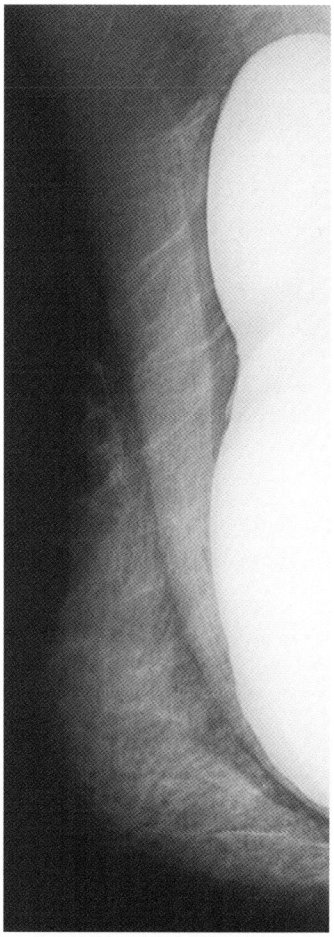
a

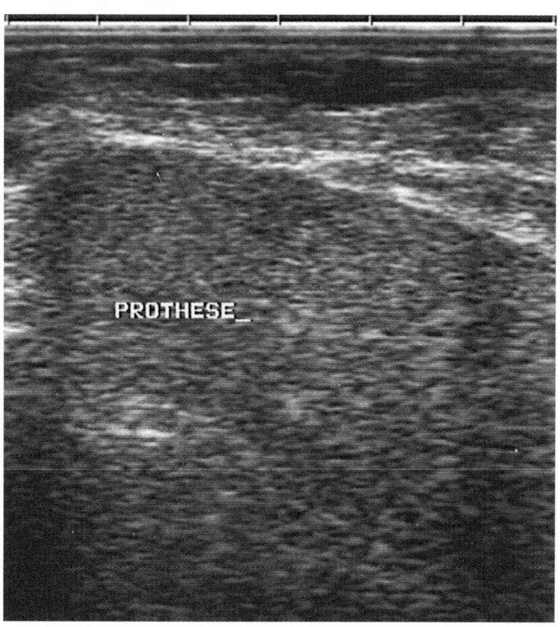

b

Abb. 8.**62 a, b** **Subpektorale Prothese:**
a Prothese hinter dem M. pectoralis mit Ruptur axillar.
b Das Silicongel ist degeneriert und zeigt echoreiche Struktur.

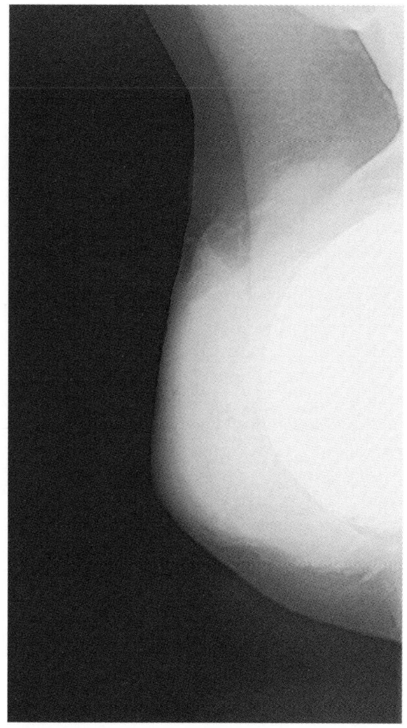
a

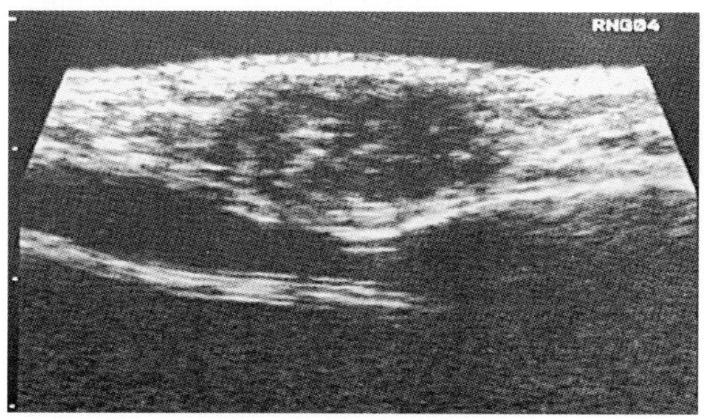
b

Abb. 8.**63 a, b** **Zusätzliche Mammapathologie:**
a Herdbefund im oberen äußeren Quadranten, kaum sichtbar wegen mangelhafter Kompression. Die Kontur der Läsion zeigt Unschärfe.
b Der US ergibt einen soliden Herdbefund, mit teilweise scharfer und teilweise unscharfer Kontur, die Struktur ist etwas inhomogen echoarm. Histologisch: IDC.

det sich meistens nicht völlig ab, weil die Geschwindigkeit der US-Wellen durch das Silicongel stärker herabgesetzt wird. Es bestehen oft kleine oberflächliche Falten: schmale, echoreiche Streifen, die 1 – 2 cm in die Prothese verlaufen. Das Gel ist echoleer, aber auf die Dauer treten echogene Aggregate auf, wahrscheinlich durch physikalische oder chemische Änderungen des Gels. Die Prothese kann von einer kleinen Menge Flüssigkeit umgeben sein. Die Kontur kann durch eine lokale Schwäche der fibrösen Kapsel hervorquellen, was nicht immer bedeutet, daß die Prothese defekt ist. Die Kapsel kann sich verhärten wie bei einer Kontraktur, ist aber sonographisch kaum nachweisbar.

Bei einer *intrakapsulären Ruptur* ist die Schale kollabiert und im Gel sonographisch wie eine Ansammlung von Doppellinien sichtbar, die gerade oder kurvilinear angeordnet sind. Das Gel enthält dann oft auch echogene Aggregate. Bei einer extrakapsulären Ruptur kann man die Geltropfen abbilden als echoarme, runde Läsionen, umgeben von sehr echoreichem Bindegewebe. Mehrere kleine Tröpfchen zusammen verursachen einen großen Unterschied in der akustischen Impedanz, wodurch eine Defokussierung der US-Wellen mit dem resultierenden Bild eines „Schneesturms" auftritt. Das dahintergelegene Gewebe kann dadurch bei der Mammographie nicht mehr beurteilt werden.

Die *CT* der Prothese mit 5-mm-Schnitten informiert über intrakapsuläre Rupturen, sichtbar als kurvilineare hypodense Streifen innerhalb des hyperdensen Silicongels. Es ist nicht möglich, eine extrakapsuläre Leckage zuverlässig abzubilden. Auch für die Beurteilung des Brustgewebes ist die CT vor allem hinsichtlich der Strahlenbelastung keine geeignete Methode. Mit der MRT ist eine zuverlässige Beurteilung des Brustgewebes und der Prothesen zu erreichen.

Es gibt viele *siliconselektive MRT-Techniken*. Eine endgültige Übereinstimmung über die bestmöglichsten Sequenzen ist noch nicht erreicht und ist außerdem vom Apparaturtyp abhängig (s. Kap. 7, S. 179).

Es ist möglich, die verschiedenen Typen von Prothesen zu differenzieren; die Signale des Wasserkompartiments unterscheiden sich von den Signalen des Siliconkompartiments bei der Double-lumen-Prothese.

Die fibröse Kapsel umzieht die Prothese wie ein signalarmer Ring von einigen Millimetern Dicke. Kapselverkalkungen sind nicht erkennbar, eine Kapselruptur verrät sich durch eine Interruption des signalarmen Rings, eine Kapselkontraktur nur durch die unnatürliche oder runde Form der Prothese. Knicke und radiäre Falten der Prothese sind fast immer sichtbar als lineare signalarme Strukturen und dürfen nicht mit einer intrakapsulären Ruptur verwechselt werden. Meistens braucht man dafür mehrere Scanebenen, z. B. axial und koronal.

Das charakteristische Bild einer intrakapsulären Ruptur ist ein Gewirr von signalarmen kurvilinearen Strukturen innerhalb des signalarmen Silicongels, daher spricht man vom Linguine sign. Bei der extrakapsulären Ruptur liegen makroskopische Mengen Silicongel außerhalb der fibrösen Kapsel vor, sichtbar als signalreiche Fokusse. Die Unterscheidung zwischen Gelleckage durch eine extrakapsuläre Ruptur und großer Bleeding bei intakter Kapsel ist schwierig. Beim Bleeding befindet sich oft nur freies Silicongel zwischen der fibrösen Kapsel und dem Siliconelastomer, bei der extrakapsulären Ruptur besteht häufig auch eine intrakapsuläre Ruptur.

Die Sensitivität und Spezifität der Detektion von Prothesenkomplikationen ist bei der MRT am höchsten (S. 179). Bei einer Patientin mit einer Prothese sollte immer zuerst mit der Mammographie und dem US versucht werden, die Beschwerden der Patientin abzuklären, bevor die MRT ausgeführt wird.

Literatur

Betrachtungsstrategie:

1 Heywang-Köbrunner, S., I. Schreer: Bildgebende Mammadiagnostik. Thieme, Stuttgart 1996
2 Kopans, D. B.: Breast Imaging. Lippincott, Philadelphia 1989
3 Logan-Young, W., N. Yanes Hoffman: Breast Cancer, a Practiacal Guide to Diagnosis. Vol. 1: Procedures. Mt. Hope, Rochester 1994
4 Roebuck, E. J.: Clinical Radiology of the Breast. Heinemann, Oxford 1990
5 Tabár, L., P. B. Dean: Teaching Atlas of Mammography, 2nd ed. Thieme, Stuttgart 1985

Umschriebene/zirkumskripte Verdichtungen:

1 Brenner, R. J., E. A. Sickles: Acceptability of periodic follow-up as an alternative to biopsy for mammographically detected lesions interpreted as probably benign. Radiology 171 (1989) 645–646
2 Cole-Beuglet, C., R. Z. Soriano, A. B. Kurtz: Fibroadenoma of the breast: sonomammography correlated with pathology in 122 patients. Amer. J. Roentgenol. 140 (1983) 369–375
3 Cupples, T. E., G. W. Eklund, G. Cardenosa: Mammographic halo-sign revisited. Radiology 199 (1996) 105–108
4 Dyess, D. L., C. O. Lorino, A. Grieco, J. J. Ferrara: Selective non-operative management of solid breast masses. Amer. Surgn. 58 (1992) 437–440
5 Elson, B. C., M. A. Helvie, T. S. Frank, T. W. Wilson, D. D. Adler: Tubular carcinoma of the breast. Amer. J. Roentgenol. 161 (1993) 1173–1176
6 Evans, A. J., S. Pinder, I. O. Ellis, M. Sebbering et al.: Screening-detected and symptomatic ductal carcinoma in situ mammographic features with pathologic correlation. Radiology 191 (1994) 237–240
7 Evers, K., R. H. Troupin: Lipid cyst: classic and atypical appearances. Amer. J. Roentgenol. 157 (1991) 271–274
8 Feig, S. A.: The importance of supplementary mammographic views to diagnostic accuracy. Amer. J. Roentgenol. 151 (1988) 40–41
9 Feig, S. A.: Breast masses. Mammographic and sonographic evaluation. Radiol. Clin. N. Amer. 30 (1992) 67–92
10 Gershon-Cohen, J., L. Moore: Roentgenography of giant fibroadenoma of the breast (cystosarcoma phylloides). Radiology 74 (1960) 619–625
11 Gomez, A., J. M. Mata, L. Donoso, A. Rams: Galactocele: three distinctive radiographic appearances. Radiology 158 (1986) 43–44
12 Gordenne, W., F. Malchair: The peritumoral clear halo in mammography. Proc. VI Europ. Congr. Radiol. 1987 (S. 211) (abstract ERC)
13 Helvie, M. A., C. Paramagul. H. A. Oberman, D. D. Adler: Invasive lobular carcinoma. Imaging features and clinical detection. Invest. Radiol. 28 (1993) 202–207
14 Hoeffken, W., M. Lanyi: Röntgenuntersuchung der Brust. Thieme, Stuttgart 1973
15 Homer, M. J.: Imaging features and management of characteristically benign and probably benign breast lesions. Radiol. Clin. N. Amer. 25 (1987) 939–951
16 Ikeda, D. M., I. Andersson: Ductal carcinoma in situ: atypical mammographic appearances. Radiology 172 (1989) 661–666
17 Jackson, V. P., H. E. Reynolds: Stereotactic needle-core biopsy and finde-needle aspiration cytologic evaluation of nonpalpable breast lesions. Radiology 181 (1991) 633–634
18 Meyer, J. E., E. Amin, K. K. Lindfors: Medullary carcinoma of the breast: mammographic and ultrasound appearance. Radiology 170 (1989) 79–82
19 Mitnick, J. S., D. F. Roses, M. N. Harris, H. D. Feiner: Circumscribed intraductal carcinoma of the breast. Radiology 170 (1989) 423–425

20 Muller, J.: The management of nonpalpable circumscribed breast masses. In Friedrich, M., E. A. Sickles: Radiological Diagnosis of Breast Diseases. Springer, Berlin 1997
21 Paulus, D. D.: Benign disease of the breast. Radiol. Clin. N. Amer. 21 (1983) 27 - 50
22 Paulus, D. D.: Lymphoma of the breast. Radiol. Clin. N. Amer. 28 (1990) 833 - 840
23 Rissanen, R. J., H. P. Makarainen, S. I. Mattila, E. L. Lindholm, M. I. Heikkinen, H. O. Kiviniemi: Breast cancer recurrence after mastectomy: diagnosis with mammography and US. Radiology 188 (1993) 463 - 467
24 Roebuck, E. J.: Clinical Radiology of the breast. Heinemann, Oxford 1990
25 Sickles, E. A.: Practical solutions to common mammographic problems: tailoring the examination. Amer. J. Roentgenol. 151 (1988) 31 - 39
26 Sickles, E. A.: Nonpalpable, circumscribed, noncalcified solid breast masses: likelihood of malignancy based on lesion size and age of patient. Radiology 192 (1994) 439 - 442
27 Stomper, P. C., S. Leibowich, J. E. Meyer: The prevalence and distribution of well-circumscribed nodules on screening mammography: analysis of 1500 mammograms. Breast Dis. 4 (1991) 197 - 203
28 Tabár, L., P. B. Dean: Teaching Atlas of Mammography, 2nd ed. Thieme, Stuttgart 1985

Verkalkungen:

1 Dongen, van J. A., I. S. Fentiman, J. R. Harris, R. Holland et al.: In-situ breast cancer: the EORTC consensus meeting. Lancet II (1989) 25 - 27
2 Holland, R., J. H. C. L. Hendriks, A. L. M. Verbeek et al.: Extent distribution and mammographic/histological correlations of breast ductal carcinoma in situ. Lancet 335 (1990) 483 - 485
3 Holland, R., J. H. C. L. Hendriks, A. L. M. Verbeek, M. Mravunac, J. H. Schuurmans Stekhoven: Extent, distribution, and mammographic/histological correlations of breast ductal carcinoma in situ. Lancet 335 (1990) 519 - 522
4 Holland, R., J. H. C. L. Hendriks: Microcalcifications associated with ductal carcinoma in situ: mammographic-pathologic correlation. Semin. diagn. Pathol. 11 (1994) 181 - 192
5 Holland, R., J. L. Peterse, R. R. Millis, V. Eusebi et al.: Ductal carcinoma in situ: A proposal for a new classification. Semin. diagn. Pathol. 11 (1994) 167 - 180
6 Kopans, D. B.: Breast Imaging. Lippincott, Philadelphia 1989
7 Kopans, D. B., P. I. Nguyen, F. G. Koerner et al.: Mixed form, diffusely scattered calcifications in breast cancer with apocrine features. Radiology 177 (1990) 807 - 811
8 Lanyi, M.: Formanalyse von 5641 Mikroverkalkungen bei 100 Milchgangskarzinomen: die Polymorphie. Fortschr. Röntgenstr. 139 (1983) 240
9 Lanyi, M.: Diagnosis and Differential Diagnosis of Breast Calcifications. Springer, Berlin 1986
10 Sickles, E. A.: Breast calcifications mammographic evaluation. Radiology 160 (1986) 289 - 293
11 Stomper, P. C., J. L. Connolly: Ductal carcinoma in situ of the breast: correlation between mammographic calcification and tumor subtype. Amer. J. Roentgenol. 159 (1992) 483 - 485
12 Tabár, L., P. B. Dean: Teaching Atlas of Mammography. Thieme, Stuttgart 1983

Störung der Architektur und Asymmetrie:

1 Bird, R. E., T. W. Wallace, B. C. Yankaskas: Analysis of cancers missed at screening mammography. Radiology 184 (1992) 613 - 617
2 Ciatto, S., D. Morrone, S. Catarzi et al.: Radial scars of the breast: review of 38 consecutive mammographic diagnoses. Radiology 187 (1993) 757 - 760
3 Hilleren, D. J., I. T. Anderson, K. Lindholm, F. S. Linnell: Invasive lobular carcinoma: mammographic findings in a 10-year experience. Radiology 178 (1991) 149 - 154
4 Holland, R., J. H. C. L. Hendriks, M. Mravunac: Mammographically occult breast cancer. Cancer 52 (1983) 1810 - 1819
5 Le Gal, M., L. Ollivier, B. Asselain, M. Meunier et al.: Mammographic features of 455 invasive lobular carcinomas. Radiology 185 (1992) 705 - 708
6 Newstead, G. M., P. B. Baute, H. K. Toth: Invasive lobular and ductal carcinoma: mammographic findings and stage at diagnosis. Radiology 184 (1992) 623 - 627
7 Roebuck, E. J.: Clinical Radiology of the Breast. Heinemann, Oxford 1990
8 Schinz, H. R., W. E. Baensch, W. Frommhold, R. Glauner, E. Uehlinger, J. Wellauer: Lehrbuch der Röntgendiagnostik, 6. Aufl. II-2. Thieme, Stuttgart 1981
9 Sickles, E. A.: The subtle and atypical mammographic features of invasive lobular carcinoma. Radiology 178 (1991) 25 - 26
10 Tabár, L., P. B. Dean: Teaching Atlas of Mammography. Thieme, Stuttgart 1983
11 Trojani, M.: A Colour Atlas of Breast Histopathology. Chapman and Hall Medical, London 1991

Hautveränderungen:

1 Dershaw, D. D., M. P. Moore, L. Liberman, B. M. Deutch: Inflammatory breast carcinoma: mammographic findings. Radiology 190 (1994) 831 - 834
2 Tabár, L., P. B. Dean: Teaching Atlas of Mammography. Thieme, Stuttgart 1983
3 Tucker, A.: Textbook of Mammography. Churchill Livingstone, Edinburgh 1993

Lymphknoten:

1 Dershaw, D. D., D. G. Selland, L. K. Tan, E. A. Morris, A. F. Abramson, L. Liberman: Spiculated axillary adenopathy. Radiology 201 (1996) 439 - 442
2 Egan, R. L.: Breast Imaging: Diagnosis and Morphology of Breast Diseases. Saunders, Philadelphia 1988
3 Kalisher, L., R. G. Peyster: Clinicopathological correlation of xerography in determining involvement of metastatic axillary nodes in female breast cancer. Radiology 121 (1976) 333 - 335
4 Kopans, D. B.: Breast Imaging. Lippincott, Philadelphia 1989
5 Pamilo, M., M. Soiva, E. Lavast: Real-time ultrasound, axillary mammography and clinical examination in the detection of axillary lymph node metastases in breast cancer patients. J. Ultrasound Med. 8 (1989) 115 - 120

Mammographische Befunde nach chirurgischen Eingriffen und Strahlentherapie:

1 Brenner, R. J., J. M. Pfaff: Mammographic features after conservation therapy for malignant breast disease; serial findings standardized by regression analysis. Amer. J. Roentgenol. 167 (1996) 171 - 178
2 Eklund, G. W., R. C. Busby, S. H. Miller: Improved imaging of the augmented breast. Amer. J. Roentgenol. 151 (1988) 469 - 473
3 Gabriel, S. E., W. M. O'Fallon, L. T. Kurland, C. M. Beard, J. E. Woods, L. J. Melton: Risk of connective-tissue disease and other disorders after breast implantation. New Engl. J. Med. 330 (1994) 1697 - 1702
4 Gorczyca, D. P., S. Sinha, C. Y. Ahn, N. D. DeBruhl et al.: Silicone breast implants in vivo: MR imaging. Radiology 185 (1992) 407 - 410
5 Hayes, M. K., R. H. Gold, L. W. Bassett: Mammographic findings after the removal of breast implants. Amer. J. Roentgenol. 160 (1993) 487 - 490
6 Lanyi, M.: Verkalkungen außerhalb des milchproduzierenden und -ableitenden Systems. In Lanyi, M.: Diagnostik und Differentialdiagnostik der Mammaverkalkungen. Springer, Berlin 1986 (S. 161)
7 Leibman, A. J., M. B. Kossoff, B. D. Kruse: Case report. Intraductal extension of silicone from a ruptured breast implant. Plast. reconstr. Surg. 89 (1991) 546 - 547

8 Mendelsohn, E. B.: Evaluation of the postoperative breast. Radiol. Clin. N. Amer. 30 (1992) 107 – 138
9 Steinbach, B. G., N. S. Hardt, P. L. Abbitt: Mammography: breast implants-types, Complications and adjacent breast pathology. Curr. Probl. diagn. Radiol. 12 (1993) 37 – 88
10 Stigers, K. B., J. G. King, D. D. Davey, C. B. Stelling: Abnormalities of the breast caused by biopsy: spectrum of mammographic findings. Amer. J. Roentgenol. 156 (1991) 287 – 291
11 Stomper, P. C., A. Recht, A. L. Berenberg, M. S. Jochelson, J. R. Harris: Mammographic detection of recurrent cancer in the irradiated breast. Amer. J. Roentgenol. 148 (1987) 39 – 43

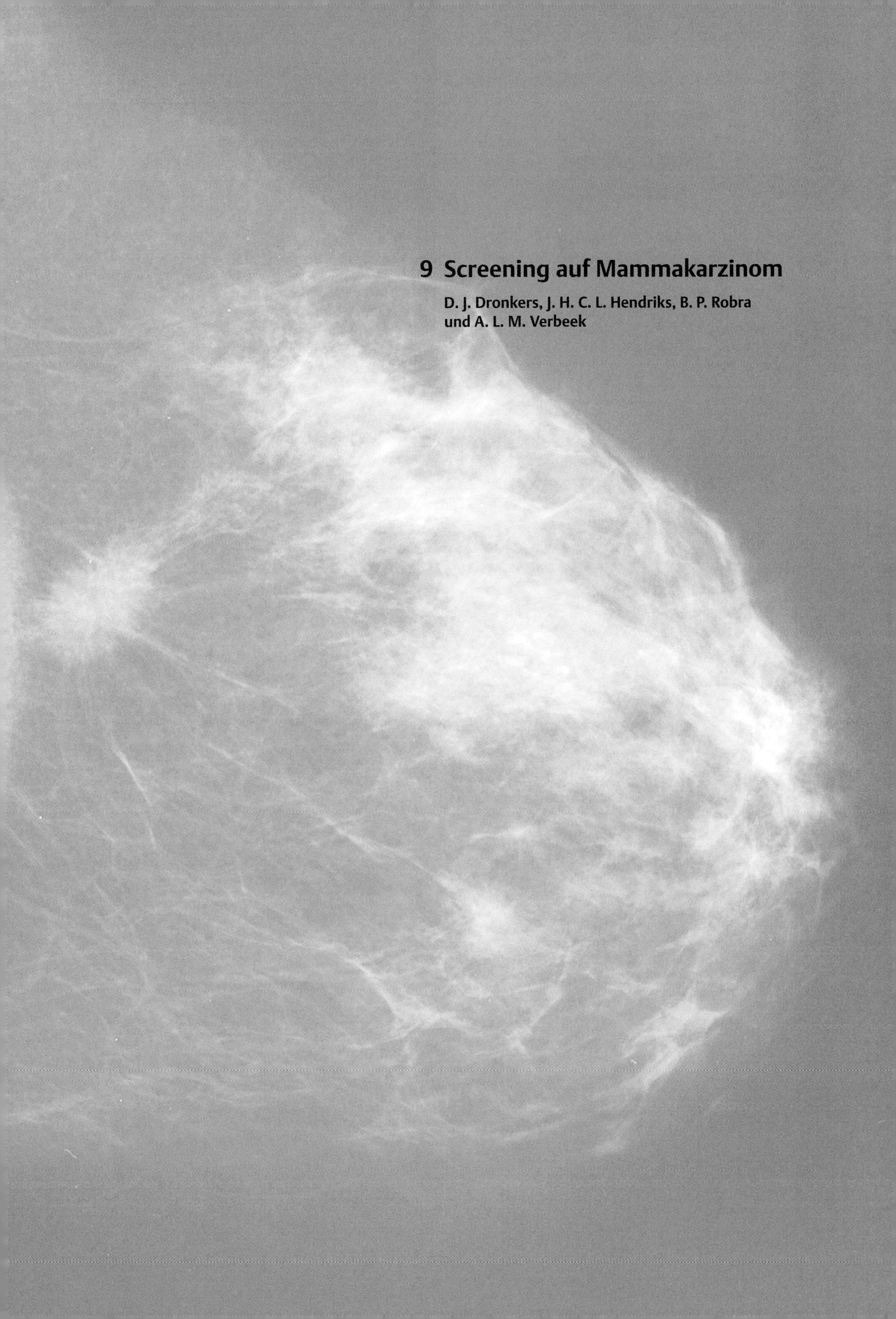

9 Screening auf Mammakarzinom

D. J. Dronkers, J. H. C. L. Hendriks, B. P. Robra
und A. L. M. Verbeek

Ende des 19. Jahrhunderts wurden Operationsmethoden entwickelt wie die radikale Mastektomie (Halsted), die es erlaubten, daß Frauen mit einem Mammakarzinom eine Chance auf Heilung erhielten. Bis dahin wurde das Mammakarzinom als unheilbar angesehen, und alle Behandlungen waren im Prinzip palliativ.

Durch eine weitere Verbesserung der Behandlungsmethoden konnte die Mortalität durch das Mammakarzinom bis auf ca. 40–45% gesenkt werden. In den letzten Jahrzehnten hat sich hier wenig oder überhaupt nichts verändert.

Da eine 100% effektive Therapie für das Mammakarzinom fehlt und auch nicht zu erwarten ist, scheint die Prävention die einzige Möglichkeit zu sein, um einen weiteren Rückgang der Mortalität zu erreichen.

Die Möglichkeiten der *primären Prävention* wie Anpassung der Ernährungsgewohnheiten, Verminderung zusätzlicher Östrogenverwendung und frühere Erstschwangerschaft sind begrenzt und können nur langfristig einen Effekt haben. Die *Chemoprävention* oder *-suppression* mit Tamoxifen oder Retinoiden (Vitamin A und Derivate) bei Frauen mit stark erhöhtem Risiko auf ein Mammakarzinom befinden sich noch in der experimentellen Phase. Auch die *pharmakologische Blockade* der ovariellen Steroidproduktion ist Gegenstand der Erprobung. Eine *doppelseitige prophylaktische Mastektomie* mit präventiver Intention bei Frauen mit erhöhtem Risiko wird als zu radikal angesehen.

Die Behandlungsresultate verschiedener Mammakarzinomstadien zeigten, daß die 10-Jahres-Überlebensrate bei Tumoren ohne axilläre Lymphknotenmetastasen über 90% lag und die Überlebensrate bei Tumoren von weniger als 1 cm Größe noch größer wurde.

Eine *sekundäre Prävention* in der Form von Früherkennung schien die einzige Möglichkeit, eine weitere Mortalitätsreduktion zu erreichen. Die Frühdiagnostik könnte in vielen Fällen eine Behandlung vor dem Auftreten von Metastasen ermöglichen und dadurch zu einer Reduktion der Mammakarzinomsterblichkeit führen.

Von den verfügbaren Methoden für die Frühdiagnostik kommt an erster Stelle die Mammographie in Frage, daneben auch die Palpation durch besonders ausgebildetes medizinisches Personal und die Selbstuntersuchung der Frau.

Resultate von Screeninguntersuchungen

In einer Reihe von kontrollierten Studien ist der Nutzen des mammographischen Screenings, mit oder ohne Palpation, zugunsten einer systematischen Früherkennung des Mammakarzinoms nachgewiesen. Der eindeutige Nachweis beschränkt sich bis heute auf die Altersgruppe über 50 Jahre (Tab. 9.**1**).

In der ältesten Studie (HIP) wurde die noch nicht optimale Qualität der Mammographie möglicherweise

Tabelle 9.**1** Senkung der Mammakarzinomsterblichkeit durch mammographisches Screening in randomisierten Studien

Trial	Eintritts-alter	Regime	Screening-intervall (Monate)	Anzahl der Runden	Follow-up Jahre	Mortalitäts-reduktion; ausgedrückt als RR	(95% CI)
HIP (1963–1969)	50–59	2 E, KBU	12	4	6 10 18	0,46 0,69 0,77	(0,25–0,84) (0,46–1,02) (0,55–1,08)
Malmö (1976–1986)	55–69	1 oder 2 E	18–24	5	8,8 12	0,79 0,82	(0,51–1,24) (0,57–1,19)
Two-county (1977–1985)	50–74 50–59 50–59	1 E	33	4	6 8 11	0,61 0,60 0,63	(0,44–0,84) (0,40–0,90) (0,45–0,88)
Edinburgh (1979–1988)	50–64	1 oder 2 E	24	4	7 10	0,80 0,85	(0,54–1,17) (0,62–1,15)
Stockholm (1981–1985)	50–64	1 E	28	2	7,4 11	0,57 0,62	(0,30–1,10) (0,38–1,00)
Göteborg (1982–1988)	50–59	2 E	18	4	7	0,91	(0,53–1,55)
Kanada (1980–1987)	50–59	2 E, KBU	12	5	7	0,97	(0,62–1,52)

CI Konfidenzintervall
RR relatives Risiko (ein RR von 0,60 bedeutet eine Mortalitätsreduktion von 40%)
E Ebene(n)-Mammographie
KBU klinische Mammauntersuchung

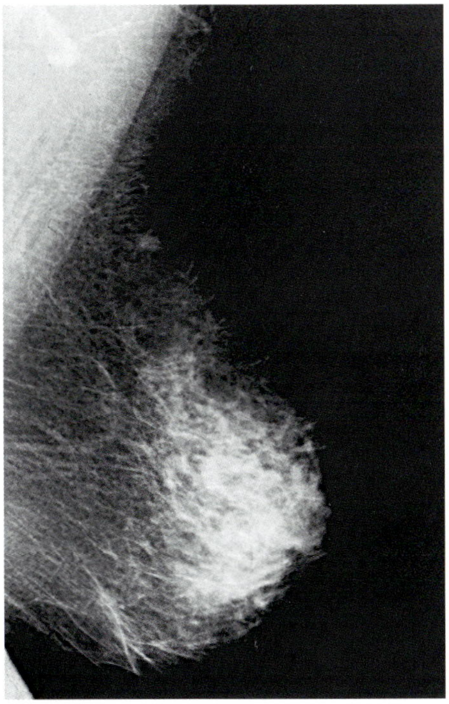

a

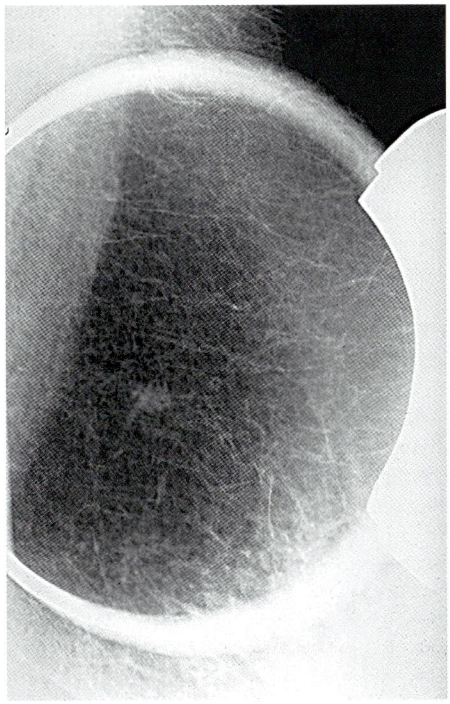

b

Abb. 9.**1 a, b** **Ungefähr 6 mm kleines Karzinom auf der Schrägaufnahme der linken Mamma bei 75jähriger Frau.** Histologisch: schlecht differenziertes IDC. Axillare Lymphknoten nicht befallen. Screeningbefund in Prävalenzrunde (erster Screeningdurchgang):
a Schrägaufnahme.
b Vergrößerungsaufnahme.

durch die zusätzliche Palpation etwas kompensiert. In den späteren Studien ist dies kaum mehr der Fall. Viele Frauen entdecken das Karzinom durch Selbstuntersuchung. Screeningprogramme nur mit Palpation und Programme zur Stimulierung der Selbstuntersuchung haben sich als Methode zur Frühdiagnostik als ungenügend erwiesen, da die Mortalität nicht herabgesetzt wird (de Jong 1979, Huguley u. Mitarb. 1988). Dies wird durch die Befunde beim Mammographiescreening mit einem 2jährigen Intervall bestätigt, wobei ca. 50% der Karzinome auch bei gezielter Untersuchung nicht palpabel sind.

Bei Frauen unter 50 Jahren hat die Mammographie eine niedrigere Sensitivität, da meistens noch keine vollständige Fettinvolution des Drüsengewebes erfolgte. Weiterhin ist die Inzidenz bei diesen Frauen niedriger als bei den 50–70jährigen. Auch zeigen Tumoren in der jüngeren Altersgruppe eine größere mittlere Wachstumsgeschwindigkeit. Aufgrund dieser Faktoren hat es Jahre gedauert, um zu definitiven Schlußfolgerungen über den Nutzen des Screenings in dieser Altersgruppe zu kommen. Es hat sich herausgestellt, daß ein Screening wohl nützlich, aber die Effektivität geringer ist als bei der Altersgruppe der 50–70jährigen. Man muß deshalb sehr viele Frauen der jüngeren Altersgruppe screenen, um ein Resultat zu erhalten und mindestens 10 Jahre auf den mortalitätssenkenden Effekt warten. Da die Kosten hoch sind, ist eine solche Untersuchung aus Kosten-Nutzen-/Effektivitätsüberlegungen kaum attraktiv. Auch die Strahlenbelastung für diese jüngeren Frauen ist wahrscheinlich nicht ganz ohne Risiko.

Auch bei Frauen im Alter von 70–75 Jahren ist der Nutzen der Reihenuntersuchung inzwischen nachgewiesen (Abb. 9.**1**). Die Sensitivität und der Prozentsatz der entdeckten Mammakarzinome sind hoch. Durch die zunehmende Vitalität der Bevölkerung ist zu erwarten, daß die Akzeptanz höher ist als in früheren Studien, so daß es überlegenswert und vermutlich auch kosteneffektiv ist, das Screening auf diese Altersgruppe auszudehnen.

Europäische Empfehlungen

Experten der Europäischen Union empfehlen auf der Basis der kontrollierten Studien die Einführung von Screeningprogrammen für symptomlose Frauen ab 50 Jahren mit einem Routineintervall von 2 Jahren. Seit 1986 wurden in mehreren Ländern mit Förderung der Europäischen Union koordinierte Pilotprogramme eingerichtet.

Ein flächendeckendes Screening ist inzwischen in England, Holland, Finnland und Schweden erreicht. In diesen Ländern werden die Früherkennungsuntersuchungen durch spezialisierte Zentren durchgeführt. Sie führen ein stringentes Qualitätssicherungsprogramm mit Doppelbefundung aller Aufnahmen durch.

Durch die Europäische Kommission wurden Leitlinien für die Qualitätssicherung im Mammographiescreening aufgestellt (S. 94). Darin geht man davon aus, daß eine systematische Früherkennung des Mammakarzinoms nur dann von Nutzen ist, wenn es gelingt hohe Qualitätsnomen zu erreichen. Das gewünschte Verhältnis zwischen Nutzen und nachteiligen Effekten kann nur durch eine sehr hohe Qualität des gesamten Screeningprozesses realisiert werden.

Die Leitlinien und Protokolle beziehen sich auf mehrere Aspekte des Screenings wie Einladungsverfahren, medizinisch-diagnostischer Prozeß (Screeningprozeß selbst, Zytologie, Histopathologie) und epidemiologische Auswertung der Resultate. Es besteht ein gesondertes Protokoll für die Qualitätskontrolle der physikalischen und technischen Aspekte des Mammographiescreenings, hauptsächlich bzgl. der Qualitätskontrolle der Apparatur.

Vorbedingung für die Einführung eines Screeningprogramms ist eine medizinische Infrastruktur, die eine optimale weiterführende Diagnostik und Behandlung der screeningpositiven Frauen garantiert. Zu Beginn eines Screeningprogramms muß das Ziel deutlich definiert werden. Gute Ausbildungsmöglichkeiten, eine adäquate Qualitätskontrolle und eine vollständige Karzinomregistrierung müssen zur Verfügung stehen. Um das Programm auswerten zu können, müssen epidemiologische Befunde bekannt sein wie Inzidenz, Stadium bei Entdeckung und Mortalität am Mammakarzinom.

Die quantitativen Ergebnisse einer regelmäßigen Evaluation müssen in den primären Screeningprozeß zurückgekoppelt werden.

Das Programm „Europa gegen den Krebs" hat ein europäisches Netzwerk von Referenzzentren für das Mammakarzinomscreening eingerichtet, das EUREF (European Network of Reference Centres), um als Zentrum für Ausbildung, Koordination und Dokumentation zu fungieren. Das EUREF hat zur Aufgabe, die Qualitätssicherungsausbildung der verschiedenen Screeningprogramme mittels Experten zu unterstützen. Außerdem hat das EUREF die Aufgabe, die Screeningprogramme in der Anfangsphase kritisch zu begleiten.

Europäische Leitlinien für die Behandlung bestehen bisher nicht.

Theoretische Grundlagen für Screeningprogramme

Beim Screening geht es im Grunde um die Entdeckung des Mammakarzinoms, das noch zu heilen ist, d. h. um Tumoren, die noch nicht metastasiert sind.

Man nimmt an, daß ein Anfangsstadium des Tumors besteht, in dem er nicht metastasiert ist. Von einem bestimmten Zeitpunkt in der Entwicklung des Tumors tritt dann Metastasierung auf. Dies hängt wahrscheinlich mit dem Grad der Durchblutung in und um den Tumor während seines Wachstums zusammen. Obgleich bekannt ist, daß Tumoren mit einem Durchmesser von 5 mm manchmal bereits Metastasen haben und Tumoren mit einem Durchmesser von einigen Zentimeter nicht, weisen alle Untersuchungen auf einen starken Zusammenhang zwischen Tumorgröße und Risiko der Metastasierung hin. Der Zeitpunkt des Auftretens einer Metastasierung soll bei einer mittleren Tumorgröße von 1,5 cm liegen.

Nach Gullino (1977) dauert es bei einer mittleren Tumorvolumenverdoppelungszeit von 100 Tagen nicht weniger als 9 Jahre, bis der Tumor einen Durchmesser von 5 mm erreicht hat (Abb. 9.**2**). Tumoren mit einem solchen Durchmesser können in vielen Fällen mammographisch erkannt werden. Dann dauert es 2 weitere Jahre, bis der Tumor einen Durchmesser von 20 mm erreicht hat. Bei einem solchen Durchmesser ist der Tumor in den meisten Fällen, abhängig von Lokalisation und Größe der Mamma, tastbar und deshalb auch klinisch festzustellen.

Deshalb bietet die Mammographie die Möglichkeit, den Tumor mehr als 2 Jahre früher zu erkennen als die klinische Untersuchung. Diese Periode wird als *entdeckbare präklinische Phase* oder *Sojourn time* bezeichnet (Abb. 9.**3**). Wenn der Tumor in dieser Periode mittels der Mammographie festgestellt wird, wird der diagnostische Zeitgewinn *Lead time* genannt. Dieser Zeitgewinn wird allgemein als Kern des mammographischen Screenings angesehen.

Leider hat die Erfahrung gezeigt, daß ca. 5% aller Mammakarzinome, die größer als 1 cm sind, mammographisch nicht sichtbar sind, d. h. diese Karzinome sind mammographisch okkult. Das bedeutet, daß nur aus diesem Grund bei der Mammographie eines von 20 Mammakarzinomen nicht entdeckt wird.

Neben mammographisch okkulten Karzinomen bestehen noch andere Ursachen für falsch negative Screeningbefunde. Die wichtigste Ursache ist eine Mastopathie. Mammographisch besteht hierbei eine sog. dichte Mamma. Kleine Mammakarzinome, die sich ausschließlich als Verdichtung manifestieren, können in der dichten Mamma nicht oder nur sehr schwer als solche erkannt werden. Die Sensitivität der Mammographie wird somit bei größerer Brustdichte nachteilig beeinflußt. Abb. 9.**4** zeigt die altersspezifische Inzidenz der Brustdichte und des Mammakarzinoms.

Ein falsch negativer Screeningbefund bedeutet für die entsprechenden Frauen den Verlust des eigentlich bezweckten Zeitgewinns. Wenn diese Frauen bei sich selbst einen Knoten in der Mamma entdecken, ist die durchschnittliche Prognose für sie genau so wie bei Frauen, die nicht am Screening teilnehmen. Der falsch negative Befund fügt ihnen erst Schaden zu, wenn sie bei der Selbstentdeckung eines Tumors nach einem negativen Screeningbefund die Konsultation eines Arztes aufschieben.

Ein gleiches Phänomen tritt auf, wenn Frauen dem Screening so viel Vertrauen schenken, daß sie bei der Entdeckung eines Knotens nicht zum Arzt gehen, sondern bis zur nächsten Screeningrunde warten. Theore-

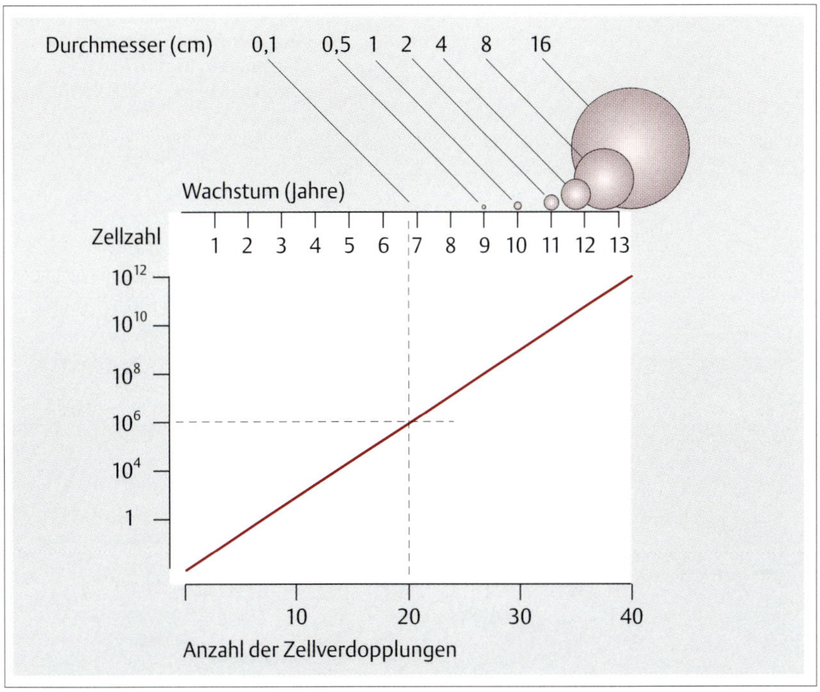

Abb. 9.2 **Die naturgesetzliche Entwicklung des Mammakarzinoms.** Der lange präklinische Verlauf des Mammakarzinoms auf der Grundlage einer durchschnittlichen Tumorverdoppelungszeit von 100 Tagen (nach Gullino).

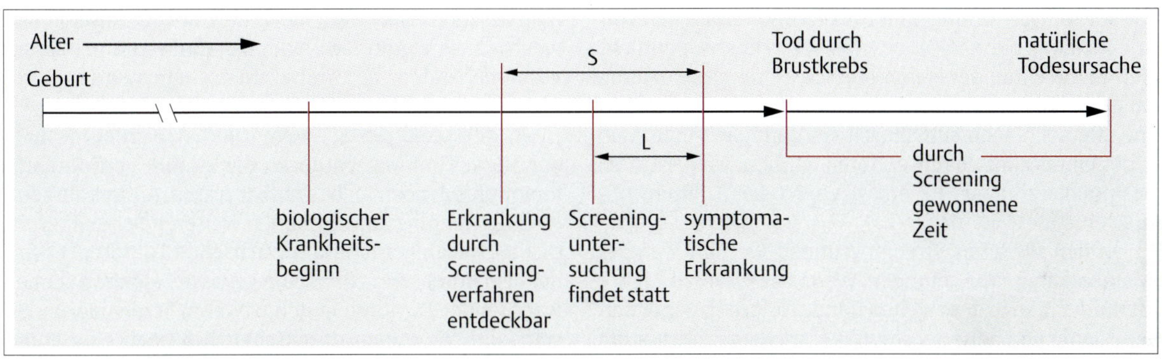

Abb. 9.3 **Naturgesetzlicher Verlauf des Mammakarzinoms** (nach Cole u. Morrison).
S entdeckbare präklinische Phase (sojourn time)
L Vorverlegung des Diagnosezeitpunkts durch Screening (lead time)

tisch könnte die Screeninguntersuchung in diesen Fällen zu einer Zunahme der Mortalität führen. Bei guter Aufklärung der Teilnehmerinnen am Screening ist diese Gefahr zu beseitigen.

Die mammographische Präsentation von Mammakarzinomen ist nicht immer charakteristisch bzw. typisch. Dies ergibt sich aus der Tatsache, daß beim Screening auch falsch positive Befunde vorkommen. Das bedeutet eine Spezifizität unter 100%. Falsch positive Befunde und ihre Folgen (z.B. Operation aufgrund einer benignen Veränderung) können sich nachteilig auf die Teilnahme am Screening auswirken. Die Qualität der Beurteilung ist u.a. aus Sensitivität, Spezifizität, Prädiktionswert usw. des Screenings abzulesen (Abb. 9.**5**).

Beim Screening mit Mammographie geht es primär um die Einteilung der teilnehmenden Frauen in 2 Gruppen:

- Frauen ohne mammographisch karzinomverdächtige Veränderung,
- Frauen mit entsprechenden Veränderungen.

Bei der Screeninguntersuchung werden keine Diagnosen gestellt, sondern nur die Frauen selektiert, bei denen eine weitere Untersuchung erforderlich ist.

Eine Screeninguntersuchung mittels Mammographie ist kein einmaliger Vorgang, sondern ein kontinuierlicher Prozeß. Die einmal untersuchten Frauen müssen weiter über einige Jahrzehnte periodisch in einem bestimmten Intervall untersucht werden.

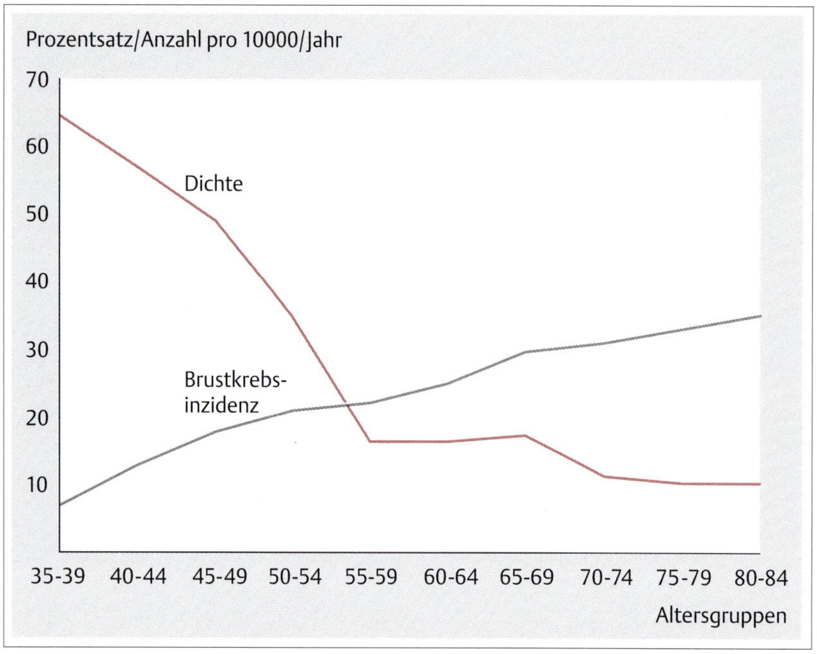

Abb. 9.**4** **Altersspezifische Inzidenz der Brustdichte und des Mammakarzinoms** (nach van Gils u. Mitarb. 1995 u. NCR 1990).

Beim ersten Screening einer bestimmten Altersgruppe von Frauen ist die Anzahl der entdeckten Karzinome, die sog. Prävalenz, ungefähr 3mal größer als die natürliche Inzidenz dieser Gruppe (Abb. 4.**2**). Dies verdeutlicht den Zeitgewinn, der durch die Screeninguntersuchung zu erreichen ist. Man findet nicht nur Mammakarzinome, die noch eben subklinisch sind und sich innerhalb eines Jahres klinisch präsentieren würden, sondern auch Mammakarzinome, die erst nach 1 oder 2 Jahren klinisch manifest würden.

In den weiteren Screeningrunden werden weniger Mammakarzinome gefunden. Wenn das Intervall 2 Jahre ist, findet man in der zweiten Runde, sofern in der ersten eine genügend hohe Sensitivität erreicht wurde, nur die Tumoren, die während des Intervalls, also nach dem ersten Screening, mammographisch sichtbar geworden sind. Diese Anzahl kann theoretisch nicht größer sein als die berechnete natürliche (jährliche) Inzidenz. In der Praxis erweist sich auch, daß in den nachfolgenden Screeningrunden nicht mehr Mammakarzinome gefunden werden als 2mal die natürliche Inzidenz, d. h. nach einer zeitweiligen Steigerung der Zahl der festgestellten Mammakarzinome fällt ihre Anzahl in den weiteren Screeningrunden wieder auf das Niveau der natürlichen Inzidenz vor dem Screening ab. Allerdings befinden sich die beim Screening entdeckten Tumoren meistens in einem günstigeren Stadium als die vor dem Screening gefundenen.

Da nicht alle Mammakarzinome gleich schnell wachsen, können sich Mammakarzinome mit relativ schnellem Wachstum innerhalb von 2 Jahren von noch nicht mammographisch detektierbar bis zu klinisch manifest entwickeln. Dies sind die sog. *Intervallkarzinome*, also Mammakarzinome, die bei den Screeningteilnehmerinnen innerhalb des Intervalls nach einem negativen Screeningbefund klinisch manifest werden. Intervallkarzinome sind somit als Tumoren definiert, die innerhalb des Intervalls klinisch manifest werden, also schnell wachsen (F in Abb. 9.**6**), oder Tumoren, die bei einem vorhergehenden Screening übersehen wurden oder nicht erkennbar waren (M in Abb. 9.**6**) (S. 245).

In den weiteren Screeningrunden werden deshalb vor allem Tumoren entdeckt, die 2 Jahre vorher mammographisch noch nicht sichtbar waren. Anders als beim ersten Screening sind es in den weiteren Screeningrunden auch weniger langsam wachsende Tumoren. Es findet also durchschnittlich eine gewisse Selektion schnell wachsender Tumoren in den weiteren Screeningrunden statt, und sie haben durchschnittlich auch eine etwas ungünstigere Prognose als die Mammakarzinome in den ersten Screeningrunden. Das gleiche gilt für Intervallkarzinome.

Wenn es um die Entscheidung zwischen screeningpositiven und -negativen Mammogrammen geht, kann die Beurteilung grundsätzlich 2 Strategien folgen:

- Ein Ausgangspunkt ist, beim Screening so wenige Mammakarzinome wie möglich zu übersehen (wie z. B. in den USA). Das Streben nach einer maximalen Sensitivität steht an erster Stelle, man achtet also nicht auf Spezifizität. Das bedeutet, daß fast alle Frauen mit einem abweichenden Mammogramm weiter untersucht werden. Das sind pro 1000 untersuchte Frauen mindestens 50 – 100. Trotz der zunehmenden Anwendung von Core-Biopsien werden viele Frauen chirurgisch bioptiert. Die mittlere Anzahl entdeckter Mammakarzinome pro 1000 ist hoch, der positive Prädiktionswert der Biopsie ist niedrig, d. h., daß die meisten chirurgischen Eingriffe aufgrund benigner Veränderungen ausgeführt werden.

Testergebnisse	bestehende Erkrankung: ja	nein	gesamt
positiv	a	b	a + b
negativ	c	d	c + d
gesamt	a + c	b + d	a + b + c + d

Abb. 9.5 **Kennziffern eines Mammographiescreenings.**

Sensitivität:
Die Sensitivität bezeichnet die Fähigkeit der Mammographie, Frauen mit einem Mammakarzinom zu identifizieren. Von allen Frauen mit Mammakarzinom (a + c) entdeckt die Mammographie eine Anzahl a. Die Sensitivität ist dann a/ (a + c) × 100%.
c ist die Anzahl der Frauen mit Mammakarzinom, die nicht durch Mammographie entdeckt wurden, d. h. deren Screeningergebnis falsch negativ ist. Der Prozentsatz der falsch negativen Fälle ist das Komplement der Sensitivität:
Sensitivität (in %) = 100% minus Anteil der falsch negativen Fälle (in %)

Spezifität:
Die Spezifität bezeichnet die Fähigkeit der Mammographie, Frauen ohne Mammakarzinom zu identifizieren. Von allen Frauen ohne Mammakarzinom (b + d) identifiziert die Mammographie die Gruppe d als gesund.
Die Spezifität ist dann d/ (b + d) × 100%.
b ist die Anzahl der Frauen ohne Mammakarzinom, doch mit positivem Screeningergebnis, d. h. die sog. falsch positiven Fälle. Der Prozentsatz der falsch positiven Fälle ist das Komplement der Spezifität, also
Spezifität (in %) = 100% minus Anteil der falsch positiven Fälle (in %)

Positiver Prädiktionswert:
Der positive Prädiktionswert des Screeningtests ist der Anteil der richtig positiven Fälle an allen Testpositiven,
d. h. a/ (a + b) × 100%

Entdeckungsrate:
Die Entdeckungsrate ist der Anteil richtig positiver Fälle an 1000 Teilnehmerinnen, d. h. a/ (a + b + c + d) × 1000‰

- Der andere Ausgangspunkt ist, eine möglichst hohe Spezifizität zu erreichen, ohne daß dies auf Kosten der Sensitivität geht. Dieses Vorgehen ist in Europa üblich. Man überweist deshalb nur die Frauen, die eine tumorverdächtige Veränderung haben. Daraus resultiert eine niedrigere Anzahl screeningpositiver Mammogramme pro 1000 untersuchte Frauen. Hierdurch wird die Anzahl unnötiger Eingriffe bei diesen asymptomatischen Frauen klein gehalten. Der positive Prädiktionswert der aufgrund des Screenings ausgeführten diagnostischen Eingriffe ist daher hoch. 3 Mammakarzinome pro 4 Eingriffe sind deshalb auch nicht ungewöhnlich.
  Diese Strategie hat eine etwas geringere Detektionsrate als das Streben nach maximaler Sensitivität und führt damit zu einer etwas höheren Anzahl von Intervallkarzinomen.

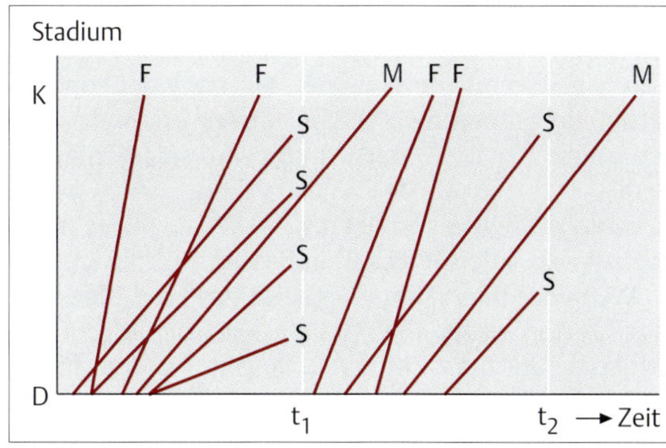

Abb. 9.6 **Schematische Darstellung des Auftretens von Mammakarzinomen während der Einführung eines Screeningprogramms.**
Die Karzinome werden entdeckbar im Stadium D und symptomatisch im Stadium K. Zum Zeitpunkt t_1 findet die erste, zum Zeitpunkt t_2 die zweite Screeninguntersuchung statt.
S kennzeichnet im Screening entdeckte Karzinome; F kennzeichnet schnellwachsende Karzinome, die im Screeningintervall auftreten; M kennzeichnet Karzinome, die im Screening übersehen wurden und sich im Screeningintervall manifestieren (falsch negative Fälle).
M und F werden als Intervallfälle bezeichnet.

Zusammenfassung:

- *Screening mit dem Ziel maximaler Sensitivität:*
  - alle Veränderungen werden zur weiteren Diagnostik überwiesen, deshalb hoher Überweisungsprozentsatz,
  - hoher Prozentsatz falsch positiver Screeningbefunde: viel unnötige Eingriffe und Beunruhigung der Frauen,
  - niedriger Prozentsatz falsch negativer Screeningbefunde, d. h. wenig Intervallkarzinome.
- *Screening mit dem Ziel hoher Spezifizität bei Erhaltung guter Sensitivität:*
  - nicht alle entdeckten Veränderungen werden zur weiteren Diagnostik überwiesen, dadurch ein niedrigerer Überweisungsprozentsatz,
  - niedriger Prozentsatz falsch positiver Screeningbefunde: weniger unnötige Eingriffe und weniger Beunruhigung der Patientinnen,
  - etwas höheres Risiko für Intervallkarzinome.

Ein hoher Prozentsatz screeningpositiver Befunde und eine niedrige Detektionsrate deuten auf eine schlechte Selektion hin. Ein niedriger Überweisungsprozentsatz und eine Detektionsrate, die der natürlichen Inzidenz nahekommt, weisen auf eine gute Selektion hin.

Ein weiterer wichtiger Parameter eines Screeningprogramms ist die Beteiligung der Zielbevölkerung. In den USA ist die Beteiligung der Frauen an Screeningprogrammen niedrig. Meistens fehlt ein Einladungssystem. Eine vollständige Registrierung der Intervallkarzinome ist nicht immer vorhanden. In den Niederlanden dagegen nehmen beinahe 80% der Frauen (Zielgruppe 50–70 Jahre) an Screeningprogrammen teil, dank der genauen Personenregistrierung des Einladungsverfahrens und der Aufklärung. Die Untersuchung wird staatlich finanziert.

Für ein effektives Screening ist die Länge des Intervalls zwischen den Screeninguntersuchungen wichtig.

Wenn das Intervall im Vergleich zur Lead time sehr kurz ist, werden vor allem schnell wachsende Tumoren entdeckt. Wird das Intervall länger, werden neben schnell wachsenden Tumoren auch weniger schnell wachsende Tumoren entdeckt. Einzelne langsam wachsende Tumoren werden auch bei kurzen Intervallen entdeckt. Es handelt sich um ein probabilistisches Verteilungsproblem. Wird das Intervall erheblich länger als die Lead time, werden proportional mehr langsam wachsende Tumoren entdeckt, die im Durchschnitt eine bessere Prognose haben. Es erhebt sich die Frage, ob ein solches Screeningprogramm noch eine Herabsetzung der Mammakarzinomsterblichkeit zur Folge hätte.

Die meisten Screeninguntersuchungen werden bei Frauen über 50 Jahren ausgeführt. Die Erfahrung verschiedener Studien zeigte, daß die Länge des Screeningintervalls vom Alter der Zielgruppe abhängig ist. Das folgt aus der mittleren Wachstumsgeschwindigkeit des Mammakarzinoms, die bei jüngeren Frauen höher ist als bei älteren Frauen (S. 36, Tab. 3.**3**). Bis zum 55. Lebensjahr wird ein Intervall von 1 Jahr empfohlen, darüber ein Intervall von 2 Jahren. Bei Frauen über 70 Jahren wäre ein Intervall von 3 Jahren ausreichend.

Nicht in allen Fällen führt eine frühere Entdeckung durch das Mammographiescreening zu einer definitiven Heilung und damit zur Sterblichkeitsreduktion. Das kann in folgenden Fällen vorkommen:

- Frauen mit einem Mammakarzinom, das bei seiner Entdeckung durch die Screeninguntersuchung metastasiert ist, haben keinen Vorteil durch das Screening.
- Es gibt auch Mammakarzinome, die während des Lebens der Frau nicht als klinisches Karzinom in Erscheinung treten und nur durch das Screening entdeckt werden. Diese Frauen können an einer konkurrierenden Todesursache sterben.
- Von den DCIS ist nicht bekannt, ob sie sich immer zu einem invasiven Karzinom entwickeln.

Durchführungsmodelle des mammographischen Screenings

Ausgangspunkte für mammographische Screeningprogramme:

- Die Teilnahme muß sich auf asymptomatische Frauen eines bestimmten Lebensalters beschränken.
- Das Endresultat ist abhängig von:
  - Teilnahmehöhe,
  - Qualität des Screenings.

Es bestehen verschiedene Modelle:

- *Einladung oder nicht?*
  Ohne Einladung bleibt eine Screeninguntersuchung opportunistisch. Das bedeutet Selbstselektion und keine Untersuchung einer für die Bevölkerung repräsentativen Gruppe. Nur wenn alle Frauen einer bestimmten Zielgruppe persönlich aufgerufen werden und eine ausreichend hohe Teilnahme besteht, kann man von einem echten Screening sprechen.
- *In spezialisierten Zentren oder nicht?*
  In den Niederlanden hat die Erfahrung gezeigt, daß die mammographische Qualität spezialisierter Mammographiescreeningeinheiten höher ist als die in den meisten Krankenhäusern.
- *Teilweise oder vollständige Kostenübernahme oder nicht (Staat, Krankenkasse)?*
  In Nijmegen hat die Erfahrung gezeigt, daß ein kleiner eigener Beitrag der Frau (z. B. 10% der wirklichen Kosten) keinen nachteiligen Einfluß auf die Teilnahme hat.
- *Krebsregistrierung oder nicht?*
  Ohne lückenlose Krebsregistrierung ist eine Prüfung auf Intervallkarzinome nicht möglich. Die Auswertung der Intervallkarzinome ist ein wichtiges Qualitätskriterium des Screenings.
- *Kombination mit Palpation durch speziell ausgebildetes Personal oder nicht?*
  Mittels Palpation können palpable, mammographisch okkulte Karzinome entdeckt werden.
- *Mit Abklärungsdiagnostik oder nicht?*
  Die Abkärungsdiagnostik innerhalb der Screeningorganisation ist mehr oder weniger notwendig, wenn die Mammogramme nicht an Ort und Stelle entwikkelt und mit Voruntersuchungen verglichen werden können.
  Die Abklärungsdiagnostik innerhalb der Screeningorganisation (d. h. Screening einschließlich Diagnose wie in England) verringert sowohl die Anzahl der falsch positiven als auch die Anzahl der falsch negativen Befunde.
  Ein Screening ohne inkorporierte Abklärungsdiagnostik wie in den Niederlanden ergibt mehr falsch negative und mehr falsch positive Befunde und hat deshalb eine etwas weniger hohe Sensitivität und Spezifität. Screening ohne Abklärungsdiagnostik bedeutet nur die Selektion für die Abklärungsbedürftigkeit. Die Kosten der Abklärungsdiagnostik fallen dabei nicht unter die der Screeningorganisation.

Bei der Untersuchung selbst muß aus folgenden Möglichkeiten gewählt werden:

- Mammographie in 2 Ebenen pro Mamma bei der ersten Screeningrunde und eine Aufnahme pro Mamma in den nachfolgenden Screeningrunden.
- 2 Aufnahmen pro Mamma in der ersten Screeningrunde, in der zweiten Screeningrunde beurteilen gut ausgebildete MTRAs u. a. durch Vergleich mit Voraufnahmen, ob eine Aufnahme pro Mamma ausreichend ist oder ob eine zweite Aufnahme notwendig ist.
- 2 Aufnahmen pro Mamma in der ersten wie auch in den nachfolgenden Screeningrunden.
- 1 Aufnahme pro Mamma sowohl in der ersten als auch in den nachfolgenden Screeningrunden.

Praktische Hinweise bei der Ausführung des Screenings

Sowohl bei der Anfertigung als auch bei der Befundung müssen die Mammographieaufnahmen von vorhergehenden Untersuchungen zum Vergleich vorhanden sein. Außerdem muß man für eine gute Interpretation der Aufnahmen über anamnestische Angaben verfügen:

- Beschwerden von Seiten der Mammae,
- frühere Eingriffe, Bestrahlung,
- Familienanamnese hinsichtlich eines Mammakarzinoms,
- Substitutionstherapie mit Östrogenen.

Wichtig ist auch, daß die MTRA notiert, ob und wo Narben oder Hautveränderungen wie Papillome, Warzen usw. vorhanden sind.

Es ist bewiesen, daß unabhängig voneinander durchgeführte Doppelbeurteilungen (Thurfjell 1994) die Resultate verbessern. Es muß ein Konsens bestehen hinsichtlich der Überweisung zu einer weiteren Untersuchung. Weiterhin sollte zumindest einer der Beurteiler in die Evaluation der screeningpositiven Befunde und Intervallkarzinome einbezogen sein, da die Interpretationskenntnisse durch das regelmäßige Feedback aus der Klinik aufrechterhalten werden. Eine vorherige Beurteilung durch die MTRA trägt ebenfalls zu besseren Resultaten bei.

Wenn die Frau bei der Screeninguntersuchung nicht asymptomatisch ist, sondern Beschwerden hat wie eine palpable Veränderung, ein Mamillenekzem oder eine blutige Mamillensekretion wird der Frau empfohlen, deswegen den Hausarzt aufzusuchen, auch wenn der Screeningbefund negativ ist. Das gilt ebenso, wenn die MTRA diese Besonderheiten während der Positionierung für die Aufnahmen feststellt.

Um unnötige (d.h. wegen benigner Veränderung) Biopsien als Folge der Reihenuntersuchung zu vermeiden, sollte man mammographisch benigne Veränderungen der Frau oder dem Hausarzt nicht mitteilen. Betrifft es größere und daher vermutlich palpable Veränderungen, kann diese Strategie aber zu schwierigen Situationen führen.

Frauen mit

- nichtstrahlendurchlässigen Mammaprothesen,
- intramammär gelegenen Herzschrittmachern und
- ernster Mammadeformation nach einer Operation oder Verletzung

sollten eingehender untersucht werden, mit ergänzenden Aufnahmen, evtl. Vergrößerungsaufnahmen, wenn nötig mit ergänzendem US.

Die Standardmammographie beim Screening ist für Frauen mit den oben genannten Besonderheiten zu beschränkt.

Wenn für eine Aufnahme pro Mamma in den nachfolgenden Screeningrunden entschieden wurde, ist es nützlich, daß die MTRAs selbst bestimmen, ob eine zweite Aufnahme indiziert ist. Ihnen sollten hierfür Richtlinien gegeben werden. Kriterien für eine zusätzliche CC-Aufnahme in den nachfolgenden Screeningrunden sind:

- erste Screeninguntersuchung (erste Teilnahme) oder an vorhergehender Runde nicht teilgenommen,
- neue Mikroverkalkungen oder vergrößerte Anzahl von Mikroverkalkungen,
- neue Verdichtung oder größer gewordene Verdichtung einschließlich neuer einseitig „positiver" Achsellymphknoten,
- Asymmetrie, neu aufgetreten oder zunehmend,
- Distorsion der Architektur,
- nach der Operation aufgrund eines Mammakarzinoms, einer Mammaverkleinerung oder einem Einbringen einer Prothese immer, nach jeder anderen Operation im Intervall einmalig,
- wenn die Frau bei der vorherigen Screeningrunde zur Abklärung überwiesen wurde,
- bei schwerer Mastopathie mit der Möglichkeit lokaler Unterbelichtung,
- wenn die Voraufnahmen nicht zum Vergleich vorhanden sind,
- in allen Fällen, in denen die MTRA der Ansicht ist, daß die Interpretation des Mammogramms Probleme ergeben könnte.

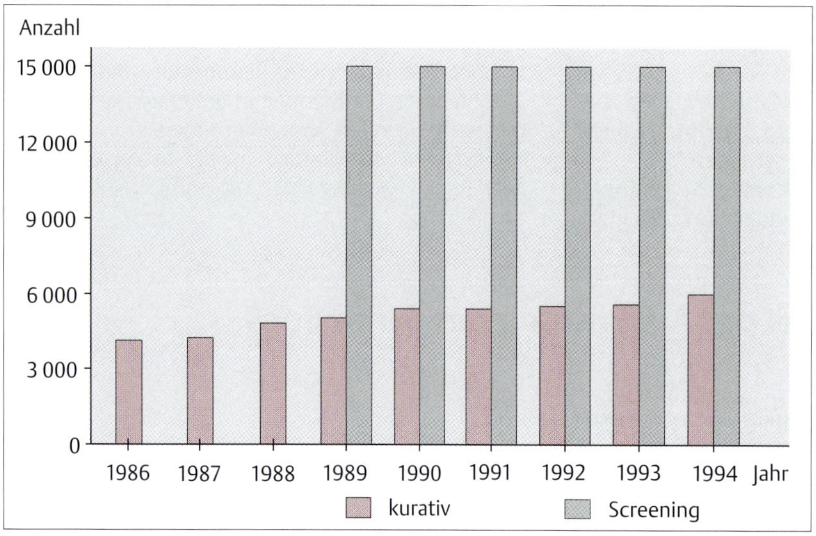

Abb. 9.7 **Im Screeningprogramm und in klinischen Einrichtungen durchgeführte kurative Mammographien** (Region Arnheim 1986 – 1994).

Interpretation, Doppelbeurteilung

Die Interpretation von Screeningmammogrammen erfordert eine spezielle Ausbildung und Erfahrung. Es ist manchmal sehr schwierig, zwischen einer malignen und einer benignen Veränderung zu unterscheiden. Man muß jedoch eine Entscheidung treffen, wobei man die Balance zwischen falsch positiven Befunden, falsch negativen Befunden, positiven und negativen Vorhersagewerten und Entdeckungsrate abwägen und fortlaufend beobachten muß.

Während des Screenings zeichnet sich bei der Analyse der Resultate in den ersten Jahren ein Lernprozeß ab. In der ersten Screeningrunde sieht man anfangs eine langsame Abnahme des Promilleanteils screeningpositiver Befunde, in etwas geringerem Maße auch der Anzahl durchgeführter Biopsien. Die Entdeckungsrate steigt manchmal in der Anfangsphase. Diese Trends, die auf eine Verbesserung des gesamten diagnostischen Prozesses hinweisen, müssen Folge eines Lernprozesses sein. Die Qualitätsverbesserung drückt sich am deutlichsten in der Zunahme des Vorhersagewerts des Screenings aus.

Man muß bei der Evaluation des Screenings zwischen dem sog. ersten Screening und dem nachfolgenden Screening unterscheiden. Zur ersten Kategorie rechnet man nicht nur Frauen, die das 1. Mal gescreent werden, sondern auch Frauen, die eine oder mehrere Screeningrunden überschlagen haben.

Wenn alle Frauen der Zielgruppe in einem bestimmten Gebiet aufgefordert und größtenteils untersucht wurden, verändert sich in kurzer Zeit der Altersaufbau der Gruppe, die danach zum 1. Mal untersucht werden. Es sind dann überwiegend Frauen, die das Alter von 50 Jahren erreicht haben und zum 1. Mal am Screeningprogramm teilnehmen, die sog. Einströmer. Diese Frauen in einem Alter über 50 Jahre haben eine niedrigere Inzidenz, dichtere Mammae und durchschnittlich schneller wachsende Tumoren. Dies führt zu einer geringeren Detektion und zu mehr Überweisungen, was eine Abnahme des Vorhersagewerts zur Folge hat.

Man sollte eigentlich erwarten, daß die große Anzahl von Mammographien im Rahmen des Screeningprogramms Einfluß auf die Anzahl der kurativen Mammographien hat. In der Region Arnheim (Abb. 9.7) war dies nicht der Fall. Obwohl das Screeningprogramm eine geringe Zunahme der Anzahl kurativer Mammographien mit sich bringt (screeningpositive Befunde), ist anzunehmen, daß durch Einführung des Screeningprogramms eine Anzahl von Frauen der Zielgruppe und auch außerhalb der Zielgruppe beschließt, auf eigene Initiative hin eine vorsorgliche Mammographie ausführen zu lassen.

Strahlenbelastung

Obwohl das Brustdrüsengewebe hinsichtlich der Karzinominduktion zu den strahlenempfindlichsten Geweben gehört, ist es doch fraglich, ob sehr kleine Strahlendosen, wie sie bei der modernen Mammographie angewendet werden, schädlich sind. Die heutigen Risikoschätzungen basieren auf Extrapolation des bekannten Schadens bei Strahlendosen über 1000 mGy. Es ist bekannt, daß das Risiko der Karzinominduktion in der Mamma mit der Entwicklung und Aktivität des Drüsengewebes zusammenhängt. Das Risiko ist deshalb auch während der Menarche und der ersten Schwangerschaft am höchsten. Danach nimmt die Empfindlichkeit des Drüsengewebes stetig ab. Es kommt hinzu, daß durch die Involution des Drüsenkörpers mit dem Alter auch die notwendige Strahlendosis bei der Mammographie abnimmt. Die mittlere Strahlenbelastung für eine Mammographie von ungefähr 1 mGy pro Aufnahme führt bei Frauen über 50 Jahren nicht zu einer Vermehrung neu auftretender Mammakarzinomquellen. Wenn doch ein Risiko besteht, ist es vernachlässigbar verglichen mit den Vorteilen des Screenings.

Kosten-Nutzen-/Effektivitätsanalyse

Bei der Kosten-Nutzen-/Effektivitätsanalyse eines Screeningprogramms mit Mammographie werden Kosten und Auswirkungen in einer Situation mit Screening und einer Situation ohne Screening verglichen. Wichtigstes Ziel ist die Senkung der Sterblichkeit. Für die Niederlande ist die erwartete Senkung der Sterblichkeit in Abb. 9.**8** wiedergegeben.

Für die am Screening teilnehmenden Frauen in den Niederlanden beträgt die Reduktion der Mortalität beinahe 50%, für alle Frauen der Zielgruppe ist die Reduktion, bei einer mittleren Teilnahme von 70%, ca. 30%. Für die gesamte weibliche Population beträgt die Reduktion ca. 16%. Mit dieser Mortalitätsreduktion nimmt auch die Zahl der Frauen in einem fortgeschrittenen Mammakarzinomstadium ab. Dadurch wird die Lebensqualität verbessert bei gleichzeitiger wesentlicher Kostenreduktion. Eine Screeninguntersuchung hat auch eine weniger eingreifende Behandlung der Patientinnen mit einem Mammakarzinom zur Folge, d.h. die Anzahl der jährlichen Mastektomien wird zu einem wesentlichen Teil durch brusterhaltende Behandlungen ersetzt.

Die verbesserte Lebensqualität und die Kostenersparnis, die dadurch erreicht werden, daß weniger Frauen in einem fortgeschrittenen Krankheitsstadium zur Behandlung kommen, rechtfertigen die Kosten des Screenings, selbst wenn man die erforderlichen Kosten der Qualitätsüberwachung einbezieht. In den Niederlanden betragen die Kosten pro gewonnenem Lebensjahr ca. 7659 holländische Gulden (4000 US-Dollar). Dieser Betrag ist geringer als für die meisten anderen medizinischen Maßnahmen, von denen Kosteneffektivitätsrelationen bekannt sind, einschließlich dem Screening auf das Zervixkarzinom. Die Screeninguntersuchung ist auch deshalb eine sinnvolle Forderung, weil die klinische Mammographie durch die Qualität des Screenings verbessert wird und wahrscheinlich auch die klinische Diagnostik und Behandlung der kleinen nichtpalpablen Mammaveränderungen.

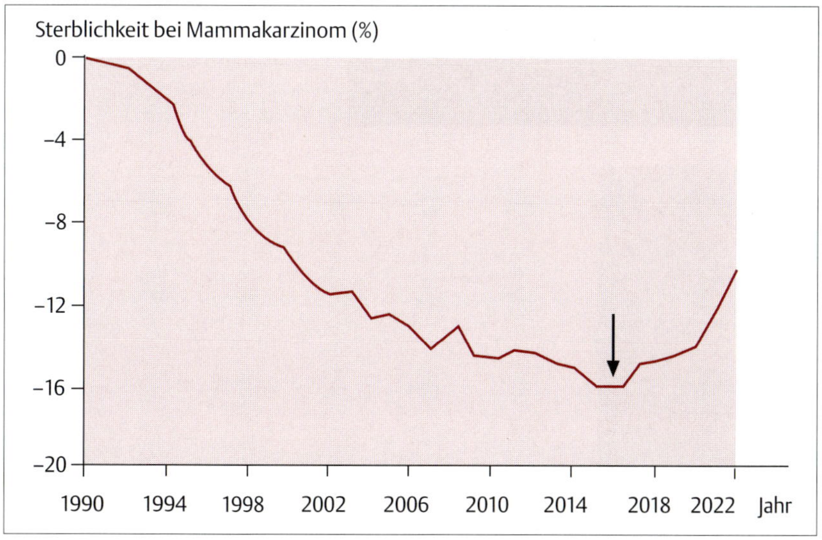

Abb. 9.**8** **Erwartete Senkung der Mammakarzinomsterblichkeit als Folge des Screeningprogramms in den Niederlanden (angenommene Dauer des Screeningprogramms 1990–2016), angegeben als Prozentsatz der Mammakarzinommortalität ohne Screening.** Die Prognoseverbesserung der im Screening entdeckten Karzinome beruht auf den Ergebnissen der schwedischen Studien in Kopparberg/Östergötland und Malmö (nach Koning).

Intervallkarzinome

Man spricht von einem Intervallkarzinom, wenn bei einer Teilnehmerin an der Reihenuntersuchung nach einer Screeninguntersuchung mit negativem Befund während des darauffolgenden Intervalls ein Mammakarzinom diagnostiziert wird (Abb. 9.**9** u. 9.**10**).

In den Niederlanden beträgt die Anzahl der Intervallkarzinome ca. 1,0–1,5 pro 1000 Teilnehmerinnen pro 2 Jahre. Für die Altersgruppe 50–69 Jahre beträgt die mittlere natürliche Inzidenz ca. 2,25, d.h., daß nach 2 Jahren 4,5 Karzinome pro 1000 Frauen gefunden werden konnten. In den nachfolgenden Screeningrunden mit einem Intervall von 2 Jahren beträgt die Anzahl der durch Screening entdeckten Karzinome 3–3,5 pro 1000 Frauen. Die Intervallkarzinome hinzugezählt stimmt dies mit der natürlichen Inzidenz überein. Insgesamt machen die Intervallkarzinome somit 30% der gesamten in der Zielgruppe vorkommenden Mammakarzinome aus.

In der Praxis zeigt sich, daß Frauen mit einem Intervallkarzinom häufig sehr enttäuscht sind vom Screeningprogramm, vor allem wenn hinterher doch eine beginnende Veränderung beim letzten Screening erkennbar war. Gelegentlich führt das auch zu einer Schadenersatzklage bei der Screeningorganisation. Bei der Aufforderung zur Teilnahme am Screening muß deshalb auch darauf hingewiesen werden, daß ein screeningnegativer Befund keine absolute Garantie ist, daß nicht doch während der Untersuchung ein (sub-)klinisches Karzinom vorhanden war.

Allgemein muß man sich vergegenwärtigen, daß die Screeninguntersuchung, vor allem wenn man sich in den nachfolgenden Screeningrunden auf eine Ebene pro Mamma beschränkt, im Vergleich mit der klinischen Mammographie eine unvollständige Untersuchung ist.

Für die Fortbildung der Radiologen stellen Intervallkarzinome ein wichtiges Lehrmaterial dar. Es empfiehlt sich, alle Intervallkarzinome aktiv zusammenzustellen und dann von objektiven auswärtigen Fachleuten einteilen zu lassen.

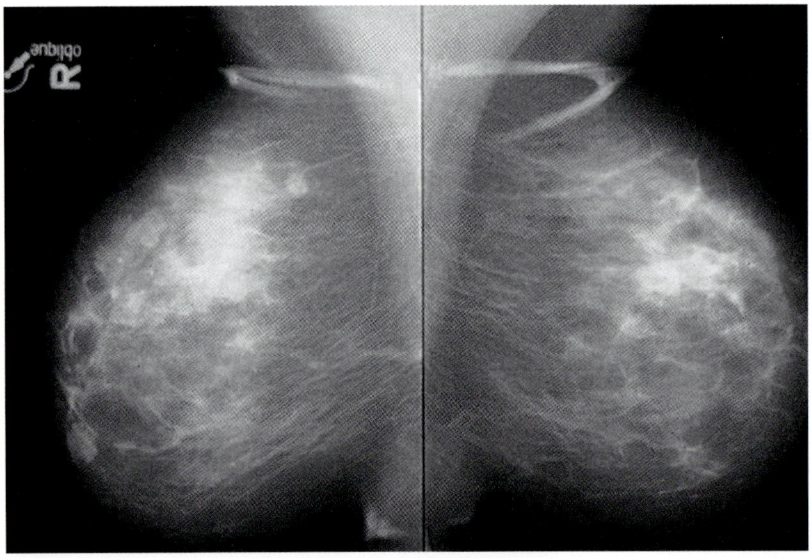

a

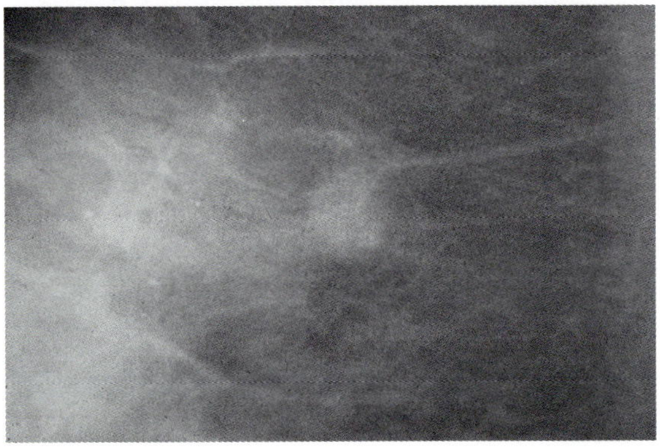

b

Abb. 9.**9 a, b** **Intervallkarzinom im Screening übersehen.**
15 Monate nach Screening palpabler Tumor rechts. Histologisch: IDC von 20 mm Durchmesser; axillare Lymphknoten positiv.
a Schrägaufnahmen. Screening.
b Detail aus Abb. **a**.

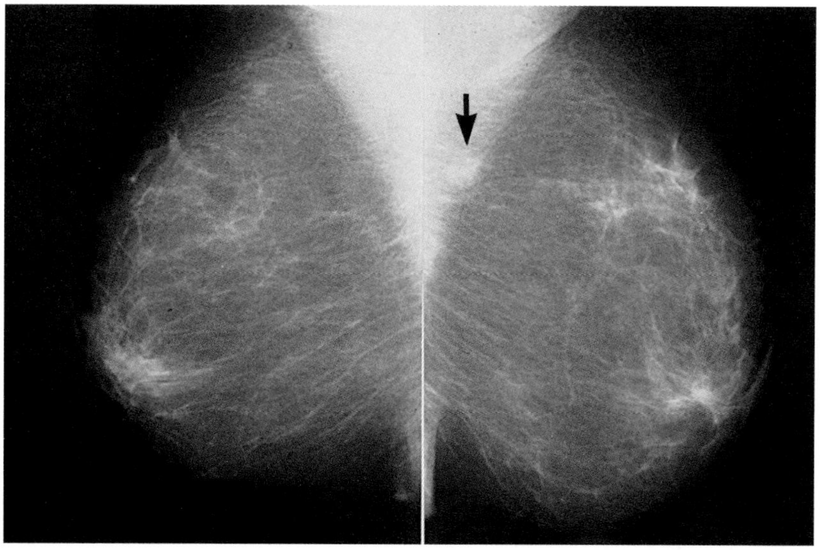

Abb. 9.**10** **Intervallkarzinom.** Im Screening übersehenes Karzinom links (Pfeil) bei 52jähriger Frau. 9 Monate nach Screening palpabler Knoten. Histologisch: IDC; Durchmesser 12 mm; axillare Lymphknoten negativ.

Einteilung der Intervallkarzinome:

- Beim Screening (auch retrospektiv) keine Veränderung zu sehen,
- Minimal sign beim Screening, das nicht zur Überweisung führt,
- Screeningirrtümer:
  - bei der Beurteilung übersehen,
  - infolge ungenügender Positionierung ist der Tumor beim Screening nicht abgebildet,
  - unzureichende technische Qualität (Belichtungs- und Entwicklungsfehler) des Mammogramms,
- Tumor sowohl beim Screening als auch bei der Entdeckung „mammographisch okkult".

Bei der Revision der Intervallkarzinome waren ca. 15% retrospektiv zu sehen und müssen deshalb als übersehen klassifiziert werden (van Dijck u. Mitarb. 1993). Die andeutungsweise sternförmige Distorsion retromamil-

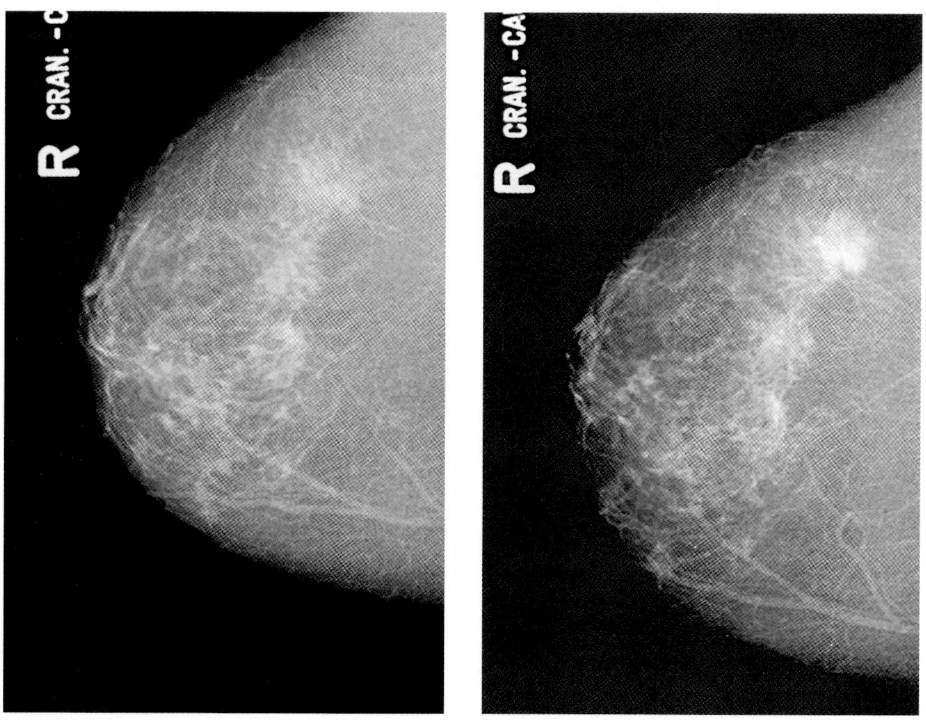

a b

Abb. 9.**11 a, b** **Minimal signs rechts im Screening:**
a 1989 Screening.
b 1991 Screening. Eines der Minimal signs ist dichter geworden. Histologisch: IDC; Durchmesser 20 mm; axillare Lymphknoten negativ.

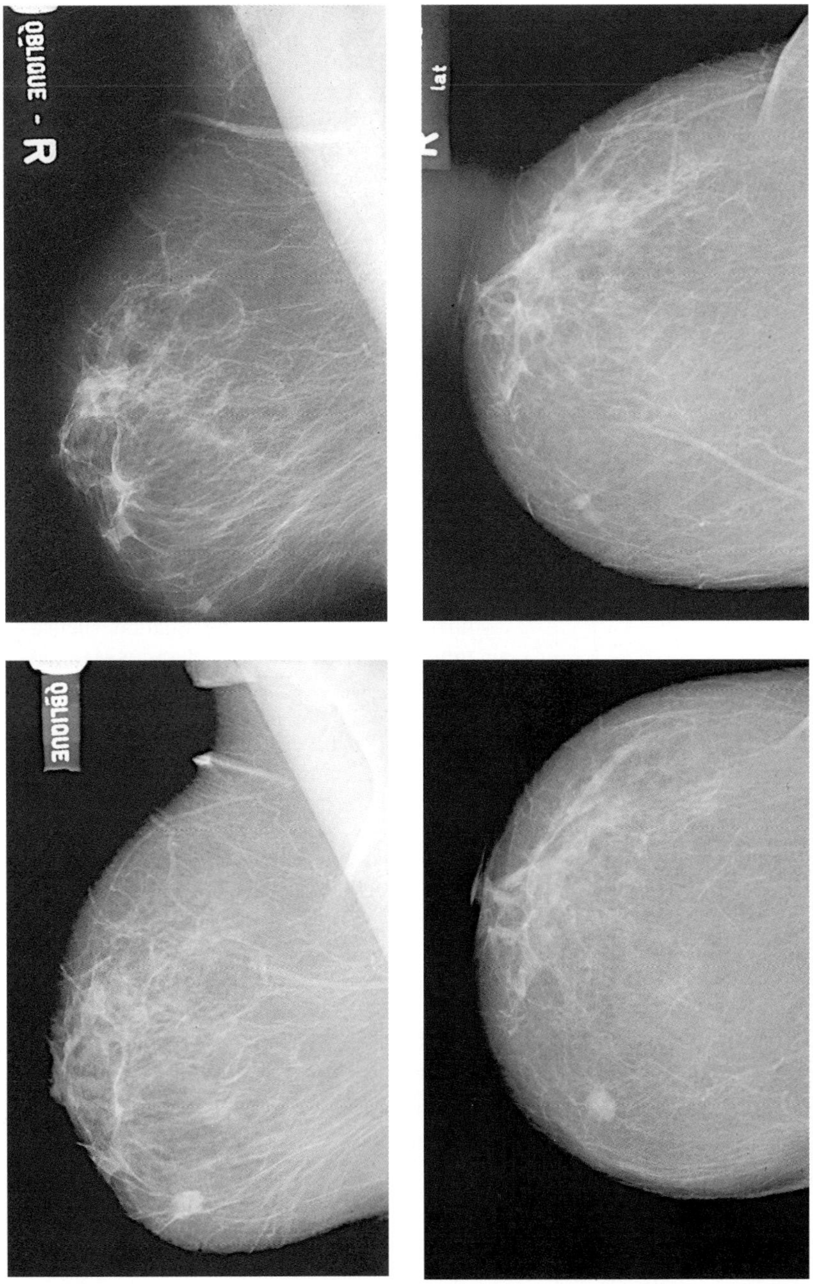

a b c d

Abb. 9.**12 a – d** **Minimal signs rechts:**
a, b *Screening:*
a Schrägaufnahme. Läsion am Unterrand nur teilweise abgebildet.
b CC-Aufnahme. Kleine unregelmäßige Verdichtung medial.
c, d 2 Jahre später beim Screening Läsion größer geworden. Histologisch: IDC von 9 mm Durchmesser; axillare Lymphknoten negativ.

lär in der dichten Mamma wird hierbei gefürchtet. Bei ca. 45 % der Fälle ist auf dem Screeningmammogramm auch retrospektiv keine einzige Besonderheit zu sehen. In ca. 35 % der Fälle ist retrospektiv an der Stelle etwas zu sehen, an der sich das Karzinom entwickelt hat. Dies können einige unspezifische Mikrokalzifikationen sein, eine unscharf begrenzte in Andeutung vorhandene Verdichtung mit einem Durchmesser von weniger als 1 cm, eine feine Störung der Architektur oder eine sehr geringe Asymmetrie. Diese Befunde, die Minimal signs genannt werden, können prospektiv nicht als verdächtig klassifiziert werden, weil diese bei ca. 10 % aller Teilnehmerinnen zu sehen sind. Die meisten sind in den nachfolgenden Screeningrunden unverändert vorhanden, sie können auch spontan verschwinden und sich zu einer benignen Veränderung entwickeln. Wie sich aus dem Studium der Minimal signs bei Intervallkarzinomen und der durch Screening entdeckten Karzinome herausstellt, kann ein Minimal sign auch das erste Zeichen eines Karzinoms sein.

Das Risiko eines solchen Minimal sign, sich innerhalb von 2 Jahren zu einem invasiven Karzinom zu entwikkeln, beträgt ca. 1 %. Das rechtfertigt, Minimal signs als unspezifisch anzusehen und nicht zu überweisen.

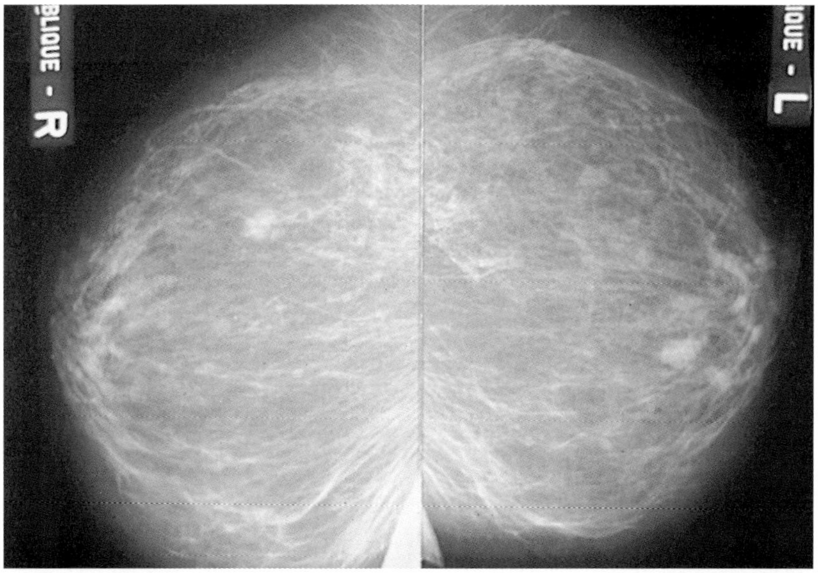

a

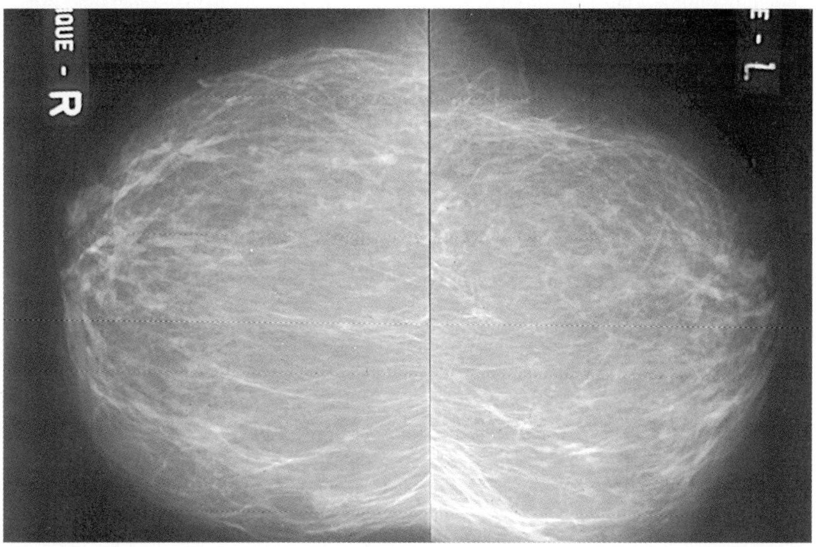

b

Abb. 9.**13** a, b **Minimal signs beidseits.**
a Screening 1991.
b Screening 1995.
Spontane Regression.

Ein Verzicht auf die Überweisung vermeidet bei 99 von 100 Frauen mit einem Minimal sign einen meist unnötigen chirurgischen Eingriff, aber einer Frau wird der Vorteil der Teilnahme am Screening (Zeitgewinn bei der Diagnostik) vorenthalten.

Tatsächlich beruht der Unterschied zwischen den früher genannten Screeningstrategien in der Überweisung oder Nichtüberweisung von Minimal signs (Abb. 9.**11** – 9.**13**). Mammographisch okkulte Tumoren und technische Fehler sind bei einem qualitätsgesicherten Screening zusammen für ca. 5 % der Intervallkarzinome verantwortlich. Intervallkarzinome kommen vor allem im letzten Teil des Intervalls vor. Bei einem Intervall von 3 Jahren an Stelle von 2 Jahren ist der Prozentsatz der Intervallkarzinome höher, und im letzten Jahr des Intervalls wird die natürliche Inzidenz erreicht. Intervallkarzinome haben nahezu die gleiche Prognose wie Karzinome, die aufgrund von Symptomen bei Nichtteilnehmerinnen gefunden werden. Intervallkarzinome haben somit eine statistisch signifikant schlechtere Prognose als durch Screening entdeckte Karzinome.

Schlußbemerkung

Die Screeninguntersuchung mit Mammographie bedeutet, Organisation, Ausführung, klinische Überprüfung und Evaluation müssen von hoher Qualität sein, um den gewünschten Effekt, d.h. Sterblichkeitsreduktion in ausreichendem Maße, verwirklichen zu können. Das Mammakarzinom gehört in den entwickelten Ländern zu den wichtigsten Bedrohungen der Gesundheit der Bevölkerung. Das Mammographiescreening hat einen substantiellen Beitrag bei der Reduzierung der Sterblichkeit durch das Mammakarzinom liefern können.

Literatur

1 Bassett, L. W., A. J. Hollatz-Brown, R. Bastani, J. C. Pearce, K. Hirji, L. Chen: Effects of a program to train radiologic technologists to identify abnormalities on mammograms. Radiology 194 (1995) 189-192

2 Brekelmans, C. T. M.: Natural History und Epidemiology of Interval Breast Cancer in the DOM Screening Programme. Thesis, Utrecht 1995

3 Cole, P., A. A. Morrison: Basic issues in cancer screening. In Miller, A. B.: Screening in cancer. UICC Technical Report Series 40 (1978) 7-39

4 Dijck, van J. A. A. M., A. L. M. Verbeek, J. H. C. L. Hendriks, R. Holland: The current detectability of breast cancer in a mamographic screening programme: a review of the previous mammograms of interval and screen-detected cancers. Cancer 72 (1993) 1933-1938

5 Europäische Leitlinien für die Qualitätssicherung im Mammographie-Screening. Juni 1996. Europäische Kommission, Brüssel 1996

6 Faulk, R. M., E. A. Sickles, R. A. Sollitto, S. H. Ohinsky, H. B. Galvin, S. D. Frankel: Clinical efficacy of mammographic screening in the elderly. Radiology 194 (1995) 193-197

7 van Gils, C. H., J. D. M. Otten, A. L. M. Verbeek, J. H. C. L. Hendriks: Breast parenchymal patterns and their changes with age. Brit. J. Radiol. 68 (1995) 1133-1135

8 Gullino, P. M.: Natural history of breast cancer. Progression from hyperplasia to neoplasia as predicted by angiogenesis. Cancer 39 (1977) 2697-2703

9 Harris, J. R., S. Hellman, I. C. Henderson, D. W. Kinne: Breast Diseases. Lippincott, Philadelphia 1987

10 Harris, J. R., M. E. Lippman, U. Veronesi, W. Willett: Breast cancer. New Engl. J. Med. 327 (1992) 319-329

11 Huguley, C. M., R. L. Brown, R. S. Greenberg, W. S. Clark: Breast self-examination and survival from breast cancer. Cancer 62 (1988) 1389-1396

12 Jong, de W.: Bevolkingsonderzoek op Borstkanker in Leiden 1975. Thesis, Leiden 1979

13 Kerlikowske, K., D. Grady, S. Rubin, K. C. Sandio, V. Ernster: Efficacy of screening mammography, a metaanalysis. J. Amer. med. Ass. 273 (1995) 149-154

14 Koning, de H.: The Effects and Costs of Breast Cancer Screening. Thesis, Rotterdam 1993

15 Kopans, D. B.: Mammography screening and the controversy concerning women aged 40 to 49. Radiol. Clin. N. Amer. 33 (1995) 1273-1291

16 Maes, R. M. D. J. Dronkers, J. H. C. L. Hendriks, M. A. O. Thijssen, H. W. Nab: Minimal signs in mammography. Brit. J. Radiol. 70 (1997) 34-38

17 Moskowitz, W.: Retrospective reviews of breast cancer screening: What do we really learn from them? Radiology 199 (1996) 615-620

18 Netherlands Cancer Registry (NCR) 1990

19 Thurfjell, E. L., K. A. Lernevall, A. A. S. Taube: Benefit of independent double reading in a population-based mammography screening program. Radiology 191 (1994) 241-244

20 Verbeek, A. L. M., M. C. van den Ban, J. H. C. L. Hendriks: A proposal for short-term quality control in breast cancer screening. Brit. J. Cancer 63 (1991) 261-264

21 Wald, N. J., Ph. Murphy, Ph. Major, C. Parkes, J. Townsend, C. Frost: UK CCCR multicentre randomised controlled trial of one and two view mammography in breast cancer screening. Brit. med. J. 311 (1995) 1189-1193

10 Mammadiagnostik beim Mann

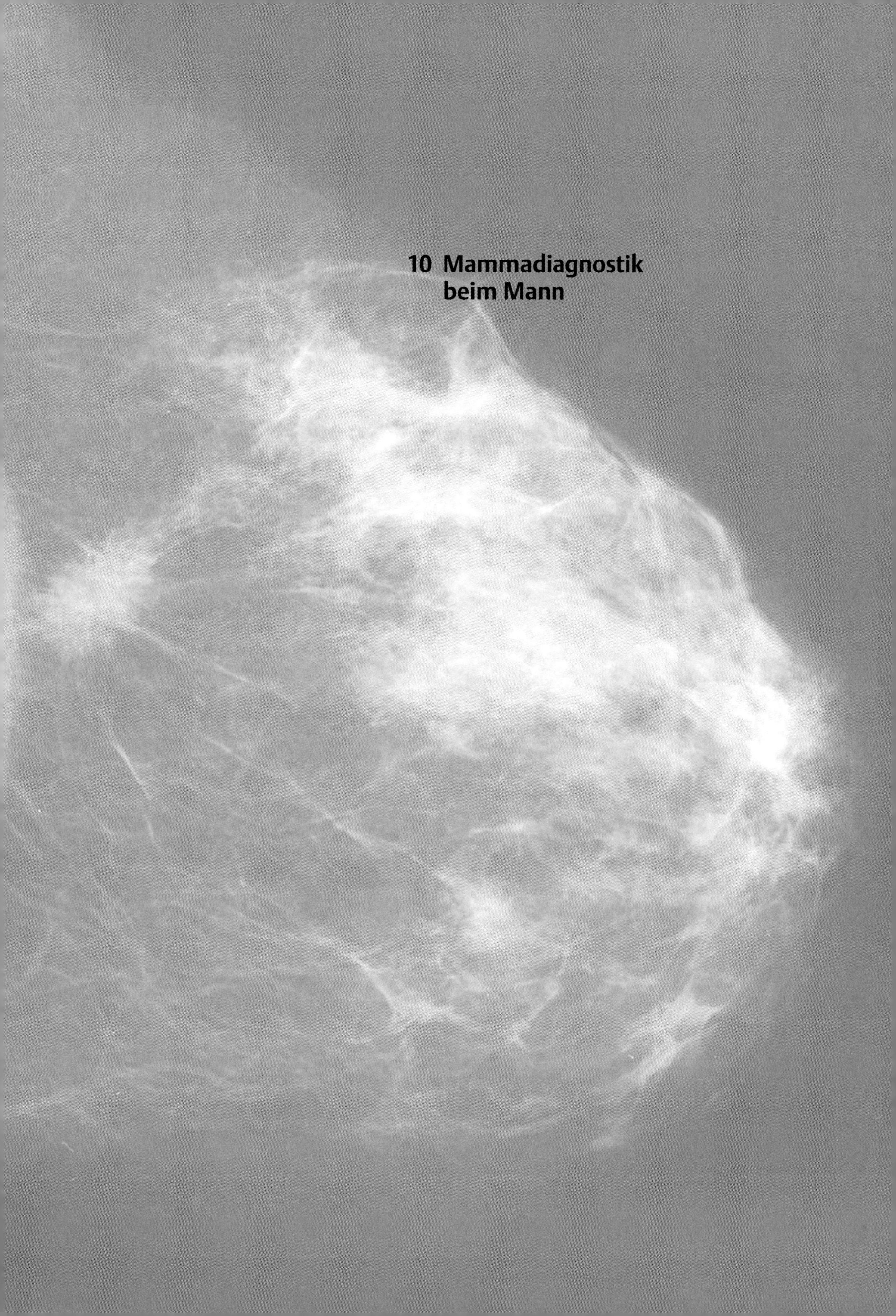

Benigne und maligne Mammaveränderungen beim Mann

Th. Wobbes und L. V. A. M. Beex

Von klinischer Bedeutung sind beim Mann nur die Gynäkomastie und das Mammakarzinom. Während die Gynäkomastie relativ häufig auftritt, ist das Mammakarzinom beim Mann sehr selten.

Gynäkomastie

Unter Gynäkomastie versteht man die Vergrößerung der männlichen Brustdrüse, die sowohl ein- als auch beidseitig vorkommen kann. Man unterscheidet die Gynaecomastia spuria und vera. Bei der *Gynaecomastia spuria* beruht die Mammavergrößerung nur auf eine Fettgewebsvermehrung bei adipösen Männern, während bei der *Gynaecomastia vera* das Drüsengewebe zugenommen hat. Die Gynaecomastia vera entsteht überwiegend während der Pubertät und im Climacterium virile. Bei diesen Altersgruppen wird sie mehr oder weniger als physiologisch angesehen.

Die Gynäkomastie kann jedoch auch als Symptom einer großen Anzahl von Veränderungen endokriner und nichtendokriner Art auftreten. Hierzu gehören:

- Klinefelter-Syndrom,
- Nebennierentumoren,
- nichtseminomatöse Testistumoren, die HCG (humanes Choriongonadotropin) produzieren.

Manchmal ist die Gynäkomastie das erste Symptom dieser Krankheitsbilder. Somit muß sie außerhalb der Pubertät und des Climacterium virile mißtrauisch machen. Außerdem kann man eine Gynäkomastie bei der Leberzirrhose beobachten. Durch den insuffizienten Abbau von Östrogenen ist deren Spiegel erhöht, was eine Mammavergrößerung zur Folge hat. Auch bei Veränderungen wie obstruktives Lungenleiden, Sarkoidose, Colitis ulcerosa und Bronchialkarzinom kann eine Mammavergrößerung auftreten. Hormon-, Digitalispräparate, Antihypertensiva, H_2-Rezeptorblocker und Psychopharmaka sowie Drogen- und Alkoholgebrauch können ebenfalls zu einer Gynäkomastie führen. Häufig ist jedoch für die Mammavergrößerung keinerlei Ursache zu finden.

Verbirgt sich hinter der Gynäkomastie keine ernste Krankheit, dann kann sie ein psychologisches Problem darstellen. Die chirurgische Entfernung ist dann eine adäquate Lösung. Manchmal kann für eine gewisse Zeit mit einem Antiöstrogen wie Tamoxifen behandelt werden.

Mammakarzinom

Das Mammakarzinom ist bei Männern eine seltene Erkrankung, die unter allen bei Männern auftretenden malignen Geschwülsten weniger als 1% ausmacht. ≤ 1% aller Mammakarzinome treten bei Männern auf. Mammakarzinome bei Männern treten 5 – 10 Jahre später auf als bei Frauen, und zwar in einem Lebensalter über 60 Jahren.

Prädisponierende Faktoren:

- Frühere lokale Bestrahlung, z. B. wegen Hautveränderungen,
- im Zusammenhang mit einem (relativ) erhöhten Östrogenspiegel: Klinefelter-Syndrom (XXY-Chromosom) und Leberinsuffizienz,
- Behandlung mit Östrogenen, z. B. bei Prostatakarzinom.

Obwohl bei 40% der Mammakarzinome eine Gynäkomastie angetroffen wird, ist ein kausaler Zusammenhang nicht wahrscheinlich. Sie stellt somit keine Präkanzerose dar.

Familiäres Auftreten ist selten, wird sporadisch beschrieben und zeigt das gleiche Risikoschema wie bei Frauen. Bei etwa 10% der Männer mit einem Mammakarzinom wird im Laufe des Lebens ein zweiter nichtmammärer maligner Tumor eines anderen Organs entdeckt.

Klinik

Wie bei Frauen, tritt auch das Mammakarzinom bei Männern zumeist als *schmerzloser Knoten* auf, der hinter oder neben der Mamille gelegen ist (70 – 80%). Es kommen auch *Mamillenveränderungen* (10%) vor, wie Einziehung und Ulzeration. Daneben wird auch eine *blutige Sekretion aus der Mamille* beschrieben. In einzelnen Fällen wird ein (ulzerierender) *Tumor neben der Mamille* gefunden. Da das klinische Bild im allgemeinen weniger deutlich ist als bei Frauen, kommt es häufig zu einem Zeitverlust ($^1/_2$ Jahr) zwischen dem Auftreten der Symptome und der Diagnose bzw. Behandlung. Die meisten Männer kommen in einem relativ späten Stadium zur Untersuchung und Behandlung. Nicht selten besteht dann auch schon lokal ein bereits ausgebreiteter Tumor (T3 b und T4). Dadurch bestehen bereits in einem hohen Prozentsatz (45 – 65%) Lymphdrüsenmetastasen.

Die meisten Tumoren sind IDC, vereinzelt wird ein DCIS gefunden (< 10%). Ein lobuläres Karzinom ist selten, da bei Männern zumeist keine Lobuli gebildet werden. Auch Bilateralität kommt bei Männern vor.

Das klinische Verhalten des Mammakarzinoms bei Männern ist dem bei Frauen vergleichbar. Klinische Untersuchungen haben ergeben, daß die Prognose bei Männern durch die Größe des Primärtumors und den Lymphknotenstatus bestimmt wird. In dieser Hinsicht ist die Prognose mit der der Frauen vergleichbar.

Behandlung des Primärtumors und der Achseldrüsen

Die Standardbehandlung ist eine modifizierte, radikale Mammaamputation. Da aufgrund des geringen Umfangs der Mamma der M. pectoralis major sehr häufig in den Prozeß einbezogen ist, befürworten manche Ärzte eine radikale Mammaamputation nach Halsted. Meistens jedoch genügt eine umfassende Exzision des Tumors mit einem Rand gesunden Muskelgewebes, wonach en bloc eine Achseldrüsenresektion durchgeführt wird. In einem solchen Fall ist die Bestrahlung der Thoraxwand sicher indiziert.

Bei einem T4-Tumor ist die Behandlung im Prinzip palliativ. Vorzugsweise wird der Tumor chirurgisch entfernt und danach die Thoraxwand und die Achselhöhle bestrahlt, vorausgesetzt, daß keine Metastasen in der Umgebung entdeckt wurden. Bei tumorpositiven Achseldrüsen ist eine Nachbehandlung in Form einer adjuvanten (Chemo-)Therapie angezeigt.

Palliative Behandlung

Beim Auftreten von Metastasen entspricht der Krankheitsablauf dem bei Frauen. Das Mammakarzinom beim Mann ist häufig hormonempfindlich. Rezeptoren für Estradiol werden in etwa 80% der Fälle nachgewiesen. Eine Antiöstrogentherapie (Orchiektomie, Antiandrogene, LH-RH-Analoga, Antiöstrogene, Aromataseblocker) führt in ± 50% der Fälle zu einer objektiven Remission. Bei nichthormonempfindlichen Tumoren kann eine Chemotherapie durchgeführt werden.

Mammographie beim Mann

D. J. Dronkers

Indikationen

Die Mammographie wird beim Mann fast ausschließlich nur bei einer Mammavergrößerung durchgeführt, bei einer (empfindlichen) palpablen Veränderung oder Mamillensekretion.

Einstelltechnik

Siehe hierzu Kap. 6.

Normales Röntgenbild

Normalerweise besteht die Mamma des Mannes aus Fett. In einzelnen Fällen ist retromamillär eine geringe Andeutung von konvergierender streifiger Zeichnung zu sehen. Es ist ein rudimentäres Gangsystem vorhanden, aber es haben sich keine Lobuli entwickelt.

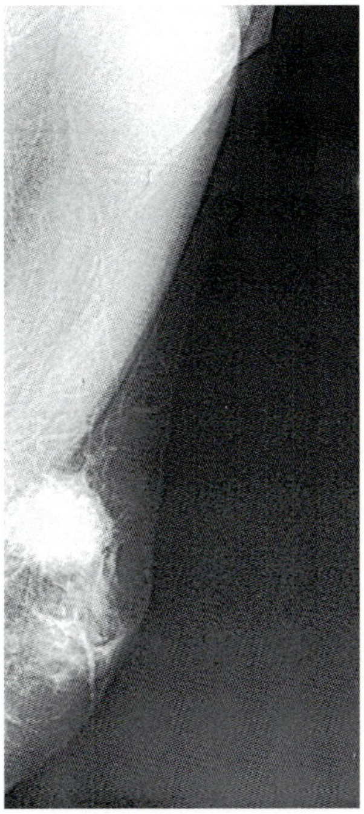
a

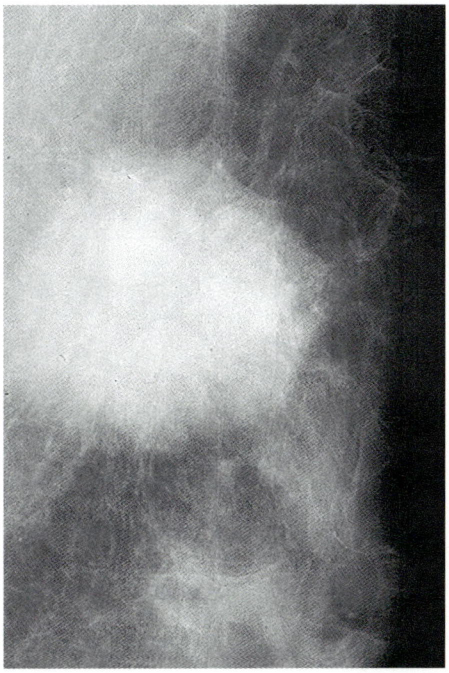
b

Abb. 10.1 **a, b Mammakarzinom beim Mann:**
a Unscharfe Verdichtung in linker Mamma peripher. Außerdem zentrale Gynäkomastie.
b Vergrößerungsaufnahme der unscharfen Verdichtung. Histologisch: IDC.

Mammapathologie

Gynäkomastie

In der am wenigsten deutlichen Form ist mammographisch nur eine kleine scheibenförmige Verdichtung retromamillär als Ausdruck von Drüsengewebe vorhanden. Bei ausgedehnteren Formen ist eine größere Verdichtung von Mammagewebe vorhanden. Die stärkste Ausdehnung besteht in Richtung des lateralen Oberquadranten. Manchmal zeigt das Mammogramm bei ausgedehnter Gynäkomastie keinen Unterschied zum Normalbild der Frau. Zysten und Lipome sind beim Mann extrem selten. Bei einer Pseudogynäkomastie (Gynaecomastia spuria) ist keine Verdichtung vorhanden, so daß die vergrößerte Mamma ausschließlich aus Fettgewebe besteht.

Mammakarzinom

Das Mammakarzinom äußert sich genau so wie bei der Frau. In fast allen Fällen muß es von einer einseitigen Gynäkomastie differenziert werden. Das Mammakarzinom ist beim Mann exzentrisch gelegen im Gegensatz zur zentral ausgeprägten Gynäkomastie, aber es kommt auch retromamillär vor. Die Lokalisation der Verdichtung ist deshalb keine Garantie für Benignität oder Malignität. Die meisten Mammakarzinome des Mannes bestehen allerdings aus mehr oder weniger umschriebenen Verdichtungen (Abb. 10.**1**). Spikulä kommen ebenso vor wie Mikroverkalkungen. Das Mammakarzinom ist fast immer gut von der Gynäkomastie zu unterscheiden.

Metastasen

Bei multiplen gut abgrenzbaren Verdichtungen muß beim Mann zuerst an Metastasen eines außerhalb der Mamma gelegenen Primärtumors gedacht werden (Melanom, Bronchial-, Prostatakarzinom). Die Metastasen befinden sich meist im subkutanen Gewebe.

Literatur

Benigne und maligne Mammaveränderungen beim Mann:

1 Guinee, V. F., H. Olson, T. Moller, R. C. Shallenberger et al.: The prognosis of breast cancer in males. A report of 325 cases. Cancer 71 (1993) 154 - 161

2 Schön, M., M. Zaiac, P. M. Schlag: Mammakarzinom des Mannes, Risikofaktoren, Prognose, Therapie. Onkologie 18 (1995) 16 - 21

Mammographie beim Mann:

1 Cooper, R. A., B. A. Guntie, L. Ramamurthy: Mammography in men. Radiology 191 (1994) 651 - 656

2 Dershaw, D. D., P. I. Borgen, B. M. Deutch, L. Liberman: Mammographic findings in men with breast cancer. Amer. J. Roentgenol. 160 (1993) 267 - 270

3 Kapdi, C. K., N. J. Parekh: The male breast. Radiol. Clin. N. Amer. 21 (1983) 137 - 148

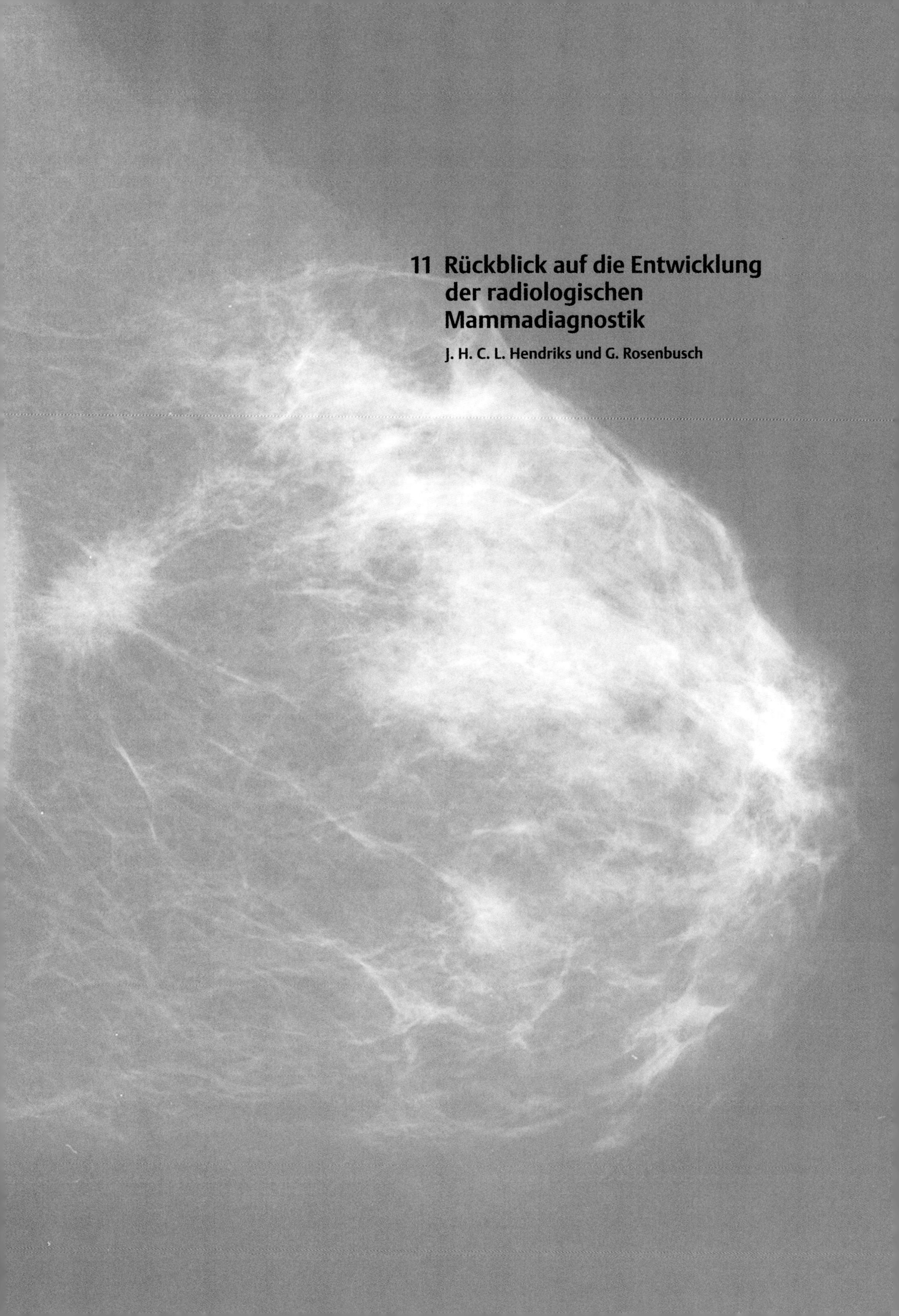

11 Rückblick auf die Entwicklung der radiologischen Mammadiagnostik

J. H. C. L. Hendriks und G. Rosenbusch

1913 veröffentlichte *Dr. Albert Salomon,* chirurgischer Assistent an der Königlich chirurgischen Universitätsklinik in Berlin die Abhandlung „Beiträge zur Pathologie und Klinik der Mammacarcinome". In seiner Untersuchung hat Salomon „versucht, die Ausbreitung des Krebses nach der Peripherie durch Röntgenaufnahmen der amputirten Brustdrüsen zur Darstellung zu bringen. Wenn diese Aufnahmen auch in der erhofften Weise den Unterschied zwischen krebsigen und normalen Geweben, vielleicht infolge mangelhafter Technik nicht einwandfrei gezeigt haben, so möchte ich doch einige dieser Bilder hier zur Darstellung bringen, weil sie vielleicht im Verein mit den mikroskopischen Untersuchungen der Präparate dazu beitragen könnten, immer weiteren Kreisen die Nothwendigkeit einer sehr weiten Wegnahme der Haut bei der Radicaloperation des Mammakrebses in instructiver Weise vor Augen zu führen. Ausserdem haben sich mir diese Aufnahmen zur Orientirung für die topographische Lage der entnommenen Stücke als recht zweckmäßig erwiesen. Ich bin so vorgegangen, daß ich eine Pause der Röntgenplatten angefertigt habe und in dieselben genau die Lage der einzelnen zur mikroskopischen Untersuchung excidirten und mit Nummer versehenen Stücke hineingezeichnet habe, letztere wurden dann zum Theil in Serienschnitten untersucht."

Tumorschatten, Krebsausläufer und Verkalkungen, strahlenförmige Ausläufer, Zysten, normale und krebsige Lymphdrüsen hat Salomon bereits auf den Aufnahmen beschrieben. Aufgrund seiner Untersuchungen lautet eine seiner Schlußfolgerungen: „Röntgenphotographien excidirter Mammapräparate geben demonstrable Übersichtsbilder über Ausbreitung und Form der Krebse, durch diese Bilder im Verein mit histologischer Untersuchung der verdächtigen Randpartien ergiebt sich die Nothwendigkeit, mindestens drei Fingerbreit entfernt von der peripher fühlbaren Grenze des Tumors die Excision desselben vorzunehmen."

Salomon hat somit wichtige Röntgensymptome des Mammakarzinoms erkannt und die Präparatröntgenologie begründet. Die Qualität seiner Röntgenaufnahmen ist auch heute noch eindrucksvoll.

Aus der Klinik von E. Payr in Leipzig berichtet *O. Kleinschmidt 1927,* daß einige Zeit Aufnahmen der Mamma bei Lebenden vorgenommen worden wären. Auch ein Röntgenbild eines Mammakarzinoms ist in seinem Beitrag abgebildet.

„A roentgenologic study of the breast" von *Stafford L. Warren (Rochester) 1930* war eine weitere Pionierarbeit. Warren beschreibt das normale röntgenologische Bild der Mamma und analysiert die verschiedene Pathologie, befürwortet die doppelseitige Untersuchung und führt stereoskopische Untersuchungen aus. Warren kommt aufgrund seiner Untersuchungen zu der Schlußfolgerung, daß das Röntgenbild der benignen und malignen Tumoren so dem makroskopischen Bild ähnelt, daß es ausreichend charakteristisch ist für den individuellen Tumor. Diese Untersuchung sei deshalb von eindeutig klinischem Wert.

Technische Daten für seine Aufnahmen: 70 mA, $2^1/_2$ s Belichtungszeit 50 – 60 kV, Kodak superspeed film, doppelseitige Verstärkerfolien und ein Potter-Bucky-Raster.

In den nächsten Jahren erschienen Arbeiten u. a. von *W. Vogel,* erneut aus der Payr-Klinik in Leipzig, über „Die Röntgendarstellung der Mammatumoren" *(1932),* von *I. H. Lockwood (1932, 1933)* und *J. Gershon-Cohen u. A. Strickler (1938)* über die Röntgenuntersuchung der normalen Mamma. Die Autoren treten für die Verbesserung der Röntgentechnik ein, um frühe Karzinome erkennen zu können. Die Basis jeder Beurteilung müsse die Kenntnis des normalen Röntgenbilds unter den physiologischen Schwankungen sein.

Von Gershon-Cohen u. Mitarb. erschienen in den nächsten 3 Jahrzehnten noch weitere wichtige Beiträge.

Einen neuen Weg beschritt *Emil Ries 1930:* mit der Injektion von Lipiodol in das Milchgangsystem gelang ihm der Nachweis eines Tumors. Diese Methode wurde von *N. Frederick Hicken* weiter ausgebaut und Mammographie genannt *(1937).* Das Wort Mammographie wird hier zum 1. Mal verwendet. Heute versteht man unter Mammographie die Röntgenuntersuchung ohne Kontrastmittel und unter Galaktographie die Milchgangdarstellung mit Kontrastmittel.

Bereits *1951* forderte *R. Leborgne (Montevideo),* daß die Röntgenuntersuchung der Mamma Teil der klinischen Untersuchung bei der Abklärung der Mammapathologie ausmachen sollte. Leborgne stellte fest, daß in vielen Fällen maligner Mammatumoren multiple punktförmige Verkalkungen im Tumor oder unmittelbar in der Umgebung des Tumorschattens vorhanden sind. Sie würden sich unterscheiden von Verkalkungen der Gefäße oder Gänge, auch solchen von benignen Tumoren. Er arbeitete mit 20 – 30 kV, 5 mAs pro 1 cm Brustdicke, Fokus-Film-Abstand 60 cm, folienloser Film. Die Basis stellte eine CC-Aufnahme nur der erkrankten Mamma in stehender Haltung der Patientin dar und danach eine Detailaufnahme unter Verwendung eines konischen metallenen Tubus von geringem Durchmesser. Der Tubus war an der Röntgenröhre befestigt und diente auch der Kompression. Von Leborgne wurde zuerst die lokale Kompression in der Mammographie angewendet, die Vorläufer der allgemeinen Kompression geworden ist. Bei Tumorlokalisation im oberen Mammaanteil sollte die Untersuchung durch eine laterale Aufnahme ergänzt werden.

Ab *1951* erschienen Arbeiten von *Charles Gros u. Mitarb. (Strasbourg).* Das normale und pathologische Bild der Mamma wurde ausführlich analysiert und mit der Klinik und Histologie korreliert. Ihnen gelang der Nachweis von Mammakarzinomen, die klinisch nicht feststellbar waren. Dies sorgte für den endgültigen Durchbruch der Mammographie. Gros machte sich besonders um die Verbesserung der Röntgentechnik verdient. Der erste ausschließlich für Mammographie geeignete Apparat wurde von Gros konzipiert und als „Senographe" (1967) von Gros eingeführt. Die Röhre erhielt eine Anode aus Molybdän unter Nutzung der niedrigen Eigenstrahlung anstelle von Wolfram, wodurch bei etwa 28 kV der Kontrast zwischen Parenchym, Fett und Verkalkungen und gleichzeitig die Erkennbarkeit von Feinstrukturen erhöht wurde. Der Kompressionstubus sorgte für Reduzierung von Bewegungsartefakten und für gleichmäßige Belichtung. Zahlreich sind die Radiologen, die in Strasbourg die Mammographie erlernten. In „Les maladies du sein" (1963) machte Gros seine Erfahrungen allgemein zugänglich.

R. L. Egan (Houston) forderte seit *1960* u. a. die Verbesserung der Röntgenaufnahmetechnik: niedrige Kilovoltzahl, feinkörnige Filme und Verstärkungsfolien. Auch die endgültige Namensgebung „Mammographie" für die Röntgenuntersuchung der weiblichen Mamma geht auf Egan zurück. Sein Buch über die Mammographie galt als Standardwerk.

1973 erschien die „Röntgenuntersuchung der Brust" von *W. Hoeffken u. M. Lanyi* und *1983* „Teaching atlas of mammography" von *L. Tabár u. P. B. Dean*, 2 Bücher, die auch heute noch zu Rate gezogen werden.

M. Lanyi hat *1986* mit „Diagnostik und Differentialdiagnostik der Mammaverkalkungen" Grundlagen zum tieferen Verständnis der Mikrokalzifikation für die Erkennung des Carcinoma in situ geschaffen.

J. Gershon-Cohen verwendete 1960 den doppelten Film. Zwischen 2 Filmen lag eine 0,5 mm dicke Aluminiumfolie. Beide Filme wurden gleichzeitig belichtet. Der obere Film war zur Beurteilung der hinteren dicken, der untere für die der vorderen dünnen Partien der Mamma geeignet.

Eine neue Film-Folien-Kombination wurde 1972 eingeführt: hochauflösende Folien, die durch Vakuum engsten Kontakt mit einem einseitig beschichteten Film hatten, wofür separate Geräte erforderlich waren, sorgten für die Erhöhung der Detailerkennbarkeit. Die Rastermammographie mit Film-Folien-System hat sich seit Mitte der 80er Jahre durchgesetzt, wofür *M. Friedrich u. Weskamp* die Grundlage schufen. Bei Anwendung von Kompressionstechniken, Belichtungsautomatik und Entwicklungsmaschine wird eine relativ konstante Bildqualität gewährleistet. Die Folien-Film-Kombination von heute benötigt 50- bis 100mal weniger Exposition als in den frühen Jahren der Mammographie.

In den 60er Jahren kam die Xeroradiographie der Mamma auf, besonders gefördert durch *John N. Wolfe (Detroit)*. Hierbei wird auf elektrophotographischem Weg ein konturbetontes Bild erzeugt, wodurch auch Verkalkungen gut erkennbar werden. Viele Jahre wurde diese Methode vor allem in den USA praktiziert und propagiert. Schließlich wurde sie verdrängt, weil eine weitere Verbesserung der konventionellen Technik stattfand und die Strahlendosis relativ hoch war.

Bei der Isodenstechnik oder Fluidographie von *W. Dobretsberger* (1962) wurde bei der Patientin in Bauchlage mittels eines Alkohol-Wasser-Gemischs die durch die Anatomie der Mamma bedingte unterschiedliche Strahlenschwächung ausgeglichen. Diese Methode fand keine Verbreitung aufgrund der Umständlichkeit des Verfahrens und aufgrund schlechter Detailerkennbarkeit.

Durch die individuell sehr unterschiedliche Zusammensetzung des Drüsengewebes kann die optimale Expositionsdosis bei gleicher Dicke der Mamma sehr unterschiedlich sein. Im Laufe der Jahre wurden elektronisch gesteuerte Belichtungsautomaten entwickelt, wodurch fast immer eine optimale Belichtung der Filme erreicht wird. Bei einigen Geräten wird durch die Probebelichtung direkt vor der Aufnahme sogar die optimale Kilovoltzahl oder die optimale Strahlenqualität eingestellt durch Wahl des geeigneten Anodenmaterials und Filters.

Die Einführung eines Fußschalters für die Bedienung der Kompression führte zu verbesserter Einstelltechnik, da die MTRA nun ihre beiden Hände für das Lagern der Mamma während der Anfangsphase der Kompression frei hat.

Der Ersatz der klassischen Hochspannungsgeneratoren durch die viel kleineren Konverter- oder Hochfrequenzgeneratoren bedeutete eine wesentliche Gewichts- und Volumenreduktion der Apparatur. Auch die Konstruktion der für das Screening so wichtigen „mobilen" Mammographiegeräte war dadurch möglich.

Für die morphologische Abklärung nichtpalpabler und nur mammographisch erkennbarer Läsionen, sei es zwecks offener oder perkutaner Biopsie, wurden verschiedene Lokalisationsmethoden entwickelt. *G. D. Dodd* führte *1963* die erste Nadellokalisation aus. *1976* introduzierten *Frank u. Mitarb.* ein Lokalisationsset, das aus einer Nadel mit darin einem am Ende geknickten metallenen Markierungsdraht besteht. Später folgten Markierungsdrähte mit verbessertem Verankerungssystem. *1977* wurde durch *J. Bolmgren, B. Jacobsen u. B. Nordenström* vom Karolinska Institut in Stockholm das erste Gerät für Stereotaxie entworfen, der spätere Mammotest. Die Patientin liegt hierbei mit dem Bauch auf dem Untersuchungstisch, in dem sich eine Öffnung befindet für die zu untersuchende Mamma. Röntgenröhre und Stereotaxieapparatur befanden sich unter dem Tisch. Danach wurden Stereotaxiegeräte als Zusatz für moderne Mammographieapparate entwickelt. Die Stereotaxie ermöglichte nicht nur die präoperative Markierung schneller und genauer, sondern auch die perkutane Mammabiopsie. Vor allem die Einführung der Biopsiepistole für die histologische Untersuchung durch *P. G. Lindgren* in Uppsala spielte hierbei eine wichtige Rolle.

Die Tatsache, daß im frühen Stadium das Mammakarzinom, der häufigste maligne Tumor der Frauen, kurativ operiert werden kann und die Mammographie nichtpalpable Karzinome entdecken kann, ließ den Gedanken aufkommen, die Mammographie als Screeningsmethode einzusetzen; denn trotz Verbesserung der therapeutischen Methoden war bisher kaum eine Veränderung der Mammakarzinomsterblichkeit festzustellen. *J. Gershon-Cohen, M. B. Hermel u. S. M. Berger* berichteten 1961 über ihre periodisch ausgeführten Mammographien. 1963 – 1969 wurde in New York die sog. HIP-Studie (Health Insurance Plan) ausgeführt, woraus sich ergab, daß bei Frauen über 50 Jahren die Mortalität durch das Mammakarzinom abnahm.

1965 berichtete *J. Wolfe* in den USA und *1985 László Tabár u. Mitarb.* in Schweden über mammographisches Screening. Tabár wandte für das Screening anfangs eine einzige schräge Projektion an. Inzwischen sind in mehreren europäischen Ländern, worunter neben Schweden, die Niederlande und Großbritannien erfolgreich Mammographiescreeningprogramme landesweit eingeführt haben, wofür eigene Zentren für Ausbildung von Ärzten, MTRA und Pathologen bestehen. Technische und medizinische Qualitätssicherung sorgen für einen hohen Standard. Die Reduktion der Mortalität durch das Mammakarzinom spricht eindeutig für das mammographische Screening.

1977 berichteten *E. A. Sickles, K. Doi u. H. K. Genant* über ihre Ergebnisse mit der Vergrößerungsmammographie, so daß heute die Röntgenröhren für die Mammographie mit einem Doppelfokus ausgerüstet sind, ein Fokus von 0,3 mm Kantenlänge für Übersichtsaufnahmen und ein Mikrofokus mit einer Kantenlänge von 0,15 mm für Vergrößerungen.

Mit der Entwicklung der Smallpart-Transducer wurde der US in den 80er Jahren eine wichtige ergänzende Methode zur Mammographie, besonders in der Differentialdiagnose zwischen zystischen und soliden Herden. Außerdem ermöglicht der US gezielte perkutane Biopsien.

Die Magnetresonanzmammographie (MR-Mammographie) ist besonders bei Anwendung eines Kontrastmittels zu einer weiteren wichtigen Ergänzungsmethode in der Mammadiagnostik geworden, wofür *S. Heywang-Köbrunner* wesentliche Beiträge lieferte.

Durch die heute mögliche frühe Diagnostik des Mammakarzinoms hat die brusterhaltende Behandlung wichtige Impulse erhalten.

Literatur

1 Bolgrem, J., B. Jacobsen, B. Nordenström: Stereotaxic instrument for needle biopsy of the mamma. Amer. J. Roentgenol. 129 (1977) 121 - 125
2 Dobretsberger, W.: Mammadiagnostik mittels Isodenstechnik. Radiol. Austriaca 13 (1962) 239
3 Dodd, G. D., K. Fry, W. Delany: Pre-op localization of occult carcinoma of the breast. In Nealon, T. F.: Management of the Patient With Breast Cancer. Saunders, Philadelphia 1965 (p. 88 - 113)
4 Egan, R. L.: Experience with mammography in tumor institution: evaluation of 1000 studies. Radiology 75 (1960) 894 - 900
5 Egan, R. L.: Mammography. Thomas, Springfield 1964
6 Egan, R. L.: Fundamentals of technique and positioning in mammography. Oncology 23 (1969) 99 - 112
7 Frank, H. A., F. M. Hall, M. L. Steer: Preoperative localizations of nonpalpable breast lesions demonstrated by mammography. New Engl. J. Med. 295 (1976) 259 - 260
8 Friedrich, M., P. Weskamp: Komplexe Bewertung film-mammographischer Abbildungssysteme. Teil I: Methodische Grundlagen. Fortschr. Röntgenstr. 140 (1984) 585 - 596
9 Friedrich, M., P. Weskamp: Komplexe Bewertung film-mammographischer Abbildungssysteme. Teil II: Vergleich von 18 Systemen mittels Signal-Rausch-Matrix. Fortschr. Röntgenstr. 140 (1984) 707 - 716
10 Gershon-Cohen J., A. Strickler: Roentgenologic examination of normal breasts; its evaluation in demonstrating early neoplastic changes. Amer. J. Roentgenol. 40 (1938) 189 - 210
11 Gershon-Cohen, J., M. B. Hermel, S. M. Berger: Detection of breast cancer by periodic X-ray examinations: a five-year survey. J. Amer. med. Ass. 176 (1961) 1114 - 1116
12 Gershon-Cohen, J., H. Ingleby: Roentgenography of cancer of the breast. Amer. J. Roentgenol. 68 (1952) 1 - 7
13 Gershon-Cohen, J., H. Ingleby: Carcinoma of the breast. Roentgenographic technique and diagnostic criteria. Radiology 60 (1953 a) 68 - 76
14 Gershon-Cohen, J., H. Ingleby, M. B. Hermel: Roentgenographic diagnosis of calcification in carcinoma of the breast. J. Amer. med. Ass. 29 (1953 b) 676 - 677
15 Gershon-Cohen, J., H. Ingleby, M. B. Hermel: Accuracy of preoperative x-ray diagnosis of breast tumor. Surgery 35 (1954) 766 - 771
16 Gershon-Cohen, J., H. Ingleby, M. B. Hermel: Occult carcinoma of the breast. Arch. Surg. 70 (1955) 385
17 Gros, Ch. M.: Les Maladies du Sein. Masson, Paris 1963
18 Gros, Ch. M., M. Sigrist: La radiographie de la mamelle. Annuel congres des médecins électro-radiologique de culture latine, Brüssel 1951 a
19 Gros, Ch. M., M. Sigrist: La radiographie et la transillumination de la mamelle. Strasbourg méd. (1951 b) 1 - 15
20 Heywang-Köbrunner, S.: Contrast-Enhanced MRI of the Breast. Karger, Basel 1990
21 Hicken, N. F.: Mammography: roentgenologic diagnosis of breast tumors by means of contrast media. Surg. Gynecol. Obstet. 64 (1937) 593 - 603
22 Hoeffken, W., M. Lanyi: Röntgenuntersuchung der Brust. Thieme, Stuttgart 1973
23 Kleinschmidt, O.: Brustdrüse. In Zweifel, P., E. Payr: Die Klinik der bösartigen Geschwülste. Hirzel, Leipzig 1927
24 Lanyi, M.: Diagnostik und Differentialdiagnostik der Mammaverkalkungen. Springer, Heidelberg 1986
25 Leborgne, R.: Diagnosis of tumors of the breast by simple roentgenography, calcifications in carcinomas. Amer. J. Roentgenol. 65 (1951) 1 - 11
26 Lindgren, P. G.: Percutaneous needle biopsy; a new technique. Acta radiol. diagn. 23 (1982) 653 - 656
27 Lockwood, I. H.: The value of breast radiography. Radiology 3 (1932) 202 - 207
28 Lockwood, I. H.: Roentgen-ray evaluation of breast symptoms. Amer. J. Roentgenol 29 (1933) 145 - 155
29 Lockwood, I. H., W. Stewart: Roentgen study of physiologic and pathologic changes in mammary gland. J. Amer. med. Ass. 99 (1932) 1461 - 1466
30 Ries, E.: Diagnostic lipiodol injection into milkducts followed by abscess formation. Amer. J. Obstet. Gynecol. 20 (1930) 414 - 416
31 Salomon, A.: Beiträge zur Pathologie und Klinik der Mammakarzinome. Arch. klin. Chir. 103 (1913) 573 - 668
32 Shapiro, S., W. Venet, P. Strax, L. Venet: Evaluation of periodic breast screening with mammography: methology and early observations. J. Amer. med. Ass. 195 (1966) 731 - 738
33 Sickles, E. A:, K. Doi, H. K. Genant: Magnification film mammography: image quality and clinical studies. Radiology 125 (1977) 69 - 76
34 Tabár, L., P. B. Dean: Teaching Atlas of Mammography. Thieme, Stuttgart 1983
35 Tabár, L., C. J. G. Fagerberg, A. Gad et al.: Reduction in mortality from breast cancer after mass screening with mammography. Randomized trial from the Breast Cancer Screening Working Groups of the Swedish National Board of Health and Welfare. Lancet I (1985) 829 - 832
36 Verbeek, A. L. M., J. H. C. L. Hendriks, R. Holland: Reduction of breast cancer mortality through mass screening with modern mammography. Lancet I (1984) 1222 - 1226
37 Vogel, W.: Die Röntgendarstellung von Mammatumoren. Arch. klin. Chir. 171 (1932) 618 - 626
38 Warren, S. L.: A roentgenologic study of the breast. Amer. J. Roentgenol. 24 (1930) 113 - 124
39 Wolfe, J. N.: Mammography as a screening examination in breast cancer. Amer. J. Roentgenol. 84 (1965) 703 - 708
40 Wolfe, J. N.: Xerography of the breast. Radiology 91 (1968) 231 - 240

Anhang

Computergesteuertes Betrachtungsgerät für Mammogramme

G. Rosenbusch, D. J. Dronkers

Inzwischen sind bei neueren Betrachtungsgeräten Verbesserungen für die Bildbetrachtung erreicht worden. Bei diesen Geräten kann das Mammogramm vollautomatisch „eingeblendet werden", d. h. nur der zu betrachtende Film wird erhellt.

Das „künstliche Sehsystem" des computergesteuerten Röntgenfilmbetrachters (Smartlight) stellt sicher, daß bei allen Filmen die Beleuchtungsstärke des Auges im Bereich von 50 bis 500 lx liegt. Dies wird erreicht durch Verwendung einer Lichtquelle, deren Leuchtdichte zwischen 500 und fast 13 000 cd/m^2 geregelt werden kann. Während der Befundung bleibt der Arzt dunkeladaptiert, weil beim Austauschen der Mammogramme die Betrachtungsfläche automatisch abgedunkelt wird.

Durch Verwendung von weitgehend gerichtetem Licht wird gegenüber konventionellen Betrachtungsgeräten der Kontrastverlust durch Lichtstreuung im Film (Callier-Effekt) stark reduziert.

Wichtig ist weiterhin die Möglichkeit von lokaler Grellichtanwendung und die der automatischen Maskierung mittels horizontaler und vertikaler Belichtungszonen bei symmetrisch am Betrachtungsgerät aufgehängten Mammogrammen.

Sachverzeichnis

A

B

C

D

E

F

G

H

I

K

L

M

N

O

P

R

S

T

U

V

W

Z